伤寒杂病论注释

黄福忠　黄　俊
黄　毅　黄　敏　编著
黄煜坤　黄福发

U0254872

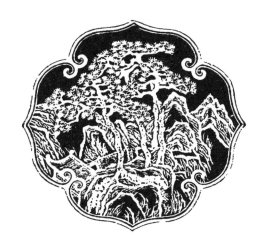

四川科学技术出版社

·成都·

图书在版编目(CIP)数据

伤寒杂病论注释/黄福忠等编著. —成都:四川科学
技术出版社,2022.4(2023.3 重印)
ISBN 978 - 7 - 5727 - 0500 - 7

Ⅰ.①伤… Ⅱ.①黄… Ⅲ.①《伤寒杂病论》-注
释 Ⅳ.①R222.12

中国版本图书馆 CIP 数据核字(2022)第 056064 号

伤寒杂病论注释

编　　著	黄福忠　黄　俊　黄　毅
	黄　敏　黄煜坤　黄福发
出 品 人	程佳月
责任编辑	李迎军
封面设计	晓　叶
责任出版	欧晓春
出版发行	四川科学技术出版社

成都市锦江区三色路 238 号　邮政编码 610023
官方微博:http://weibo.com/sckjcbs
官方微信公众号:sckjcbs
传真:028 - 86361756

成品尺寸	185mm×260mm
	印张 23.5　字数 570 千
印　　刷	成都远恒彩色印务有限公司
版　　次	2022 年 6 月第一版
印　　次	2023 年 3 月第二次印刷
定　　价	88.00 元

ISBN 978 - 7 - 5727 - 0500 - 7

前　言

中医药学,历史悠久,源远流长,学派纷呈。劳动人民,与病作斗,经验总结,升为理论。理论独特,经验丰富,综合复杂,医学科学。民族繁衍,功不可没,生命科学,组成部分。国之精粹,生命力强,文化遗产,宝贵财富。跃居世界,传统医学,主导地位,引领潮流。党和政府,十分重视,发展中医,人类得福。

余自少年,酷爱医学,立志学医,为民除疴。拜师学艺,启蒙入门;中医专业,系统学习。进修深造,名师指点;参观考察,同道切磋。熟读经典,旁参诸家;勤于临证,医技求精。从医执教,教学相长,坚持临床,学验俱增。读书有悟,爱笔以志;临证有效,验案妥存。重危病人,精心救治;疑难杂症,专病以攻。长年积存,教案八本,医案医话,三十余册。撰写论文,一百余篇,参会交流,足迹国内,刊物发表,乃至国外。

中医兴亡,匹夫有责,使命光荣,任重道远。年逾古稀,当有所思,老有所为,无愧于民。岐黄生涯,六十余载,勤学深钻,两鬓白发。矢志从医,终身不悔,鞠躬尽瘁,解除民忧。白天应诊,应接无暇,挑灯苦读,深夜笔耕。博采精义,融入新知,结合临证,抒发己见。携其子孙,通力协作,整理旧稿,撰写新篇。中医治病,辨证论治,经方严谨,疗效显著。同病异治,异病同治,古为今用,推陈出新。将《伤寒杂病论》,词注释义,辑成此书,取名《伤寒杂病论注释》,传之于世,启迪后学,继承发扬,贵在创新。弘扬医学,繁荣学术,杏林之春,百花绽放。

鉴于笔者,才疏学浅,错漏难免,企盼斧正。

黄福忠

2007 年 8 月初稿

2021 年 12 月修改

作者简介

黄福忠,男,生于 1946 年 2 月,汉族,四川省荣县人。主任中医师,自贡市首届十大名中医,四川省首届名中医及四川省首届十大名中医候选人,中华中医药学会全国名医。先后毕业于成都中医药大学和北京中医药大学,张仲景国医大学研究生结业,进修于重庆市中医研究院(所)。曾任内江地区卫生学校、内江地区中医学校、荣县卫生学校、成都中医药大学、四川省广播电视大学、荣县老年大学中医教师,荣县卫生局《荣县卫生志》副总编辑;曾任荣县中医医院住院部负责人、医务干事、门诊部主任,自贡市医学会医疗事故技术鉴定专家库成员,中华中医药学会会员,荣县医学会中医学组组长,中国文化研究会传统医学专业委员会第五届全国/国际委员会委员,《临床医学荟萃》丛书编委会编委,中国医药教育协会会员,中国疑难病研究协会专家技术委员会委员,兼任华西肝病研究所研究员、成都中医药大学教授等职。

从医 60 余年,长期从事中医临床,兼任教学、科研。秉承大医精诚,熟读经典,勤于临证,攻克疑难,擅长治疗中医内、儿、妇科病证,致力于肝胆脾胃病、心脑血管病及肾病等疾病的临床研究。撰写医学论文 100 余篇,曾在国际、国内中医学术会交流和医学刊物发表论文 60 余篇,并多次获得优秀论文奖。在岗时,获年度"万号医生奖"40 余次,曾先后获得县、市科学技术进步奖各 3 项,并评选为先进个人。享受自贡市人民政府特殊津贴。其业绩载入《中国专家大辞典》《中国名医名术大典》《当代传统医学杰出人物》《中国中医疑难病博学荟萃》等书。合著《中医临证经验荟萃》《中医经典著作选释》《杏林耕耘集》《中医诊治疑难杂病》《西医基础理论题解》《中医方药集》《中医诊治常见疾病》等学术专著,先后由四川科学技术出版社出版。

黄俊,女,生于 1976 年 12 月,汉族,四川省荣县人,副主任中医师,毕业于成都中医药大学中医及中西医结合专业(本科)。系中华中医药学会会员,自贡市中医药学会会员。秉承大医精诚理念,勤求古训,博采新知;熟读经典,勤于临证。擅长内、妇、儿科,善调脾胃治月经病、带下病等。从医 27 年,曾在荣县中医医院(国家三级乙等医院)工作 12 年,于 2007 年辞职办荣县同安诊所已 15 年。率先在荣县诊所系统使用电脑处方诊治常见疾病和部分疑难杂病,致力于脾胃病、肝胆病、心脑血管病及肾病的临床研究。撰写医学论文 12 篇,发表在全国、省、市医药杂志。合著《中医临证经验荟萃》《中医经典著作选释》《杏林耕耘集》《中医诊治疑难杂病》《西医基础理论题解》《中医方药集》《中医诊治常见疾病》等学术专著,先后由四川科学技术出版社出版。

黄福发,男,生于 1954 年 11 月,汉族,四川省荣县人,主任中医师,自贡市第一、二届名中医,荣县首届优秀专家,自贡市十大名中医,四川省名中医,中华中医药学会全国名医。先后毕业于成都中医药大学(原成都中医学院)中医系和北京中医药大学,深造于西南医科大学

（原泸州医学院）中西医结合系。曾任荣县人民医院中医科、中西医结合科主任。现任荣县河西中西医结合医院院长，主任中医师。中华中医药学会会员，曾任自贡市中医学会第二、三、四届理事和内科专委会委员。自贡市医学会医疗事故技术鉴定专家库成员。中国疑难病研究协会专家技术委员会委员。中国医药教育协会会员。兼任成都中医药大学和四川省广播电视大学教授等职。

从医50余年，长期从事中医临床，兼任教学、科研。秉承大医精诚，熟读经典、勤于临床，攻克疑难，擅长治疗中医内、儿、妇科病证，致力于肝胆脾胃病、心脑血管病和肾病等疾病的临床研究。撰写医学论文40余篇，曾在国际、国内中医学术会交流和医学刊物发表论文30余篇，并多次获得优秀论文奖。在岗时，获年度"万号医生奖"30余次。曾先后获得县、市科学技术进步奖各3项，并评选为"先进个人"，享受自贡市人民政府特殊津贴。其业绩载入《中国专家大辞典》《中国名医名术大典》《中国中医疑难病博学荟萃》等书。合著《中医临证经验荟萃》《中医经典著作选释》《杏林耕耘集》《中医诊治疑难杂病》《西医基础理论题解》《中医方药集》《中医诊治常见疾病》等学术专著，先后由四川科学技术出版社出版。

目　　录

绪　论

　　《伤寒杂病论》是东汉张机所著。张机,字仲景,南阳郡涅(niè,聂)阳(今河南省南阳市邓州市)人,生卒年代约公元150—219年。

　　据宋·林忆《伤寒论·序》载:"张仲景,《汉书》无传,见《名医录》云:南阳人,名机,仲景乃其字也。举孝廉,官至长沙太守。始受术于同郡名医张伯祖,时人言,识用精微过其师。"由此可知,仲景曾受业于同郡名医张伯祖,后经过多年的勤奋学习,刻苦钻研和临床实践,最终成为一位极有成就的医学家。

　　《伤寒杂病论》成书于东汉末年(200—219年)。当时封建割据,政治昏暗,战争频起,灾疫连年,民不聊生。曹植《说疫气》中说:"家家有僵尸之痛,室室有号泣之哀,或阖门而殪,或复族而丧。"在大疫流行之际,张仲景家族亦未能幸免,他在《伤寒杂病论·序》中说:"余宗族素多,向余二百,建安纪年以来,犹未十稔,其死亡者,三分有二,伤寒十居其七。"民众的苦难,亲人的伤痛,激发了张仲景精研医术及著书立说、济世救民的责任感,于是"勤求古训,博采众方,撰用《素问》《九卷》《八十一难》《阴阳大论》《胎胪药录》,并平脉辨证,为《伤寒杂病论》,合十六卷"。

　　《伤寒杂病论》成书之后,由于兵火战乱洗劫,疫病广泛流行,问世不久,散佚不全,后经西晋太医令王叔和将原书的伤寒部分搜集整理成册,名为《伤寒论》,使此书一部分得以幸存。王叔和距仲景去世未远,他所编的《伤寒论》应基本符合历史原貌。

　　宋朝国家"校正医书局"高保衡、孙奇、林忆等人奉命校订医书时,考虑到"百病之急,无急于伤寒",因此先校订《伤寒论》十卷,于宋治平二年(1065年)颁行于世,其后又校订了《金匮玉函要略方论》(现简称《金匮要略》)。从此,《伤寒杂病论》一书,就分为现在的《伤寒论》与《金匮要略》两部医书。

　　《伤寒杂病论》是我国第一部具理法方药完备、理论联系实际的临床医学著作,是中医药学术发展史上具有辉煌成就与重要价值的一部经典著作,是继《黄帝内经》《难经》等中医经典理论著作之后,系统总结了汉代以前的医学成就,揭示了外感热病及某些内科杂病的诊治规律,发展并完善了六经辨证及脏腑经络辨证的理论体系,从而奠定了中医临床医学的基础。《伤寒杂病论》所创立的融理、法、方、药为一体的辨证论治理论体系和方法,蕴含着丰富的中医学的原创性思维,具有很高的实用价值和科学水平,它既适用于外感热病,也适用于内伤杂病,长期以来一直有效地指导着历代医家的临床实践,并对中医药学术的发展产生了重要而深远的影响。自晋代以降,历代医家都十分重视对《伤寒杂病论》的学习与研究,称其是"启万世之法程,诚医门之圣书"。

　　自古名医出经典。国医大师朱良春说:"纵观历代名医的形成,都是首先精读主要医籍,打下理论基础,然后拜师跟随临证,领悟辨证识病和立法用药的技巧,再次是亲自应诊,在实践中不断提高、创新,终而成为一代名医,为病者所拥戴……继承是造就一代名医必备根基,临床实践是造就一代名医的关键。"

自汉唐以降至近代,举凡有成就的名医和学者尽管他们成长道路各有不同,或家传,或师承,或弃举从医,但无不是从诵读经典著作开始走上研医、行医之路的。经过长期精心研读,反复揣摩,十阅春秋,然后有得。

《伤寒杂病论》上承《黄帝内经》《难经》,下启后世诸家,汇集中医治则、治法之大成,开创中医各种疗法之先河,为后世临床医学的发展奠定了坚实的基础。中医学作为一门综合性较强的学科,在前期形成和发展阶段已有学派之分。

医经和经方是不同的理论体系,据《汉书艺文志·方技略》记载:"医经者,原人之血脉、经络、骨髓……""经方者,本草石之寒温,量疾病之浅深……"

现代"经方"的临床应用十分广泛。经方的范围有所扩展,一是指汉代以前临床上的医方著作;二是对临床上确有疗效之方剂的泛称;三是指以研究方剂临床应用为主要内容的医学流派。随着时代的变迁,经方的含义也发生了变化。以前称经方,是专指《伤寒论》《金匮要略》所载的方剂。如徐大椿说:"唯仲景则独祖经方,而集其大成,唯此两书,真所谓经方之祖。"

科学技术的发展日新月异,但古老的经方不但没有随时代变迁而远去,反而历久弥新,在新时代愈发彰显其卓越的功效与深刻的内涵。现代研究的成果,不仅进一步验证了经方的疗效,而且初步揭示了其取得疗效的作用机制,发现了部分药效的物质基础。近年来,新发生的疫病,用经方治疗,效果显著。

一、经方现代拓展应用应遵循的原则

1. 熟谙经旨,打牢基础　熟谙仲景的学术思想,要达到对经方深入理解的层面,首先要熟读原文,掌握其方药组成、剂量、配伍意义、加减变化、用法服法、适宜与禁忌证等了然于胸;其次要明了各经方主治方证的病机及其所表现出的主要症状与脉象;其三要清楚其与类似方剂的区别。只有这样,临证时才能做到既能精确选方,又能灵活化裁。

2. 病证结合,适应需求　病证结合指中医辨病与辨证相结合,也包括西医辨病与中医辨证相结合。当前,现代科技飞速发展,医药知识迅速普及,中医药在整个健康领域的作用也日益凸显,民众的需求也与古代大不相同。

3. 紧扣病机,抓住关键　辨证析机,因机立法,因法选方是《伤寒杂病论》重要的特色之一。病证的症状、脉象虽然复杂,但每证都有其内在的病机;方剂的组成虽然严谨巧妙,但其配伍的意义往往是针对病证的内在病机而设,同病异治,异病同治,病机是联系病证与处方的核心,抓住病机就抓住了经方应用的关键。

4. 科学评价,有利交流　要注意采用包括临床流行病学与循证医学在内的现代评价方法来评价疗效,总结个人或群体的经验。采用现代的评价方法加之个案总结的方式,也有其优势。其优势就在于更有利于临床经验的积累,更有利于取得同仁的信任,也更有利于以论文的方式推广,更有利于与国内外医学界的交流。

5. 掌握规律,有的放矢　经方的现代应用,有其自身的规律,拓展应用经方,要做到有的放矢,绝对不能以药试病,以病人为试验对象。在经方的拓展应用领域,前贤及当代中医学大家,为我们留下了很多宝贵的经验,挖掘其中所蕴含的内在规律,整理出拓展经方现在应用的方式与途径,有利于更好地发挥经方的疗效。

医学无国界,实效是根本。"不尚空谈,唯求实效"是日本汉方医家最突出的特点。中日两国,山水相连。中医药学很早就传入日本,其医家"唯伤寒则是",对《伤寒杂病论》十分崇拜,并在中国传统用法的基础上有所创新。

二、学习《伤寒杂病论》的方法

要学好《伤寒杂病论》,并真正掌握其学术内涵,需注意以下几点:

1. 认清性质,明确目的 《伤寒杂病论》本来是伤寒与杂病并论的一部专著,只是在流传的过程中才分为两书。而两书虽分,但其中伤寒杂病共论之旨,并未能彻底隔断。《伤寒杂病论·序》中说:"虽未能尽愈诸病,庶可见病知源,若能寻余所集,思过半矣。"此书绝非只为论述伤寒而设。《伤寒杂病论》主论外感风寒,兼论内伤杂病,是一部阐述辨证论治与方法的专著。同病异治,异病同治,古方今病,仍相适宜。

2. 提纲挈领,掌握全局 学习《伤寒杂病论》的目的是为了掌握其中所涵载的六经辨证和脏腑经络辨证的理论体系与方法。必须提纲挈领,以高屋建瓴之势对全书的内容有一个总体的把握。

3. 熟读原文,明辨本意 熟悉与全面理解原文是学好《伤寒杂病论》的第一步,也是掌握其理论体系和方法的关键环节。因为张仲景的学术思想涵载于《伤寒杂病论》条文的字里行间,如不能熟读原文,进一步的研究则无从谈起;对重要的条文、方药及方后注,最好能熟读或背诵,并且要加深理解,真正掌握其精神实质。还可与《黄帝内经》《难经》《神农本草经》等著作参合理解。

4. 前后联系,明经解要 《伤寒杂病论》无法用大量的文字详细阐释其学术思想,其内容隐藏在条文之后,需要我们认真探求才能理解掌握,古代医家常说的"于无字处求之"即是此意。而条文之间的相互联系,也蕴含着丰富的辨证思维,更需要在系统掌握的基础上通过综合分析方能感悟。

5. 参考名家,加深理解 研究注释《伤寒杂病论》的著作已有千百家之多,他们从不同的角度阐发其学术思想,推动了学术的发展与流传。由于其书年代久远,文字简短而深奥,适当阅读注家的著作是深入学习研究所必要的。

6. 结合临床,学以致用 学习《伤寒杂病论》的最终目的是要掌握书中所涵载的理论体系及其方法,正确运用于临床,只有理论联系实际,将书中的理论与方药在临床实践中正确运用,才能收到满意的疗效,在实践中加深理解,加深记忆,真正掌握,在继承的基础上发扬创新。

本书《伤寒杂病论注释》,其中伤寒论部分的原文是采用明·汪济川的校刊本;杂病部分的原文是以人民卫生出版社1963年重印《金匮要略方论》为蓝本;句读多遵人民卫生出版社,1959年修订《伤寒论语译》《金匮要略语译》。

本书对原文(包括附方原文)详加释义,部分原文加以词注,有些地方还增加有提示、校勘、选注、按语、结语等,便于阅读。

上　篇
伤寒论部分

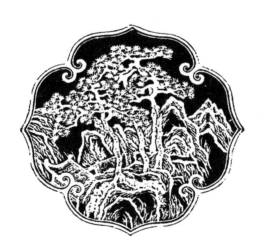

《伤寒杂病论·序》注释

【原文】

余每览越人入虢之诊[1]，望齐侯之色[2]，未尝不慨然叹其才秀也[3]。怪当今居世之士[4]，曾不留神[5]医药，精究方术[6]，上以疗君亲之疾[7]，下以救贫贱之厄[8]，中以保身长全[9]，以养其生[10]，但竞逐荣势[11]，企踵权豪[12]，孜孜汲汲[13]，惟名利是务[14]；崇饰其末[15]，忽弃其本[16]，华其外而悴其内[17]。皮之不存，毛将安附焉[18]？卒然[19]遭邪风之气，婴[20]非常之疾，患及祸至，而方震栗[21]；降志屈节[22]，钦望巫祝[23]，告穷归天[24]，束手受败[25]。赍[26]百年之寿命，持至贵之重器[27]，委付凡医[28]，恣其所措[29]。咄嗟呜呼[30]，厥身已毙[31]，神明[32]消灭，变为异物，幽潜重泉[33]，徒为啼泣。痛夫！举[34]世昏迷，莫能觉悟，不惜其命，若是轻生，彼何荣势之云哉[35]？而进不能爱人知人，退不能爱身知己[36]，遇灾值祸，身居厄地[37]，蒙蒙昧昧，蠢若游魂[38]。哀乎！趋[39]世之士，驰[40]竞浮华，不固[41]根本，忘躯徇物[42]，危若冰谷[43]，至于是也！

【词注】

[1]越人入虢之诊：指《史记·扁鹊传》中关于扁鹊给虢太子治病的记载。

[2]望齐侯之色：指《史记·扁鹊传》中扁鹊通过望齐侯面色断定齐侯生病的记载。

[3]慨然叹其才秀也："慨然"，此为激动貌。"叹"，赞叹。"秀"，突出、杰出。俊秀、清秀等特别优美之意皆曰秀。

[4]怪当今居世之士："怪"，奇怪。"居世之士"，生活在社会上的读书人。"居世"，即居于世。"居"，处，引申为"生活"。"士"，此指读书人。

[5]曾不留神："曾"，简直，竟然，根本，副词。"留神"，留心、注意、重视。

[6]精究方术："精究"，精心研究。"方术"，泛指医药、十筮、占验、计算、炼丹等技术。"方"，方法。"术"，技术，此指医药技术。

[7]上以疗君亲之疾："上"，对上。用来治疗君王和双亲的疾患。"上"，方位名词作状语，表示"对于……的关系"。"君"，指国君。"亲"，指父母。

[8]下以救贫贱之厄："下"，对下。"厄"（饿），灾难，困苦，此指疾病。这两句的上下均指社会地位或辈分比自己的高低而言。"以"，介词，用，后省代词"之"，代医药。

[9]中以保身长全："中"，中间。与前文的"上""下"相对而言，此指自己。"保身长全"，保持身体永远健康。"全"，完整无缺，此指健全、健康。

[10]以养其生：以保养自己的生命。"以"，目的连词，以便。其，代词，自己的。

[11]但竞逐荣势："但"，只、仅、限止，副词。"竞"，争着。"逐"，追逐、追求。"荣势"，荣华权势。

[12]企踵权豪："企踵"，踮着脚仰望。"踵"，脚后跟。"权豪"，有权有势的人。

[13]孜孜汲汲：联绵词，为单纯词素。不能拆开使用，用以状物写貌。正用为褒义，勤勤

恳恳的样子,反用为贬义,急急忙忙,拼命追求的样子。《说文》:"孜,汲汲也。"《广雅》:"孜孜汲汲,剧也。""剧",通"遽"。

[14]惟名利是务:只致力于追求名利。"是",宾语前置的标志。

[15]崇饰其末:重视讲究那些次要的身外之物。"崇",尊崇、重视。"饰",修饰、讲究。"末",与"本"相对,枝节性的次要的东西,此指荣华权势。

[16]忽弃其本:轻视弃置养生之道这一根本的东西。"本",根本,此指身体和保养身体健康的医药之事。"忽",轻视、忽视。"弃",抛弃、弃置。

[17]华其外而悴其内:使自己的外表华贵而使自己的身体憔悴衰弱。"华",形容词用作使动。"外",外表,身外之物,此指社会地位。"悴",憔悴,衰弱,使动用法。"内",身体,体内。

[18]皮之不存,毛将安附焉:皮肤不存在了,毛将依附在哪里呢?"安",疑问代词,哪里。在疑问句中,疑问代词作宾语置于动词前。此句典出《左传·僖公十四年》。

[19]卒然:"卒"通"猝",突然。

[20]婴:引申为"遭受"。《说文》:"绕也。"

[21]而方震栗:却才震惊害怕得发抖。"而",转折连词,却。"栗",同"慄",发抖。

[22]降志屈节:降低身份,失态忘尊。即卑躬屈膝的意思。

[23]钦望巫祝:恭恭敬敬地仰望女巫男祝来祈祷。"钦",恭敬。"巫",《说文》:"女能事无形,以舞降神者也。""祝",《说文》:"祭,主赞词者。"巫祝皆是信鬼神搞迷信活动的人。

[24]告穷归天:(巫祝)宣告办法穷尽,只好归于天命。

[25]束手受败:像被捆绑着双手一样等着死亡。"受",接受,此为等待之义。"败",坏,身体坏亡,死亡。

[26]赍(jī,机):持、拿。

[27]重器:贵重的器物,这里喻生命。

[28]委付凡医:交给平庸无能的医生。

[29]恣其所措:任凭他们摆布。"恣",任凭。"措",摆布、措置。

[30]咄嗟(duō jiē,多皆)呜呼:叹语连用,表加强语气。

[31]厥身已毙:"厥",同"其",他们的,第三人称代词。"毙",趴下,倒下去。

[32]神明:精神活动。

[33]异物,幽潜重泉:"异物",鬼物。"幽",深。"潜",本为没于水下,此为深埋之义。"重泉",地层极深处,义同"九泉"。

[34]举:全,整个。

[35]彼……哉:"彼",他们。"云",说,句中作谓语动词,宾语为"何荣势"。"之",宾语前置的标志。

[36]进……退……:"进",登居官位。"退",罢离官位。

[37]值……厄地:"值",遇到,碰上。"厄地",危困的境地。

[38]游魂:旧称游荡不定的鬼魂,此指没有头脑、不通医事的废物。

[39]趋:快步走,此为奔波忙碌之意。

[40]驰:马奔跑,此为追逐之义。

[41]固:"顾"的借字,顾及、注意。

[42]徇物:为了追求权势名利等身外之物而死。"徇",通"殉"。

[43]冰谷:薄冰深谷,喻险境。《诗经·小雅·小宛》:"战战兢兢,如临深渊,如履薄冰。"

【译义】

我每次读到《史记·扁鹊传》中秦越人到虢国去给虢太子诊病和在齐国望齐侯之色的记载,没有一次不激动地赞叹他的才华出众的。就奇怪当今生活在社会上的那些念书人,竟然都不重视医药,不精心研究医方医术以便对上治疗国君和父母的疾病,对下用来解救贫苦人的病灾和困苦,对自己用来保持身体长久健康,以保养自己的生命,只是争着去追求荣华权势,踮起脚跟仰望着权势豪门,急急忙忙只是致力追求名利,重视那些次要的身外之物,轻视抛弃养生的根本之道。使自己的外表华贵,而使自己的身体憔悴。皮都不存在了,那么,毛将依附在哪里呢?突然遭受到外来致病因素的侵袭,被不平常的疾病缠绕,病患灾祸临头,这才震惊得发抖,于是就降低身份,卑躬屈膝,恭敬地盼望女巫男祝的求神祷告,巫祝宣告办法穷尽,就只好归于天命,束手无策地等待死亡。拿可以活到很长久的寿命和最宝贵的身体,交给平庸无能的医生,任凭他摆布处置。唉,他们的身体已经倒下,精神消失了,变成了鬼物,深深地埋在九泉之下,别人白白地为他的死亡哭泣。痛心啊!整个世上的读书人都昏聩糊涂,没有人能清醒明白,不珍惜自己的生命。像这样轻视生命,他们还谈什么荣华权势呢?而且,他们即使做了官但不能爱护别人,了解别人的疾苦,不做官又不能爱护自己,了解自己的隐患,遇到灾难,碰上祸患,身处在危困的境地,糊涂愚昧,蠢笨得就像没有头脑的废物。悲哀啊!那些在社会上奔波的读书人,追逐着去争夺表面的荣华,不顾及自己的健康,忘记了身体去为权势名利而死,危险得如履薄冰,如临深谷一样,竟达到了这种地步!

【原文】

余宗族素多[1],向[2]余二百。建安纪年[3]以来,犹未十稔,其死亡者,三分有二,伤寒十居其七。感往昔之沦丧[4],伤横夭[5]之莫救,乃勤求古训[6],博采众方,撰用[7]《素问》《九卷》《八十一难》《阴阳大论》《胎胪药录》,并平[8]脉辨证,为[9]《伤寒杂病论》,合十六卷。虽未能尽愈诸病,庶可以[10]见病知源。若能寻[11]余所集,思过半矣[12]。

【词注】

[1]宗族素多:"宗族",谓同宗同族之人。《尔雅·释亲》:"父之党为宗族。""素",同"夙",本来,一向,副词。

[2]向:先前、过去。

[3]建安纪年:"建安",东汉献帝刘协的年号,196—220年。"纪年",纪元。

[4]感……沦丧:"感",为……感慨,为动用法。"沦",沦落,衰落。

[5]伤横夭:"伤",为……悲伤,为动用法。"横",枉死,不该死而死。"夭",早死,未成年而死。

[6]古训:前人留下的遗训,此指古代医学经典著作。"古训"为固定词组。

[7]撰用:"撰",通"选",选择。一说:"用"为介词,"撰"为动词。撰用:用……撰写。

[8]并平:"并",合也,结合。"平",通"辨"字,辨别。

[9]为:成为,动词,这里指写成。

[10]庶可以:"庶",或许,也许。"以",凭、根据,介词,后省代词"之"。

[11]寻(xíng,行):寻思、研究、思考。

[12]思过半矣:意即对伤寒病的问题就能基本解决了。"过",超过。《易·系辞下》:"知者观其辞,则思过半矣。"

【译义】

我的同宗同族的人口本来很多,从前有二百多人。从建安元年以来,还不到十年,其中死亡的人,有三分之二,而死于伤寒的要占其中的十分之七。我为过去宗族的衰落和人口的丧失而感慨,为早死和枉死的人不能被疗救而悲伤,于是勤奋研求前人的遗训,广泛地搜集很多医方,用《素问》《九卷》《八十一难》《阴阳大论》《胎胪药录》等书,结合辨别脉象和辨别证候的体会来编撰,写成了《伤寒杂病论》共十六卷。即使不能全部治愈各种疾病,或许可以根据书中的原理,在看到病证时就能知道发病的根源。如果能认真探寻研究我编写的这本书,那么,对于伤寒病的问题,就基本解决了。

【原文】

夫天布五行[1],以运万类[2];人禀五常[3];以有五脏[4]、经络府俞[5],阴阳会通;玄冥幽微[6],变化难极。自非[7]才高识妙,岂能探其理致[8]哉!上古有神农、黄帝、岐伯、伯高、雷公、少俞、少师、仲文[9],中世[10]有长桑、扁鹊,汉有公乘阳庆及仓公[11]。下此以往[12],未之闻也[13]。观今之医,不念思求经旨,以演其所知[14],各承家技,终始顺旧。省疾问病,务在口给[15];相对斯须[16],便处汤药。按寸不及尺[17],握手不及足[18];人迎趺阳[19],三部不参[20],动数发息[21],不满五十。短期未知决诊[22],九候曾无仿佛[23];明堂阙庭[24],尽不见察[25]。所谓窥管而已。夫欲视死别生[26],实为难矣!

孔子云:生而知之者上,学则亚之[27]。多闻博识[28],知之次也。余宿尚方术[29],请事斯语[30]。

【词注】

[1]天布五行:自然界分布着五行之常气。"布",敷布、布列、分布。

[2]以运万类:根据五行的运化规律运转化生万物。"以",介词,根据。后省略介词宾语"之","之"代表五行运化规律。"运",运化。

[3]五常:五行运化的规律。"常",常理、规律。

[4]以有五脏:因此才有五脏的正常生理。"以",因,介词。"以"后省介词宾语"之"。"之",代"人禀五常"。

[5]府俞:气府腧穴。俞通"腧",经气聚会之处为府,脉气灌注之处为腧。

[6]玄冥幽微:指人体生理和病理变化的玄妙、隐蔽深奥、精细。

[7]自非:若非,如果不是。虚词的复音结构。

[8]理致:思想情致,这里指道理意趣。"致",情趣、意趣。

[9]岐伯……仲文:相传为黄帝时名医。

[10]中世:中古,即春秋战国及秦代。

[11]公乘阳庆及仓公:"公乘阳庆",西汉医学家,仓公之师。"仓公",即淳于意,西汉医学家。

[12]下此以往:即自公乘阳庆及仓公所处的时代往下至作者生活的年代。意为"由此往后以来"。

[13]未之闻也:还没有听说这样的名医。"未之闻"即"未闻之"。"之"为代词,在否定句中作宾语提前。"之",代这样的名医。

[14]以演其所知:来扩大、加深他们所懂得的医学知识。"以",来,目的连词。"演",通

"衍",水长流也,延也,此引申为扩大、加深。

[15]务在口给:重点致力在花言巧语,表面应付。"务",着重致力。"口给"(jǐ,几),犹口辩。口才敏捷,善于巧言。《论衡·刺孟》:"可谓御人以口给矣。"

[16]相对斯须:(跟病人)对答了一会儿。"对",回答、对答。"斯须",一会儿。

[17]按寸不及尺:只按寸脉,没有接触到尺脉。喻诊脉敷衍马虎。

[18]握手不及足:只按手部脉,没有接触到足部脉。"握",按的意思。

[19]人迎趺阳:"人迎",颈动脉(位于结喉两侧)。"趺阳",足背前胫动脉。二者皆古代诊脉部位。

[20]三部不参:上、中、下三个部位的脉象不互相参考。"三部",指上部人迎,中部寸关尺,下部趺阳。

[21]动数发息:指医生根据发自于自己的呼吸,诊察病人脉搏跳动的次数。"息",一呼一吸。

[22]短期未知决诊:"短期",死期,病至垂危阶段。"决"(xuè,谑),迅快之意。

[23]九候曾无仿佛:"九候",九处候脉的部位。"仿佛",指印象模糊。

[24]明堂阙庭:"明堂",鼻子的别称。"阙",两眉之间。"庭",前额。

[25]尽不见察:"尽",全。"见",被,表被动。

[26]视死别生:看出不治之症或判别出可治之症。生死,皆动词名物化。

[27]学则亚之:通过学习而懂得事理的人是第二等。"学则亚之",意即学而知之者则亚之。"亚",第二等。《论语·季氏》"孔子曰:生而知之者上也,学而知之者次也,困而学之,又其次也"。

[28]多闻博识(zhì,至):多听广记。《论语·述而》:"多闻择其善者而从之,多见而识之,知之次也。"此两处所引孔子的话,均与《论语》略有出入。

[29]余宿尚方术:我素来爱好医方医术。"宿",素来、向来。"尚",崇尚、爱好。

[30]请事斯语:请允许我奉行这句话"事",从事,动词,引申为奉行。"斯语",这句话。指"学而知之,多闻博识"。

【译义】

自然界分布着五行之气,以运转化生万物。人体秉承着五行运化的正常规律,因此才有五脏的生理功能。经、络、府、俞,阴阳交会贯通,其道理玄妙、隐晦、深奥、精细,其中的变化真是难以穷尽,假如不是才学高超、见识精妙的人,怎么能探求出其中的道理和意趣呢?上古有神农、黄帝、岐伯、伯高、雷公、少俞、少师、仲文等,中古有长桑君、秦越人,汉代有公乘阳庆及仓公,自此往后到现在,还没听说过有比得上他们的人呢。看看当今的有些医生,他们不想思考研求医学经典著作的旨意,用来扩大加深他们所掌握的医学知识,只是各自秉承着家传的医技,始终沿袭旧法,察看疾病,询问病情时,总是致力于花言巧语,口头应付病人。与病人对答了一会儿,就处方开药。诊脉时只按寸脉,没有接触到尺脉,只按手部脉却不按足部脉。人迎、趺阳、寸口三部脉象不互相参考,按照自己的呼吸诊察病人脉搏跳动的次数不到50下就结束。对于危重的病不能迅快诊治,九处诊脉部位的脉候竟然没有一点模糊的印象。鼻子、两眉之间及前额,全然不加诊察,这真如人们所说的"以管看天"似的很不全面罢了。这样想要辨识不治之症或判别出可治之症,实在是很难呀!

孔子说:生下来就懂得事理的人是上等的,通过学习而懂得事理的人是第二等的,多方面地聆听求教,广泛地记取事理的人,又次一等。我素来爱好医方医术,请允许我奉行"学而知之"和"多闻博识"这样的话吧!

辨太阳病脉证并治法上

【提示】

太阳,这里是指手太阳小肠及足太阳膀胱经、腑及其生理功能而言。太阳病则是指外邪侵犯手太阳小肠及足太阳膀胱经、腑后所发生的病证。

足太阳膀胱经脉,起于目内眦,上额交巅,入络脑,还出别下项,挟脊抵腰中,入循膂,络肾属膀胱,下行至足。因其从头至足,故是人体最大最长的经脉。太阳经行于背,背为阳之府,太阳经行于阳道;督脉又为阳经之总督,而太阳经上连于督脉的风府与督脉并行,故太阳为诸阳主气,为阳经之长。

太阳之腑为膀胱。《素问·灵兰秘典论》说:“膀胱者,州都之官,津液藏焉,气化则能出矣。”说明膀胱有主藏津液和气化的功能。然而膀胱的气化,必须借助于肾气的支持,而肾主水的功能,又与膀胱水腑的气化开合作用息息相关,由于太阳与少阴阴阳会通,脏腑经脉相连,故相为表里,而互相为用。

肾与膀胱的关系,主要体现在对水液气化功能方面。何谓气化? 张介宾说:“津液入者为水,水之化者由气,有化而入,而后又出,是谓气化则能出矣。”说明气化是由气以化水,气以行水,也就是说,水的变化在于阳气的作用。

太阳之腑在于里,它有藏津液的作用;太阳经居于外,它有主表的作用。太阳主表的功能,也与气化的功能有关。因太阳之气,依赖于肾中元阳之气的资助,而肾阳资始之气通过太阳行于体表叫作卫气。卫气之行,古人认为一日一夜50周于身,昼行于阳25周,夜行于阴25周。平旦阴气尽,阳气出于目,目张则气上行于头,循项而下太阳。因此,起到主表的作用。太阳,巨阳之义,其阳不巨,则不足以密腠理而抵御外邪。故太阳为六经之首,总统营卫,肥腠理,温肌肉而司开合。《灵枢·营卫生会》说:“太阳主外。”又说:“卫出于下焦。”足以说明太阳主表而与少阴的关系是分不开的。

太阳病病变特点:

太阳病,可分经证与腑证两类。但由于经与腑相连,故在病理变化上,又常互相影响而发病。若外邪初犯体表,正邪斗争在体表的部位,使太阳经气不利,阳气被郁,气机失宣而出现营卫不和等证,则称之为太阳表证,或叫太阳经证;若表邪不解,随经入腑,热与血结,或气不化水,又可形成太阳腑证。

太阳经脉行于头项,太阳受邪,经脉不利,则见“头项强痛”;阳气受伤,温煦失职,则见恶寒;邪在表,气血抗邪于外,则其脉必浮。太阳表病,由于感受风邪或寒邪的不同,而又分为“中风”与“伤寒”两类不同证候。

《素问·五脏生成论》说:“肺之合皮也,其荣毛也。”凡表受邪侵,则皮毛不利,玄府失调,以致肺失宣降,则可发生咳嗽、气喘等症。人体表里相通,故邪客于表,使里气不和而上逆,可兼见胃失和降的呕吐等症。

太阳与少阴,经脉相连,互为表里。若其人少阴阳气先拔,则太阳感寒以后极易内陷少阴之脏,而出现脉微细,但欲寐,厥逆和下利清谷等症;若太阳之邪不解,而少阴里证已见,如太阳头痛发热反见少阴沉脉,则叫太阳、少阴"两感"之证。因此证已内涉少阴,故带有险情,实不可轻视。凡太阳病而内累及少阴的,多与少阴阳虚有关。许叔微曾说:"伤寒不拘阴证阳证,阴毒阳毒,要之真气强壮者易治,真气不守,受邪才重,便有必死之道。"俗语说,"伤寒多死下虚人",就足以说明少阴阳虚伤寒的严重性。

膀胱者,州都之官,主藏津液,为水之腑,有气化之权。若太阳在经之邪不解而随经内犯入腑,或由于膀胱自身的气寒水凝,气不行水,水不化气,则可发生膀胱蓄水之证。

太阳经邪循经入腑若不与水结而与血结,其部位不在膀胱而在小肠者,则叫太阳蓄血证。太阳蓄水与太阳蓄血统称为"太阳腑证"。

太阳病为外感病的初期阶段,若邪向里传,首先则侵犯胸部,因为胸位临近体表,即所谓"表邪入里必先胸"的意思。表邪化热蕴郁胸膈,若未与有形之邪相结,则为"虚烦"证;若与胸膈乃至脘腹痰水相结者,则为"结胸"证。若表证误治,损伤脾胃之气,使中焦升降功能失调,加之痰、水、食滞等邪气的干扰,发生以胃脘痞塞为主的证候,则为"心下痞"。

太阳病篇还收入了其他因于误治而后发生的脏腑虚实寒热的种种"变证",对这些"变证"的辨证论治,则有辨杂病的意义,它补充了六经辨证的不足,因此具有广泛的意义。

在治疗方面,太阳病以经表之证为主,则重点用汗法。但根据表证的不同类型,分别采用不同的方法。

【原文】

太阳之为病,脉浮,头项强痛[1]而恶寒[2]。(1)

【词注】

[1]头项强(jiāng,僵)痛:"强",不柔和,有拘紧感。即头痛项强之意。

[2]恶(wù,悟)寒:即怕冷、畏寒。

【释义】

本条为太阳病脉证总纲。太阳为六经之首,主表而统营卫,为一身之外藩。故外邪伤人,太阳首当其冲,正邪交争于体表,而出现表病的脉证。本条之所以为太阳病的总纲,正是因它指出了表病脉证的共性。"脉浮"为表病主脉,放在诸证之前,可见其对诊断表证所具有的重要性。邪犯体表,营卫气血必抗邪于表而充盈于外,脉为气血之先,故脉外应而浮。李濒湖说,"浮脉为阳表病居",因此,"有一分浮脉就有一分表证"。临诊不论何病,也不论病程之长短,凡见浮脉,即当首先考虑表证之存在。"头项强痛"为太阳病主症。头为诸阳之会,是三阳经之通位。但诸阳经依其循行部位之不同,又各有所主。而头项部则为太阳经脉所过,故项为太阳之专位。太阳经脉受邪,气血涩滞,经脉拘急,于是就出现头项疼痛,活动不能自如的"项强"证候。恶寒,是表证的重要表现。在"恶寒"之前用一个"而"字,有"而且一定"之意,以示强调"恶寒"对辨证的重要性。邪伤太阳之气,卫气失掉正常的卫外功能,所以病人感到怕冷。表证恶寒,是因太阳之气受伤,临床多见恶寒较甚,且以下午恶寒较重为特点。因邪客于表卫阳先伤,午后而阴寒得退,所以会有这一现象。

太阳被外邪所伤,见症莫确于脉浮、头项强痛与恶寒三症,凡见此脉证,即可诊断为太阳病。但外邪束表,阳气闭郁,还会出现发热。本条不提发热一症,可能因其较恶寒出现为晚。论中有"或已发热,或未发热,必恶寒"之句,则提示发热一症有迟早,但恶寒则是必然要出现的。本条若是作为太阳表病的提纲,应把发热一症补充进去。此后,凡论中提及"太阳病"时,则意味着"脉浮、头项强痛而恶寒",以及发热等脉证已在其内。

本条讲的是太阳表病的共同脉证。由于感邪有不同,体质有差异,临床表现又有不同的类型,故太阳表病可概括为中风与伤寒两类。

【原文】

太阳病,发热,汗出,恶风[1],脉缓[2]者,名为中风[3]。(2)

【词注】

[1]恶风:畏惧风袭,为恶寒之轻者。

[2]脉缓:指脉象柔缓而不紧急,非怠慢迟缓之意。

[3]中(zhòng,仲)风:中医证名,指外感风邪所引起的一种表证,与内伤杂病的中风病不同。

【释义】

本条是太阳中风证的脉证提纲。"中风",即感受风邪而发生的病证,和今之属脑病范围的猝然昏倒、不省人事、口眼㖞斜的"中风",名同而病异,不可混淆。在太阳病脉证的基础上,凡兼见发热、汗出、恶风、脉缓的,就叫太阳中风证。中风为风邪所伤,风为阳邪,伤人较浅,病位在卫、在表。风阳之邪伤了卫阳之气,卫阳与之相争,两阳相并,"发热"一症常先见,而且突出,故本条把发热列在诸证之首。"汗出"症是因卫阳被风邪所伤,卫不固营;又因风性开泄,使营阳不能内守,于是营阴外泄而为汗,汗出则营阴越伤。由于发热与汗出并见,故扪之肌肤多是热而潮润,而非干热灼手。"恶风"即指恶风寒而言,有风则怕冷明显,无风则怕冷减轻。恶风是因风伤卫阳,汗出肌疏之故。"脉缓",指脉搏柔弱弛缓,与紧脉相对而言,在"太阳病"前提下见缓脉,即指浮缓之脉。脉浮为邪在表,脉缓为汗出营弱的反映。除上述证候外,还应包括太阳病总纲中"头项强痛"一症。

从临床观察所见,太阳中风患者,先觉翕翕而热,随之则汗出,由于汗出肌疏,继而又有洒淅恶风之感。可见本条所列发热、汗出、恶风三症的先后顺序是符合临床实际情况的。

太阳中风证,也称太阳病表虚证,之所以称其为表虚,是因汗出伤营、营阴内弱,与太阳伤寒表闭营郁之表实证相对而言。

【原文】

太阳病,或已发热,或未发热,必恶寒,体痛,呕逆,脉阴阳俱紧[1]者,名曰伤寒[2]。(3)

【词注】

[1]阴阳俱紧:阴阳指部位,即寸、尺部脉。指寸关尺三部脉均见紧象。

[2]伤寒:证名,属狭义伤寒范畴。

【释义】

本条为太阳伤寒证的脉证提纲。在太阳病脉证总纲的基础上,若恶寒之症突出而或已发热、抑或尚未发热,此时身体疼痛、呕逆,脉阴阳皆浮而紧的,则为太阳病伤寒证。

"必恶寒",强调了恶寒的必然先见。寒邪客表,寒为阴邪,共性凛冽,比风邪伤人为重而且深,也最易伤人阳气。卫阳被伤,肌表失其温煦,故恶寒必见,而且虽身居密室、覆被向火,也不能减轻。寒性凝敛,表闭无汗,卫阳必郁。待阳气闭郁到一定程度,方表现为发热,故伤寒之发热就不如中风之迅速。但也有素体阳盛,感寒发病立即出现发热的,所以用"或已发热,或未发热"这种未定之词,以示发热有早有晚。伤寒发热缘于表闭阳郁,故以干热灼手而无汗为特点,这与中风证发热肌肤潮润而有汗迥然不同。"体痛"即周身疼痛,是太阳伤寒证的主症之一。寒性凝涩,伤人可外闭卫阳而内郁营血,使营卫气血涩滞不利,故周身疼痛特别明显,《黄帝内经》谓"寒主痛"正是此证之机。"呕逆",是寒邪束表,里气上争,胃气上逆的反映;若寒邪影响肺气不利时,还可兼见喘咳等症。

"脉阴阳俱紧"是指寸关尺三部之脉都见浮紧,"脉阴阳"是指尺、寸之脉。脉浮主邪在表,脉紧主寒、主痛、主邪气实。伤寒表实无汗,卫闭营郁,所以表现为脉浮而紧张有力,与太阳中风汗出营弱的浮缓脉不同。太阳病伤寒证,若寸关紧而尺脉迟,或寸关紧而尺脉弱的,则为伤寒夹虚之证,治当另作别论,不可发汗。

太阳中风与太阳伤寒是两种不同类型的表证。中风为风阳伤卫阳,卫外失司、营阴外泄,故以发热、汗出、恶风、脉浮缓为主症,属太阳病表虚证。伤寒为寒邪直透营卫,卫闭营郁而见恶寒、发热、无汗、体痛、呕逆或喘咳、脉浮紧等症,属太阳病表实证。其中有汗与无汗则是两证鉴别的要点。

【原文】

伤寒一日,太阳受之,脉若静者,为不传;颇欲吐,若燥烦,脉数急者,为传也。(4)

伤寒二三日,阳明、少阳证不见者,为不传也。(5)

【释义】

这两条通过对脉证的分析,来辨别疾病的传变与否,使医者懂得如何了解病情发展的趋势,掌握防治疾病的主动权。

"伤寒"在此泛指太阳病,包括中风与伤寒在内。"伤寒一日,太阳受之",是指外邪初犯体表,太阳首先受邪,欲知其病情是否传变,则应以脉证作为判断依据。其人"脉若静",即指脉不数不急,原浮脉不变,反映太阳之邪仍在表,没有传变的迹象。亦可体会为"脉静"是正复邪却,邪气不能干扰正气,表邪将解,有自愈机转的倾向。二者均说明正气抗邪有力,邪气尚未传里,所以说"为不传"。"脉数急"与"脉静"相对而言,脉由平静变为数急,反映邪气有化热入里之势。"颇欲吐",指病人有恶心、很想吐的证候。由于少阳病有心烦喜呕的特点,故"颇欲吐"一症在此多代表邪传少阳的征象。"燥烦"(赵本作"躁烦"),是阳热内盛之证,在此则代表阳明之里已有邪热。"欲吐"与"燥烦",均非太阳本症,乃是太阳之邪向里传变,或传少阳或传阳明的表现,而反映在脉上,又有"数急"的变化,所以说太阳病有了传经的趋向。

"伤寒二三日"与"伤寒一日",乃相对而言,指非太阳发病之初始。尽管太阳病已有二三天,但在临床表现上既无"燥烦"等阳明证可见,也无"颇欲吐"等少阳证出现,所以说"为不传"。

由此看来,伤寒一日有传者,伤寒二三日也有不传者,欲知其是否传变,主要应以脉证的变化为准,不可拘泥于发病的日数。伤寒外感热病,因其传变迅速、变化多端,故古人有"走马看伤寒"之说。医者应随时密切观察脉证,紧紧抓住传变的脉证反映,才可防患于未然,掌握治疗疾病的主动权。

【原文】

太阳病,发热而渴,不恶寒者,为温病。(6上)

【释义】

本条是太阳温病脉证提纲。太阳表病,无论中风、伤寒,均不应见口渴和不恶寒之症,若见口渴而不恶寒,则标志着邪气已内传阳明。今既见此症,却又称太阳病,则知非为风寒,而属"温病"。温病为温热邪气伤人,温为阳邪,化热疾速而最易伤阴耗液,因此在发病的开始阶段(即卫分阶段),在发热的同时便出现了津液伤损的"口渴",这是与伤寒有别的证候之一。由于温热伤人重在耗阴,故多不恶寒。但在临床上,温热初犯肺卫之时,也有短暂而轻微的恶寒,此时切不可认为是风寒伤表而误用辛温发汗,以致助热伤阴、遗患无穷。

温病属广义伤寒的范围,本条举出其脉证特点,是作为同狭义伤寒进行鉴别而设的,因为温病属于伤寒类证之一,故临证当注意鉴别。

【原文】

若发汗已,身灼热者,名曰风温。风温为病,脉阴阳俱浮,自汗出,身重,多眠睡,鼻息必鼾,语言难出。若被下者,小便不利,直视,失溲;若被火者,微发黄色,剧则如惊痫,时瘈疭;若火熏之,一逆尚引日,再逆促命期。(6下)

【释义】

本条提出风温脉证,治疗禁忌及误治后的变证,以资与风寒外感证相鉴别。风温是风阳与温热邪气合并侵犯人体而造成发热的病证,它与风寒束表,阳郁发热的伤寒证完全不同。伤寒用辛温发汗,则汗出邪退热减;风温若用辛温发汗,则风邪虽可去,但温热却反增,致使发热灼手较前更甚。因此风温应禁忌使用汗法。"脉阴阳俱浮"是寸关尺三部脉都见浮象,不言紧,说明与伤寒之脉不同。风与温热都是阳邪,阳邪袭表,气血外应,故脉浮。风性疏泄,热迫营阴外越,故自汗出。温热邪气壅遏,使阳气被郁则见身重,它与伤寒的身体疼痛不同。热扰心神,精神昏愦,则见多眠睡。心主言,心神被扰,则见语言难出。温热上壅,肺窍不利,则鼻息必鼾。上述一派温热耗气伤阴之症,治当辛凉解热、甘寒滋阴,切忌用辛温发汗、苦寒泻下以及火疗劫汗等法,否则将变证丛生。若误下重伤阴液,则小便短少而不利;肝肾阴伤,阴精不能上荣于目则直视不动;关门不固,则二便失禁。若误用温针、熏熨等火攻劫汗,火热之邪加于温热,熏灼肝胆,轻则身发黄色,重则火邪内攻,心神失守,发如惊痫之状,或引动肝风而见时时抽搐。若误火之后,又以火熏法取汗,更是一误再误。一误尚有图治之机,再误则促人以速死,切不可不慎。

【原文】

病有发热恶寒者,发于阳也;无热恶寒者,发于阴也。发于阳,七日愈,发于阴,六日愈。以阳数七,阴数六故也。(7)

【释义】

本条以寒热的不同证情,辨病发于阴或发于阳,有以阴阳两纲来统摄六经辨证的重要意义。"阳"指阳证,阳经的病证;"阴"指阴证,阴经的病证。

正被邪伤则恶寒,阳与邪争则发热,即有发热;则知正气不衰、阳气尚旺,抗邪有力,故多属阳经之证,即阳证。三阳经病,阳气皆盛,故均以发热为主。太阳有发热恶寒,少阳有往来寒热,阳明有蒸蒸发热、日晡潮热。故凡以发热为主者,多属阳证,即"发于阳也"。

无热恶寒,则是阳虚阴盛、正气虚衰的表现,因此多属三阴经病,即阴证。如三阴病,常见恶寒、厥逆而不发热,正是"发于阴"的征象。

治病当察色按脉,先别阴阳。而本条以最明显的寒热二证来辨阴阳,实有提纲挈领之妙。六经辨证,虽一言难尽,但只此一句,便高度概括了三阴三阳为病的证候特点。因此,后世医家认为此条应"冠于六经之首",是很有道理的。《外台秘要》载"发于阳者,可攻其外;发于阴者,宜温其内。发表以桂枝,温里宜四逆",指出了本条证候的治法,可作参考。有的注家认为太阳病中风叫病发于阳,伤寒则叫病发于阴,未免有些局限。

至于文中后半段"六日愈""七日愈"之说,仅是对疾病预后的推测。阳数七,阴数六是根据伏羲氏的河图"水火成数""阴阳奇偶"等推算而来。河图记载"天一生水,地六成之""地二生火,天七成之",因此,阴、水成数为六(偶数),阳、火成数为七(奇数)。水的成数是六,水属阴,故阴数六;火的成数是七,火属阳,故阳数七。病为阳证,当在阳数之期愈,故云"七日愈";病为阴证,当在阴数之期愈,故云"六日愈"。其中的科学意义,还有待进一步研究。

【原文】

太阳病,头痛至七日以上自愈者,以行其经尽故也。若欲作再经者,针足阳明,使经不传则愈。(8)

【释义】

本条论太阳病自愈的道理以及预防传经的方法。头项强痛是太阳病的主症之一,其轻重有无,可作为判断太阳病进退的一个标志。"太阳病,头痛至七日以上自愈者,以行其经尽故也",意思是说:太阳病有不药而自愈的机转,并指出其原因是,经过七日以后,太阳本经的邪气已经衰退,无力以传。"行其经尽故也"指邪在太阳经的势力已尽,并始终未传他经。古人有七日正气来复的理论,可能是"七日以上自愈"的原因之一。

若七日以上没有自愈,说明太阳之邪不衰,病情将要向里发展而发生传经之变,这叫"欲作再经"。其预防与治疗传经的方法是"针足阳明"迎而夺之,以泄太阳传来之邪,消减邪气内传之势。同时,"针足阳明"还可振奋阳明胃气,而有补气血、扶正气的作用。古人说,"正气存内,邪不可干",这样则可达到"使经不传则愈"的目的。据一些医家意见及临床报道,所谓"针足阳明",即可取该经的足三里穴。从日本报道的灸足三里以使老年人却病延年的例子,亦可以看出,"针足阳明"对健身防病确有其临床价值。

【原文】

太阳病欲解时,从巳至未上。(9)

【释义】

本条运用人与自然的协调统一、相互感应的关系,以推测太阳病欲解的有利时间。

本条的大意是:太阳病如果邪气解除而欲愈的话,其时间当在白天的巳时至未时可能性最大。为什么这样说呢? 因人与自然密切相关,人体内环境昼夜、四时的变化,无不受自然界昼夜、四时变化的影响。巳至未时指上午九点至下午三点前的一段时间,这是一天中自然界阳气旺盛的时候,《黄帝内经》称之为"阳中之太阳""太阳乘王"之时。在人体由于受自然界阴阳盛衰变化的影响,所以太阳经的阳气此时也最旺盛,从而为正复邪退创造了最有利的条件,故太阳病欲愈,在此时间内的可能性最大。六经病证各有相应的欲解时,但其临床实际价值及意义,尚有待进一步研究、探讨。

【原文】

风家,表解而不了了者,十二日愈。(10)

【释义】

此条指出,在太阳病表邪已解而正气未复的情况下,应待其自愈。"风家",在此泛指易患太阳表病的人,这些人大多体质较弱。"不了了"即精神与身体还不爽快,病好得不彻底。

患太阳表病的人,表证已解,大邪已去,但正气未复,因此尚有一些不爽快、不舒适之感。如身体酸楚,或欠或嚏等。此时不必再用攻邪之药,应嘱病人将息调养,十多天即可自愈。所谓"十二日愈",只是约数,不必深究。

【原文】

病人身大热,反欲得近衣者,热在皮肤,寒在骨髓也;身大寒,反不欲近衣者,寒在皮肤,热在骨髓也。(11)

【释义】

本条通过病人的喜恶,来辨病证寒热的真伪。第8条以寒热辨病发阴阳是辨证的总纲,在一般情况下是适宜的,但在表象与本质不一致的情况下,则应透过寒热的现象去探求疾病的本质。"皮肤"指人体表浅部位,在此引申为疾病的表象。"骨髓"指人体内里部位,在此引申为疾病的本质。病人虽周身大热,但反而想加衣覆被以御寒,说明"大热"是表面现象或者说是假象,而寒邪在内,才是疾病的本质。这种病证多见于阴寒盛于里,虚阳格于外的"阴盛格阳证",是为真寒假热,即"热在皮肤,寒在骨髓"的病机。

病人周身虽冷,但又不愿加衣被就温,说明"大寒"也是表面现象,是假象,而热邪在内才是疾病的本质。这见于阳热深伏,郁闭于里,阻阴于外的"热深厥深"之证,是为真热假寒证,即"寒在皮肤,热在骨髓"的病机。

阴阳互根,二者之间互相维系,互相制约,才能发挥正常的生理功能。若一方盛极,则可能将另一方排斥于外,或逼迫于上。若阴盛排阳于外者,则为"格阳";逼于上者,则为"戴阳"。"格阳"与"戴阳"都是阴阳相离之危证,故临证时一定要注意透过现象看其本质,方不致犯实实、虚虚之诫。然辨本质的关键,此条指出在于察病人的"欲"与"不欲"。"欲"与"不欲"是病人的主观愿望,常常也是疾病本质的反应,辨证时必须重视。但临床还应综合全面情况,即四诊合参,才能切实做到去伪存真。如真寒假热的面赤如妆、咽干不欲饮、小便清长、舌淡嫩、脉浮大虚数无根,真热假寒的口渴喜冷饮、小便短赤、舌红、脉数等脉症,均有重要的辨证意义。

【原文】

太阳中风,阳浮而阴弱[1]。阳浮者,热自发;阴弱者,汗自出。啬啬[2]恶寒,淅淅[3]恶风,翕翕[4]发热,鼻鸣干呕者,桂枝汤主之。(12)

桂枝汤方:

桂枝三两(去皮),芍药三两,甘草二两(炙),生姜三两(切),大枣十二枚(擘)[5]。

上五味,㕮咀[6]三味。以水七升,微火煮取三升,去滓,适寒温,服一升。服已须臾[7],啜[8]热稀粥一升余,以助药力,温覆[9]令一时许,遍身漐漐[10],微似有汗者益佳,不可令如水流漓,病必不除。若一服汗出病差,停后服,不必尽剂;若不汗,更服,依前法;又不汗,后服小促其间[11],半日许,令三服尽;若病重者,一日一夜服,周时[12]观之。服一剂尽,病证犹在者,更作服;若汗不出,乃服至二三剂。禁生冷、黏滑、肉面、五辛[13]、酒酪、臭恶等物。

【词注】

[1]阳浮而阴弱:此以脉象示病机。脉轻取见浮,故称"阳浮",示卫气浮盛于外;沉取见弱,故称"阴弱",示营阴不足于内。

[2]啬啬(sè,涩)恶寒:啬啬,畏缩怕冷之状。形容恶寒的严重程度。

[3]淅淅(xī,析)恶风:淅淅,如冷水淋身,不禁其寒。形容阵阵恶风之深切。

[4]翕翕(xī,夕)发热:翕,温和之意。形容如羽毛覆盖样的温和发热。

[5]擘(bāi,掰):用手把东西分开。

[6]㕮咀(fǔjǔ,府举):将药物破碎成小块。

[7]须臾:很短的时间。

[8]歠(chuò,绰):同啜。原意是尝、饮、喝,此处指大口喝。

[9]温覆:加盖衣被,取暖以助发汗。

[10]漐漐(zhí,执):形容微微汗出潮润之状。

[11]小促其间:略微缩短服药间隔时间。

[12]周时:一昼夜,即24小时。

[13]五辛:《本草纲目》以小蒜、大蒜、韭、芸苔、胡荽为五辛。此泛指有香窜刺激性气味的食物。

【释义】

本条论述太阳中风证的脉证并提出治法方药。"阳浮而阴弱",既指脉象,也言病机。从脉象来讲,阳指浮取,阴指沉取。风伤卫,表有邪,故其脉轻取见浮;自汗出,为营阴伤,故其脉沉取弛缓而见弱,这正是中风证典型的浮缓脉象。从病机来讲,风阳之邪伤于表,卫阳之气抗邪而盛于外,则发热在所难免,故曰"阳浮者热自发";卫不固营,风性疏泄,使营阴外泄而为汗出,汗出则营阴更弱,故曰"阴弱者汗自出"。"啬啬恶寒",形容恶风寒怯弱畏缩之貌;"淅淅恶风",形容恶风寒如凛风冷雨骤然吹淋其身之状,此皆为风邪伤卫、卫外功能失调的表现。"翕翕发热",形容热在浅表有如着衣覆被之热,故为表热的特征,与里热内出之蒸蒸发热不同。肺主气,外合皮毛,开窍于鼻,风邪外束而上壅,致肺气不利,则鼻道塞而时通,故作鼻鸣,并常伴流清涕、不辨香臭等症。若表气不和,影响及胃,里气上争,胃气上逆,则又可见"干呕"之症。鼻鸣、干呕只是太阳中风的见症,而本条所列举之发热、自汗、畏恶风寒、脉浮缓,才是太阳中风的主要脉证。

太阳中风当治以桂枝汤。所谓"主之"即见此证则用此方、对症施用,不须顾虑,有非此方不可之意。

桂枝汤由五味药组成。桂枝与芍药应等量,若桂枝量大于芍药,则名桂枝加桂汤;若芍药量大于桂枝,则名桂枝加芍药汤,三方主治各不相同,故用药剂量当审慎,不可违反用药之宗旨。

方中桂枝辛甘发散,解肌祛风,温通卫阳,以解卫分之邪。芍药酸苦微寒,滋阴和营,以固护营阴。二药相伍,于发汗之中有敛汗之旨,于和营之中又有调卫之功。生姜辛温,佐桂枝发散风寒以解肌。大枣甘平,据《神农本草经》载,有"安中养脾"的功能,在方中它能佐芍药补津液而养营阴。甘草甘平,调阴阳,和中州,安内以攘外。配桂姜辛甘合化为阳以助卫气;配芍枣,甘酸合化为阴以滋营阴。五药配合,则具解肌祛风、调和营卫,发汗而不伤正,止汗而不留邪的功效。

方中桂、姜、枣均为食品中之调料,有开胃口,增食欲,健胃气的作用。因此,桂枝汤确有调和脾胃之功,且通过调和脾胃以达到滋化源、调气血、和阴阳、调营卫的作用。可见本方在外可解肌祛风、调和营卫,在内可调和脾胃、气血、阴阳,所以无论外感、内伤均可应用。

凡病,不外阴阳失调。其治疗原则,总是察阴阳所在而调之,以平为期。本方滋阴和阳,调和营卫气血,合法度、守原则,无愧仲景将其列于众方之首,柯韵伯称之为"群方之魁",这既体现了作者治病从调和阴阳着手的学术思想,又体现了作者伤寒与杂病同论而不可截然分开的学术观点。

方后所注之煎服法及禁忌甚详,也至为重要。本着详于前略于后的原则,对以后诸方的煎服法均有一定的参考价值。

"㕮",是用牙咬碎;"咀",是品尝滋味。"㕮咀"在此指将药破碎,以便于煎出有效成分。

煎药当用微火,以水七升,煎取三升,去药渣,每次温服一升。服药后要大口喝热稀粥一碗,一则可借谷气充汗源,一则可借热力鼓舞卫阳驱邪从汗解,此即所谓"助药力"之法。然后覆被静候待汗。发汗的要求是"遍身絷絷,微似有汗者益佳,不可令如水流漓絷絷"。汗出貌。似,嗣字之假借,续也。就是说发汗要发小汗,汗出要遍身和持续,这样才能达到祛邪的目的。若发大汗,使病人汗出如水流漓,则邪不出而正气伤,故谓"病必不除"。若一服汗出病解则不需再服药。若不汗出,依上法服第二次药。仍不汗,缩短间隔时间再服第三次,在半天内服完三次药。病重者,还可日夜连续用药,随时观察。一剂服完,病证未去,还可再服,直至服二三剂也没有什么不可。所忌食物,则多属生冷、油腻、不易消化或对胃有刺激的食品,因其伤害胃气,有损清阳之气,故列为禁忌。这也反映了张仲景在临床治疗的各个环节均重视"保胃气"的学术见解。

【原文】

太阳病,头痛发热,汗出恶风,桂枝汤主之。(13)

【释义】

本条进一步扩大了桂枝汤的治疗范围。文中冠以"太阳病"是泛指一切表病,无论中风、伤寒、已治、未治,甚或其他表证,只要见到头痛发热,汗出恶风,便是桂枝汤的适应证,即可使用桂枝汤。这样就使桂枝汤的使用范围不仅仅局限于太阳中风一证,而可以更加广泛地应用。但必须坚持辨证论治的基本原则,有是证,才能用是方。

柯韵伯说:"此条是桂枝本证,辨证为主,合此证即用此汤,不必问其为伤寒、中风、杂病也。"是深得仲景旨意之谈。他常以此汤治自汗、盗汗、虚疟、虚痢等病而见上述证候者,则每每"随手而愈"。

【原文】

太阳病,项背强几几[1],反[2]汗出恶风者,桂枝加葛根汤主之。(14)

桂枝加葛根汤方:

葛根四两,芍药二两,甘草二两(炙),生姜三两(切),大枣十二枚(擘),桂枝二两(去皮),麻黄三两(去节)。

上七味,以水一斗,先煮麻黄、葛根减二升,去上沫,内[3]诸药,煮取三升,去滓,温服一升,覆取微似汗,不须歠粥,余如桂枝法将息及禁忌。

【词注】

[1]项背强几几:几几(jǐjǐ),南阳方言,有拘紧、固缩之意。几,亦有读作殊(shū,书)。项背强几几,形容项背拘紧不适,转动俯仰不利之状。

[2]反:反,反而。太阳病项背强几几,多无汗恶风,今见汗出,故曰"反"。

[3]内:音义均同"纳","加入"之意。

【释义】

本条论述太阳中风兼经输不利的证治。"几几",本为短羽之鸟伸颈欲飞而不能起的样子,在此形容病人项背拘急,俯仰不能自如。或指病人项背拘急,似水凫游水,其颈直伸不动的一种姿态。"项背强几几",较太阳病头项强痛症的病位范围为大,从头项延及项背。此证多因寒邪侵犯太阳经脉,寒主凝滞收引,使气血为之不畅,筋脉肌肉拘急而致,但必有无汗、恶寒等症并见。而今反见汗出、恶风,知在经之邪非寒而为风。风邪在经,经输不利,津液不能上濡,所以项背拘急,俯仰不能自如,治以桂枝加葛根汤。本方用桂枝汤解肌祛风,滋阴和阳,加葛根作用有三,一则升阳发表、解肌祛风,助桂枝汤以解表;二则舒筋通络,解经脉气血之凝滞;三则凡经脉拘急,多有津液不滋的因素,葛根甘寒生津,起阴气,鼓舞阳明津液布达,滋津润燥,以缓解经脉之拘急。

【原文】

太阳病,下之后,其气上冲者,可与桂枝汤,方用前法。若不上冲者,不可与之。(15)

【释义】

本条论述太阳病误下后,应根据正气抗邪的能力及表证存在与否而决定治法。太阳病,当用汗法,若误下,则表邪不解徒伤里气,往往有使邪气乘虚内陷,造成坏病的危险。如后文指出的"太阳病,脉浮而动数……表未解也,医反下之……阳气内陷,心下因硬,则为结胸",即是误下后邪气内陷之变。也有虽经误下,但正气不衰,太阳之气仍可向上、向外抵御邪气,使疾病维持在表证阶段的情况。这与"内陷"相对比,便叫"其气上冲"。"其气",指的是太阳之气。"上冲",指的是阳气没有内陷。

太阳病,无论中风、伤寒,经误下后,虽"其气上冲",邪未内陷,表证仍在,但毕竟正气受挫,故不可用麻黄汤发汗而应以桂枝汤治疗。"可与桂枝汤"与"桂枝汤主之"用词不同,意义也不同。"主之"是信任施用。"可与"则有斟酌考虑之意。因误下后证情变化较多,故不能在治法与方药上说得太肯定。但如仍需服用桂枝汤,其服法则仍应如前。

若不上冲,说明太阳之气已不能抗邪于表,表证不复存在,自然也不应再与桂枝汤了,故曰"不可与之"。

【原文】

太阳病三日,已发汗,若吐,若下,若温针,仍不解者,此为坏病,桂枝不中与也。观其脉证,知犯何逆,随证治之。(16 上)

【释义】

本条指出了表证误治后发生"坏病"的治疗原则。"太阳病三日,已发汗",是说太阳病当汗,但发汗不得法,故虽经发汗但病不除。"若吐,若下,若温针",是说太阳病不当用吐、下、温针等治法,而反用了这些治法。"温针"是古代较为盛行的一种治疗方法,即针刺后在针柄以艾火加温,使温热从穴位透入,以达到治疗目的。多用于治疗痹证及内寒疼痛等证。本条由于治不得法或治疗上的错误,以致病"仍不解"。从"桂枝不中与之也"提法上看,可知这个"仍不解者"非为太阳表证不解,而是病情发生了新的变化,或者说是被治坏了的病,故张仲景称之为"坏病"。所提出的"观其脉症,知犯何逆,随证治之"的救治法则,即要求医生对"坏病"应仔细、谨慎地审查其现有的脉症,了解分析各种误治原因及所造成的后果,然后顺客观病情,恰如其分地进行辨证治疗。这一观点,不仅对治疗坏病有指导意义,而且对治疗其他各种疾病,都有普遍的指导意义。因为这一法则的基本精神就是辨证论治。

【原文】

桂枝本为解肌,若其人脉浮紧,发热汗不出者,不可与之也。常须识此,勿令误也。(16 下)

【释义】

本条指出,太阳伤寒表实证忌用桂枝汤。"桂枝本为解肌",提示桂枝汤之解肌发汗和麻黄汤之发汗解表不同。桂枝汤仅仅是解肌而已,发汗力弱,又有芍药、大枣之酸敛甘补,于发汗之中有止汗之意。而"脉浮紧,发热汗不出者",为寒邪闭表之太阳伤寒表实证,应用麻黄汤发汗解表、开泄腠理、发散寒邪。桂枝汤无开表闭之力,反有敛营止汗之弊,所以说"不可与之也"。如误用之,可使表闭阳郁更甚而使病情加重,以致转成不汗出而烦躁的大青龙汤证或发生斑、黄、狂乱等种种变证。正因为误用桂枝汤所造成的后果是严重的,故张仲景反复叮咛:"常须识此,勿令误也。""识",读"志",牢记之意。即一定要常常牢记此言,不要误用桂枝汤去治疗伤寒表实证,这样才不至于发生错误。

太阳伤寒表实证忌用桂枝汤,这是应该注意的一个方面。反之,中风表虚证也要忌用麻黄汤,误用则可造成大汗不止而发生伤阳耗阴之变,"一隅三反",这一点也千万不能忽视。

【原文】

若酒客病,不可与桂枝汤,得汤则呕,以酒客不喜甘故也。(17)

【释义】

本条通过酒客病忌用桂枝汤,提示凡内有湿热者,用桂枝汤都应审慎。"酒客",为平素嗜酒之人,多是酒湿内留,郁久化热,以致湿热稽留中焦,见舌质胖而紫暗,舌苔黄腻,鼻头红赤等症。"酒客病",有两种解释:一为酒客患太阳中风,由于外有风邪、内有湿热,故虽可用桂枝汤解肌祛风,但当去甘草、大枣之甘温补腻,加葛花、枳椇子等清解酒湿之品。若单用桂枝汤,则因其甘温之药,助湿增热,使中焦湿热益甚,以致胃气上逆而呕吐。一谓"酒客病"乃中风之类证,非酒客患中风。过嗜酒醴,湿热内蕴,导致气血失调、营卫不和,而见头痛、身热、汗出、恶心、呕吐等症。证类外感,实非外感。治当清热化湿、理脾和中。若误诊为中风而用桂枝汤,则因甘可助湿,温可增热,正如火上加油,亦必然加重病情而出现胃气上逆之呕吐。以上两种情况,均不适于用桂枝汤,责其原因只有一个,即"酒客不喜甘故也"。

从酒客病不可与桂枝汤引申推广,可以说凡素体湿热内盛者,使用桂枝汤时都应谨慎。

【原文】

喘家,作桂枝汤,加厚朴杏子佳。(18)

桂枝加厚朴杏子汤方:

于桂枝汤方内,加厚朴二两,杏仁五十枚,去皮尖,余依前法。

【释义】

本条论述太阳中风兼喘的证治。"喘家"为素有喘病之人。"作",意指病人新感太阳中风。素有喘病,应使用桂枝汤。复有新感,风邪外袭上壅,影响肺气不利,故使喘病发作。此时当以治疗新感为主,用桂枝汤解肌祛风,同时加厚朴、杏仁降气利肺兼以治喘。这样加味治疗比单纯使用桂枝汤效果好,故说"加厚朴杏子佳"。用药之后,新感可解,宿疾则不可能根治,故不说"主之"而曰"佳"。

在临床上,因风邪致喘者并非少见。此证本应使用桂枝加厚朴杏子汤治疗,但误用麻杏石甘汤者却屡见不鲜。麻杏石甘汤用于肺热作喘甚效,桂枝加厚朴杏子汤则用于风寒束肺者甚佳,一治肺热,一治风寒,应注意鉴别使用。

【原文】

凡服桂枝汤吐者,其后必吐脓血也。(19)

【释义】

本条论述热毒蕴结而致内有痈脓的患者,不能用桂枝汤。从"其后必吐脓血"可知此患者必原有内痈之疾,或为肺痈,或为胃痈,总之素体热毒较盛。因热毒内蕴,正邪斗争,影响气血营卫不和,在外可表现为恶风寒、发热、汗出等类似太阳中风的证候。如审证不确,错认作太阳中风,而误投桂枝汤甘温之剂,则更助其内热,而使病情恶化,出现呕吐等症。继之则热毒腐血成脓,内痈溃破而吐出脓血等物。

综合第19条和本条所述,凡内有湿热或热毒者,无论病在何经何脏,均不可误投桂枝汤,以其甘温助热之故。推而广之,凡温病、风温、湿温等证,也均当忌用桂枝汤,临床不可大意。

【原文】

太阳病,发汗,遂漏不止,其人恶风,小便难,四肢微急,难以屈伸者,桂枝加附子汤主之。(20)

桂枝加附子汤方:

于桂枝汤方内,加附子一枚,炮,去皮,破八片,余依前法。

【释义】

本条论述过汗伤阳而表未解的证治。太阳病,发汗本是正治之法,今发汗后见漏汗不止,是卫阳不固、汗孔不合之故。造成这种情况的原因,注家认为多见于太阳中风误服麻黄汤,虚其虚弦,以致阳不摄阴、卫不固表;也可见于用桂枝汤汗不得法,温覆太过,以致发汗过多。桂枝汤方后注云"不可令如水流漓,病必不除",可见漏汗不止,反使在表之邪不能解除。"汗为阴液""阳加于阴谓之汗",汗是阳气蒸化津液而成。漏汗不止,必伤阳损液而见诸种变证。"其人恶风",指出恶风寒的程度较原来的中风证恶风寒更重,是过汗伤阳,卫阳不固之故。"小便难",指排尿不利。《素问·灵兰秘典论》谓:"膀胱者,州都之官,津液藏焉,气化则能出矣。"今过汗伤阳损阴,膀胱津少气冷,化源不足,气化无力,故小便点滴不畅;"四肢微急,难以屈伸",是指四肢轻度拘急,活动不能自如。四肢为诸阳之本。阳气者,精则养神,柔则养筋,今阳虚液伤,四肢失却阳气之温煦、阴液之滋养,故觉拘急而活动不能自如。综上所述,可知其病原因在于发汗太过;主症是漏汗不止;主要病机是卫阳大伤而阳不摄阴。故其治疗当固阳止汗、调和营卫,用桂枝加附子汤。为什么大汗后阴阳两伤而治疗却只用补阳药,不用滋阴药?这是因为,阴伤乃由阳虚表不固,以致阴液丢失太多所引起。主要矛盾在于阳虚表不固,扶阳即可以摄阴。且阳生则阴长,阳气恢复,气化功能正常,阴液就可自行恢复,所以不必加滋阴之品。

附子辛甘大热,有毒,用时宜先煎、久煎,能温肾助阳、回阳救逆。少阴肾阳得复,则卫阳充实,卫外为固,漏汗自止。气化正常,阴液渐复,则小便自然得以通利。

此证属表阳虚漏汗不止,已接近于亡阳,急当用附子扶阳固表,绝非黄芪、浮小麦、龙骨、牡蛎之类所可止。至于表气虚,肺气不固之自汗,则可使用李东垣补中益气汤、保元汤之类,重用黄芪常可取效,也非本方所宜。后世注家或云本条在表之风邪未去,或云在表之风邪已去。但无论有无表邪,均可使用本方。因桂枝汤既可解肌祛风,又可调和营卫而治表虚。

【原文】

太阳病,下之后,脉促胸满者,桂枝去芍药汤主之。(21)

桂枝去芍药汤方:

于桂枝汤方内,去芍药,余依前法。

若微寒者,桂枝去芍药方中,加附子汤主之。(22)

桂枝去芍药加附子汤方:

于桂枝汤方内,去芍药,加附子一枚,炮,去皮,破八片,余依前法。

【释义】

本条论述误下后胸阳受挫的证治。太阳误下,是表邪入里的条件。表邪入里,证情变化多端,不可尽数。而本条所要讨论的是误下之后,引发胸满的证治。胸为上气海,乃宗气之所聚。正如陈修园所说"胸为阳位似天空",其间宽阔而清净,为心肺的宫城。营为心之气,卫为肺之气,上焦开发宣五谷味,营卫的开发皆自上焦,因此胸部离表最近,邪气由表入里第一站就是胸部。胸满之"满",应读作"闷",这样读与病情较贴切。腹部可用"胀满"一词,因自觉胀而确可见到"满",胸部只能自觉"闷"而不能见到"满",故"满"字在此应读作"闷",胸满是表邪误下,挫伤胸阳之气而致,因未及血分,故只满而不痛。"脉促",促者,速也,迫也。在此并非指"来去数,时一止复来"的促脉。脉搏的急速,一方面反映邪气由表入胸,人体阳气尚能抗邪,与邪相争;另一方面也反映胸阳之气抗邪的能力已有所衰减,力不从心,故脉促而按之无力。

此证为表邪误下,胸部虽接近表位,但终非表证。治疗则不能仍守桂枝汤原方,而用桂枝去芍药汤治之。桂枝、生姜、甘草、大枣辛甘发散为阳,既可解表邪,又可补心阳、振胸阳,使陷落的表邪由胸透表而解。去芍药的意义有二:一则芍药酸敛,为阴分之药,用之有碍于胸中阳气的振奋宣畅,不利于胸满的解除。二则芍药酸收,对桂枝辛甘发散、振奋胸阳的作用,大有掣肘之弊。故去之不用,此即避阴就阳之法。

"若微恶寒者",指病人有轻度的恶寒,非指脉微而恶寒。这是胸阳不振且又兼阳气不足,为阳虚恶寒之证。故在桂枝去芍药汤温振胸阳的基础上加炮附子,振奋心胸,以补阳气。

【原文】

太阳病,得之八九日,如疟状,发热恶寒,热多寒少,其人不呕,清便欲自可,一日二三度发,脉微缓者,为欲愈也。脉微而恶寒者,此阴阳俱虚,不可更发汗、更下、更吐。面色反有热色者,未欲解也,以其不能得小汗出,身必痒,宜桂枝麻黄各半汤。(23)

桂枝麻黄各半汤方:

桂枝一两十六铢(去皮),芍药、生姜(切)、甘草(炙)、麻黄各一两(去节),大枣四枚(擘),杏仁二十四枚(汤浸,去皮尖及两仁者)。

上七味,以水五升,先煮麻黄一二沸,去上沫,内诸药,煮取一升八合,去滓,温服六合。

【释义】

本条指出了太阳病日久不愈的三种归转:自愈,表里阳虚,小邪稽表,以及小汗解表的治法。

伤寒病的病程常以七日为一来复期,今太阳病已八九日,尚未传经,可谓流连日久,因而可能发生以下三种转归:

一是病人有发热恶寒,热多寒少,一日发作两三次,像发疟疾一样的表现。这反映表邪不重,太阳抗邪之力占优势。"其人不呕",说明胃气和,饮食佳,邪气未入少阳;"清便欲自可",指大小便较正常。"欲",亦可作"续"字解,即大小便连续正常,反映了里气和,邪未入阳明;"脉微缓",是脉见微微和缓之象,远非邪盛脉紧之比。以上脉证,反映了邪气渐退,太阳之气已复,表里气和,故为欲愈之兆。

另一种转归是,见"脉微而恶寒"。脉微是少阴阳虚之脉,恶寒为太阳阳气虚衰,有邪传少阴之势。太、少阳气俱虚,表、里阳气皆衰,故云"阴阳俱虚"。表里阳虚,表邪尚在,治当温阳固本为急,可选用芍药甘草附子汤、四逆汤之类,切不可再用汗、吐、下以伐正气而虚其虚。文中用三个"更"字,说明在此变证出现之前,曾用过汗、吐、下等不适当的治法。

还有一种情况是,见面"有热色"、身痒等症。面有热色即发热面红之貌,为太阳小邪不解,阳气郁遏不伸所致。阳气郁遏不得宣泄,小邪稽留于皮肤不解,故见身痒症状。这一症状的出现,是因为未能及时发一点小汗的缘故。"不得小汗出",非指太阳病发病之初所应使用的常规汗法,而是指太阳病流连日久,小邪不去,当用小汗之法,宜桂枝麻黄各半汤。

【原文】

太阳病,初服桂枝汤,反烦不解者,先刺风池、风府,却与桂枝汤则愈。(24)

【释义】

本条论述病重药轻时,针药并用之治法。太阳中风,本当用桂枝汤。服第一次药,歠粥,温覆取汗。若不汗出,风邪不解,当依前法服第二次药。今服第一次药后,不仅未见汗出病减,反而出现了烦热更重的症状。烦者,热也。"反烦不解",即反而热势更重。既属太阳中风,桂枝汤本为正治之方,为什么用药后病势反重了呢?这是因为在经之风邪壅盛,而桂枝汤的药力较轻,用药后不仅没有发出汗,反而增加了风邪的势力。这种情况就不能再照原法给药,而应在服药之前,先针刺风池穴与风府穴。此二穴对疏通经脉、发散风邪而有卓效,刺之可开太阳经气之闭塞,泄太阳经中之风邪,以削弱在经邪气的势力。然后再服桂枝汤,歠粥,温覆取汗。本条提出的针药并用之法,可谓法中之法,这对后世治疗疾病采用多种疗法联合使用开辟了途径。

【原文】

服桂枝汤,大汗出,脉洪大者,与桂枝汤如前法;若形似疟,一日再发者,汗出必解,宜桂枝二麻黄一汤。(25)

桂枝二麻黄一汤方:

桂枝一两十七铢(去皮),芍药一两六铢,麻黄十六铢(去节),生姜一两六铢(切),杏仁十六枚(去皮尖),甘草一两二铢(炙),大枣五枚(擘)。

上七味,以水五升,先煮麻黄一二沸,去上沫,内诸药,煮取二升,去滓,温服一升,日再服。

【释义】

本条论述服桂枝汤大汗出后,出现两种不同情况的证治。服桂枝汤,发汗应遍身染染微似有汗者益佳,不可令如水流漓。而今汗不得法,造成大汗出,病不仅不除,常可使病情发生变化。"脉洪大者",指脉由浮缓变洪大。脉虽变但证未变,提示太阳中风证仍在。如脉变大,症见烦渴,则属大汗后阳明津伤,表热入里无疑。今证不变而脉变,说明此洪大脉乃是药后大汗,阳气仍盛于外,即所谓"其气上冲"的表现。故仍可用桂枝汤,如前法。太阳中风,大汗出,脉洪大,极易使人误用白虎汤。其误就误在只见脉而不见证,失之于片面。而当太阳中风证候未变之时,过早使用白虎剂,常可遏郁太阳风邪而发生坏证。故临证一定要脉证合参,全面掌握病情,才能克服片面性。

还有一种情况是,病人服桂枝汤大汗出后,出现有如发疟疾一样发冷发热,一天发作两次的症状,即所谓"一日再发"。这说明营卫之间尚有小邪未解,但较桂枝麻黄各半汤证的一日二三度发的情况又稍稍轻些,且已经过大汗出之后,故以用桂枝二麻黄一汤,调和营卫兼祛小邪,最为适宜。

从本方的组成可以看出,它与桂枝麻黄各半汤的药味相同,只是剂量更轻,取桂枝汤原剂量的十二分之五,麻黄汤原剂量的九分之二。本方调和营卫力大而发汗力更小,对大汗出后微邪不解,用之甚宜。桂枝二麻黄一汤与桂枝麻黄各半汤在临床均可治表有小邪而见烦热、身痒的病证。一般地说,凡有表邪见无汗而身疼痛者,当用麻黄汤发大汗;身不痛而痒者,则不可大汗,而宜用此两方之小汗法。这两个方证,寒热交作,其形似疟,但终非疟疾,然而后世用桂枝治疟的思想却由此发展而来。

【原文】

服桂枝汤，大汗出后，大烦，渴不解，脉洪大者，白虎加人参汤主之。（26）

白虎加人参汤方：

于白虎汤方内，加人参三两，余依白虎汤法。

【释义】

本条论述服桂枝汤，大汗出后，伤津耗气邪热内传阳明的证治。太阳中风，服桂枝汤为正治之法，但服汤后，因汗不得法而致大汗出。前条大汗出虽脉变洪大，但证不变，故其治法亦不变，仍用桂枝汤如前法。本条脉变洪大而证见"大烦，渴不解"，则知表证已无，而是大汗后，伤津耗气，胃中干燥，阳邪内陷阳明气分所致。胃热扰心故大烦。气津两伤，气不化津，故口渴至甚而饮水亦不解。里热蒸腾，"阳明脉大"，所以脉见洪大；如兼热盛而气阴两伤，则津气不足，故洪大之脉按之则见芤象。治疗则用白虎汤清阳明气分之热，加人参益气生津以治烦渴。

本条是服桂枝汤助热伤津，以致大汗出而大烦渴，转为阳明里热气阴两伤的白虎加人参汤证。而桂枝加附子汤证，则是因误服麻黄汤大汗出后，以致漏汗不止而阳虚不固。一般说来，用桂枝汤发大汗后多易伤阴；用麻黄汤发大汗后多见亡阳。临床虽不绝对如此，但也应加以注意。

【原文】

太阳病，发热恶寒，热多寒少，脉微弱者，此无阳也，不可发汗，宜桂枝二越婢一汤。（27）

桂枝二越婢一汤方：

桂枝（去皮），芍药，甘草各十八铢，生姜一两三铢（切），大枣四枚（擘），麻黄十八铢（去节），石膏二十四铢（碎，绵裹）。

上七味，以水五升，煮麻黄一二沸，去上沫，内诸药，煮取二升，去滓，温服一升。本云：当裁为越婢汤、桂枝汤，合之饮一升，今合为一方，桂枝汤二分、越婢汤一分。

【释义】

本条论述表郁生热轻证的治法。太阳表证，见发热多而恶寒少，表示寒邪束表日久，已有部分化热之势。若全部化热，则必见但热不寒，而反恶热的阳明里热证。今尚有恶寒，故未尽化热。脉微弱是与脉浮紧相比较而言。因寒邪已部分化热，故脉由原来的浮紧也随之变为缓弱之象，或者说不那么紧张有力了。"此无阳也"，成无己在对第161条"无阳则阴独"一句作注时说："表证罢为无阳。"可见"无阳"在此指已无伤寒表实证而言，故不可再用麻黄汤发汗。后世不少注家，把本条作了语句上的调整，改为"太阳病，发热恶寒，热多寒少，宜桂枝二越婢一汤。脉微弱者，此无阳也，不可更汗"。并把脉微弱当作极微的阳衰之脉，把"无阳"解作亡阳。七阳者，阳气灭也，阳气失也。本条讨论表郁里热证治，与亡阳并无关系，故这种解释与作者原意不符，仍以成注之言为是，断为表郁而生热之轻证，治用桂枝二越婢一汤。

桂枝二越婢一汤，即桂枝汤与越婢汤的合方，也可以说是桂枝汤加麻黄、石膏，并制小其剂而成。用桂枝汤加麻黄解表开郁，用石膏清阳郁之热。因用量较轻，发汗解热之力较弱，故仍属小汗方之范畴。当表寒部分化热，证见热多寒少，麻黄汤、桂枝汤、大青龙汤都不宜用时，只能选此方辛以透表、凉以解热。因此，带有一定的辛凉解表之意。方名"越婢"，有两种解释：一是"越"有发越之意，"婢"同卑，指地位低下，力量弱小。越婢指发越之力如婢，不如大青龙汤发汗清里作用为大。二是《外台秘要》把越婢汤称为"起脾汤"，言本方有发越脾气，通行津液的作用。

【原文】

服桂枝汤，或下之，仍头项强痛，翕翕发热，无汗，心下满，微痛，小便不利者，桂枝汤去桂，加茯苓白术汤主之。(28)

桂枝去桂加茯苓白术汤方：

于桂枝汤方内，去桂枝，加茯苓、白术各三两，余依前法，煎服。小便利，则愈。

【释义】

本条论述汗下后水邪内停的证治。对本条证治，注家历来争论较多，争论的焦点是有无表证及去桂枝还是去芍药的问题。《医宗金鉴》认为"去桂当是去芍药"。成无己则模棱两可，不言去桂枝还是去芍药，却提出用桂枝汤加茯苓、白术为宜；而柯韵伯、陈修园则维持原意主张去桂枝加茯苓、白术。

本条开首即言"服桂枝汤，或下之"，可知前医认为"头项强痛，翕翕发热"为桂枝汤可汗证，而或以"心下满，微痛"为可下证。然汗下后，前述诸证仍在，并未取效，其故为何？乃因他们不知"小便不利"是辨证的关键所在。小便不利为气化不利、水邪内停的反映。太阳之气的气化作用与水液代谢的关系很密切，水邪内留，必然影响太阳腑气不利、气化失司，而使小便不利。若水邪郁遏太阳经中之阳气，可见经脉不利的头项强痛和翕翕发热之症，似表证而实非表证。若水邪凝结，影响里气不和，可见心下满、微痛之症，似里实而实非里实。故汗下两法均非所宜。用桂枝汤去桂枝加茯苓、白术，健脾利尿以祛水邪，使太阳经腑之气不郁，则本证可愈。

桂枝去桂加茯苓白术汤方后注云："小便利，则愈。"说明本方作用不是发汗而是通利小便，无须桂枝走表以解肌，故当去之。有人说，既然不发汗而专利小便，何不用五苓散呢？五苓散方后注云："多饮暖水，汗出愈。"其见小便不利，微热消渴脉浮之症，治取发汗以利水的方法，乃外窍得通，则里窍自利，为表里两解之法。而本方则仅仅利水而已，里窍通，水邪去，则经脉自和，是利水以和外之法。唐容川说："五苓散是太阳之气不外达，故用桂枝，以宣太阳之气，气外达则水自下行，而小便利矣。此方是太阳之水不下行，故去桂枝，重加苓术，以行太阳之水，水下行，则气自外达，而头痛发热等症，自然解散。无汗者，必微汗而愈矣。然则五苓散重在桂枝以发汗，发汗即所以利水也；此方重在苓术以利水，利水即所以发汗也。实知水能化气，气能行水之故，所以左宜右有。"唐氏的论述可谓是深得此方治疗之旨。

【原文】

伤寒脉浮，自汗出，小便数，心烦，微恶寒，脚挛急，反与桂枝，欲攻其表，此误也。得之便厥，咽中干，烦躁吐逆者，作甘草干姜汤与之，以复其阳。若厥愈、足温者，更作芍药甘草汤与之，其脚即伸。若胃气不和，谵语者，少与调胃承气汤。若重发汗，复加烧针者，四逆汤主之。(29)

甘草干姜汤方：

甘草四两(炙)，干姜二两(炮)。

上二味，以水三升，煮取一升五合，去滓，分温再服。

芍药甘草汤方：

白芍药四两,甘草四两(炙)。

上二味,以水三升,煮取一升五合,去滓,分温再服。

调胃承气汤方：

大黄四两(去皮,清酒浸),甘草二两(炙),芒硝半斤。

上三味,以水三升,煮取一升,去滓,内芒硝,更上火微煮,令沸,少少温服之。

四逆汤方：

甘草二两(炙),干姜一两半,附子一枚(生用,去皮,破八片)。

上三味,以水三升,煮取一升二合,去滓,分温再服,强人可大附子一枚,干姜三两。

【释义】

本条以举例示范的形式,论述伤寒夹虚误汗的变证及随证救治的方法。阴阳气血俱虚之人复感外寒,因其阳不摄阴而症见自汗出、小便数；阴血不足、心神失养而见心烦；表有寒邪而见脉浮、微恶寒；阴血虚少、筋脉失滋而见脚拘挛、抽掣、疼痛即"脚挛急"之症。本证治疗可考虑使用桂枝加附子汤解表兼以固阳摄阴。但医者误认为是"卫强营弱"的太阳中风证,而反投以桂枝汤发汗,从而犯虚虚之戒,导致阴阳更虚,出现了阳虚之手足厥冷；阴伤之咽中干燥；虚阳扰动之烦；阴液亏耗之躁；以及里气不和之吐逆,遂使病情复杂化。此时则应随证施治。在阴阳俱虚,阳不摄阴之时,主要矛盾常在阳虚一面。阳固则阴存,阳生则阴长。何况有形之阴不能速生,而无形之阳则有顷刻而亡的危险,故先以甘草干姜汤以复其阳。待阳回厥愈足温之后,唯脚挛急尚未缓解,再用芍药甘草汤滋阴和血、缓解痉挛,其脚即可伸展。本有阴液不足之证,若用甘草干姜汤扶阳之后,由于阳复太过,使阴液更伤,而胃中燥热,以致胃中不和、谵语者,可少少给予调胃承气汤,意在和胃燥而调胃气,并不在于泻下。本以阳气不足,若在治疗中误用了发汗力强的麻黄汤,或者反复多次发汗,甚至又用烧针劫汗,即"重发汗,复加烧针"的误治,则可导致伤阳的重证而见厥逆吐利等症,救治之法,当急用四逆汤回阳救逆。对这种阳虚重证,甘草干姜汤已不能胜回阳之重任了。

本条误治后变证多端,虚实寒热互见,阴阳转化无常。其治或扶阳,或滋阴,或和胃,或回阳,治从证变,仲景在此对"观其脉证,知犯何逆,随证治之"的法则作了典型示范,对人启发很大。

芍药甘草汤所用芍药与甘草剂量相同,均为四两。二药相合,酸甘合化为阴,可以养血、平肝,缓解筋脉拘挛,善治血脉拘急疼痛。对于因血虚而引起的两足痉挛性疼痛或腓肠肌痉挛性疼痛不可伸者,多有良效。故有"去杖汤"之美称。

调胃承气汤由芒硝、大黄、甘草三药组成,它是以咸寒、苦寒,又佐以甘温而成。本方硝黄可泄胃肠之燥热,妙在一味甘草,能缓硝黄之为,使之作用在于胃,有润燥和调胃气的功能,所以它既能调和胃气,又能通肠下便,一方而具两法,陈修园称为"法中之法"。由于本证主要用其调胃,因此在服法上要求"少少温服",使胃中不燥,胃气调和,则谵语自止。后世使用调胃承气汤清泻胃热、调和胃燥很是多见,如《张氏医通》治心胃火盛,病人常觉面部有如火烤之热的"燎面症",即用调胃承气汤加黄连、犀角(现用水牛角代)。也有的医家用于治疗过服补药而造成的胃热生斑之证,每获佳效。

四逆汤以附子为主,重在温少阴以回阳救逆。且附子生用又佐以干姜甘草,是取其效速而力大持久,常用于阳脱、亡阳之急救。其主治及适应证,可与少阴病篇合参。

【原文】

问曰:证象阳旦,按法治之而增剧,厥逆,咽中干,两胫拘急而谵语。师曰:言夜半手足当温,两脚当伸,后如师言。何以知此?答曰:寸口脉浮而大,浮则为风,大则为虚,风则生微热,虚则两胫挛。病证象桂枝,因加附子参其间,增桂令汗出,附子温经,亡阳故也。厥逆咽中干,烦燥,阳明内结,谵语,烦乱,更饮甘草干姜汤。夜半阳气还,两足当热,胫尚微拘急,重与芍药甘草汤,尔乃胫伸,以承气汤微溏,则止其谵语,故知病可愈。(30)

【释义】

本条为进一步解释上条而设。释义从略。

【结语】

本篇共29条,从第1条至第11条是全书的纲领,也是太阳病的纲领,它有指导全书与统领辨证的深远意义。这11条的内容,除论述了太阳病的提纲证以外,还有辨病发阴阳,辨真假寒热,辨中风、伤寒,辨传经与否,辨类证的异同,辨欲解的时间,虽有论而无方,但却是辨证的总纲,所以它是太阳病的总论。从第12条起,则有论、有证、有方,它属于太阳病的各论。而主要论述了太阳病中风证的桂枝汤证,以及桂枝汤的加减证和桂枝汤的禁忌证。最后又为"随证治之"的精神,做了具体的说明。

辨太阳病脉证并治法中

【原文】

太阳病,项背强几几,无汗,恶风,葛根汤主之。(31)

葛根汤方:

葛根四两,麻黄三两(去节),桂枝二两(去皮),芍药二两(切),甘草二两(炙),生姜三两(切),大枣十二枚(擘)。

上七味㕮咀,以水一斗,先煮麻黄、葛根,减二升,去沫,内诸药,煮取三升,去滓,温服一升,覆取微似汗,不须歠粥,余如桂枝法,将息及禁忌。

【释义】

本条论述太阳伤寒,经输不利的证治。经脉为气血通路,太阳表邪不解,经脉受邪,气血运行不畅,经输为之不利,因而出现项背强几几的证候。若此筋脉拘急反见汗出恶风等症,则为太阳病中风证无疑,用桂枝加葛根汤治疗已如前述。若项背强几几,无汗而恶风寒的,则为伤寒表实证,是寒邪外闭,玄府不通,经脉气血不利所致。"恶风"乃恶寒之互词。治当发汗散寒、疏通经脉,用葛根汤治疗。

从用药来看,葛根汤即桂枝汤加麻黄、葛根。其中葛根为主药,既能配麻桂解肌发表,又能升津液、濡筋脉以治项背强几几。表虚之项背强几几,用桂枝加葛根汤,本证属表实经输不利,为何不用麻黄汤加葛根呢?这是因为,麻黄汤发汗力强,再加入葛根之升阳发表,恐汗出太多。此证为经输不利,应发输经之汗,但也应看到筋脉失滋,拘紧不柔,用麻黄汤加葛根极易造成汗多津伤,而达不到滋津润燥,缓和筋脉拘挛的目的。故选用桂枝汤加麻黄、葛根,既可发汗散寒而又不致大汗伤津,且有芍药、甘草、大枣滋津化阴以缓和筋脉之急,甚合病情。

【原文】

太阳与阳明合病者,必自下利,葛根汤主之。(32)

【释义】

本条论述太阳与阳明合病而见下利的证治。两经或两经以上病证同时发生,无先后次第之分者,谓之合病。合病的发生,多由于邪气过盛,以致同时侵犯数经,其病势也较一经发病为重。"太阳与阳明合病",在此是指太阳与阳明经同时受邪,既表现有恶寒发热、头项强痛等太阳经表证,又有缘缘面赤、额头作痛、目痛鼻干、卧寐不宁的阳明经表证。关于阳明经证,《伤寒论》中讲得并不太清楚。原文第48条仅提到"面色缘缘正赤"一证,很不全面。近年来,许多学者把白虎汤证作为阳明经证,混淆了经的概念,也不尽合适。严格地说,白虎汤证作为阳明热证似为贴切。根据庞安时《伤寒总病论》与朱肱《类证活人书》等书的记载,均以阳明经脉为病才叫作经证。而《医宗金鉴》对阳明经证又作了歌诀予以概括:"葛根浮长表阳明,缘缘面赤额头痛,发热恶寒身无汗,目痛鼻干卧不宁。"这里所说的葛根汤证即阳明经证,是阳明经脉受邪,经气被遏所表现的证候,因其经也行于表,故也有发热、恶寒等全身症状。二阳合病,由于太阳、阳明二经受邪多少不同,病变也有所侧重,若太阳病证偏重者,可用麻黄汤,如第36条所述"太阳与阳明合病,喘而胸满者,不可下,宜麻黄汤主之"即是其例。本条的二阳合病，其中以阳明经邪为重，这可从"必自下利"一证而知。太阳与阳明经表受邪，尤以阳明经邪为重，由于阳明之气抗邪于表，不能顾护于胃肠之里，里气不和，升降失常，所以出现自发的下利或呕吐等症。以下利为主者，治用葛根汤以解经表之邪、升阳明之气。表解则里和，下利必自止。

葛根汤为阳明经证证治之方，又可兼解太阳表邪，方中主药葛根，不仅能解肌发表，且能入脾胃，升发清阳，鼓舞胃气，善治泄利，故本方治太阳与阳明合病，自下利者，最为合适。

【原文】

太阳与阳明合病，不下利，但呕者，葛根加半夏汤主之。（33）

葛根加半夏汤方：

葛根四两，麻黄三两（去节，汤泡去黄汁，焙干称），生姜三两（切），甘草二两（炙），芍药二两，桂枝二两（去皮），大枣十二枚（擘），半夏半斤（洗）。

上八味，以水一斗，先煮葛根、麻黄，减二升，去白沫，内诸药，煮取三升，去滓，温服一升，覆取微似汗。

【释义】

本条承上条论述二阳合病，表邪不解，影响里气不和，不下利但呕的证治。太阳与阳明合病，表邪不解，两经的阳气抗邪于表，不能内顾于里，造成里气不和，升降失常。有时可见下利，有时可见呕吐，有时则吐利并见。呕吐是胃气不降之证，由于发生于太阳，阳明表邪不解而致里气不和、升降失常，故其治疗仍当解两经之表，故用葛根汤加半夏和胃降逆以止呕吐。

在临床上，表气不和而致里气不和的情况很多见！如桂枝汤证中有干呕，麻黄汤证中有呕逆等皆是。有的人，一感外邪则见吐利不止，现称之为"胃肠型感冒"。此类病在治疗上应以解外邪为首要。外邪得解，里气自和，升降复常，吐利自止。

葛根加半夏汤即葛根汤原方原量加半夏半斤（赵本为半升）。煎服法与葛根汤同。

【原文】

太阳病，桂枝证，医反下之，利遂不止，脉促者，表未解也；喘而汗出者，葛根黄芩黄连汤主之。（34）

葛根黄芩黄连汤方：

葛根半斤，甘草二两（炙），黄芩二两，黄连三两。

上四味，以水八升，先煮葛根，减二升，内诸药，煮取二升，去滓，分温再服。

【释义】

本条论述里热挟表邪下利的证治。病为太阳中风桂枝汤证，医误用下法，而使表邪内陷入里，出现腹泻不止的症状。"医反下之"，是病在表不当下而下，故加一"反"字，此应看作是病机转折的一个条件，临证切不可拘泥。表邪入里以致"利遂不止"，究属虚属实属寒属热，应凭脉辨证以作出诊断。"脉促者"，即脉数而促迫，非为数而中止之促脉。脉数为里有热，且反映人体阳气为盛。阳气盛，有抗邪外达之势，则表邪未能全部内陷，故曰"表未解也"。既有表邪未解，又有里热下利，故可称之谓里热挟表邪而下利，或称"协热利"。表邪束肺，里热迫肺，肺气不利故喘。里热逼迫津液外越故汗出。表里皆热，而发热一症也自在言外。既为热利，其大便黏秽，暴注下迫，下利肛热等症则在所难免。治疗采取解表清里、表里两解的方法，用葛根黄芩黄连汤。

葛根黄芩黄连汤是《伤寒论》中以葛根为主药的方剂之一，然葛根用至半斤，则是罕见的。

葛根味辛性凉,既可解肌热,又可清肠热,还可升胃肠津气。先煎是取其解肌清肠为主。黄芩、黄连苦寒专清里热,坚阴以止利,加甘草扶中护正,调补下利之虚,助正以祛邪。如此表解里清则利止喘平。从本方用药来看,知此证中表邪少而里热多,可以说仅有三分表证,而七分则是里证。

【原文】

太阳病,头痛发热,身疼,腰痛,骨节疼痛,恶风,无汗而喘者,麻黄汤主之。(35)

麻黄汤方:

麻黄三两(去节),桂枝二两(去皮),甘草一两(炙),杏仁七十枚(去皮尖)。

上四味,以水九升,先煮麻黄,减二升,去上沫,内诸药,煮取二升半,去滓,温服八合,覆取微似汗,不须歠粥,余如桂枝法将息。

【释义】

本条论述太阳伤寒表实证的证治。应与第3条的"太阳病,或已发热,或未发热,必恶寒,体痛,呕逆,脉阴阳俱紧者,名曰伤寒"互参。本条提出有头痛、发热、身疼、腰痛、骨节疼痛、恶风、无汗、气喘等八个证候,因是伤寒的病变反映,治以麻黄汤,故称之"伤寒八证"或"麻黄八证"。这八证中,概括起来可分为诸痛、寒热与无汗而喘三组。中风为风邪伤卫,伤人较浅。伤寒则为感受寒邪,因寒性凛冽,故伤人较深,可由卫透营,足以外闭卫阳内伤营血。寒性凝滞收引、主痛。寒邪袭表,使营血运行涩滞不畅,经脉筋肉拘紧,故见诸痛。头痛为"头项强痛"的描述,身疼与骨节疼痛并不相同,故当分别辨析。头项、腰脊是太阳经脉循行之处,寒伤太阳,经输不利,所以头项作痛,腰脊疼痛。正如《灵枢·经脉篇》所云:"膀胱足太阳之脉……是动则病冲头痛,目似脱,项如拔,脊痛腰似折。"筋主束骨而利机关,太阳"主筋所生病",故太阳感寒则骨节疼痛。"恶风"是恶寒的互词,和前第3条合参,知为伤寒必见症。因寒为阴邪,最易伤人阳气,卫阳被伤,因此必恶寒。寒主收引闭敛,全身毛窍腠理为寒邪所闭塞,所以无汗。卫阳之气被闭郁而不得宣泄,所以发热。肺合皮毛而主表,表闭无汗,影响肺气的宣发,故作喘。"无汗而喘",既提出了两个单独的证候,也揭示了无汗与喘的因果关系,即无汗是造成喘的原因。而一旦汗出表解,则肺气自可宣降,而喘也自平。同时"无汗而喘",也便于和肺热的"汗出而喘"相鉴别。本条详于证而略于脉,从第3条可知,太阳伤寒应见浮紧之脉,且寸关尺三部均应浮紧,方属太阳伤寒正证。治当发汗散寒,唯麻黄汤可胜此任。

麻黄汤为发汗散寒解表逐邪之峻剂,是治疗太阳伤寒的主方。麻黄发汗散寒,开毛窍,启闭平喘。桂枝通阳,助麻黄以发散风寒。杏仁利肺平喘,并助麻桂解表发汗。甘草和中护正。用此方,应恰当掌握药量的比例,一般情况以麻黄:桂枝:甘草=3:2:1为宜,若比例不当,则可能影响发汗解表的治疗效果。本方发汗力强,药后只需温覆即可发汗,不必歠粥。其他注意事项、发汗要求与禁忌,与桂枝汤同。煎药时要注意先煎麻黄去上沫,以免令人心烦。

【原文】

太阳与阳明合病,喘而胸满者,不可下,宜麻黄汤主之。(36)

【释义】

本条论述二阳合病,重在太阳的证治。太阳与阳明经表之证同时存在,当邪气重在阳明时,则见自下利或不下利但呕之症,治疗用葛根汤或葛根加半夏汤,已如前述。本条讲的是病变重点在于太阳。太阳邪盛,表气闭郁使肺失宣降故见喘。肺气不利,因而胸满。本证矛盾的主要方面是太阳之气被闭郁,故用麻黄汤发汗散寒启闭则可取效。由于肺与大肠相表里,肺失宣降,亦可影响大肠腑气不利而见大便不下。但并不能因此而用下法,因症见胸满而非腹满,故非里实,如误下,则往往导致表邪内陷而生变证。

同是太阳与阳明合病,由于病变重心不同,则选方用药亦不同。重在太阳以喘为主者,用麻黄汤;重在阳明经表,以下利为主者,用葛根汤。界限分明,不可混淆。

【原文】

太阳病,十日以去,脉浮细而嗜卧者,外已解也。设胸满胁痛者,与小柴胡汤(方见后文第96条)。脉但浮者,与麻黄汤。(37)

【释义】

本条论述太阳伤寒日久的几种转归。这里的"太阳病",从后文"脉但浮者,与麻黄汤"可知指的是太阳伤寒而言。太阳伤寒已过十日,脉由浮紧变为"浮细",即脉虽浮,但不那么紧而有力。其症仅见乏力"嗜卧",而寒热头项强痛之症已除。以上脉证说明,表邪已去,正气渐复,已无所苦,故谓"外已解也"。既然外邪已解,虽病体略有不适,也无须服药,只要安心静养即可,这是一种转归。"脉但浮者,与麻黄汤",是说太阳伤寒虽已过十日,但还见伤寒的浮紧之脉,并以此暗示太阳伤寒的发热恶寒、头身疼痛诸症仍在。既然脉证不休,病仍在太阳,属伤寒表未解,故治法与方药亦应不变,仍应考虑使用麻黄汤。但由于"十日以去",病程日久,即使伤寒诸证仍在,可以再用麻黄汤发汗,亦应斟酌、考虑,谨慎使用,故不言"主之",而言"与",以示区分。以上属于表邪流连未解,是第二种转归。第三种转归,症见"胸满胁痛",反映少阳枢机不利,说明邪气已由表传入少阳之经,治用小柴胡汤和解少阳,以利枢机。

【原文】

太阳中风,脉浮紧,发热恶寒,身疼痛,不汗出而烦躁者,大青龙汤主之。若脉微弱,汗出恶风者,不可服。服之则厥逆[1],筋惕[2]肉瞤,此为逆也。(38)

大青龙汤方:

麻黄六两(去节),桂枝二两(去皮),甘草二两(炙),杏仁四十枚(去皮尖),生姜三两(切),大枣十二枚(擘),石膏如鸡子大(碎)。

上七味,以水九升,先煮麻黄,减二升,去上沫,内诸药,煮取三升,去滓,温服一升,取微似汗,汗出多者,温粉[3]扑之。一服汗者,停后服。若复服,汗多亡阳,遂虚,恶风烦躁,不得眠也。

【词注】

[1]厥逆:手足冷。

[2]筋惕(tì,替)肉瞤(shùn,舜):惕、瞤义近,皆指抽动。即筋肉不自主的跳动。

[3]温粉:关于温粉的成分,《伤寒论》未明确记载,后世医家的理解也不尽相同。如孙思邈《备急千金要方》记为:煅牡蛎、生黄芪各三钱,粳米粉一两,共研细末,和匀,以稀疏绢包,缓缓扑于肌肤。

【释义】

本条论述了伤寒表实兼内热烦躁的证治,以及大青龙汤的禁忌证与误服后的变逆。"中风"是伤寒的互词,"太阳中风"实指太阳伤寒而言。从其所见"脉浮紧,发热恶寒,身疼痛"等证候看,又可确定属伤寒表实无疑,当用麻黄汤治疗。"不汗出"既是一个证候,又可以看作是治疗不当,或因循失汗(如未就诊,或虽就诊而医者未用汗法),或虽用汗法,但病重而药轻,没有达到发汗的目的。汗不得出,寒邪在表不解,阳气闭郁不伸,进而化热,内热扰心故生烦躁。

不汗出是造成烦躁的原因,烦躁是不汗出的结果,故云"不汗出而烦躁"。这种情况在临床上多见于体质强壮、正气抗邪有力而邪气又盛的患者。寒邪闭于表而不能入里,阳气郁于内而不能外泄,俗语所说让汗憋得烦躁不宁,即是这种情况。但由于本证仅是不汗出而致烦躁,并不见口渴、引饮等阳明里证,故属邪在于表而兼有阳郁化热的病证,此时用麻黄汤,虽有散寒开闭之力,但无清里解热之能,则已非所宜。故用大青龙汤峻发在表之邪以宣泄阳郁之热,则表可解而烦躁得去。若其人脉不浮紧而见微弱之象,又见汗出恶风等症,说明证属营卫俱虚或卫强荣弱,而非荣卫皆实。如果误投峻汗之大青龙汤,则可因过汗亡阳,阳气不能充达四肢,而致四肢厥逆;过汗亡阳脱液,筋肉失养,则见筋惕肉瞤。因治疗错误而导致病情变坏,故云"此为逆也"。

大青龙汤是麻黄汤重用麻黄再加石膏、生姜、大枣而成,为发汗之峻剂。倍用麻黄,佐桂枝、生姜辛温发汗散寒以启表闭,加石膏辛寒,一可配麻黄解肌以开阳郁,又可清热以除烦躁。甘草、大枣和中以滋汗源。方后注有"汗出多者,温粉扑之"一句,知此方发汗力甚强,不易控制。因此,当汗出太多时,防治之法是以温粉扑于身上。温粉即炒米粉。用炒米粉扑身是汉时流行的一种止汗方法。尽管如此,仍有汗出多而伤阳气,以致造成阳虚恶风或阳虚阴盛,烦躁不得眠等诸种变逆的发生。故对于使用大青龙汤的病证,服药后在控制发汗的大小多少上,还应特别注意。

【原文】

伤寒脉浮缓,身不疼,但重,乍有轻时,无少阴证者,大青龙汤发之。(39)

【释义】

本条承上条再论大青龙汤的证治及其与少阴证的鉴别。太阳伤寒,脉由浮紧变为浮缓,症由身痛变为身重且偶有减轻之时,这反映了在表的寒邪有随闭郁不伸的阳气化热的趋势。寒邪渐趋化热,脉则自然由紧变为不紧,症则亦随之由身疼痛变为不疼。但虽渐化热,却尚未入里,仍在于表。表闭未开,阳气仍然闭塞,全身气机不利,故见身重。邪气又有入里之势,进退于表里之间,故身重一症又乍有轻时。表气闭郁,里有郁热,则烦躁与发热之症也自在言外。上条述表寒闭郁,偏于外;本条论表寒部分化热,趋于里,但并未见烦渴欲饮之白虎汤证,故仍用大青龙汤发之。因少阴阳衰也会出现身重烦躁等症,所以要注意和本条所述大青龙汤证的身重相鉴别,勿犯虚虚之戒。少阴阳衰应有脉微细,四肢厥逆,精神不振等真阳衰微之证可见,远非大青龙汤之阳热证可比。

【原文】

伤寒表不解,心下有水气[1],干呕发热而咳,或渴,或利,或噎[2],或小便不利,少腹满[3],或喘者,小青龙汤主之。(40)

小青龙汤方:

麻黄三两(去节),芍药三两,五味子半升,干姜三两,甘草三两(炙),桂枝三两(去皮),半夏半升(汤洗),细辛三两。

上八味,以水一斗,先煮麻黄,减二升,去上沫,内诸药,煮取三升,去滓,温服一升。

加减法:

若渴者,去半夏,加栝楼根①三两;若微利者,去麻黄,加荛花,如一鸡子,熬[4]令赤色;若噎者,去麻黄,加附子一枚,炮;若小便不利,少腹满者,去麻黄,加茯苓四两;若喘者,去麻黄,加杏仁半升,去皮尖。

【词解】

[1]心下有水气:心下,即胃脘部。水气,即水饮之邪。

[2]噎(yē,耶):指咽喉部有气逆梗阻感。

[3]少腹满:指小腹或下腹部胀满。

[4]熬:《说文·火部》:"熬,干煎也。"与烘、炒、焙近意。

【释义】

本条论述外寒兼里饮的证治。"伤寒表不解,心下有水气",是对本条外寒内饮小青龙汤证病机的概括。"发热"一症代表了"表不解",而恶寒、无汗、身疼痛等伤寒表实见症自在言外。心下胃脘部原有寒饮之邪内停,即所谓"心下有水气"。寒饮扰胃,胃气上逆则干呕;水寒射肺,肺失宣降则咳嗽;水饮之邪变动不居,可随三焦气机升降出入,故有众多或见之证:水饮不化,津液不滋,则可见渴,但不欲饮水;水走大肠,清浊不分,则可见下利;水寒滞气,气机失畅,则可见噎;水饮内停,气化不利,则可见小便不利,甚或少腹胀满;寒饮迫肺,肺气上逆,则可见喘。综上诸症,咳、喘、渴、噎为上焦证候;干呕为中焦证候;小便不利、少腹满、下利为下焦证候,证候虽多,关键为"水气"所致。心下有水饮、外有表寒,治以小青龙汤外散在表之寒邪,内消心下之水饮,此乃发汗消饮,表里两治之法。

小青龙汤由麻黄汤去杏仁加干姜、细辛、五味子、芍药、半夏所组成。麻黄发汗解表,宣肺平喘,兼以利水;配桂枝可增强宣散寒邪、通畅阳气的作用;干姜配半夏,温化中焦的水寒之邪,治心下水气;细辛辛辣而散,温散上、中、下三焦水寒之邪。原方虽为外解表寒,内散水饮而设,但从药物分析,它在内又有温通三焦,统治上、中、下三焦寒饮之功效。但诸药辛散太过,犹恐耗阴动阳,损伤正气,故用炙甘草甘温以守中扶正,芍药酸敛以护肝阴,五味子酸敛以护肾阴,使本方成为温散寒饮而不伤正气的有制之师。从仲景治疗寒饮的规律看来,尤其是治疗肺、胃的寒饮,常把干姜、细辛、五味子三药合而用之,对于寒饮之咳喘确有良效。因干姜、细辛可直接入肺,散水寒之邪,五味子入肺可收敛肺气之逆,一收一散,散中有收,正邪兼顾,对消散寒饮而止咳定喘则十分得力。因此在使用本方时,要特别注意这一配伍方法。

【原文】

伤寒,心下有水气,咳而微喘,发热不渴。服汤已渴者,此寒去欲解也。小青龙汤主之。(41)

【释义】

本条承上条,补充小青龙汤证的主症及药后寒去欲解的机转。"小青龙汤主之",应接于"发热不渴"之后,此属倒装句法。"伤寒,心下有水气"与上条"伤寒表不解,心下有水气"之意同,同时也讲了本证的病机。上条所述主症为干呕,发热而咳,本条补述咳而微喘,这正是外寒内饮小青龙汤的适应证。上条或见症中有口渴一症,是因水气不化、津液不滋所致,可在原方中去半夏加花粉治之。本条服用小青龙汤后而见渴者,乃是药后寒饮之邪已去,胃阳之气渐复,里气温,水气散的征象,故此仲景说:"此寒去欲解也。"此之虽渴,但不甚,可不治自愈,少少与饮水即可。若饮水太多,则有郁遏胃阳,导致水饮复聚之患。

---

① 栝楼根,即花粉。

在连续七条论述麻黄汤以及大小青龙汤等伤寒表实诸证治之后,从本条开始又再次论述桂枝汤证治,实有虚实对比,以深化辨证论治的意义。

【原文】

太阳病,外证未解,脉浮弱者,当以汗解,宜桂枝汤。(42)

【释义】

本条论述太阳病脉见浮弱者,治宜桂枝汤。本条应与第37条所云"脉但浮者,与麻黄汤"合看。37条之太阳病,脉但浮,实指见浮紧之脉,其证应属伤寒表实,治宜麻黄汤。本条之太阳病,脉非浮紧而见浮弱,弱者,缓弱之象,凭脉辨证应考虑是中风表虚证,治宜桂枝汤。

【原文】

太阳病,下之微喘者,表未解故也。桂枝加厚朴杏仁汤主之。(43)

【释义】

本条论述太阳表证不解,兼有邪陷致喘的证治。太阳病,只要外证尚在,虽有大便不利之里证,也不可先下,而应先解表,表解才可泻下攻里,此所谓"汗宜早,下宜迟"。若表证犹在而误下,则易伤里气,使表邪乘虚内陷。本条误下之后,只见微喘,说明在表之邪稍稍入里,导致肺气不利而逆于上。但由于矛盾的主要方面还在于表,即所谓"表未解",故其治仍以解肌发表为主,用桂枝汤,加厚朴、杏仁降气平喘。因下后正气受伤,故不可用麻黄汤峻汗。在临床上,风寒外感兼以轻喘,脉浮有汗者,用桂枝加厚朴杏仁汤亦每获良效。前述"喘家,作桂枝汤,加厚朴杏子佳"一条,讲的是新感诱发宿喘,用本方主要不在于治喘而是治中风兼以照顾宿疾,为急则治标之法,故曰"佳"。本条为新感表不解,邪陷致喘,是桂枝汤证的兼证,用本方意在发散表邪宣降肺气,表里兼顾则诸证尽愈,故不曰"佳",而曰"主之"。

【原文】

太阳病,外证未解者,不可下也,下之为逆。欲解外者,宜桂枝汤。(44)

【释义】

本条论述表里同病,应先解外,治宜桂枝汤。凡表证未解,又见大便不利之里证时,不可先攻下,如果先行攻下。则属治疗上的错误。这是因为,在一般情况下,邪客于表,当汗之而解;邪结于里,可下之而愈;表里同病,亦应先解表后攻里。若先攻下,总要伤里气,里气受伤,在表之邪则很容易乘虚内传,使病情复杂化。因此,表里同病时,一定要先解外,待表解后,如果里气仍实,方可攻下,这是伤寒六经证治的一条很重要的治疗原则。至于解表,应考虑使用桂枝汤。因此处所言里证乃是不大便,故不宜用麻黄汤峻汗而伤津劫液,只能用桂枝汤滋阴以和阳,调荣而和卫方为得体。

【原文】

太阳病,先发汗不解,而复下之,脉浮者不愈。浮为在外,而反下之,故令不愈。今脉浮,故在外,当须解外则愈,宜桂枝汤。(45)

【释义】

本条论述太阳病汗下后不解仍可再汗。太阳病,本应发汗而解。今"先发汗不解",说明可能为表里同病,或汗不得法,或病重药轻,以致一汗不解。既然表不解,就应再以汗解,虽有里证亦不应攻下。否则误下必伤正气,可引起表邪内陷,变生他病,今表不解而复下之,察其脉仍见浮,说明病邪仍在太阳之表,没有内传。"浮为在外,而反下之,故令不愈",是自注句,指出病不解的原因是当汗未汗,而反用下法则误。由于病为汗下之后,故虽应再汗,亦不可用麻黄汤峻汗,当选用桂枝汤为宜。

太阳病,有一汗不解可以再汗之法;阳明病,有下后余热复聚,可以再下之法。临证以辨证为准,有是证则用是法,切不可动摇不定。

【原文】

太阳病,脉浮紧,无汗,发热,身疼痛,八九日不解,表证仍在,此当发其汗。服药已,微除,其人发烦目瞑。剧者必衄,衄乃解,所以然者,阳气重故也。麻黄汤主之。(46)

【释义】

本条论述太阳伤寒,迁延日久,服麻黄汤后可能发生鼻衄而解的情况,并指出欲衄的先兆及衄解的原因。"麻黄汤主之"应接于"此当发其汗"之后。太阳病,见脉浮紧、无汗、发热、身疼痛,为典型的太阳伤寒表实证。若其证迁延八九日不解,仍应再用麻黄汤发汗。若药后见不汗出而烦躁,则属表闭太甚,阳热内郁之大青龙汤证。今"服药已,微除",即言略发一点汗,证候稍减,但不彻底。然为何不能汗出而病愈呢? 这是因为卫闭营实,没有得到及时的治疗,迁延至八九日,以致阳气受寒邪的郁遏太甚,即所谓"阳气重故也"。此时即使用了麻黄汤,也仅仅能稍稍出点汗,使卫分之邪稍减而营中之邪却不能尽去。尽管如此,但药后正气得药力之助,使阳气振奋,则可能出现"战汗"作解或鼻衄作解的两种情况。这两种自解的情况,多见于邪气壅实而体质壮盛之人。本条论述的是鼻衄作解的情况:鼻衄作解,又称"红汗",是邪气不能外解,阳郁太甚,以致内逼营分,迫血妄行,从鼻窍而出。汗血同源,邪不从汗解,即可从衄而解。在衄解之前,因阳气发动,欲祛邪外出,正邪相争,患者常可出现烦热、两目畏光而欲闭目,或头晕等先兆证候。而一经衄血,如出血痛快,则使营分之寒邪可随之而去,诸证随之而愈。这个过程或称"衄以代汗",或谓"出红汗""出大寒"等症名。

【原文】

太阳病,脉浮紧,发热身无汗,自衄者愈。(47)

【释义】

本条承上条再论太阳伤寒表实可自衄而愈。"脉浮紧,发热身无汗",属太阳伤寒表实证无疑。太阳伤寒表实,若未经发汗,则必使阳郁甚,邪内迫于营分。对于身体壮实的患者来说,常因机体自然抗病能力的发挥而有祛邪外出的转机。此时邪气外出的途径常常是鼻衄,通过衄血将营分的寒邪祛出体外。

【原文】

二阳并病,太阳初得病时,发其汗,汗先出不彻,因转属阳明,续自微汗出,不恶寒。若太阳病证不罢者,不可下,下之为逆,如此可小发汗。设面色缘缘正赤者,阳气怫郁在表,当解之熏之;若发汗不彻,不足言,阳气怫郁不得越,当汗不汗,其人躁烦,不知痛处,乍在腹中,乍在四肢,按之不可得,其人短气,但坐以汗出不彻故也,更发汗则愈。何以知汗出不彻? 以脉涩故知也。(48)

【释义】

本条论述太阳、阳明并病的成因和证治。可分三段进行分析。第一段,从"二阳并病"到"续自微汗出,不恶寒",指出太阳病,汗出不彻可以转属阳明。太阳初得病时治用汗法,是正确的。但若发汗不够彻底,则也达不到祛邪外出的目的。表邪不解,就有可能转属阳明。阳明为多气多血、阳气昌隆之经。里热盛,则逼迫津液外越而见汗出,表邪已净,则不恶寒。故汗出、不恶寒,是表邪全部入里,阳明燥热已成的表现,治疗应用下法。

第二段,从"若太阳病证不罢者"起,至"当解之熏之"止。主要论述太阳、阳明并病的证治。若太阳之邪仅部分入里而太阳病证不罢者,则称"二阳并病"。二阳并病,邪气入里并于阳明,又有入腑与入经的不同。若太阳表证不罢,虽阳明燥热已成,亦不可先用下法,因为先攻下,易使表邪内陷发生他变,此时应先解表后攻里。但因部分邪气已经入里,在表之邪已减,故亦不可用大汗之法,因大汗使津液越出反有助阳明燥热之弊,故以小汗为宜。若太阳表邪不罢,部分邪气内传阳明之经,则症见"面色缘缘正赤"。赤为红之甚,正赤乃深红之色。"缘缘正赤"指满面通红,且从表皮到深层都很红。既非局部带红,又非浮红、泛红、嫩红,和虚阳上浮乏面赤截然不同。它较"以不得小汗出"而有小邪不解的"面有热色"之红为更深。这是阳明经中之邪怫郁不散,使阳气不得发越之故,还应伴有恶寒、发热等症。"当解之熏之",均指汗法而言,可用葛根汤清解阳明经热,兼解太阳表邪。

第三段,从"若发汗不彻"起,至全条结束。进一步论述了二阳并病的成因和主症。造成二阳并病的原因是太阳病发汗不彻。由于当汗不汗,不仅使表邪不能发散,而且使阳气怫郁不得发越。阳郁进而化热,则生烦躁。邪气外闭,肺气不利,则短气而不能平卧。太阳主皮毛,阳明主肌肉,二经邪气不解,营卫之气滞涩不利,则痛无定处,忽而腹中,忽而四肢,按之又找不到明确的痛处。以上诸证,究其原因,皆因汗出不彻,使二阳经气闭郁所致。何以知是汗出不彻呢? 除上述证候外,还可见到涩滞的脉象。脉涩反映了邪气凝滞未散,营卫郁遏不畅。其治应再发汗,以疏解二阳经表之邪,其病可愈。

【原文】

脉浮数者,法当汗出而愈。若下之,身重心悸者,不可发汗,当自汗出乃解。所以然者,尺中脉微,此里虚,须表里实,津液自和,便自汗出愈。(49)

【释义】

本条论述伤寒夹虚的证治。"脉浮数",含有脉浮紧之意。一般来说浮紧之脉略带数象,浮缓之脉略有迟意。今脉浮紧,知为太阳伤寒证,应以麻黄汤发汗为宜。若误用下法,必伤害里气。正气受伤,气虚乏力,故见身重。气虚心无所主,因而心慌心悸。此时如表邪仍在,则亦属伤寒夹虚之证,不能再用发汗的治法。误下后正气亏虚,不仅见有身重、心悸等症,而且从"尺中脉微"更可以得到证实。"尺中脉微",即指尺脉微。尺以候里,候肾,微为虚脉,尺脉微反应里气已虚。此时如误发虚人之汗,常会导致邪气未去,而正气被伤,使病情恶化。怎样处理才好呢? 一方面可借助于饮食调养,待正气恢复,阴阳自和,表里正气充实,正气能以祛邪外出,则自汗出而愈。另一方面,若不能自愈,即虽等待日久,正气仍不能恢复,则表邪亦不能自解者,根据后世医家主张,可用小建中汤扶中补虚,外调荣卫,此即所谓"实人伤寒发其汗,虚人伤寒建其中"的理论。

【原文】

脉浮紧者,法当身疼痛,宜以汗解之。假令尺中迟者,不可发汗。何以知然? 以荣气不足,血少故也。(50)

【释义】

本条进一步论述伤寒夹虚不可发汗的原则。浮紧之脉,若是阴阳俱紧者,则为太阳伤寒表实证的脉象。伤寒表实,寒邪凝滞,营卫不利,必见身疼痛之症,治疗则应以麻黄汤发汗。这就是"脉浮紧者,法当身疼痛,宜以汗解之"的意思。但若其人脉象并非阴阳俱紧,而是尺中脉迟,尺以候里,迟为营血涩滞不足之象,故为里虚之证。此属虚人外感,虽有表邪,亦当忌用汗法。否则,强发虚人之汗,犯了"夺汗者无血"的禁戒,将更伤营血而有劫阴之变。

【原文】

脉浮者,病在表,可发汗,宜麻黄汤。(51)

脉浮而数者,可发汗,宜麻黄汤。(52)

【释义】

这两条承接上条并与之对比,指出凡太阳表实证,非尺脉微、尺脉迟者,可以考虑用麻黄汤发汗。

浮脉主表,数有紧之意。从"可发汗,宜麻黄汤"看,其证当属太阳伤寒表实。表实应发汗以解表,用麻黄汤。但必须脉阴阳俱紧,方能投用。若尺脉微,尺脉迟,又当禁用汗法。故这里见浮脉,或脉浮而数,意在言外,则尺脉不微不迟,故"宜麻黄汤",而不禁之。

【原文】

病常自汗出者,此为荣气和。荣气和者,外不谐,以卫气不共荣气和谐故尔。以荣行脉中,卫行脉外,复发其汗,荣卫和则愈,宜桂枝汤。(53)

【释义】

本条论述荣卫不和,常自汗出的证治。病,泛指已病之人,症见经常的自汗出,是荣气无病而在外的卫气不与荣气相和谐的缘故。在正常的生理情况下,荣行脉中为卫之守,卫行脉外为荣之使,荣滋卫而使卫气不亢,卫护荣而使荣阴不泄。相互为用,相互制约。今因在外的卫气与荣气相离而不相将,卫气失却固外护荣之能,使荣气不能内守,故常自汗出。虽然荣气本身无病,但卫气不能固密,二者仍然不能互相协调,即所谓"以卫气不共荣气和谐故尔"。这种营卫不和的自汗出,可治以桂枝汤。因病本自汗出,而又用桂枝汤发汗,故谓"复发其汗"。桂枝汤有滋阴和阳、调和营卫的作用,用其发汗,可使营卫和合、卫外为固、荣阴内守、汗出自愈。此为发汗以止汗之法。

对本条荣卫不和的自汗证,注家有两种不同解释。一种意见认为,卫气不和的原因是受风邪所伤,用桂枝汤复发其汗,以祛风邪而和荣卫。另一种意见认为是荣卫本身失却协调,和风邪无干。根据条文,既未言太阳病,又不见寒热、头痛、脉浮之表证,故应以无太阳证的荣卫不和之说为妥。临床上,对于没有寒热、头痛等表证的自汗出病人,使用桂枝汤,每可取效,也是明证。

【原文】

病人脏无他病,时发热,自汗出,而不愈者,此卫气不和也。先其时发汗则愈,宜桂枝汤。(54)

【释义】

本条论述卫气不和,时发热自汗出的证治。"病人脏无他病",是指饮食、二便、睡眠正常,无内证可述,说明里气和。而文中又未提太阳病或脉浮、恶风寒等表证,故知也非太阳中风。只是时而出现发热、汗出的症状,且缠绵不愈,他药无效。这也是卫气不和、荣卫失调的表现。荣与卫即阴与阳之属,阴不制阳,则卫阳亢而发热;阳不护阴,则荣阴外越而汗出。治疗也应选用桂枝汤调和荣卫。但一定要在发热汗出发作之前服药,因此时阴阳荣卫较为平衡稳定而易于调节,且可避免在发作时服药汗出太多而伤正。这类疾患,临床并不少见,尤以妇女更年期时更为多见,无论使用滋阴、助阳、清热、敛汗之法均难取效,若试用桂枝汤,则往往可以收功。

【原文】

伤寒脉浮紧,不发汗,因致衄者,麻黄汤主之。(55)

【释义】

本条论述汗以代衄的证治,应与前46、47两条衄以代汗合参。"伤寒脉浮紧",指出证属太阳表实。"不发汗"一则指出病人无汗，一则意味着没有及时治疗或虽治而未用麻黄汤发汗。表证不得汗出，阳气被寒邪闭郁，其体质壮实者，就有邪从衄解的机转。如衄后脉静、热退身凉，病则愈，不必再汗。今虽衄而表不解，可能是虽衄而不畅，犹如发汗不彻一样，不足以解表达邪，因而起不到热随血减的作用。那么，为何衄而不畅？主要因为在经之邪太重而难出。此时当用麻黄汤发汗，以分消太阳经中之邪。汗出邪散，则鼻衄自止，热退病愈。因其仍需从汗而解，故属"汗以代衄"之法。

【原文】

伤寒不大便六七日，头痛有热者，与承气汤。其小便清者，知不在里，仍在表也，当须发汗；若头痛者，必衄，宜桂枝汤。（56）

【释义】

本条通过小便的清与赤以辨表里，并论述表里的不同证治。"伤寒"在此泛指外感热病。在外感热病的发病过程中，六七日不大便，又见头痛有热。此处不具体说翕翕发热，还是蒸蒸发热，或是日晡潮热，是为进一步辨证留有余地。从"其小便清者，知不在里"一句可知病仍在表；如头痛有热属于阳明里热上熏的，其小便必黄赤，其发热必蒸蒸或潮热，治疗自当用承气汤泻下。今小便清，则知里无燥热，病邪仍在于表，其症应头项痛、翕翕而热、恶风寒，尽管不大便六七日，因腹部无所苦，也不可用泻下之法，可考虑选用桂枝汤发汗。"宜桂枝汤"，应接"当须发汗"之后。对于太阳经邪不解，头痛日久，阳郁过甚的病人，也可以出现鼻衄代汗自解的情况。

【原文】

伤寒发汗已解，半日许复烦，脉浮数者，可更发汗，宜桂枝汤。（57）

【释义】

本条论述汗后余邪复聚的证治，可和第45条合参。太阳伤寒表实证，经用麻黄汤发汗，汗后脉静身凉，说明表证已解。但仅仅半天左右的时间，又出现发热、脉浮数的证候。烦者，热也，脉浮数，应指浮紧而言，这仍是邪在外的表现。伤寒解后复见表证，此表邪由何而来？一般认为是汗后大邪已去，然余邪未尽，半日后又复聚为患。但也不排除复感风寒的可能性。无论余邪复聚或复感外寒，只要表证再现，则仍当再发汗解表，故曰"可更发汗"。然已经用过麻黄汤发汗，腠理已开，再不耐麻黄汤峻汗，故宜选用桂枝汤调和荣卫，解肌发表，祛邪而不伤正。此属一汗不解可以再汗之法。

【原文】

凡病若发汗、若吐、若下、若亡（赵本有"血、亡"二字）津液，阴阳自和者，必自愈。（58）

【释义】

本条指出，凡治病要求使人体达到阴阳自和则病必自愈。"凡病"，泛指一切病证，不单指中风、伤寒。汗吐下用之得当，是为治病祛邪之法，可以调阴和阳，使阴阳调和而达到治愈的目的。但使用不当，又可损伤正气，如伤阴、伤阳、伤血、伤气等，若邪去而正衰，则不一定再用药物治疗，可以通过饮食调补、休息疗养，等待人体阴阳能以自我调节达到新的平衡，即可自愈。此即"于不治中治之"的方法。

【原文】

大下之后，复发汗，小便不利者，亡津液故也，勿治之，得小便利，必自愈。（59）

【释义】

本条举例说明阴阳自和必自愈。表里同病，治当先解表后攻里，今先下后汗，为治疗失序。大下之后又发汗，而见小便不利，说明乃因汗下津伤所致，并非水饮内停。故不可见小便不利而误用渗利之品。这种情况当以饮食、水谷调养为主，待体内津液慢慢恢复，则小便必然通利。小便通利，反映了阴阳已经自和，故谓"得小便利，必自愈"。

【原文】

下之后，复发汗，必振寒，脉微细。所以然者，以内外俱虚故也。（60）

【释义】

本条论述误治伤阳，以致表里阳气皆虚的脉证。下后复汗，治疗失序，邪气虽去，但正气已伤。"振寒"即寒冷而战栗，是表阳不足之证；"脉微细"是里阳虚衰之脉。病人经泻下与发汗后，出现表里阳气俱虚的脉证，故仲景断为"内外俱虚"之证。阳气之根本在于肾，少阴是一身阳气之总司。今表里内外阳气俱虚，实即少阴之阳已衰。

【原文】

下之后，复发汗，昼日烦躁，不得眠，夜而安静，不呕不渴，无表证，脉沉微，身无大热者，干姜附子汤主之。（61）

干姜附子汤方：

干姜一两，附子一枚（生用，去皮，切八片）。

上二味，以水三升，煮取一升，去滓，顿服。

【释义】

本条论述阳虚阴盛烦躁的证治。凡表里同病之证，治应先汗后下为和法。今先下后汗，则属误治，病证不仅未愈，反使表里阳气俱伤。阳虚则阴盛，阴盛则来搏击弱阳，阴阳相争，则见烦躁不宁。阳行于昼，阴行于夜。白日人体之弱阳得天阳相助，能与阴争，故症见烦躁而不得眠；夜间阴气盛，弱阳无力与盛阴相抗衡，故夜而安静。烦躁本多属阳热之证，如太阳病有不汗出而烦躁或反烦不解；阳明病有大烦渴不解；少阳病有心烦喜呕。此处虽见昼日烦躁，但"不呕"则知非少阳病；"不渴"则知非阳明病；又"无表证"则知非太阳病，三阳无邪可言，而又见"沉微"之脉，沉主里病，微为阳衰，正是少阴真阳衰甚，阴寒独盛之象，说明此昼日烦躁不得眠，属于阴证无疑。肾为阴阳之根，若阴盛阳衰至甚，则阳气难藏而有离根之险。根之虚阳外越，被逼于上为"戴阳"，被格于外为"格阳"，戴阳与格阳均是阳亡的先兆。戴阳于上，面红如妆；格阳于外，身大热而欲得近衣。本条言"身无大热者"，意即尚有微热，说明残存之阳幸而未尽外越。故以干姜附子辛热纯剂，急煎顿服，力挽残阳于万一。

干姜附子汤由干姜、附子组成。姜、附大辛大热，以复先后天脾肾之阳。附子生用，力更峻猛。一次顿服，使药力集中，收效迅速。本方加甘草名四逆汤，加葱白名白通汤。此证因无阴盛阳郁之象，故不用白通汤；阴寒势甚，亡阳于顷刻，故当急温，迟则无及，故也不用四逆汤。本证阳气暴虚，阴寒独盛，寒极发躁，残阳欲亡，故舍甘草之恋缓，单取姜附之迅猛，急以扶阳抑阴为先。

【原文】

发汗后，身疼痛，脉沉迟者，桂枝加芍药生姜各一两人参三两新加汤主之。（62）

桂枝加芍药生姜各一两，人参三两新加汤方：

于桂枝汤方内，更加芍药、生姜各一两，人参三两，余依桂枝汤法服。

【释义】

本条论述汗后营气不足的脉证与治法。汗法本为表证而设。表证常见身疼痛,但汗后表解,身疼痛自应消失。本条言汗后仍有身疼痛,这是何原因?当须凭脉辨证。若脉浮,为表不解,可再发汗;今脉沉而迟,沉主里病,迟为血虚,说明此身疼痛,非为表证,乃发汗太过,损伤营气,以致不能营养四肢百骸所致。治当调补营卫,用桂枝加芍药生姜各一两人参三两新加汤。

所谓"新加汤",是指仲景在前人所创桂枝汤的基础上重用芍药生姜又加人参而成。由此可推知,《伤寒论》中113方,绝大多数是张仲景"博采"所得,而非其一人所首创。本方以桂枝汤调和营卫,加重白芍之量以养营血,加重生姜之量,使药力达表,专治营卫气血不足之身疼痛。如《金匮要略》中治"血痹"的黄芪桂枝五物汤,是桂枝汤去甘草加黄芪而成。本方生姜用量最大,恃其辛而外达,能领药力走表而治身疼;更加人参可补汗后之虚,亦以益气生津养营为之急务。

【按语】

本方治营卫气血不足的身疼痛效果很好。曾治一妇女,产后半月,患身疼不休之症,服过生化汤未取效。诊之,脉沉细无力,遂用新加汤合当归补血汤原方,服用三剂,痊愈。

【原文】

发汗后,不可更行桂枝汤。汗出而喘,无大热者,可与麻黄杏仁甘草石膏汤。(63)

麻黄杏仁甘草石膏汤方:

麻黄四两(去节),杏仁五十个(去皮尖),甘草二两(炙),石膏半斤(碎,绵裹)。

上四味,以水七升,煮麻黄,减二升,去上沫,内诸药,煮取二升,去滓,温服一升。

【释义】

本条论述邪热壅肺作喘的证治。风寒在表,发汗可解。但当外邪闭郁,肺有蕴热之时,若用辛温发汗,则常易使肺热加重。邪热迫肺,肺失清肃,故见喘息。肺热蒸腾,逼迫津液外泄,故见汗出。因此,汗出而喘便成为肺热的明证。此证汗出而喘,但不恶风寒,是表无寒邪,所以"不可更行桂枝汤";汗出而喘,并非"无汗而喘",故也不可用麻黄汤,这就把太阳病表证之喘排除在外。汗出而喘,身"无大热",也无烦渴之症,又把阳明内热上迫于肺之喘也排除在外。但也有注家把"无大热"作无太阳病表证来解亦通。据临床观察,本证由于邪热在肺作喘,肺合卫而主皮毛,常常可见到发热,甚至高热不退,故不可被"无大热"一语所惑。麻黄汤证的无汗而喘,桂枝加厚朴杏子汤证的有汗而喘,均为太阳之邪影响肺气宣降所致。本证则是邪热壅肺、肺失清肃而作喘,与风寒无关。故治疗重点在于清肺热,而不在于发汗解表,因而用麻黄杏仁甘草石膏汤治之。

麻黄杏仁甘草石膏汤由麻黄、杏仁、甘草、石膏四药组成,全方以清肺热、平喘为主。方中麻黄不配姜桂,则并不发汗,而功在宣肺平喘。无论寒喘、热喘,只要配伍得宜,此药均可使用。本方则以其配石膏,清宣肺中郁热,用于治疗热喘有效。石膏剂量用至半斤,它超过麻黄用量的一倍,其清肺热的效能则显而易见;杏仁降肺气之逆,佐麻黄以平喘咳;甘草调和诸药,补中益气。

【原文】

发汗过多,其人叉手自冒心,心下悸,欲得按者,桂枝甘草汤主之。(64)

桂枝甘草汤方:

桂枝四两(去皮),甘草二两(炙)。

上二味,以水三升,煮取一升,去滓,顿服。

【释义】

本条论述心阳不足而致心悸的证治。汗为心之液,由阳气蒸化津液而成,即所谓"阳加于阴谓之汗"。所以过汗必然要耗伤心阳;心阳被伤,使心失去了阳气的庇护,则空虚无主,故见心中悸动而又喜按,借以安定心悸之苦,此乃外有所护则内有所恃之故。所谓"其人叉手自冒心,心下悸,欲得按"是矣。据临床观察,此类患者可见到心前区憋闷不适等症。治用桂枝甘草汤调补心阳则愈。

桂枝甘草汤仅桂枝、甘草二药。桂枝辛甘以补心阳,甘草甘温以滋心液,且二药相合,辛甘合化为阳,又以补阳为主,阳生阴化以奉于心。心阳得充,则悸动自安。桂枝去芍药汤治太阳病下之后脉促、胸满之症,用生姜、大枣,则有调和荣卫之意;本方单用辛甘合化助阳而不用生姜、大枣,是使药专力锐,直接抵达病所之意。虽然临床有时亦可见到胸满一症,但属阳虚不运,非为邪气干扰,故治疗只宜温补心阳。

【原文】

发汗后,其人脐下悸者,欲作奔豚,茯苓桂枝甘草大枣汤主之。(65)

茯苓桂枝甘草大枣汤方:

茯苓半斤,甘草二两(炙),大枣十五枚(擘),桂枝四两(去皮)。

上四味,以甘澜水一斗,先煮茯苓,减二升,内诸药,煮取三升,去滓,温服一升,日三服。作甘澜水法:取水二斗,置大盆内,以杓扬之,水上有珠子五六千颗相逐,取用之。

【释义】

本条论述心阳不足、镇摄无权,欲作奔豚的证治。"奔豚"是一个证候名。《金匮要略·奔豚气病脉证治》指出"奔豚病从少腹起,上冲咽喉,发作欲死,复还止",基本描述了此证的主要临床表现。病人自觉有气由下向上游走,如豚之奔,其气所过之处,便出现许多症状。如气至胃脘则感胀满;至胸部则感胸闷心悸;至咽喉,则感憋闷窒息欲死,甚至冷汗淋漓。有的还可上冲至头部而眩晕欲仆地。气下则诸证尽消失。时发时止,呈阵发性发作,间歇期多无所苦。其病因多为中、上焦阳气不足,下焦水寒之气上犯,即水来克火,阴来搏阳所致。所谓"豚",即指小猪。以豚命名,一则以喻气之上冲有如小猪奔跑,一则因豚为水畜,借以比喻水气上冲为患。因其常突然发作,故又有"奔豚"之称,比喻其气上冲如怒豚之奔。脐下悸是奔豚病发作的前驱症状,故叫"欲作奔豚",是水与气相搏于脐下,欲上冲而未冲之证。在生理情况下,心为五脏六腑之大主,为阳中之太阳,坐镇于上,普照于下,使下焦水气安伏不动。脾为中土,运化水湿,如堤坝之居中,可保护心阳不被下焦水寒之气所犯。若过汗伤损心脾之阳,或素体心脾阳虚,则心阳不能坐镇于上,脾土不能守护于中,下焦水寒之气就可能蠢蠢欲动,乘机上冲而表现为脐下悸动。此时应治以茯苓桂枝甘草大枣汤以温阳伐水降冲,而防患于未然。

茯苓桂枝甘草大枣汤方,用桂枝、甘草辛甘合化为阳以补心阳之虚;茯苓甘淡,健脾气,固堤坝、利水邪、行津液,且可安魂魄以养心神。其量用至半斤,而又将其先煎,目的在于增强健脾利水,以制水于下。大枣健脾补中,使中焦气实,则堤坝自固,以防水气泛于上。本病属于水气为患,用甘澜水而不用普通水煎药,乃恐有助邪之弊。甘澜水,也叫"甘烂水"或"劳水",参考《黄帝内经》半夏秫米汤即用此水煎药,则其意可见。

【原文】

发汗后,腹胀满者,厚朴生姜半夏甘草人参汤主之。(66)

厚朴生姜半夏甘草人参汤方:

厚朴半斤(去皮,炙),生姜半斤(切),半夏半斤(洗),人参一两,甘草二两(炙)。

上五味,以水一斗,煮取三升,去滓,温服一升,日三服。

【释义】

本条论述脾虚腹胀的证治。腹胀满为临床常见症状,其原因则有寒热虚实的不同。大便燥结,腑气不畅,腹中痞满、疼痛拒按,为阳明胃家实证;便溏下利,腹中胀满疼痛而喜按,为太阴脾家虚证。然此两证均非本条所议。本条论发汗伤了脾气,或脾气素虚,因而运化水湿的功能低下,湿留生痰,痰湿中阻,气机被遏,造成腹中胀满。以实证辨,其有脾气不足的一面;以虚证辨,又有痰湿凝结,气机壅滞的一面,故非虚非实,而属虚中夹实,虚实夹杂之证。虚与实孰多孰少?病本由虚所致,但现在已造成中焦气滞、痰湿阻滞,脾家气机不利,故邪实的一面亦十分可观。因此,应以虚三实七之证看待。其治法当健脾利气、温运宽中,方用厚朴生姜半夏甘草人参汤。

方中厚朴下气燥湿,消满除胀;生姜辛散通阳,健胃以散痰水;半夏和胃开结燥湿去痰,三药重用以开痰气之滞。人参、甘草为半个理中汤,有健脾气、促运化之功能。本证如单用消痰利气之药,恐使脾气愈虚,故必配甘草补;但多配甘草补,又恐发生中满益甚之变,故人参、甘草之量不宜过重,全方轻重配伍,共成三补七消之法,攻补兼施,堪称虚中夹实证治之典范。

【原文】

伤寒若吐、若下后,心下逆满[1],气上冲胸,起则头眩,脉沉紧,发汗则动经[2],身为振振摇[3]者,茯苓桂枝白术甘草汤主之。(67)

茯苓桂枝白术甘草汤方:

茯苓四两,桂枝三两(去皮),白术二两,甘草二两(炙)。

上四味,以水六升,煮取三升,去滓,分温三服。

【词注】

[1]心下逆满:指胃脘部因气上逆而感觉胀闷不舒。

[2]动经:伤动经脉。

[3]身为振振摇:身体震颤,动摇不定。

【释义】

本条论述水气上冲的证治。太阳伤寒,本应汗解而反用吐下,使中、上焦阳气受伤,形成心脾阳气虚而水气上冲的证候。"心下逆满",指胃脘部因气上逆而感觉胀满,同时还有"气上冲胸"的感觉。气上冲一证,临床上还可以见到冲至咽喉部而有憋气、窒息之感者。如笔者在京西城子煤矿带学生实习时,同学接诊一老妇人,主诉咽中似有一物堵塞,吐之不出,咽之不下,据病情投以四七汤,连服几剂并未见效。观其舌苔水滑,六脉俱弦,其症尚有气上冲之感,待气冲至咽喉部时,则觉堵闷特甚且有心慌、心跳等症。遂断为水气上冲,换用茯苓桂枝白术甘草汤,仅服一剂即见效。临床上类似病例并不少见,只不过这一例较为典型而已。"起则头眩",是指病人头晕很厉害,只能静卧而不敢动。造成眩晕的原因有两个:一是心脾阳虚,清阳之气不足以上养清窍;二是水气上冲,阴来搏阳,清阳被水寒之气所冒蔽。"脉沉紧"即沉弦之意。沉主里、又主水病,弦主饮邪,沉弦正是水气为患的脉象。从以上脉证可知,伤寒经吐下后,病已离表,当然也不能再用汗法解表。若再行解表发汗,则可能动伤经脉之气,即"发汗则动经"。使阳气更虚,不能荣养筋脉,则"身为振振摇",即肢体震颤摇动,甚则站立不稳而欲仆。治宜温阳健脾、降冲利水之法,轻者用茯苓桂枝白术甘草汤,阳虚者用真武汤。茯苓桂枝白术甘草汤是苓桂剂群的代表,善治水气上冲,又治痰饮内留等证。方中苓术健脾利水,桂枝甘草补心阳之虚,且桂枝又善降冲逆之气。此方在临床若灵活加减,则十分好用:如痰湿特盛者,可与二陈汤合方使用;眩晕重者,可加泽泻;兼见面热、心烦者,为阳气与水气相搏而有虚热的表现,可加白薇;兼血压高者,可加牛膝、红花、茜草;兼见脉结代者,去白术加五味子;兼咳喘、面目浮肿、小便不利者,去白术加杏仁或薏仁;兼夜寐惊悸不安者,加龙骨、牡蛎等。

【原文】

发汗,病不解,反恶寒者,虚故也,芍药甘草附子汤主之。(68)

芍药甘草附子汤方:

芍药三两,甘草三两(炙),附子一枚(炮,去皮,破八片)。

上三味,以水五升,煮取一升五合,去滓,分温三服。疑非仲景方。

【释义】

本条论述汗后阴阳两虚的证治。文中虽未明言起于何病,但从治以汗法来看,可能原为太阳表证。既为表证,当有恶寒之症,然汗后表解,恶寒当罢。今汗后恶寒反而加重,且不见发热,可知恶寒并非表不解,而是病情变为正虚,"反恶寒者,虚故也"一语,就是对正虚病机变化的概括。本条述证简单,以方测证可见这里的"虚"是指阴阳两虚。阳虚不能温煦肌表,故恶寒反剧;阴虚不足以濡润筋脉,似当有肢挛急之变。夫表证去而转为里虚,故脉不应浮而当见沉迟细弱之象。治以芍药甘草附子汤,扶阳益阴,而达阴阳两顾。

本方芍药味酸微苦以滋营阴,甘草甘温和中缓急。二药相伍,使酸甘合化,以益阴养营。附子辛热扶阳实卫,合甘草则增强辛甘化阳之力。全方共奏阴阳双补之功。本方药少而专,丝丝入扣,可谓组方遣药之楷范。

【原文】

发汗,若下之,病仍不解,烦躁者,茯苓四逆汤主之。(69)

茯苓四逆汤方:

茯苓六两,人参一两,甘草二两(炙),干姜一两半,附子一枚(生用,去皮,破八片)。

上五味,以水五升,煮取三升,去滓,温服七合,日二服。

【释义】

本条论述汗下后致阴阳两虚而烦躁的证治。发汗太过则伤阳,泻下不当则伤阴,先汗而后下,则阴阳两伤。"病仍不解",非指太阳表证不解,乃是指治不得法,使病情发生变化而未能得愈。太阳与少阴为表里,误治太阳,则可虚其少阴。少阴为水火之脏,阴阳之根。阴阳两伤,水火失济,故见昼夜烦躁不宁。因以少阴阳虚为主,所以伴恶寒、厥逆、脉微细等症。治以茯苓四逆汤扶阳兼以救阴。

茯苓四逆汤由茯苓、人参、生附子、炙甘草、干姜组成。方用干姜、附子温经以回阳,人参益气生津以救阴,茯苓宁心安神,甘草和中。《神农本草经》谓"人参味甘微寒,主补五脏,安精神,定魂魄,止惊悸";茯苓主"忧恚、惊邪、恐悸……久服安魂养神"。这说明人参、茯苓均有较好的宁心安神的治疗作用。从药味组成看,本方即四逆加人参汤另加茯苓。

【原文】

发汗后恶寒者,虚故也;不恶寒,但热者,实也。当和胃气,与调胃承气汤。(70)

【释义】

本条通过对汗后所发生的虚实两种不同病证的对比,进而说明邪气从化有寒热,人体病变分虚实的辨证方法。即用发汗之法,可知其原来必有表邪。但若汗不得法,而致表邪不解,则可因病人素体阴阳盛衰的不同而从化也各异。若汗出后症见恶寒者,多为素体阳虚,汗后阳气更伤,温煦失职,证已转虚,似属芍药甘草附子汤证。若汗出后"不恶寒,但热者",反映邪气已离开太阳之表,但又未入三阴之里,多为素体胃阴不足,汗后胃津更伤,邪从燥化,已转属阳明病之胃家实证。阳明之热从里向外发越,应见犹如炊笼热气外腾的"蒸蒸发热",以及谵语等症。但因燥热初结阳明,在于胃而未下达于肠,故不见痞、满、腹痛诸症,治用调胃承气汤泄热以和胃即可。

【原文】

太阳病,发汗后,大汗出,胃中干,烦躁不得眠,欲得饮水者,少少与饮之,令胃气和则愈。若脉浮,小便不利,微热消渴者,五苓散主之。(71)

五苓散方:

猪苓十八铢(去皮),泽泻一两六铢,茯苓十八铢,桂(赵本有"枝"字)半两(去皮),白术十八铢。

上五味,捣为散,以白饮和,服方寸匕,日三服,多饮暖水,汗出愈,如法将息。

【释义】

本条论述汗出津伤与太阳蓄水的证治。足太阳之腑为膀胱。膀胱本寒而标热,在生理上为寒水之腑,故在病理每多水证之变。本条前半段叙述汗后津伤,胃中干而见口渴、烦躁不得眠之症,乃假宾以定主。重点在后半段论述汗后气伤,致使膀胱蓄水,而见烦渴之证治。两证虽都有口渴见症,但病机不同,治法各异,并列论述,以资鉴别。

发汗后以致大汗出,是汗不得法,必然伤津,而使胃中津液亏乏。阴虚则阳盛,津亏则气燥,阳盛气燥,阳明不和,则心神不宁而烦躁不得眠。津乏于内,必求助于外,故口渴欲得饮水。症轻者,可嘱病人少少地饮水,使津液慢慢地恢复,待胃气自然调和,则不药而愈。在汗后津伤气耗之余,胃气弱而不行,切忌暴饮而图快于一时,以免导致胃中停饮。若胃中燥热较甚,用上法而不解者,可酌与白虎汤或白虎加人参汤以清热生津。

若在大汗出后,脉仍浮且身有微热,此为太阳经表之邪未解。而又见"小便不利""消渴",则为太阳膀胱腑气不利。由于经脉络属于脏腑,故太阳经邪不解,又经大汗伤正,表邪则很容易由经内并于腑,而影响膀胱气化功能。膀胱者,州都之官,津液藏焉,气化则能出。膀胱气化不利,津液不行,水蓄于下,则小便不利;津液不能气化以上承,则渴欲饮水。但饮水后却因气化不利、津液不行而不能解渴,因此形成所谓"消渴",这是与上述胃燥津伤轻证,少少与饮之即可使口渴缓解的不同之处。本证之"消渴",渴而能饮,但小便不利,这与杂病中饮多溲多之消渴病也不相同。总之,本证外有太阳表邪,内有膀胱蓄水,故用五苓散外疏内利、表里两解。

五苓散中以猪苓、茯苓、泽泻淡渗利水以利小便;白术助脾气之转输,使水精得以四布;桂枝辛温,通阳化气而解肌祛风。"以白饮和"服,含有服桂枝汤歠粥之义;"多饮暖水",可助药力以行津液而散表邪。本方通阳化气以利水道,外窍得通则下窍亦利,故曰"汗出愈"。若只是膀胱气化不利的蓄水证而不兼表证者,也可使用本方治疗,此时或用肉桂取代桂枝,取其温阳消阴以行气化之力。总之,本方可通过利下窍而达到利三焦、健脾气、降肺气的治疗目的,正如前人所说,可通行津液,克伐水邪,以行制节之令。方用散剂服用。散者,散也,取其迅速发散之意。

"方寸匕",是古代量药的器具,呈正方形,有柄,因其边长一寸,故名"方寸",用其量药,以不落为度,合今之10克左右。

【原文】

发汗已,脉浮数,烦渴者,五苓散主之。(72)

【释义】

本条承上条补述五苓散的脉证。太阳病发汗后,表邪不尽,所以脉见浮数。表邪随经入里,膀胱气化失司,下焦蓄水,津液不能上滋,所以心烦、口渴。"烦渴"亦有解为渴甚的。然既为太阳膀胱蓄水,故必见小便不利之主症。其治仍以五苓散解表而利水。

【原文】

伤寒汗出而渴者,五苓散主之。不渴者,茯苓甘草汤主之。(73)

茯苓甘草汤方:

茯苓二两,桂枝二两(去皮),生姜三两(切),甘草一两(炙)。

上四味,以水四升,煮取二升,去滓,分温三服。

【释义】

本条以对比鉴别的方法,论述膀胱蓄水与胃脘停水证治之不同。从"汗出而渴者,五苓散主之",可知证属汗后太阳之气被伤,膀胱气化不利,水蓄下焦,津液不能输布上承,故必见口渴、小便不利之症,治应以五苓散。若汗后胃阳被伤,胃失腐熟之权,以致水停中焦,则因其无关下焦气化,故口不渴而小便自利,治应以茯苓甘草汤温胃化饮,以安心下之悸。

五苓散证与茯苓甘草汤证,皆为蓄水证,但在病机方面,有水蓄下焦和水停中焦的不同;在证候方面有口渴与不渴,小便不利与小便自利的区别,二者证治不可混淆。唯本条茯苓甘草汤证叙述过简,难于辨认,与原文第356条"伤寒厥而心下悸者,宜先治水,当服茯苓甘草汤"合参,可知此证当有"心下悸"。临床推按此类病人的上腹部,可听到震水音者,则更可确认。

【原文】

中风发热,六七日不解而烦,有表里证,渴欲饮水,水入则吐者,名曰水逆,五苓散主之。(74)

【释义】

本条论述太阳蓄水而致"水逆"的证治。太阳中风,寒热、头痛,六七日表不解,邪气随经入腑,以致经腑俱病,故称"有表里证"。口渴能饮,饮不解渴,即所谓消渴,是太阳蓄水见症之一。若口渴能饮,水入则吐,吐后仍渴,再饮再吐,则称为"水逆"。水逆即水邪上逆作吐之意。其临床表现特点是饮水即吐,进食却不吐,一般吐水而不吐食。且病因非痰、非火、非食、非郁、非寒,而是由水邪上逆而致,故以"水逆"命名。由于此证为水蓄膀胱,气化不行,所以在渴饮的同时必见小便不利一症。此证水遏于下而气化不利,由下上迫于胃,使胃气不降则吐水;津不上承,则口渴不止,从而形成再饮再吐,而渴仍不解之症。吐水而饮不解,简称之为"水吐"。此种蓄水病证,治疗用五苓散解表利水,俾小便利,则气化行,津液通达,胃气因和,而口渴自止,水逆自愈。

【原文】

未持脉时,病人手叉自冒心,师因教试令咳,而不咳者,此必两耳聋无闻也。所以然者,以重发汗,虚故如此。发汗后,饮水多,必喘,以水灌之,亦喘。(75)

【释义】

本条论述重发汗以致心肾阳虚的证候。"病人手叉自冒心",是形容病人以双手护持于心前区的表现。凡有所冒,必有所苦,据此可知患者当有心悸一症。然心悸有虚、实之异,凡实者,必自护而拒按;凡虚者,则喜按而使悸动减缓。本证属虚、属实,尚须作进一步诊断。医生遂嘱病人咳嗽,若病人毫无反应,说明其人"耳聋无闻"。况又见于重发汗之后,故属虚证无疑。因汗出太多,伤及心阳,则心悸而"手叉自冒心";伤及肾气,肾开窍于耳,肾气虚则"必两耳聋无闻也"。由于心肾两虚、心悸、耳聋是发汗太重或多次发汗的结果,故云"所以然者,以重发汗,虚故如此"。

发汗后,饮水多,必喘,以水灌之,亦喘。论述汗后正虚,水寒伤肺而致喘。当汗而汗,或发汗太多,必然伤耗人体的阴精和阳气。若发汗后胃中气液受损而见口渴者,当少少与饮之,以和胃气则愈。切忌暴饮多饮,以免气虚不足以运化,造成水饮停聚之患。肺脉起于中焦,下络大肠,迹循胃口,上属于肺。水饮之邪循经上迫于肺,使肺气不降则作喘。"以水灌之",即用水浴身。汗后正虚,又以冷水沐浴,肺合皮毛,外窍受寒,内舍于肺,肺失宣降,亦可致喘。此即"形寒饮冷则伤肺"之意。以水灌之为形寒;饮水过多为饮冷,伤于肺使肺气不利则生喘疾。由此可以推知,凡人体正气不足之时,特别是大病之后,一定要注意调养护理,既要预防外邪侵袭,又要注意饮食起居,不可暴饮暴食,否则仍会发生他病。

【原文】

发汗后,水药不得入口为逆,若更发汗,必吐下不止。发汗吐下后,虚烦不得眠;若剧者,必反复颠倒,心中懊侬,栀子豉汤主之。若少气者,栀子甘草豉汤主之。若呕者,栀子生姜豉汤主之。(76)

栀子甘草豉汤方:

于栀子豉汤方内,加入甘草二两,余依前法。得吐者,止后服。

栀子生姜豉汤方:

于栀子豉汤方内,加生姜五两,余依前法。得吐者,止后服。

栀子豉汤方:

栀子十四个(擘),香豉四合(绵裹)。

上二味,以水四升,先煮栀子,得二升半,内豉,煮取一升半,去滓,分为二服,温进一服,得吐者,止后服。

【释义】

本条论述因于误汗以致发生吐下不止的变证。发汗后致使水药不得入口,可知发汗不当而使胃气受伤,这种治疗上的错误,是不顺于理的,故曰"为逆"。若再发汗,则为一逆再逆,必更伤中阳。伤于胃的反应是呕吐不止;伤于脾的反应是下利不止。可见治法若使用不当,不仅不能愈病,反而使病情加重,故临床不可不慎。

"发汗吐下后,虚烦不得眠;若剧者,必反复颠倒,心中懊侬,栀子豉汤主之"。论述热扰胸膈的证治。邪在表宜汗,在胸当吐,在腹应下。故发汗吐下均为邪实而设。今汗、吐、下后而见心烦不得眠,说明实邪虽去但余热未尽而内蕴。表邪入里有多种途径,其证候表现亦有多种形式。从前文所涉及的,有邪传阳明表现为白虎汤证者;有邪传少阳,表现为小柴胡汤证者;亦有太阳本经传入本腑,表现为五苓散证者。本条所论,则是余邪未尽,化热入里,郁于胸膈不解。太阳受气于胸中,胸与表为近邻,故有"邪气传里必先胸"之说。本论第 21 条有"太阳病,下之后,脉促胸满者,桂枝去芍药汤主之",讲的是太阳误下,寒邪留于胸中,而阳气被抑;本条则论发汗吐下后,余邪未尽,化热入于胸膈。二者虽有寒热之异,但病位俱在胸膈且相同。

"虚烦",是一个证候名称。烦者,热也,指病因为热邪而生;烦者,心烦也,指病证为热扰于心而致。因此,"烦"字既包含了病因,又包含了主症,即因热致烦之意。"烦"字之前冠以"虚"字借以说明病变性质,且有鉴别诊断的意义。此"虚"非指正气之"虚",乃是与有形之"实"邪相对而言。表邪入里,若与有形之物,如水、痰饮、宿食等相互搏结,则形成实证,如热邪与痰水相结的结胸证及热邪与宿食燥屎相结的阳明腑实证等,均有心中懊侬或烦躁的见症,乃是实性之烦,而非虚烦;而本条之烦,虽也因于热邪内陷,但并未与有形之物相结,无物与之攀缘,只是无形之邪热留扰胸膈而蕴郁上焦,故称"虚烦"。也有的注家认为,本证乃因汗吐下后正气乍虚,邪热内郁所致,故谓"虚烦",然既为正虚,为何不用补药? 可见正气乍虚之说,并不妥当。

虚烦虽无实邪,但却有火热之郁,故又可称为"郁烦",它与一般的火热证,如心火、肺火、肝火等的不同之处,在于它不仅有火热,而且有郁遏。火热之邪蕴郁胸膈,不得伸展宣泄,因而致烦。其轻者,心烦不得眠;其重者,"必反复颠倒,心中懊侬"。懊侬,形容心中烦乱特甚,而又无可奈何之状。刘河间在《伤寒直格》中,将此比喻为像吃了巴豆或草乌头后那样的心里难受,足见"郁烦"之痛苦已非一般了。火郁当清之、发之,故用栀子豉汤清宣郁热以除烦。

栀子豉汤由栀子、豆豉二药组成。栀子苦寒,可导火热下行;且因其体轻上浮,清中有宣,故与芩连之苦降直折不同。豆豉气味轻薄,既能解表宣热,又可和降胃气,宣中有降。二药相伍,既可清解胸表之热,又可宣泄火郁之烦,还可调理气机之升降出入,对火郁虚烦之证疗效颇佳。

"若少气者,栀子甘草豉汤主之。若呕者,栀子生姜豉汤主之。"论述虚烦兼少气或呕吐的证治。少气是邪热伤气的表现,胸为气海,火郁于胸膈极易伤气,气虚则见少气。少气与短气不同,少气是呼吸低弱,自觉气不够用;短气是呼吸促迫,似有所阻。故一般认为少气属虚,短气属实。火热伤气,治应泻火、补气。然补气药中参芪温补,难以选用,唯甘草味甘性平而和缓,益气缓急且不助烦热,再配栀子、香豉清宣郁热,方与证情相宜。

热能耗气,亦可动饮。《医宗金鉴》认为,热邪迫胃,饮气上逆,可以致呕。本条之"呕",即是郁热迫胃气挟饮气上逆所致。故在栀子豉汤的基础上加用生姜降逆止呕,和胃散饮,并协同栀、豉宣泄火郁之邪。在此不选半夏止呕,可能是因其温燥而不利于火郁之证的缘故。

从以上三方的配伍选药可以看出,仲景治火郁,不用黄连用栀子;治少气不用参芪用甘草;止呕吐不用半夏用生姜,足见其制方用药之严谨,这是值得我们很好地学习和借鉴的。

【原文】

发汗若下之而烦热,胸中窒者,栀子豉汤主之。(77)

【释义】

本条论述火郁影响气分而见胸中窒塞的证治。心主血,肺主气,二者同居胸中。火郁胸膈,既可引起气分不和,亦可引起血分不利。本条所论则是火郁之邪使胸中气机不畅而见"烦热,胸中窒"的证候。"烦热",或谓心烦、身热;或谓因热而烦,心烦特甚,二说皆通。窒者,塞也。"胸中窒",指胸部有堵塞憋闷不畅快之感。本证是在前述虚烦不得眠的证候基础上出现的,因其仅觉窒塞而无疼痛,说明火郁所及,只在气分而尚未影响血分。治则仍用栀子豉汤清散火郁。火郁得宣,则气机自然畅达,其证自会迎刃而解,故不必加用枳壳、香附一类理气之药。

【原文】

伤寒五六日,大下之后,身热不去,心中结痛者,未欲解也,栀子豉汤主之。(78)

【释义】

本条论述火郁影响血分而见心中结痛的证治。"伤寒五六日,大下之后,身热不去",而不见恶寒,说明邪已化热,与伤寒表证初起不同。以方测证,可知表邪已化热入里。火热郁于胸膈,必有心烦懊恼等症。然本症火郁所及,不仅引起气分不和,而且进而引起血脉不利。心主血脉,不通则痛,故见"心中结痛"之症。"心中结痛"较"胸中窒"之症更为深重。因其病因仍是火郁,故仍用栀子豉汤治疗,不必再加丹参、郁金等活血化瘀药物。由此联系到《医宗金鉴》所载之"截法"治疗心痛,方用栀子、乌头二药,偏热者重用栀子,偏寒者重用乌头,以及伤科常用栀子泡黄酒外搓筋肉,以消瘀止痛等方法,均说明栀子除清热泻火的功能外,还具有调理血脉的作用。

【原文】

伤寒下后,心烦、腹满、卧起不安者,栀子厚朴汤主之。(79)

栀子厚朴汤方:

栀子十四个(擘),厚朴四两(炙,去皮),枳实四枚(水浸,炙令黄)。

上三味,以水三升半,煮取一升半,去滓,分二服。温进一服,得吐者,止后服。

【释义】

本条论述虚烦兼腹满证治。"心烦""卧起不安"与"心烦""反复颠倒"词异而义同。"腹满"即腹胀。伤寒见心烦、腹满,当认真辨证。若腹满而痛、大便秘结者,多属阳明腑实;若腹满不痛,二便尚调,则多属气机壅滞。本条为"伤寒下后"之证,可知表邪已化热入里。火郁胸膈则心烦、卧起不安;热及脘腹,气机被郁,而见腹满。但其热并未与有形之物相结,仅是无形之热蕴郁胸膈,故治以栀子厚朴汤清热宣郁、利气消满。

栀子厚朴汤即小承气汤去大黄加栀子而成,亦可以看作是栀子豉汤与小承气汤化裁的合方。因其腹满仅是气滞而无腑实,故不用大黄泻下;又因其表邪已化热入里,迫及脘腹,故不用豆豉之宣透。方用栀子清热以除烦,枳实、厚朴利气以消满。

【原文】

伤寒,医以丸药大下之,身热不去,微烦者,栀子干姜汤主之。(80)

栀子干姜汤方:

栀子十四个(擘),干姜二两。

上二味,以水三升半,煮取一升半,去滓,分二服。温进一服,得吐者,止服。

【释义】

本条论述虚烦兼中寒下利的证治。"丸药"指汉时流行的一种泻下成药,常见制剂有两种,一是以巴豆为主要成分的热性泻下剂,二是以甘遂为主要成分的寒性泻下剂,作用均较峻猛。伤寒病在表,误用丸药大下,为治不得法,徒伤中气,以致太阳之邪内陷胸中,而见身热不去、微烦。言"微烦",似较上述心烦不得眠、心中懊恼,略轻一点而已。大下之后,脾阳受伤,运化失职,故当有续自下利之证。治以栀子干姜汤,既清热除烦,又温中止利,此即寒热并用不悖之法。

【原文】

凡用栀子汤,病人旧微溏者,不可与服之。(81)

【释义】

本条提出了栀子汤的使用禁忌。"凡用"二字,概括了第76~80条的栀子诸汤证。"旧微溏",乃指宿疾,即素日脾胃阳虚或脾肾阳虚之人,而大便经常溏泄。此时即使有火郁胸膈之虚烦证,也应慎用栀子诸汤。因为栀子苦寒,走而不守,易伤脾肾阳气而使溏泄更甚。若非用栀子不可时,亦当减少用量,或仿上条栀子干姜汤寒热并用之法,酌加温补脾肾的药物。只要对邪正、寒热、上下能以统筹兼顾,就可以避免医疗失误。

【原文】

太阳病,发汗,汗出不解,其人仍发热,心下悸,头眩,身𥆧动,振振欲擗地[1]者,真武汤主之。(82)

【词注】

[1]振振欲擗地:擗,同仆,跌倒。振振欲擗地,指肢颤欲仆倒于地。

【释义】

本条论述太阳病过汗伤阳而致阳虚水泛的证治。太阳病本当发汗,但不可过汗。太阳与少阴为表里,少阴为太阳的底面。若过发太阳之汗,势必要耗伤少阴阳气,以致出现阳虚的诸种变证。所谓"汗出不解",非指太阳病不解,而是疾病未愈的互词。"仍发热",亦非表证之热,而是汗多伤阳,阴寒内盛,迫使虚阳外越的表现。夫阴虚阳盛者每多动风,而阳衰阴盛者每多动水,这是疾病发展的一个常见规律。肾主水,为水脏,肾阳虚衰,则制水无权,往往导致寒水之气得以上乘。寒水之气凌心犯胃则见心悸或心下悸;上冒清阳则见头目眩晕,据临床观察,亦有发生头痛者。"身𥆧动",即身体筋肉跳动;"振振",指肢体震颤摇动;"欲擗地",擗,作仆解,即站立不稳欲仆倒于地之象。其症皆因阳气虚衰,周身筋脉失其温养,再加之水湿之邪浸渍所致。由于本证之水邪为患仍因阳虚不能制水而致,且这种水邪或上或下,或表或里,甚或充斥周身,其势浩浩荡荡莫之能御,所以古人称之为阳虚水泛证。治用真武汤扶阳以镇水。

真武汤,亦名玄武汤。玄武为坐镇北方的水神,因能制水而震摄水邪,故以之命名。本方是温阳利水的代表方,具有扶阳祛寒镇水之功,用于阳虚水泛证最为适宜(方解见少阴篇)。

【原文】

咽喉干燥者,不可发汗。(83)

【释义】

本条论述阴虚咽燥者不可发汗。从本条以下连续七条都是不可发汗的举例,当然也都是麻黄汤的禁忌证。根据以下不可发汗诸条都载有误的后果来看,本条的"不可发汗"下可能有缺文。咽通于胃,喉通于肺,咽喉为肺胃之门户,为"诸阴之所聚",尤其是手太阴和足少阴之经脉,均贯于喉。咽喉主发声音、司呼吸、进饮食,是人体与天气、地气交通的要道。它必依赖于肺、肾的阴液滋养润泽。今咽喉干燥,说明人体阴液不足,特别是肺肾之阴已亏,此时即使病人患有太阳表证,亦不可发汗,发汗必更伤太阴、少阴之阴。且阴虚者多生内热,辛温发汗,不仅耗阴而且更助阳热,从而可能导致不良后果。原文虽未指出其证候,然据理推测,可能会发生咽喉肿痛,甚则伤阴出血等变证。因此,临床治疗外感疾病时,要注意询问病人咽喉是否干燥,特别是温病初起常可见到咽喉干燥,此时切忌用辛温发汗之剂,而宜用辛凉、甘寒之药。

【原文】

淋家不可发汗,发汗必便血。(84)

【释义】

本条论述阴虚有热的淋家不可发汗。淋,是指小便淋漓不尽,尿意频而尿量少,尿时作痛的一种病证。"淋家",指久患淋病之人。一般淋病多因膀胱有热而致。由于膀胱与肾相表里,膀胱腑热,日久不解,必伤少阴之阴。这种膀胱热盛,少阴阴亏的病人,即使有太阳表证亦不可发汗,因为以辛温发太阳之汗,不仅会助膀胱之热,而且要更伤少阴之阴,以致发生阴虚火旺、侵犯阴络而尿血的坏证。

【原文】

疮家虽身疼痛,不可发汗,发汗则痉。(85)

【释义】

本条论述营血不足的疮家不可发汗。"疮家",指久患疮疡流脓淌血而不愈的患者。"身疼痛"的原因有两种可能:一是由于久患疮疡,营血受伤,筋脉失养所致;二是疮家又外感寒邪,以致卫闭营滞所引起。从"虽身疼痛,不可发汗"之句看,应以有表邪存在为是。但疮家虽患伤寒,亦不可发汗,因为汗血同源,发汗必更伤营血,以致血虚不能润养筋脉而发生痉病。"痉",赵本作"痓",证见筋脉拘急、口噤不开、角弓反张等症。疮家有的即使不经发汗也会出现痉病,如再误发其汗,则更促进痉证的发生。《医宗金鉴·杂病心法要诀》说:"痉病项强背反张,有汗为柔无汗刚,生产血多过汗后,溃疮犬咬破风伤。"由此可见痉病的发病原因是多方面的,而过汗伤津耗液,只是形成痉病的一个原因。

【原文】

衄家不可发汗,汗出必额上陷,脉急紧,直视不能眴,不得眠。(86)

【释义】

本条论述阴血不足的衄家不可发汗。对本条的句读和注解,历来争论较大。如有的把"汗出必额上陷脉急紧"作一句;有的断句为"汗出必额上陷,脉急紧"。"额上陷",有的认为前额都是硬骨,不可能陷下,当是指额的两旁。"脉急紧",则有的注释认为乃指寸口之脉急紧,非指额上血脉。结合临床实际考虑,"额上陷脉急紧",可当作一句,"额上陷"指头额上肌肉塌陷,"脉急紧"指头额上的血脉拘急。"衄家"指经常鼻衄之人。鼻衄多因阳经有热而动血所致,衄久又必致阴血亏虚。故衄家虽有表邪也不可发汗。若不顾其虚,孤发其汗,势必更加损伤阴血而助阳热。阴液耗脱,则可见"额上陷"。额,位于颜面上方正中,阳明主额,其经脉分布于此,人体气血津液之盛衰,在此处反映最为明显。临床所见亡阴失水患者,其额部肌肉多呈干瘪塌陷即是明证。额上"脉急紧",一因发汗后无阴血充养滋润,二因辛温发汗助其阳热,邪热燔灼,致使血脉拘急而紧。"诸脉者皆属于目",由于血脉拘急,又加之阴血不足,目精失养,故"直视不能眴"。"眴",音义同"瞬"意即眼球转动,"不能眴",即指两目直视、呆滞而不能活动的情态。"不得眠",是因阴血虚不能敛阳,阳不能入于阴所致,即所谓"阴虚故目不瞑"。

【原文】

亡血家,不可发汗,发汗则寒慄而振。(87)

【释义】

本条论述各种失血者亦不可发汗。"亡",在此作丢失解,非灭亡之义。"亡血"包括各种失血证,如吐衄、便血、月经过多、产后出血等。"亡血家",指平素由于各种原因引起的失血患者。气帅血行,血为气府,气血相互依存,亡血家不仅伤血,而且也必然耗气。正因于此,故亡血家虽患伤寒表证也不可发汗。若强发其汗,不但更伤阴血,而且也更损阳气。《难经》说:气主煦之,血主濡之。气血两虚,温煦濡润失职,故"寒慄而振",即从心里感到寒冷,以致周身颤抖动摇。这是阴虚及阳,阴阳皆虚,气血不足的重证。

【原文】

汗家重发汗,必恍惚心乱,小便已,阴疼,与禹余粮丸。(88)

【释义】

本条论述平素多汗者不可发汗。"汗家",指经常出汗不断的人。由于汗乃阳气蒸化津液而成,故汗家多有津气阴阳不足之证。又心主血而主神志,血足则神旺,心神方能任物。且血汗同源,汗为心之液,故重发"汗家之汗",必更伤心之气血。心失所养,则神虚不能任物,以致神志恍惚,心乱不能自主。"恍惚"为不明之貌,亦即指神志若明若暗,不甚清楚。"小便已,阴疼",指小便后尿道疼痛。此因心与小肠相表里,心之阴血虚,必然引起小肠阴分不足,阴虚而生内热,故小便已,阴疼。治用禹余粮丸。

禹余粮丸,方已失传。《甦生的镜》补一方可供参考。其方组成如下:禹余粮、龙骨、牡蛎、铅丹、茯苓、人参,共为末,粳米为丸,朱砂为衣,如绿豆大,每服3~6克。

【原文】

病人有寒,复发汗,胃中冷,必吐蛔。(89)

【释义】

本条论述脏寒者不可发汗。"病人有寒",指脏腑有寒。结合病证所见,主要是指脾胃虚寒,可能伴有腹痛下利等症。本为脏寒,复发其汗,则更伤中阳,阳虚阴盛,必致"胃中冷"。胃寒气逆,故作呕吐。如果病人素有蛔虫寄生,因脏寒而动,可能会导致吐蛔,无蛔者仅呕吐而已。临床所见,吐蛔不止者,预后多不良;吐蛔不食者,有胃气衰败之险,吐死蛔者病多危重。医者亦不可不察。关于蛔证,在厥阴病篇还有评论,在此不多赘述。

【原文】

本发汗而复下之,此为逆也;若先发汗,治不为逆。本先下之,而反汗之为逆;若先下之,治不为逆。(90)

【释义】

本条论述表里先后的治法。这一条可作两种解释,首先从字面上解释,即病在表当用汗法,若没发汗而反用下法,这是治疗之逆,"逆",指不顺于治疗之理,如先发汗解表,则是治疗不为逆。病在里应当泻下,而反用了汗法,这也是治疗之逆,若先泻下就不为治逆。若进一步引申其义,从条文中汗、下治法的"先"字体会,有先必有后,说明病有表里两个方面的问题,先治什么,后治什么,应当正确选择。"本发汗",言病有表里证,本当发汗,若汗后表不解者,可以再汗;若"复下之",即表不解而改用下法,这是治疗之误。正如第44条所说:"太阳病,外证未解者,不可下也,下之为逆。""本先下之",言病有表里证,而以里证突出为急为重,此时当先用下法治里,后用汗法治表,若仍按先表后里的常规治法,也是不合适的;而如果先行泻下以治里急,则"治不为逆"。然纵观《伤寒论》全书治法,表里同病先汗后下,或汗下并用表里双解者皆有其例,而唯独表证未解先用下法,则令人难以理解,临床实例亦难找寻。如蓄血、大结胸、阳明腑实等证,病势颇急,但仲景仍告诫医者:"其外不解者,尚未可攻,当先解其外",或"其脉浮大者不可下",或"外未解者……未可与承气汤"。因此,学习本条又不可拘泥于泻下,似应与下条表里缓急治法联系理解为好。对本条中的"下之",不能简单地理解为攻下的治法,而应作为"治里"来讲,也就是说,有表里证时,里证急者就先治里。而治里之法很多,不必局限于"下之"。下条就具体讨论这个问题。

【原文】

伤寒医下之,续得下利,清谷不止,身疼痛者,急当救里;后身疼痛,清便自调者,急当救表。救里宜四逆汤,救表宜桂枝汤。(91)

【释义】

本条论述表里缓急的治法,即表里证治的变法。伤寒误用泻下之法,损伤少阴阳气,阳虚不能腐熟水谷,则见下利清谷不止。"清",同圊,厕所的意思。"清谷",即泻下不消化的食物,"不止",是指腹泻程度较重。下利清谷属虚寒下利,亦称"少阴下利"。误下之后表邪不解,仍见身疼痛,从而形成了太阳表邪不解又见少阴阳虚的表里证。在生理上,太阳、少阴互为表里,太阳为标,少阴为本。在病理上,正与邪两方面,邪为标,正为本。下利清谷不止,是少阴阳虚,即正虚,故为本证。身疼痛是太阳表邪不解,即邪实,故为标证。表里同病,治疗应分清主次,辨明标本缓急,应先治其主症、本症、急症,下利清谷不止,是少阴阳气虚衰,根本动摇,其证急重,故当"急救其里"。如仍按一般的先表后里之法,而强发虚人之汗,不仅邪不能解,反更伤正气,甚至造成亡阳虚脱之变。所以言"救",一有急救之意,二指病不能阴阳自和而自愈,必须通过药物,即以四逆汤急温其阳,实有扶正以祛邪之意。服四逆汤后,其结果或可能是阳回正复,利止表解,诸证悉愈;或可能是里证虽愈,但表证不除,身疼痛尚存,此时理应再予治表。仲景为了提示人们注意,对少阴阳虚初复之后的太阳表证不可等闲视之,若不及时解表祛邪,则表邪很有可能传经入里,故在里虚初复之后,又强调"急当救表",以绝表邪传里之后患。但考虑到里阳初复,故虽见身疼痛、恶寒无汗之表实证,亦不可用麻黄汤峻汗,只宜桂枝汤调和营卫,以图缓汗而解除表邪。

【原文】

病发热,头痛,脉反沉,若不差,身体疼痛,当救其里,宜四逆汤。(92)

【释义】

本条论述表实里虚,表里同病当先救里的治法。发热头痛,是太阳表证。表证当见浮脉。今反见沉脉,沉以候里、沉主水为少阴之脉。脉证合参,本证属太阳与少阴两感为病,可用麻黄附子细辛汤或麻黄附子甘草汤温经散寒,即内温少阴之阳,外散太阳之寒。但是服汤后"若不差",即表里证不解,身体疼痛仍在,甚至还见有少阴阳虚的下利清谷等症,病非但不愈,反趋严重,说明少阴阳气十分的虚衰,此时则以里证为急,故当以四逆汤温阳固本为宜,而不能再用辛温解表之品。此处虽未言再治表,实则解表寓于回阳救逆之中,正如张璐玉所说:"与四逆汤回阳散寒,不解表而表解矣。"

【原文】

太阳病,先下而不愈,因复发汗,以此表里俱虚,其人因致冒,冒家汗出自愈。所以然者,汗出表和故也。里未和,然后复下之。(93)

【释义】

本条论述汗下失序以致眩冒的治法。太阳病本当发汗,却先用泻下,故而不愈。接着又行发汗,如此汗下颠倒,违背了治疗的常法。先下伤里,复汗伤表,汗下失序,以致营卫气血皆伤,即所谓"表里俱虚,其人因致冒"。冒指头目昏眩,如有物蒙蔽之感。由于在汗下之后,虽邪气亦微,但正气受挫,清阳之气不能升达头目,所以眩冒。其证属正虚邪微,故不能再发汗。可待其正气自行恢复,阴阳调和而汗出自愈。因为汗出表示阳气已复,已能蒸化津液出于表,而外邪亦可随其势而外解,则"汗出表和"而自愈。如果眩晕愈后,又出现了大便秘结、心烦、蒸蒸发热等阳明胃气不和的见证,可再用调胃承气汤泻下以和胃气,此即所谓"里未和,然后复下之"的意思。

【原文】

太阳病未解,脉阴阳俱停,必先振慄,汗出而解。但阳脉微者,先汗出而解;但阴脉微者,下之而解。若欲下之,宜调胃承气汤。(94)

【释义】

本条主要论述伤寒热病有从战汗作解的机理。太阳病在未解之时,突然见"脉阴阳俱停"。对"停"字,各注家有不同的解释,有说停者,止也,认为脉有停跳;有说停者,调也,认为脉搏调和,以上两种说法都很牵强。赵本把"停"作"微",亦有把"停"作"沉"的,我们认为,作微、作沉的说法,比较有道理。因为脉阴阳俱微或阴阳俱沉,正是正邪相争的一种表现,此时阳气欲拒邪而外出,有一积蓄力量的过程和先屈而后伸的程序,所以阳气向内,从而使寸、关、尺三部脉俱见沉、微。邪压正气,正气起而与争,正邪相搏,同时病人还见有阵阵摇动,从内心感到寒慄发冷的证候,这种现象叫"战、振、慄",俗称为"寒战"。不过这种寒战是有劲的,与真武汤证阳虚无力的"振振欲擗地"不同。寒战时间的长短,取决于患者体质的强弱。体质较强,正气旺盛者,一般寒战十几分钟后就开始发热。发热是阳气得伸的表现,随之则正胜邪却,见身出大汗而其病解,脉亦恢复正常。但也有正不胜邪,不能拒邪外出,见战而不汗者,此时当用药物助正以抗邪,以求汗出病解。还有战汗之时肢体无力振摇的,这表明正气大衰,将有虚脱之险,应积极用药救治。此外,对战汗病人的护理也甚为重要,每当战汗发生之时,患者及家属难免为之惊惶,医者应预先叮嘱"见战勿惧"。同时要注意季节的寒暖、室温和通风的适宜。若战汗之时,有口渴或饥饿感的,可令其稍进饮食,如热汤、热水,夏天亦可饮以清凉饮料之类。张景岳的医案即有战不得汗,经进食炖烂的羊肉而使汗出之例。无论伤寒、温病,凡外感热病都能发生战汗,尤以温疫为多见。据临床观察,战汗发生多有一定诱因,其中不少发生在服药之后。如服小柴胡汤或小陷胸汤,甚至服硝黄泻剂亦可诱发战汗。至于发生战汗的机理,犹如服栀子豉汤作吐一样,均是药物助正,祛邪外出的反映,并非是某方某药专可使人战汗。曾治一产后高热患者,扪其肌肤高热灼手,脉来洪大,舌见黄苔,大渴欲饮,但家人又不让饮。时值炎夏,家人以产后避风为戒,密闭门窗,并使病人身着棉衣。审此情况,即命开窗启户,并嘱产妇畅饮凉水。饮后片刻,寒战大作,脉见沉伏。其家人皆惊惶不已,向余问罪,指为误治。但未料病人战后汗出,竟热退身凉而愈。结合前后病情分析,此患者原是产后郁热伤津,本无汗可以作战,今饮水后增其汗源,益其津液,故有战汗作解之资本。

"但阳脉微者,先汗出而解;但阴脉微者,下之而解",这是以脉象为依据,以判断疾病或从汗而解,或从下而解。阳脉微即寸脉微,寸以候表、候上而属阳;阴脉微即尺脉微,尺以候里、候下而属阴。邪气闭郁之所,有表里上下之异;正气祛邪外出,又有在阴在阳之别。邪闭郁于阳,则从汗而解;邪闭郁于阴,则从下而解,即通过下利而解。如太阴病"脾家实,腐秽当去"的暴烦下利,即是从下而解的实例。若不能自行下利作解,可酌用调胃承气汤等泻下。

【原文】

太阳病,发热汗出者,此为荣弱卫强,故使汗出,欲救邪风者,宜桂枝

汤。（95）

【释义】

本条补述太阳中风卫强荣弱的病机。太阳中风证前已述及,本条又补述其发热汗出乃是由于"荣弱卫强"所致,"卫强"是指风阳并于卫阳,卫分之邪强,正邪相争,而见发热。卫受邪不与荣和,则荣阴失去卫阳的固护,且又被风邪所泄而不能内守,故使汗出。汗出伤荣,故谓"荣弱"。"强"指邪气盛,"弱"指正气虚,"荣弱卫强"即荣卫失调。治以桂枝汤解肌祛风而调和荣卫则愈。

以上冒家自汗,热病的战汗和本条的发热汗出,都是不借药力而自发的不同汗证,张仲景将此三条并列于太阳病汗法之后,其目的是使人了解汗出表解有各种不同的情况,借以提高辨证分析的能力。

【结语】

本论太阳病中篇至此,已论述了麻黄汤、桂枝汤、小青龙汤、大青龙汤、葛根汤等五个治疗太阳病的发汗之法,并已将这些汗法的各种禁例和表里缓急等治则全盘托出且论述完毕。此时作者笔锋一转,进而论述太阳表邪向少阳半表半里的传变,由此引出了少阳病的主症与主方——小柴胡汤证。这种写法,实有总结太阳表证和指导对邪传少阳半表半里的辨证论治的意义。

【原文】

伤寒五六日中风,往来寒热[1],胸胁苦满[2],嘿嘿[3]不欲饮食,心烦喜呕[4],或胸中烦而不呕,或渴,或腹中痛,或胁下痞硬,或心下悸,小便不利,或不渴,身有微热,或咳者,小柴胡汤主之。（96）

小柴胡汤方:

柴胡半斤,黄芩三两,人参三两,甘草三两（炙）,半夏半升（洗）,生姜三两（切）,大枣十三枚（擘）。

上七味,以水一斗二升,煮取六升,去滓,再煎,取三升,温服一升,日三服。

加减法:

若胸中烦而不呕者,去半夏、人参,加栝楼实一枚。若渴,去半夏,加人参,合前成四两半,栝楼根四两。若腹中痛者,去黄芩,加芍药三两。若胁下痞硬,去大枣,加牡蛎四两。若心下悸,小便不利者,去黄芩,加茯苓四两。若不渴,外有微热者,去人参,加桂（赵本有"枝"字）三两,温覆微汗愈。若咳者,去人参、大枣、生姜,加五味子半升,干姜二两。

【词注】

[1]往来寒热:即恶寒与发热交替出现。

[2]胸胁苦满:苦,作动词用。胸胁苦满,即病人苦于胸胁满闷不适。

[3]嘿嘿(mò,默):嘿嘿,同默默。即表情沉默,不欲言语。

[4]喜呕:喜,爱好。此处引申为意欲。喜呕,即欲作呕吐。

【释义】

本条论述少阳病的证治。"伤寒五六日中风",意即太阳病伤寒或者中风,过了五六天。其后出现了往来寒热等症,则反映邪已传入少阳。少阳病的发热,既不同于太阳病的翕翕发热,又有别于阳明病的蒸蒸而热。而是寒热交替出现,一会儿发冷,一会儿发热,热时不寒,寒时不热,故称往来寒热。这一发热的特征是由于少阳所在的部位及其生理特点所决定的。

《素问·阴阳离合论》说:"太阳为开,阳明为阖,少阳为枢。"吴幌解释说:"太阳在表,敷畅阳气,谓之开;阳明在里,受纳阳气,谓之阖;少阳在于表里之间,转输阳气,犹如轴焉,故谓之枢。"太阳为开,其病为表证;阳明为阖,其病为里证;少阳为枢,其病为半表半里证。另外,少阳胆腑依附于肝,其位也在胁下,与肝表里相连,其气也有疏泄作用,可通达表里内外。外可从太阳之开,内可从阳明之阖,开则为阳,阖则为阴,此即少阳为枢之意。少阳受邪,正邪纷争,进退于表里之间,必然造成开阖枢机的不利。当邪胜于正,由外向里、由阳入阴之时,则表现为恶寒;当正胜于邪,能抗邪外出,使邪气由阴出阳时,则表现为发热。由于正邪相争各有进退,从而导致了寒来则热往,热来则寒去,呈阵发性交替发作的往来寒热。这是少阳病一个特别重要的见症,故列于诸症之首。"胸胁苦满","满"当读作"懑"。虽然胸与胁并论,但实际以胁满为主。"苦"是苦于"满"的意思。因少阳经脉行于胸胁,少阳受邪,经气不利,故见胸胁苦满。"默默",形容表情沉默,静默寡言,是反映肝胆气郁的精神状态。"不欲饮食"则是肝胆疏泄不利,影响了脾胃运化功能,致使胃口不开、食欲不振的表现。由于"默默"与"不欲饮食"都因于肝胆气郁,疏泄不利,二症又常同时并见,故称为"默默不欲饮食",以示气郁为病的特点。少阳胆木内藏相火,气郁则火郁,郁火扰心则见"心烦"。"喜呕"的"喜",有多、善之意。"喜呕",即指频繁的呕逆而言,乃因少阳不和,胆热犯胃,胃失和降所致。

上述皆为少阳病主症,以下分析其见症。少阳病的见症很多,其原因是少阳介于表里之间,居枢机之地,其手是两经隶属于胆和三焦。少阳受邪,则半表半里之气不和,邪气有表里出入、乍进乍退之机,不仅使肝胆气郁,而且三焦之气也往往为之不利。因此病变所及可达表里内外,以及上中下三焦之气的不和,致使发生"或胸中烦而不呕,或渴,或腹中痛,或胁下痞硬,或心下悸、小便不利,或不渴、身有微热,或咳"等症。虽谓或见症,但也是客观存在的病变反映,且在某些情况下,或见症亦可成为主症,因此对或见症也不得轻视。不仅如此,作为理论上的系统学习和临床上的灵活运用,还应理解和牢记。否则,将造成其证而不能辨认,用其方而不知化裁的问题。

病在少阳半表半里,其治既不能发汗,更不能吐下。只有疏解少阳之郁滞,使枢机得利,三焦得通而达到表解里和的目的,这就叫作"和解之法"。小柴胡汤则是和解法的代表方剂。

本方由七味药物组成,除柴胡外,其余六味均可以等量用之,一般用三钱,即 10 克左右。因柴胡为方中主药,一定要重用。之所以名以小柴胡汤,是与大柴胡汤相对而言。柴胡古时用八两,现在约八钱,合 24 克左右。乍看去似乎药量过大,实际原方煎剂是分三次服用,每次药量不到 10 克。现在煎药只分二次服用,故可酌情减量,但必须要用足药量。特别是治疗典型的少阳证,柴胡非重用不可。《神农本草经》载"柴胡性味苦平,主治肠胃中结气,饮食积聚,寒热邪气,推陈致新"。《神农本草经》所载能推陈致新的药物仅有二味,二是大黄,从血分而言;一是柴胡,从气分而言,足以说明柴胡用途之广。然而现时有一些人临床使用本方疗效不理想,就认为方已过时,其实疗效不好的原因,往往是因其药量使用不当,如有的人不遵原方配伍比例,误将柴胡与他药等量;也有的人唯恐"柴胡劫肝阴",而不敢用足其量,甚至有的入视柴胡为可畏,竟不敢动用毫厘。若依此遣方用药,则怎能取效? 方药剂量是历经多少年代与多少医家的临床验证而确定的,今天我们若不经过反复实践就轻易否定,未免有些轻率。

小柴胡汤中既有祛邪清热之药,又有扶正补虚之品,可谓是集寒热补泻于一方。本方药物可分三组,一是柴胡配黄芩,为方中主药。柴胡能疏解少阳经中邪热,黄芩可清泄少阳胆腑邪热,柴芩合用,经腑皆治。同时柴胡还能疏利肝胆,条达气机,柴芩相伍,使气郁得达,火郁得发。本论之方用柴胡者共有七个,其中小柴胡汤、大柴胡汤、柴胡桂枝汤、柴胡桂枝干姜汤、柴胡加芒硝汤、柴胡加龙骨牡蛎汤等六方,都以柴胡、黄芩为主药,故亦可称之为柴胡剂群。而四逆散一方,仅有柴胡而无黄芩,则不属柴胡剂群之内。二是半夏配生姜,又名小半夏汤,因其能和胃降逆、散饮祛痰,故称为止呕圣药。少阳病"喜呕",呕是少阳的主症之一,故半夏、生姜在所必用。同时夏、姜味辛能散,对疏通少阳郁滞也有裨益。三是人参、甘草、大枣相配,扶中益气。对于一般外感病来说,用人参等甘温益气之品者较少,以防闭门留寇之弊。本方选用此药,作用有二:一是助正以祛邪,因少阳之气为小阳、弱阳,抗邪之力不强,故需扶正以祛邪;二是补脾以防邪气传变,因太阴位居少阳之后,少阳之邪若再内传,太阴则首当其冲,默默不欲饮食即是先兆,故"见肝之病,知肝传脾,当先实脾",用此三药正是实脾而杜绝少阳之邪内传之路。再从药物性味看,柴芩味苦、夏姜味辛、参草枣味甘,合成辛开、苦降、甘调之法,太阳病下篇治痞的泻心汤也属此法,亦称和解之法。可见小柴胡汤配伍的三个方面,三组药物,既各奏其功,又相辅相成,构成了一个有机联系的治疗整体。

原方要求去滓重煎,使之浓缩,从六升再浓缩成三升,分三次服用。这是古人的经验,凡用和解剂,都如此煎药。前人认为,和解剂中,诸药性味有或苦,或辛,或甘之不同;其作用又有或清,或补之区别;其效应又有或取其气,或取其味的差异。若按一般煎法,则性味不匀和,效应不一致,而去滓重煎则可使诸药性味匀和、作用协调。故现今以此种煎药方法。

【按语】

方后所附七种加减法应掌握,并示人以法。实际上本方加减化裁变化甚多,运用极广,但其范围总不外表里寒热虚实六个方面。换言之,它既可和解表里,又可调和阴阳,且能调节上下升降,故不仅治疗外感热病,还能治疗内伤杂病。犹如桂枝汤在外可调和营卫,在内能调和脾胃一样,两方运用之广确有媲美之处。本方治疗肝胆疾患常是得心应手;对于慢性低热、急性高热,以及所谓"无名热"兼有少阳证者,其退热作用也十分显著。

【原文】

血弱气尽,腠理开,邪气因入,与正气相搏,结于胁下,正邪分争,往来寒热,休作有时,嘿嘿不欲饮食。藏府相连,其痛必下,邪高痛下,故使呕也,小柴胡汤主之。服柴胡汤已,渴者,属阳明,以法治之。(97)

【释义】

本条论述少阳病,特别是小柴胡汤证的病因和病机。病邪直接侵犯少阳,从而补充了少阳发病的原因。同时又阐述了少阳病的病理机制,因此,这两条应联系互参。为何外邪不经太阳而可直接侵犯少阳呢?原因是"血弱气尽,腠理开"。人体气血虚衰,腠理不固,外邪乘虚直入,与正气相搏,结于胁下。胁下是少阳所属的部位。"正邪分争",各有胜负进退,故见"往来寒热,休作有时"。休作与往来的意义相仿,说明寒热不同时出现,而是寒休热作,或热休寒作。既然邪犯少阳,必然牵及其他脏腑,因为人之脏腑相连。少阳胆为腑,胆附于肝,少阳与厥阴经脉互相络属。肝胆表里相连,所以"其痛必下"。所谓"下",非指位置的高下,而是指其所影响的器官以及病变发展的趋势,即由表及里,胆病及肝,以致肝胆之气皆为不利;或旁及脾胃,致胃气不和"故使呕也",脾气不和则"不欲饮食"。辨证至此,其理已明,用小柴胡汤主治无疑。

"服柴胡汤已,渴者,属阳明,以法治之。"说明少阳之邪不解可转属阳明。少阳病服小柴胡汤以后,如果少阳之邪得解,胆气疏利,三焦通畅,津液得复,其病则愈,也不会再作渴证。如果服汤后反见渴者,是少阳之邪转属阳明,而不是少阳病的兼证之渴。因其邪传阳明,少阳证已罢,这种渴证是服汤后出现的新问题,也即是阳明里热,灼伤津液的病理反映。不过此时邪热初传阳明,尚未热结成实,仅是阳明热证而已。治疗当然不能再用小柴胡汤以和解,而应以清法治阳明之热。

【原文】

得病六七日,脉迟浮弱,恶风寒,手足温。医二三下之,不能食,而胁下满痛,面目及身黄,颈项强,小便难者,与柴胡汤,后必下重。本渴饮水而呕者,柴胡汤不中与也,食谷者哕。(98)

【释义】

本条论述小柴胡汤的使用禁忌。得病已六七日,症见“脉迟浮弱,恶风寒,手足温”。脉浮而弱,恶风寒,类似太阳中风。脉兼迟象,似为阳虚,若再见手足冷便可断为挟虚外感证。但反见手足温,说明并非阳虚,仅太阳表证而已。此时可能稍兼有不大便的里气不和证,但不是里实证。而医者见有不大便,竟不察表里虚实,屡用泻下,以致发生下列变证。误下必伤脾胃,使脾不健运。胃失和降,故不能食。脾虚失运,水湿停滞,加之误下后表邪化热入里,形成湿热瘀滞,故胁下满痛。三焦之气不利,则小便难。由于湿无去路,郁蒸发黄,以致面目周身皆黄,当属湿热发黄证。湿邪上犯,闭阻太阳经脉,故颈项强。此类湿热证,当以渗利之法治之,使湿热通过小便排除。但医者不明此理,一错再错,误认为颈项强是太阳证,胁下满是少阳证,错当太少合病或并病而用小柴胡汤,从而造成了误治。小柴胡汤内有参、草、枣等甘温之品,服之必增湿热;而柴胡、黄芩之苦寒,也对里气不利,以致发生大便如痢一样下重不畅的变证。

“本渴饮水而呕者”,此属饮家。因胃有停饮,津液不化,故渴;因渴而饮,水停更多,水邪上逆,故而作呕。这种饮家作呕与少阳病的心烦喜呕截然不同,治当用半夏、茯苓、生姜之类涤饮则愈,切不可用小柴胡汤治疗。若误用之,必因其苦寒伤败胃气,使饮气更逆,而见“食谷者哕”之变。“哕”,即呕逆,类似膈痉挛之类。有的注家认为此句衔接突然,疑有缺文,学者可进一步考证研究。

【原文】

伤寒四五日,身热恶风,颈项强,胁下满,手足温而渴者,小柴胡汤主之。(99)

【释义】

本条论述三阳合病,治从少阳之法。伤寒四五日,出现“身热恶风,颈项强”,此属太阳表证;“胁下满”为少阳半表半里证;“手足温而渴”是阳明里热证。三阳病证同时俱见,将如何治疗?夫少阳禁汗,故不能用发汗法,若用清热之法,则又易使太阳表邪郁遏。古人说的“三阳合病独取阳明”的治法,仅适用于阳明热盛之候,对本证也非所宜。只有用小柴胡汤和解少阳,使枢机利,表里和,则三阳之病俱解,此即所谓“三阳合病治从少阳”之法。但因有口渴一症,似宜于小柴胡汤方中去半夏加栝楼根以生津止渴。

【原文】

伤寒,阳脉涩,阴脉弦,法当腹中急痛,先与小建中汤,不差者,小柴胡汤主之。(100)

小建中汤方:

桂枝三两(去皮),甘草二两(炙),大枣十二枚(擘),芍药六两,生姜三两(切),胶饴一升。

上六味,以水七升,煮取三升,去滓,内饴,更上微火消解,温服一升,日三服。呕家不可用建中汤,以甜故也。

【释义】

本条论述土虚木乘,少阳挟虚的证治。肝胆之病最易影响脾胃,即所谓"木乘土"之理。如果病人素有脾虚,又患少阳证,则因肝胆气横更伤脾气,而发生腹中急痛。因此治疗上就有先扶正后祛邪、先治脾后治肝胆的方法,本条讲的就是这一精神的体现。

"阳脉涩",指脉浮取迟涩,为气血不足;"阴脉弦",指脉沉取见弦,主病在少阳之经,又主痛证。"腹中急痛",既有自觉症状,又有他觉症状,即腹痛时自觉有紧缩拘急之感,而腹诊时又可触摸到腹肌痉挛紧张而成条索之状。此脉此证,是由于脾虚气血不足,又为少阳之邪相乘所致,即所谓"土虚木乘"。治疗应先扶正后祛邪,先用小建中汤健脾补虚,缓急止痛。服汤后如果脾虚得复,肝胆气平,则诸证皆愈。如果"不差",即病不愈,而仍见腹中急痛不止,说明肝胆之邪太盛,此时单纯补脾建中犹不能解决问题,还必须再用小柴胡汤(当去黄芩加芍药)和解少阳,疏利肝胆,兼以伐木,方能求愈。

【按语】

临床所见有兼腹中急痛者,也有兼胁下急痛者,均可遵循本条之法治疗。如曾治一肝炎患者,胁下急痛,食少乏力,经服多剂柴胡汤不愈。诊其脉弦而缓,断为土衰木乘之候,即用此法,予小建中汤。药后其痛竟止。又如临床上有虚劳腹痛脉见弦者,其中也有土衰木乘因素在内,其治亦当先健脾补虚,后疏利肝胆,道理同上。小建中汤即桂枝汤倍量芍药加饴糖而成。桂枝汤既可调和营卫气血,又能调和脾胃阴阳,在此基础上加饴糖甘温补中以缓急,倍用芍药酸甘益阴而于土中平木,即在补脾之中而兼平肝胆之横,又有缓解筋脉拘挛的功用。诸药合用,能使脾胃健运,气血得充,阴阳平调,营卫协和,则其病自愈。所谓"建中",即建立中气之意。《金匮要略》用本方治疗因脾胃有病而致气血不足、阴阳失调的虚劳证候,也是通过建立中气而达到调补气血阴阳的治疗目的。

【原文】

伤寒中风,有柴胡证,但见一证便是,不必悉具。凡柴胡汤病证而下之,若柴胡证不罢者,复与柴胡汤,必蒸蒸而振,却复发热汗出而解。(101)

【释义】

本条论述使用小柴胡汤要抓住少阳的主症。少阳病证状很多,临床上不可能在一个患者身上同时全部见到,因而也无须诸症俱备,才可用小柴胡汤或其他柴胡剂。"但见一证便是,不必悉具",讲的就是这个意思。"一证"当活看,不要认为就是一个症,更不能认为是任意一个症状。而应该理解为两个能确实无误地反映出少阳病病变特点的主症。如见到往来寒热或胸胁苦满等,便可使用小柴胡汤。因为往来寒热、胸胁苦满是少阳病具有特征性的证候。往来寒热反映了邪在半表半里,正邪斗争有进退出入的病变特点;胸胁为少阳之专位,苦满反映了少阳气郁、疏泄不利的病变特点。除此之外,或者见到口苦、喜呕;或者见到呕而发热等一两个主症,也可诊断为少阳病。

本条言简意明,旨在告诉读者临床辨证时要善于抓主症。不仅少阳病如此,其他各经之病亦当仿效而行。

"凡柴胡汤病证而下之,若柴胡证不罢者,复与柴胡汤,必蒸蒸而振,却复发热汗出而解。"论述柴胡证误下后的证治及机转。少阳病属半表半里证,本不应泻下,但在临床又容易犯误下的错误。因为少阳受邪,往往影响三焦气化不利、津液不畅,致使津气不能下达而有不大便的见症。此时若用小柴胡汤外疏内达，使上焦得通，津液得下，胃气因和，在表者可濈然汗出而解；在里者则使大便得下而解。若不遵此法，但见不大便即贸然使用下法，则为治疗之逆，其结果可能出现三种情况：一是造成坏病，甚至转成下利不止、水浆不入等重证；二是邪传阳明，而成阳明有关诸证；三是其人正气尚旺，尚没有因误下而发生特殊变化，而柴胡证仍在的，则仍可用小柴胡汤治疗。然由于误下之后，证虽未变，但正气毕竟受挫，值此之时借药力之助，正气奋起向外抗邪，而见"蒸蒸"振战，然后发热汗出而解。这就是正邪交争，战汗作解的一种表现。但需要说明的是，上述病情在临床上并不一定皆能发生战汗，同时也有虽未经误下而仅是因为病程稍长，药后却出现战汗作解的。因此不可拘泥于文字。

【原文】

伤寒二三日，心中悸而烦者，小建中汤主之。（102）

【释义】

本条论述伤寒挟虚的证治。伤寒二三日，病程虽不长，亦未经证治，却见心中悸烦之症，其原因往往是里气虚馁，心脾气血不足，复被邪扰所致。夫太阳与少阴为表里，少阴不仅包括足少阴肾，也包括手少阴心。如果说太阳主表而为藩篱，犹如边防之设，那么少阴之心就处于宫城之内。若心宫气血亏虚，则气虚易生悸，血虚易生烦。通常情况下悸、烦尚不明显，一旦感邪之后，正气不支，在表之邪即有内陷之危，此时悸与烦就十分突出。此证往往较叉手冒心，心悸欲得按的桂枝甘草汤证更重一些，如进一步发展，就可能出现"脉结代"的炙甘草汤证。

本证系虚人伤寒，故不可发虚人之汗。治当先扶其正以强其本。小建中汤内能补益心脾气血之虚；外可调和营卫以增强抗邪之力，一举而两得，也即"安内以攘外"之法。本条与100条都用小建中汤，一治腹中急痛，一治心中悸而烦，虽见症不同，但皆论建中之法。

【原文】

太阳病，过经十余日，反二三下之，后四五日，柴胡证仍在者，先与小柴胡汤。呕不止，心下急，郁郁微烦者，为未解也，与大柴胡汤，下之则愈。（103）

大柴胡汤方：

柴胡半斤，黄芩三两，芍药三两，半夏半升（洗），生姜五两（切），枳实四枚（炙），大枣十二枚（擘）。

上八味，以水一斗二升，煮取六升，去滓，再煎，温服一升，日三服。一方加大黄二两。若不加，恐不为大柴胡汤。

【释义】

本条论述少阳兼阳明里实的证治。本证初起是邪在太阳之表，由于时间的推移或治疗之误，而致邪气离开太阳传入少阳，即为"过经"。少阳病治当和解，但医生三番两次地用了泻下之法，所幸病人素质尚好，证未因误治而变化，柴胡证依然存在，故仍应先以小柴胡汤治疗。服汤后可能有两种情况，一是药尽其用，正胜邪却，病证向愈，出现如第101条所述之战汗作解；二是药后病证未减反而加重，即由原来的"喜呕""胸胁苦满""心烦"等症一变而为"呕不止""心下急""郁郁微烦"等症。"呕不止"，乃因邪热不解，内并阳明，热壅于胃，以致胃气频频上逆所致；"心下急"，即胃脘部或胀满之极，或疼痛之极，或拘急紧张之极而不可耐之谓，为阳明胃热结聚之兆；"郁郁"与"默默"的病机相同，皆为少阳气机郁遏之象，但证情以"郁郁"为重。"微烦"并非轻微之烦，而是指气郁热遏于内，使心烦外见反微。据情可知，其人不大便、口苦、苔黄、脉弦等症也在所必见。病已属少阳兼阳明里实。

大柴胡汤是柴胡剂群的重要方剂之一,由小柴胡汤去人参、甘草加大黄、枳实、芍药而成。方用小柴胡汤以和解少阳,因已见里实之证,故去参、草之甘补;大黄配枳实,犹如半个承气汤,以泻阳明之实热;芍药配大黄,酸苦涌泄,能于土中伐木,平肝胆之气逆。方中生姜之量,较小柴胡汤中生姜用量为大,一因生姜辛散,能散结去饮以止呕;二因本证邪热聚结在于心下,病位偏上,故重用生姜上行和胃,借以牵制大黄峻猛速下之力,使之"载药上行"而达到调和胃气的目的。如果说桔梗能载诸药上浮而有舟楫作用,此方生姜配大黄则也有这种妙用。然而本方中有无大黄,曾有过争议,或云有,或云无,陈修园对此有个折中的意见,他说临证时根据需要而决定取舍。考原文有"下之则愈"一语,则知方中自然当有大黄。本方与大承气汤相较,泻下之力虽稍逊一等,但药力也相当可观,临证亦不可轻举妄用。

【按语】

大柴胡汤既可疏利肝胆之气滞,又可荡涤肠胃之实热,既治气分,又调血分。属肝胆胃肠不和、气血凝结不利的病证,在临床比较多见,因此本方临床应用也较广泛。现临床用其治疗多种急腹症或一些其他消化道疾病,疗效卓著。如急性胆囊炎、胆石症、急性胰腺炎、溃疡穿孔以及热痢下重等,只要其证候与本方证相符,即可投予本方,或酌加理气活血、清热解毒之品,以提高疗效。曾在某医院会诊一例急性胃穿孔患者,该院已决定手术,但家属唯恐患者年迈多险,而拒绝手术治疗,要求服用中药。症见腹痛不可耐、心烦口苦、恶心呕吐、舌苔黄厚、脉弦而滑。嘱速煎大柴胡汤,稍后泻下黑便,腹痛骤减,呕恶亦止。继服原方二剂,诸症好转,后经调理而愈。临床经验证明,凡属气火交郁的实性腹痛,都可用本方治疗,尤其是疼痛偏于下腹部的,效果更佳,这是因为少阳经气行于胸腹两侧的缘故。

【原文】

伤寒十三日不解,胸胁满而呕,日晡所发潮热,已而微利。此本柴胡证,下之以不得利,今反利者,知医以丸药下之,此非其治也。潮热者,实也,先宜服小柴胡汤以解外,后以柴胡加芒硝汤主之。(104)

柴胡加芒硝汤方:

于小柴胡汤方内,加芒硝六两,余依前法。服不解,更服。

【释义】

本条论述大柴胡汤证误用丸药泻下后的证治。伤寒时过十三日而病仍不解,出现"胸胁满而呕"的少阳证,"日晡所发潮热"的阳明证。"日晡",指午后申时,3～5点钟的时间;"所"是不定之词,在此指申时左右;"发潮热",谓其发热像潮水一样按时而至。中医有天人相应,六经合于六气的理论。阳明之气主燥,午后申时,正是自然界燥气旺盛之时,此时人体阳明之气最为强盛,故而抗邪有力,正当其时则发热。这就是日晡所发潮热的缘由。根据上述见证,可断为少阳不和兼阳明里实之证,当用大柴胡汤治疗。若确属大柴胡汤证,本应见大便秘结,而今为何汤药未服却反见下利?查究其因,原来是前医误用丸药泻下所致。丸药多系巴豆制剂,其性辛热燥烈,以丸药泻下,肠道虽通,但燥热不去,少阳证亦不能解除,故曰"此非其治也"。因已经泻下,故虽兼有阳明燥热内结,亦不能再用大柴胡汤峻下,可先用小柴胡汤以解少阳,不愈者,再用柴胡加芒硝汤兼治阳明。

柴胡加芒硝汤,即小柴胡汤加芒硝。芒硝咸寒,善能泻热软坚以润燥。本方攻下之力虽不及大柴胡汤,但去燥热以治潮热的作用,却优于大柴胡汤。据赵本所载,本方只取小柴胡汤原剂量的三分之一,又不减甘草、人参等补药,故对正气较虚,而里实不甚的,比大柴胡汤更为适宜。

【原文】

伤寒十三日,过经谵语者,以有热也,当以汤下之。若小便利者,大便当硬,而反下利,脉调和者,知医以丸药下之,非其治也。若自下利者,脉当微厥,今反和者,此为内实也,调胃承气汤主之。(105)

【释义】

本条论述太阳过经于阳明而误用丸药下后的变证与治疗。伤寒十三日,症见谵语者,是为太阳过经于阳明。因阳明有热,胃络通于心,热扰心神,故作谵语,当用调胃承气汤下之。如果患者小便自利且量多,是阳明燥热逼迫津液偏渗而不能还入肠中,故曰"小便利者,大便当硬"。阳明里实证,本当见大便硬,而今反见"下利",属虚属实,可凭脉审证。如脉见"调和"的,"调和"并非指无病之脉,而是指阳明病脉未变,仍与里实证相应,则反映此"下利"并非虚证,乃是前医误用丸药泻下所致。"若自下利者,脉当微厥,今反和者,此为内实也",则进一步说明了是实证而不是虚证的脉诊依据。"脉当微厥",诸释纷纭,或说是脉微肢厥,或说是脉微结,根据"厥"字有"极""甚"之义,我们认为当以脉来甚微解释为妥。若证属虚寒性的自下利,其脉必然甚微,但今之脉不微,相对来讲反而"谓和",于是阳明里实则信而有征。论其治法,因已经用丸药误下,胃气必有所伤,峻下之剂似不相宜,当用调胃承气汤调和胃气为妥。

【原文】

太阳病不解,热结膀胱,其人如狂,血自下,下者愈。其外不解者,尚未可攻,当先解其外。外解已,但少腹急结者,乃可攻之,宜桃核承气汤。(106)

桃核承气汤方:

桃人五十个(去皮尖),桂枝二两(去皮),大黄四两,芒硝二两,甘草二两(炙)。

上五味,以水七升,煮取二升半,去滓,内芒硝,更上火,微沸下火,先食温服五合,日三服,当微利。

【释义】

本条论述太阳蓄血证治。太阳表证不解,邪热入里与血搏结于下,发生如狂和少腹急结等症的,叫作太阳蓄血证。"热结膀胱",可当作热结下焦血分去理解,亦可能是结于小肠之腑。手太阳小肠与手少阴心相表里,经脉相互络属,在下之浊热上扰心神,心神失守则其人"如狂"。"如狂"是精神症状,指患者的视听言动时慧时昧,然尚有别于打人毁物、骂詈不避亲疏之"发狂"。瘀热互结于下焦,气血凝滞而不通,故见"少腹急结"。"急结"是指疼痛、胀满、痞硬而急迫难耐,甚至痛苦不可名状。本证尚属邪热与血初结,热重而瘀轻,病势较为轻浅,故有"血自下,下者愈"的机转。因病在下焦血分,故瘀血多从大便而下。若不能自下者,则须用药物攻逐。但一定要注意,外有表证不解者尚不可攻,应先发汗解表,待表证解除后而少腹急结等里证不除者,才能使用桃核承气汤泻热逐瘀。

太阳腑证分蓄水和蓄血两种证候,都是太阳经表邪热不解而随经入里所致。然一在膀胱气分,而使气化失常,故必见小便不利;一在下焦血分,热与血相结,故神志如狂,因不关气分,所以小便自利。可见两者鉴别要点在于小便利与不利和神志正常与否。

桃核承气汤系调胃承气汤加桃仁、桂枝而成。大黄苦寒、芒硝咸寒,功能泻热破结。大黄本可去瘀生新,但力尚不足,故加滑利之桃仁活血化瘀以破蓄血。桂枝辛温通阳行气,用于本方其意不在解表,而在理气通阳,通阳即可行阴,理气则能行血,血行而结散,则病自解可见在寒凉药中酌加温热药,在血分药中稍配气分药,确实有其妙用。

根据古人服药经验,病在胸膈以上者,应先进食后服药,病在心腹以下者,当先服药后进食。由于本证病位在下焦,且桃核承气汤又系下瘀血之剂,故必须空腹服药,方能更好发挥药效。方后注谓"先食温服"即是此意。

【原文】

伤寒八九日,下之,胸满烦惊,小便不利,谵语,一身尽重,不可转侧者,柴胡加龙骨牡蛎汤主之。(107)

柴胡加龙骨牡蛎汤方:

半夏二合半(洗),大枣六枚(擘),柴胡四两,生姜一两半,人参一两半,龙骨一两半,黄芩一两半,铅丹一两半,桂枝一两半(去皮),茯苓一两半,大黄二两,牡蛎一两半(熬)。

上十二味,以水八升,煮取四升,内大黄,切如棋子,更煮一二沸,去滓,温服一升。

【释义】

本条论述少阳兼表里三焦俱病的证治。伤寒时至八九日,误用下法,使邪气内犯少阳,而正气有所损伤。邪犯少阳,枢机不利,表里三焦之气不和,故出现了一系列复杂的病证。"胸满烦惊",烦惊,有人认为应作惊甚解,犹如烦疼的意思一样,有人认为应作心烦与惊恐两个症状解,我们认为应以前者为是,本证以惊为主。少阳病本有烦,此处意在突出"惊",而不在突出"烦"。惊即惊恐不安,是一个精神症状。人之七情变化与五脏功能密切相关,肝病多怒,胆病多惊,可见"胸满烦惊"是因少阳之气不利而致。"小便不利"是太阳膀胱腑气不利;"谵语"是阳明胃气不和。三阳经气皆为不利,故见"一身尽重,不可转侧"。本病虽见三阳证候,但以少阳病证为突出,太阳、阳明证则是由于少阳枢机不利,影响所及而成。故治疗以柴胡剂和解少阳为主,并酌加他药以治兼证。

柴胡加龙骨牡蛎汤即小柴胡汤去甘草(方中当有黄芩,成分缺漏,应补之),用以和解少阳,祛除半表半里之邪;佐以龙骨、牡蛎、铅丹以镇胆气之怯而止烦惊;小便不利,故加桂枝、茯苓以助太阳气化而行津液;谵语则加大黄泻阳明之热以和胃气。于是三阳之气和畅,错杂之邪内外尽解。

方中铅丹有毒,须用纱布包裹入煎。临床曾有服本药而致铅中毒的报道,因此用量切勿过大,一般不超过5克,且不要长期服用,以免造成蓄积性铅中毒。现今有人用生铁落代之亦有效。大黄在煎药时应后下为和法。

【按语】

本条接续于上条蓄血证治之后,有互相对比以加强辨证的用意。其一,两条都有神志病证,上条言狂,本条言惊;其二,蓄血证属太阳见少腹急结,本条证属少阳见胸满,病位有上下之别;其三,蓄血证小便自利,本证小便不利;其四,上条属热与血结,病在血分,本条属少阳枢机不利,病在气分。

后世有不少注家抨击本条文义不清,难以解释。但日本丹波元简著《伤寒论辑义》则认为本条精神有指导临床的实际价值,特别是柴胡加龙骨牡蛎汤用于治疗胸满烦惊之症,确有疗效,不可轻易否定。根据有是症便用是方的原则,现今常用此方治疗一些精神或神经系统的疾患,如精神分裂症及癫痫等,并多能取得满意疗效。如曾治陈姓青年,因受精神刺激而患精神分裂症,每夜不能安睡。家人轮流陪守。曾服大量氯丙嗪之类镇静剂无效。切其脉弦,遂投本方,只进二剂则病证大减。据患者及其家属反映,初服汤药后即能安静酣睡,可见其疗效之卓著。还曾用本方治过一例十多岁的舞蹈病患儿,终日手舞足蹈而无休止,并有烦惊等精神症状,遂试用本方以镇静安神,佐加胆星等祛痰之品,数剂后证情好转。

【原文】

伤寒腹满谵语,寸口脉浮而紧,此肝乘脾也,名曰纵,刺期门。(108)

【释义】

本条论述肝乘脾的证治。病从伤寒伊始,而又出现腹满谵语等症,这是太阴、阳明脾胃疾患的反映。若其脉沉实有力,则脉证相符为顺。今"脉浮而紧",实即寓有弦脉之意,弦为肝脉,可知本病是脾胃之证而见肝胆之脉,此为肝胆之邪乘于脾胃所致,也即木克土,故"名曰纵"。纵,指肝胆之气放纵无羁,顺势而往。由于肝胆影响脾胃为病,故其治当刺肝之募穴期门,泻肝胆之有余,以解脾胃之围。

【原文】

伤寒发热,啬啬恶寒,大渴欲饮水,其腹必满,自汗出,小便利,其病欲解,此肝乘肺也,名曰横,刺期门。(109)

【释义】

本条论述肝乘肺的证治。"伤寒发热,啬啬恶寒",是皮毛受邪而属表证。然肺主皮毛,有宣发肃降、通调水道的生理功能。邪在皮毛,内舍于肺,肺气亦为之不利,津液不得输布,故口渴而小便不利。由于大渴贪饮,肺的制节不行,水道不通;且脾之运化失常,气机不利,故见腹胀满。诸症究其所因,既有肺的本身病变,又有肝旺犯肺的因素,即肝木反侮肺金之候。因金本克木而反受木侮,此为犯上而侮其不胜,故称之谓"横"。横,指肝气横逆亢盛。治疗当刺期门,以泻肝之"横"气,使肺摆脱其侮而使功能恢复。外窍通则汗出,内窍通则小便利,故其病欲解。上条有"脉浮而紧"一句,而本条未言何脉,疑有缺文。

【原文】

太阳病二日,反躁,凡熨其背,而大汗出,大热入胃,胃中水竭,躁烦,必发谵语,十余日,振慄、自下利者,此为欲解也。故其汗,从腰以下不得汗,欲小便不得,反呕,欲失溲,足下恶风,大便硬,小便当数而反不数,不多,大便已,头卓然而痛,其人足心必热,谷气下流故也。(110)

【释义】

本条论述太阳病误火坏证及正复欲解的证候。可分为两段解释。第一段从开始至"此为欲解也",讲述火邪伤人虽重,但也有正复邪却作解之机。第二段从"故其汗,从腰以下不得汗"至文末,言误火后阳郁于上的各种见症。

太阳病二日,本不应见烦躁而反见之,意味着阳热有余,邪气欲传经入里。此时反熨其背。熨背,是古代火疗法的一种,民间有的用瓦烧热布包熨背,谓之"瓦熨";有的用砖烧热布包熨之,名为"砖熨",皆为发汗而设,用之不当可大汗出而津液伤。津伤则胃燥,胃燥则里热更盛,形成了阳明胃家燥热实证,故见躁烦谵语。若病至十余日,由于饮食保养,胃中津液得复,正气来复,可从下利而驱邪热外出,正邪激争,则先见振慄,此与振慄战汗的道理相同,皆为阴复阳和,病证向愈之兆。

然而,当其病未作解时,还见有一系列变证。如"从腰以下不得汗",即上身有汗,下身无汗,此因火热之邪主升而炎上,内攻之后阳气得其相助而郁结于上,不能下达,造成上盛下虚,上下阻隔之局势。阳热之气上逆故呕;阳气不能下达,而气化固摄无权,则既欲小便不得,又欲失溲,并见足下恶风;阳郁于上,津液不能下达,故大便硬结,不言而喻,烦躁谵语等症也在所必见。大便硬结时,则标志着津液不能还入胃中,反受燥热所迫而偏渗外出,故小便当数而且多。如今反不数(及不多),说明津液尚能还入胃中,以调节肠胃之燥,于是大便自下。津液与阳气并行不悖,当津液下达,大便通行时,阳气也得以下达,阳明胃气下流,由原来足下恶风转为足心发热,则其他诸症,也将随之而解。但由于阳气从上而骤下,头为诸阳之会,阳气下降,头中阳虚,常可发生短暂的不适应现象,即"大便已,头卓然而痛"。卓然,不平常也,指头痛非同一般。

【原文】

太阳病中风,以火劫发汗,邪风被火热,血气流溢,失其常度,两阳相熏灼,其身发黄。阳盛则欲衄,阴虚则小便难,阴阳俱虚竭,身体则枯燥。但头汗出,剂颈而还,腹满微喘,口干咽烂,或不大便,久则谵语,甚者至哕,手足躁扰,捻衣摸床,小便利者,其人可治。(111)

【释义】

本条论述太阳中风误用火劫的变证及预后。太阳中风,当用桂枝汤解肌发汗,方为治疗之顺,若误以火劫发汗,则为治疗之逆,必然变证风起。风为阳邪,火亦属阳,太阳中风用火热发汗,必致阳热更盛,而使气血流溢,失其运行之常度。风火合邪,即所谓"两阳相熏灼",其身必发黄。此之发黄与前述"风温为病……若被火者,微发黄色"之机理相同。阳热亢盛,伤于阳络,则见鼻衄;阴液不足,故小便难;火迫取汗,不仅伤阴,而且耗气,阴阳气血俱虚竭,无血以濡润,无气以温煦,不能充肤泽毛,身体则消瘦枯燥。前句之"阳盛"者,是言其邪,此"阴阳俱虚竭",是言其正。概念不同,不可混淆。

阳热之邪若以汗解,谓之"热越"。此因阳热盛、阴液虚,热不得越,不能周身作汗,故头汗出,齐颈而还。邪热不得外越,便入内攻伐,聚于中焦,脾胃气机滞塞,则腹满;影响肺气不利则微喘;炎于上则口干咽烂;下结于肠中,则不大便,久则胃热扰心,故作谵语。若病情再重,甚者至哕。哕,即呃忒或呃逆,与一般胃气不和的嗳气、噫气不同。此为胃津大亏、胃气将败之候。临床常可见到某些温热病晚期出现哕证,多是病至险境、病情垂危的表现。

四肢为诸阳之本,阳热炽盛,内乱心神,外实四肢,故手足躁扰、捻衣摸床。捻衣摸床,是神志昏愦之后的一种无意识的动作,即两手不自觉地反复摸弄衣床。病延至此,恶候叠见,可谓热盛阴伤已达极为严重的地步。此时若小便尚利,可知阴津尚未尽竭,化源犹存,仍有一线生机,还有救治的希望。如若小便全无,是化源已绝,则难以救治。

【原文】

伤寒脉浮,医以火迫劫之,亡阳,必惊狂,起卧不安者,桂枝去芍药加蜀漆牡蛎龙骨救逆汤主之。(112)

桂枝去芍药加蜀漆牡蛎龙骨救逆汤方:

桂枝三两(去皮),甘草二两(炙),生姜三两(切),牡蛎五两(熬),龙骨四两,大枣十二枚(擘),蜀漆三两(洗,去腥)。

上七味,以水一斗二升,先煮蜀漆,减二升,内诸药,煮取三升,去滓,温服一升。

【释义】

本条论述伤寒误用火劫而导致惊狂的证治。伤寒脉浮,其病在表,当应发汗解表,而医生误用火劫迫汗,汗出过多,导致了"亡阳"。亡,在这里当失去讲;阳,指心阳。亡阳实指心阳亡失。因心为阳脏而主神志,汗为心之液,阳为心之神,汗出过多,心阳随汗外泄,阳虚不能养神,则心神浮越不敛,故发生惊狂、起卧不安的症状。"起卧不安",当以赵本作"卧起不安"为妥。一般地说,服用麻桂辛温过汗,多亡肾阳;而用火法迫汗,则多亡心阳。亡肾阳的,当用四逆汤救治;亡心阳的,则非附子、干姜之所宜,而应以桂枝去芍药加蜀漆牡蛎龙骨救逆汤温阳救逆为妥。

桂枝去芍药加蜀漆牡蛎龙骨救逆汤,简称救逆汤,是由桂枝汤去芍药加蜀漆、龙骨、牡蛎而成,本方去酸苦阴柔之芍药,则利于辛甘为阳,以急温心阳;用龙骨、牡蛎以潜镇浮越之神气;对于用蜀漆之义,尚有不同认识,有的认为散火邪,有的认为祛痰水。从本证病机和药理作用分析,当以后者为妥。因本证缘由心阳虚损,阳虚不能布化津液,则易生痰水,从而形成"亡阳挟痰"的病变,即虚中挟实的证候。蜀漆乃常山之苗,味辛苦而性寒,功效与常山相似,它有较强的截疟、催吐祛痰作用。用于本方既能散火邪,又能涤痰开窍。据陈修园之见,方中龙骨、牡蛎二药不仅镇惊安神,而且亦有化痰行水的作用,这种解释则使方义更完善。可见温覆心阳、潜镇安神、消痰化水,是本方的功用所在。本方蜀漆现今常用量为 3～5 克,注意水炒先煎,以减少其对胃的刺激而消除涌吐等副作用,无蜀漆者也可用常山代替。若以蜀漆与大黄黄连泻心汤及远志、菖蒲合用,治疗精神分裂症辨证属痰热上扰者,效果较好。服药后或吐或泻或吐泻俱作,吐则多为痰涎,泻之多为黏液,其后皆觉精神爽快而人即安定。

【原文】

形作伤寒,其脉不弦紧而弱。弱者必渴,被火必谵语。弱者发热、脉浮,解之当汗出愈。(113)

【释义】

本条论述温病不可用火劫汗。"形作伤寒",指其证候类似伤寒,也有发热、恶风寒、头身痛等症,但病实非伤寒。因其脉不弦紧而弱,也即是不像伤寒之脉那般弦紧,而切其脉反为弱。这里的所谓脉弱,是与伤寒脉紧对比而言,并非其脉微弱。"弱者必渴"和"弱者发热"两句当联系理解,即指其人同时见有发热、口渴的症状。根据"太阳病,发热而渴,不恶寒者,为温病"的辨证精神,可以判断本条所述的伤寒类证,就是属于温病一类。因为温病初起,邪在卫分也可有微恶风寒和脉浮的见症。温病在表,当用辛凉宣散解表之法,故谓"弱者发热、脉浮,解之当汗出愈"。若反用火疗之法迫汗外出,则既伤阴津又助阳热,以致发生神昏谵语等坏证。

温病亦属热病之一,故为伤寒之类证。因其为感受温热邪气所致,其病变以阳盛阴伤为特点,所以忌用辛热药物与火攻之法,为了能做到准确无误的治疗,必须认真辨证、分清寒热,不可稍有疏忽。

【原文】

太阳病,以火熏之,不得汗,其人必躁,到经不解,必清血,名为火邪。(114)

【释义】

本条论述因火成邪,下伤阴络的坏证。"火熏"属火疗范畴,是利用药物燃烧后所产生的热气,或药物煮沸后所产生的热气熏蒸人体取汗以治疗疾病的一种方法。使人卧于烧热的土炕上,覆以厚被而取汗的疗法,也当属火熏法之类。太阳病为邪在于表,本当以汗解,而医反"以火熏之",熏后又"不得汗"(可见火疗之法有出汗或不出汗两种情况),由于不得汗出,使阳热郁遏不宣,火邪不能外越而反内攻,故心神被扰,其人烦躁不安。病至七日,为太阳一经行尽之期,叫作"到经",此时若正复邪却,其病当愈。如果"到经不解",说明阳郁太甚,火热陷深。火热之邪下伤阴络,迫血妄行,故发生"清血"。"清",同圊,厕所也。清血即便血的意思。由火逆所致,故名为"火邪"。

【原文】

脉浮热甚,而反灸之,此为实。实以虚治,因火而动,必咽燥吐血。(115)

【释义】

本条论述火邪上伤阳络的咽燥吐血等症。"而反灸之"若移至"实以虚治"之后,文意较顺。脉浮而发热无汗,是表邪闭郁、阳气不宣的表实证。艾灸之法能温阳散寒,但多用于治疗里虚寒证,或寒湿痹证。今表实阳郁而反用艾灸,故谓"实以虚治",犯了"实实"之戒。而使表邪更闭,阳郁更甚,火攻于内,上灼阳络,动血伤阴,故咽燥吐血。因于火而劫阴动血,故曰"因火而动"。

【原文】

微数之脉,慎不可灸,因火为邪,则为烦逆,追虚逐实,血散脉中,火气虽微,内攻有力,焦骨伤筋,血难复也。脉浮,宜以汗解,用火灸之,邪无从出,因火而盛,病从腰以下必重而痹,名火逆也。欲自解者,必当先烦,烦乃有汗而解。何以知之?脉浮,故知汗出解也。(116)

【释义】

本条论述虚热证误灸的变证。四字一句,注家称之为四字真言、四言诀等,有的认为这条出自王叔和之手,有的则考证为张仲景原文。据王叔和《脉经·跋》来看,可能还是张仲景著作的原貌。

"微数之脉",指脉数而无力,多主阴虚火旺。灸法宜于虚寒证不宜虚热证,故谓"慎不可灸"。倘若误灸,不仅不能治病,而灸火反成为致病的因素,所以叫"因火为邪"。火邪内迫,"则为烦逆"。烦者,热也;逆者,火也;"烦逆"即火热逆证之意。"追虚逐实",即一面追其虚,而另一面又逐其实。"追逐",有增加之意。阴本虚,反用灸火更伤其阴,谓之"追虚";热本实,反用艾灸助阳增热,谓之"逐实"。追虚逐实的结果,则导致"血散脉中"。"散"即散乱、消散的意思,指气血受到损伤。为此,仲景告诫人们:灸火之气虽微,但内攻有力,可导致阴血难复,肌肤筋骨失却濡养,而形成肌肤枯燥、焦骨伤筋的严重后果。"焦骨伤筋"虽有夸张,但火逆之害,确非同小可,不容轻视。

"脉浮,宜以汗解,用火灸之,邪无从出,因火而盛,病从腰以下必重而痹,名火逆也。"论述火痹证的形成及临床表现。脉浮为病在表,应治以发汗解表。若误用火灸,则表邪闭郁,无从外出。灸能助阳,阳气因火灸而盛,壅郁于上不能下达,下部无阳以温煦,故发生火痹证,即从腰以下沉重而麻痹。此与第110条"从腰以下不得汗""足下恶风"等证病机相同,皆为阳郁于上、阴阳上下不得交通所致。第116条上句言火逆伤血,下句言火逆病气,两句相互比较,有气血对比之义。

"欲自解者,必当先烦,乃有汗而解。"何以知之?脉浮,故知汗出解也。接续上句讲其病有自解之机。病欲自解者,必有欲解的一定条件和反应,其条件是正气得复、邪气渐退而还于表;其反应则是"必当先烦",即先发生心烦发热,然后汗出作解。此时,其脉必浮,是正气驱邪外趋于表的重要标志,也即是病欲自解的确凿证据。这种情况似同战汗,但不见寒战振慄,仅见烦热汗出。

【原文】

烧针令其汗,针处被寒,核起而赤者,必发奔豚。气从少腹上冲心者,灸其核

上各一壮,与桂枝加桂汤更加桂二两也。(117)

桂枝加桂汤方:

于桂枝汤方内,更加桂二两,共五两,余依前法。

【释义】

本条论述烧针取汗引发奔豚的证治。用烧针责令其汗,即强迫病人发汗,汗出腠理开,针孔被寒邪所袭不得疏散,故发生红肿如核。劫汗内伤心阳,阳虚阴乘,水寒之气乘机上冲,则气从少腹上冲于心,发为奔豚。治法可外用艾灸针处之赤核各一壮,以温散寒凝之邪,内服桂枝加桂汤温通心阳,平冲降逆。

引发奔豚,有两种原因:其一,如《金匮要略》所说"从惊发得之",即奔豚病与精神因素有关。人一旦受惊,惊则气乱,心气散乱,君火不旺,失去震摄与主宰之能,则下焦阴寒之气得以上犯。其二,正如本条所说"针处被寒",即寒邪从针孔而入,外寒引动人体内在阴寒之气,乘机上冲。简言之,一是受惊伤心气,二是感寒邪入里,此为病发奔豚之因。

桂枝加桂汤即桂枝汤加重桂枝用量。据《神农本草经》记载,桂枝有治"三气"之功:即降逆气、散结气、补中益气。具体来说,其一是能下气。陈修园、张令韶等认为,桂枝能疏肝降逆,如苓桂术甘汤证,水气之所以上冲,即与肝气的激发与挟持有关。昔老中医陈慎吾用逍遥散,每以桂枝取代薄荷,使疗效提高,也是很有道理的。日本有的医家根据"气上冲"用桂枝的道理,认为"太阳病下之后,其气上冲者,可与桂枝汤",当与本条的气上冲证联系理解,提出凡是上气之证都可酌用桂枝。其二是能开结气,如桃核承气汤用桂枝,便是取其通阳开结以散蓄血之用。又如临床治疗"梅核气",用半夏厚朴汤不能取效时,若加桂枝则可见功效,亦可证明桂枝既能下气,又能开结。其三是能补中益气,如桂枝甘草汤能温补心气,桂枝汤可以调和脾胃以建中气,而本方重用桂枝,也正是为了加强补心、通阳、下气的作用,故用之治奔豚,最为合宜。

【按语】

有的注家对本方"加桂"有不同的见解,一云加桂枝,一说加肉桂。根据原文"更加桂二两"之意,当是指加桂枝而言,但从临床应用来看,加桂枝或加肉桂同样有效。

【原文】

火逆,下之,因烧针烦躁者,桂枝甘草龙骨牡蛎汤主之。(118)

桂枝甘草龙骨牡蛎汤方:

桂枝一两(去皮),甘草二两(炙),牡蛎二两(熬),龙骨二两。

上四味,以水五升,煮取二升半,去滓,温服八合,日三服。

【释义】

本条论述火逆而致心阳虚烦躁的证治。"下之",不好理解,有的注家认为是衍文,当删;有的认为可能是"汗之"之误,即火逆发汗之意。两说均有一定道理,均可从之。本证由于烧针火逆,损伤心阳,以致心阳虚不能敛养神气,使心神浮越,而发生神情烦躁不安等症,此比第112条误火惊狂证为轻,也可谓是惊狂之轻证。故用桂枝甘草加龙骨、牡蛎温覆心阳、潜镇安神。

桂枝甘草龙骨牡蛎汤用桂枝甘草温覆心阳,加龙骨、牡蛎敛神气以止烦躁。临床应用本方不必局限于火逆之误,凡心阳虚而见烦躁等症均可施治。

【原文】

太阳伤寒者,加温针必惊也。(119)

【释义】

本条简要概括火逆的证变。温针,与火针同类,皆属火疗之法,施治于太阳伤寒病,取发汗,显然是治不顺理,因此使人"必惊"。此言"惊",主要不是讲证情,而是指一种惊恐的心理状态。因为温针之类的火疗,是人为的外在刺激、强力迫汗之法,使人望而生畏,畏而必惊。惊则心气伤、胆气乱、正气馁,气血阴阳俱受影响而失其常度,使邪气有可乘之机,从而为多种变证的发生提供了一定条件。因之诸如奔豚、惊狂、烦躁等各种病证,便可由此而起。所以日人山田正珍提出,本条文应列于上述诸条火逆证治之首,而具有提纲的意义,此说颇有道理。当然本条列于以上诸条之尾,以作总结之用,也未尝不可。

火疗,是我国古代一种物理疗法,汉时颇为流行。其中包括熏蒸、烘熨、烧针(火针)、温针、灸法等,具有发汗、散寒、通阳、开痹的作用。它有着严格的适应证和禁忌证。若用于脘腹冷痛、风寒湿痹、虚寒下利以及外科痈疽疮疡等证,只要方法得当,确有较好的疗效。倘若误施于其禁忌病证,如以上12条所述诸病,必然导致各种变证,即所谓"火逆证"。张仲景列举多种火逆证,着重指出误火之弊,使后人从中吸取教训。

【原文】

太阳病,当恶寒发热,今自汗出,反不恶寒发热,关上脉细数者,以医吐之过也。一二日吐之者,腹中饥,口不能食;三四日吐之者,不喜糜粥,欲食冷食,朝食暮吐,以医吐之所致也,此为小逆。(120)

【释义】

本条论述太阳病误吐而致胃气虚寒的证候。太阳病为表证,当见恶寒发热,而现在病人表现自汗出、不恶寒也不发热,说明表邪已解。切其脉出现关上脉细数,关脉候脾胃,细数即数而无力,似乎是胃家虚热之证,实际上这是胃气虚寒的一种假热之象。为何表证已解,反而又见关上脉细数呢?原来这是医生误用吐法,损伤胃气之过。

原文中所云:"一二日"或"三四日",仅是约略之词,不要过于拘泥具体日数,当理解为病程有长短之别,证情有轻重之异,因而误吐之后的变逆也有大小的不同。"一二日吐之者",谓其胃气伤害轻浅,故尚能知饥而仅口不能食。"三四日吐之者",言其胃气伤害稍重,因胃虚而有假热,故欲进冷食。但其本质是胃气虚寒,不能对食物腐熟消化,故朝食而暮吐,或暮食而朝吐,与食已即吐的胃热证截然不同。太阳病不当吐而用吐法,是属误治,但由于吐法寓有向上向外发散的效能,故吐后表邪得解而无内陷之患;但其变逆仅局限于胃腑,故称之为"小逆"。

【原文】

太阳病吐之,但太阳病当恶寒,今反不恶寒,不欲近衣,此为吐之内烦也。(121)

【释义】

本条承上文论述太阳病误吐而致胃气燥热的证候。太阳病的桂枝证,有时出现气上冲咽等证,若误为痰实而妄用吐法,使其症由恶寒变为不恶寒,说明了表邪已解。但是又出现恶热而不欲近衣等新的证候,这反映了误吐之后,损伤胃中津液,胃气燥热,故谓之"内烦"。内,里也,在此指阳明胃;烦,热也,在此指阳明之里有热。第70条"发汗后恶寒者,虚故也;不恶寒,但热者,实也。当和胃气,与调胃承气汤",与本条机理有些相似。事物总是一分为二的,联系前后条文可以看出,发汗后恶寒者为阳虚,不恶寒但热者为胃热燥实。误吐后也有两种变局,一是上条的胃气虚寒而有假热;二是本条的胃气燥热而见内烦。对比之下,则寒热虚实的辨证要点自然明确于胸。

【原文】

病人脉数，数为热，当消谷引食，而反吐者，此以发汗，令阳气微，膈气虚，脉乃数也。数为客热，不能消谷，以胃中虚冷，故吐也。(122)

【释义】

本条论述汗后胃寒致吐的脉证机理。病人脉数，数主热，热能化物，本当消谷引食。而今反见呕吐，此为发汗后致"令阳气微，膈气虚"，即胸膈胃脘的阳气因误吐而致不足所造成。在这种情况下出现的数脉，绝非实热之可言。况且脉数而按之微弱，这种数而无力的脉象，正反映病的本质是"胃中虚冷"。"数为客热"，即言"热"为假象，胃气虚寒而生的"客热"是不能消化水谷的，因而症见不能食或食后谷不化、寒气上逆而作呕吐。

【原文】

太阳病，过经十余日，心下温温欲吐，而胸中痛，大便反溏，腹微满，郁郁微烦。先此时，自极吐下者，与调胃承气汤。若不尔者，不可与。但欲呕，胸中痛，微溏者，此非柴胡汤证，以呕故知极吐下也。(123)

【释义】

本条论述太阳病过经传变与误用吐下致变的证治，兼论与小柴胡汤证的鉴别。本条可分三段作解。第一段从太阳病开始至"郁郁微烦"，论太阳之邪渐次向里传变，由胸及腹的见症；第二段从"先此时，自极吐下者"至"若不尔者，不可与"，言误经极吐下，胃气不和的证治；第三段从"但欲呕"至结束，言本病虽类似少阳但实非少阳证，故不可用小柴胡汤。

太阳病，已过经十余日，表邪有往里传变的机转。因胸为太阳之分，故邪气传里而必先胸。邪在胸膈，则心下温温欲吐。"温温"似当改为"愠愠"，读晕，即心中烦闷不舒畅的意思。胸间气机不利，则胸中作痛。邪热内入，影响里气不和，则发生腹微胀满和郁郁微烦。若已热结成实，大便必然干燥，而今大便反溏，说明热邪尚未聚结成实。由于是传经之邪渐次入里，仍未全离太阳，故虽有里热见症，亦不能下之过早而用调胃承气汤。

假设在太阳病未过经传变之前，就曾重用吐下之法治疗，而出现类似上述的诸证，情况就不同了。因为病在表而误用吐下，则必伤其胃气，损耗津液，使邪热内陷而形成胃家实证。胃实当用攻下之法，但因胃气已为吐下所伤，故又不宜峻下，唯当和其胃气而已，故与调胃承气汤。"若不尔者，不可与"，张仲景再次强调，上述诸证若非由吐下所致者，则不可与调胃承气汤。

最后一段是作者自注之词。概括以上两种证候，都有欲呕、胸痛、微溏，颇似少阳病的小柴胡汤证。但无论是太阳传经之邪，还是由极吐下所致的胃不和，其病变都不在少阳胁下部位，故不可误投小柴胡汤。尤应注意的是，切勿以"欲呕"一症，与少阳的"喜呕"相混淆，本病欲呕是胃气受伤之见症，是为极用吐下之所伤，而与少阳证丝毫无关。

【原文】

太阳病六七日，表证仍在，脉微而沉，反不结胸，其人发狂者，以热在下焦，少腹当硬满，小便自利者，下血乃愈。所以然者，以太阳随经，瘀热在里故也，抵当汤主之。(124)

抵当汤方：

水蛭三十个(熬)，虻虫三十个(去翅足，熬)，桃仁二十个(去皮尖)，大黄三两

（酒洗）。

上四味，以水五升，煮取三升，去滓，温服一升，不下再服。

【释义】

本条论述蓄血重证的辨治。文中的"抵当汤主之"，当移至"下血乃愈"之后。太阳病六七日；表证仍在，为何出现"脉微而沉，反不结胸"？有的注家提出，"表证仍在"之后，当有"而反下之"一句，这样才与下句"反不结胸"衔接自然而合乎常理。因为本论有"病发于阳而反下之，热入因作结胸"的论断，即太阳在表之邪不解而误用泻下，往往引起邪气内陷而形成结胸证，这样，脉也随之由浮而变沉。但今反不结胸，而其人发狂，出现打人毁物、不避亲疏等证，说明太阳邪热未陷于胸，而是随经入腑，深入下焦，与血搏结形成的太阳蓄血证。太阳蓄血，热与血结于下焦，故而"少腹硬满"。硬者，坚硬也，医者可触按而知；满者，胀满也，为患者的自觉症状。病在血分，无关于气化问题，故小便自利。

太阳之邪随经入腑，可形成蓄水和蓄血两类病变。蓄水者，小便不利；蓄血者，小便自利，故两证有别而辨识不难。但蓄血证又有轻重之别，若热与血初结而熟重于瘀者，症见"少腹急结"，病势较为轻浅，尚有"血自下，下者愈"的机转；若血不自下者，则用桃核承气汤下之。至于本证则是热与血久结而瘀比热重，症见"少腹硬满"，瘀已成形，势为深重，故非下不可，当用下血峻剂抵当汤。"所以然者"，是作者自注句，言知其然，也应知其所以然，是太阳在表邪热随经入里，与血相结于下焦的缘故。

抵当汤之所以名"抵当"，解释不一。有人认为，这种下焦蓄血重证，非他药所能及，唯有此四药足以抵当而攻克之，故名曰"抵当汤"。有人则反对此说，认为若因其方峻猛而命名，那么十枣汤、大陷胸汤攻逐之力，也非比一般，而为何不名冠"抵当"呢？然据考究，方中水蛭，古又名"至掌"，故也有医家称此方为至掌汤，而后人讹称抵当汤。我们则认为对于方名的原义不必过细考证和追究，重点应在于掌握其方义及临床适应证。

抵当汤为破血逐瘀之峻剂，既有大黄、桃仁的植物药，又有水蛭、虻虫的动物药，其遣药组方可谓是集活血化瘀之大成，非一般活血剂所能比拟。水蛭味咸，虻虫味苦，二药相配，破血之力尤峻，又得大黄泻热逐瘀以推荡，桃仁行血化瘀以滑利，可奏血下瘀行，诸证尽愈之效。应注意水蛭不可生用，原文云"熬"，即是水炒入煎。虻虫去翅足，也当炒煎。服汤后，"不下再服"，意在言外，得下则止后服。

【原文】

太阳病身黄，脉沉结，少腹硬，小便不利者，为无血也；小便自利，其人如狂者，血证谛也，抵当汤主之。（125）

【释义】

本条补述蓄血证可继发身黄，以及它与湿热发黄不同的辨证。太阳病，是其发病之来路。脉沉结，沉主病在里；结即脉跳缓而有歇止，为气血凝滞不利之象。身黄一症，应当区别湿热与瘀血两种因素，虽然两者都可出现身黄，以及脉沉结、少腹硬的共同脉证，但仍有其各自不同的鉴别要点。湿热发黄，其色黄而鲜明如橘子之色，小便不利。可有心烦，但无发狂。瘀血发黄，其色黄而晦暗不泽，小便自利，且见发狂之症。文中"如狂"的"如"字，柯韵伯认为是助语词，不作"像似"解，"如狂"，即"如果发狂"之义。小便自利，其人发狂，这都是鉴别湿与血的辨证要点，也就是说，对身发黄，脉沉结，少腹硬的病人来说，更见小便自利，其人如狂，则蓄血证已确信无疑，故曰"血证谛也"。"谛"，音帝，证据确凿之意。治用抵当汤攻逐瘀血。

【原文】

伤寒有热，少腹满，应小便不利；今反利者，为有血也，当下之，不可余药，宜抵

当丸。（126）

抵当丸方：

水蛭二十（熬），虻虫二十（去翅足，熬），桃仁二十五个（去皮尖），大黄三两。

上四味，杵分四丸，以水一升，煮一丸，取七合服之，晬时当下血；若不下者，更服。

【释义】

本条再论述蓄水与蓄血的鉴别要点，并提出蓄血证的缓治法。病由伤寒发热而起，续发少腹胀满，若为蓄水所致，则小便当不利，今小便反和者，则知非是蓄水，而是蓄血，治当攻下瘀血。因本证仅见"少腹满"，未见少腹硬，也未见如狂或发狂，说明热与瘀都较轻。因其热势不如桃核承气汤证之甚，瘀势也不如抵当汤之重，故用丸剂缓攻为宜。

抵当丸即抵当汤原方改而为丸，药虽峻烈，但一剂分四丸，每次仅服一丸，而成峻药缓用之法。服药采取"煮丸之法"，连药渣一并服下，故云"不可余药"。考本论大陷胸丸的煎服法也是如此。因丸药性缓，其下瘀血之力比汤药和缓而作用持久，故服药后"晬时当下血"。晬时，周时也，即一昼夜的对头时间。若不下者可再服。考抵当汤方后注云"不下再服"，可见汤剂服后，不待晬时而是在短时间内即可泻下。

以上数条，说明热与血结的蓄血病，证有轻重之分，治有缓急之别。简而言之，其热重于瘀者是桃核承气汤证；瘀重于热者是抵当汤证；瘀热皆轻者是抵当丸证。

【原文】

太阳病，小便利者，以饮水多，必心下悸。小便少者，必苦里急也。（127）

【释义】

本条再论太阳蓄水，与上条蓄血证治并列，而有鉴别之义。在患太阳病的病程中，若患者饮水过多，可发生伤水的病证。如果膀胱气化功能尚好，小便通利，而脾胃运化机能较差，则饮水过多，每易导致中焦停水，症见心下悸动不安等，当以茯苓甘草汤主治。如果膀胱气化功能低下，小便少而复被水伤，必致下焦蓄水，症见少腹胀满难耐，所谓"必苦里急"是也，当以五苓散主治。可见太阳蓄水的病因有二：一是太阳随经之热入里，影响膀胱气化功能，水液不行，小便不利而蓄水；二是在患太阳表证期间，膀胱气化功能低下，此时若饮水过多，膀胱不及气化，则水蓄于下焦而"必苦里急"。

【结语】

本篇原文共 97 条，主要论述了葛根汤证、麻黄汤证及其加减证，并补充了桂枝汤的治疗范围。文中除了关于解决太阳不同类型的表证的辨证与治疗外，还在误治变证之前先提出"阴阳自和，必自愈"的治病原则，以指导误治后所出现的心、肺、肝、脾、肾等寒热虚实种种变证的救治。其名为辨误治变证，而实含有治疗杂病的成分在内，补充了六经辨证的不足。其后又论及太阳经邪入腑、经腑两病的五苓散证；火郁虚烦的栀子豉汤证；阳虚水泛的真武汤证。水火寒热互相比较，更具辨证的意义。至于所提出的表里先后、表里缓急的治疗原则，误火、误吐、误下等所发生的种种坏证的救治，对临床治疗都有一定的指导意义。同时还论述了太阳邪传少阳的小柴胡汤证及其加减、禁忌之法，以示太阳之邪传里，若津伤者则传阳明；若气弱者，则可直传少阳。最后又论述了太阳病蓄血证治，并与太阳腑的蓄水证作了鉴别比较。至此就把太阳的经证与太阳的腑证都做了全面的论述，从而形成太阳为病的辨证论治理论体系，使临床治疗有客观规律可循。

辨太阳病脉证并治法下

【提示】

辨太阳病脉证并治法下(篇)内容承续于中篇而与之有机联系。前已讲述栀子豉汤证,是太阳表热内传于胸,仅为火郁而无痰水等有形之邪,故谓之"虚烦"。下篇之始,即论结胸证,它的成因,也是太阳邪热内陷于胸,甚或由胸传至心下,属内陷之邪与痰水互相凝结而成的一种病证。其一,结胸有不同类型,因其病势有浅深之分;病位有上下之别;病性有寒热之异,故有大结胸、小结胸、热实结胸、寒实结胸之名,此为下篇主要内容之一。其二,还介绍一些结胸的类证,即类似结胸而实非结胸,如脏结、太少并病、热入血室等证,都有"如结胸状"的表现,故列于其后,以作互相对比、鉴别,从而扩大辨证论治的范围。其三,继结胸证治之后,又论由于误下,损伤中焦脾胃之气,致使阴阳升降发生紊乱,因而形成心下痞证。有关心下痞的证治,亦是本篇重要内容之一,它列于结胸之后,则有虚实对比之义。其四,太阳之邪不解,从阳化热,内传阳明,从而引出邪热弥漫充斥表里内外然尚未燥结成实的白虎汤和白虎加人参汤证。在中篇论述了太阳之邪传少阳的证治,本篇又论述了太阳之邪内传阳明的证治,从而说明太阳之邪既可传少阳,又可传阳明,并无固定规律可循,临床应当凭脉证进行辨识。

【原文】

问曰:病有结胸,有脏结,其状何如? 答曰:按之痛,寸脉浮,关脉沉,名曰结胸也。(128)

何谓脏结? 答曰:如结胸状,饮食如故,时时下利,寸脉浮,关脉小细沉紧,名曰脏结。舌上白苔滑者,难治。(129)

【释义】

两条采用问答形式,通过结胸与脏结主要脉证的对比,来阐明何谓结胸,何谓脏结,以及两者的鉴别要点。结胸与脏结,虽都有相类似的心下硬满疼痛的症状,但其病机有阴阳寒热的不同,其脉象和其他证候也有所区别。从病机来看,结胸是阳热与痰水凝结于胸中,虽以胸中为主,但有时病位较广,可涉及腹部,其病性属阳、属实,为实热证。脏结多为脏虚阳衰,复被阴寒所凝,其病位在脏,其病性属阴、属虚,为虚寒证。再看脉象,结胸是寸脉浮,关脉沉。寸脉浮是言病之来路,即太阳表邪误下之后,由表经胸入里而与痰水相结;关脉沉,是为里有水之证。脏结是寸脉浮,关脉小细沉紧,因其病之来路也是太阳误下,故寸脉浮;证属脏虚,所以关脉小细,而沉紧则主寒邪凝结之象,即脏气虚而寒气结的病变,故名曰脏结。对比症状:结胸为热实之邪壅于内,故多不能食,而大便秘结;脏结是寒结于脏,胃腑无实邪壅滞,故饮食如故。然而,脏为寒结,脾阳不运,水谷不别,所以还有时时下利之症。如果察舌苔,二症也不相同:结胸舌苔虽未明言,但据症推理,其苔多为黄燥;脏结舌苔白滑,反映阳气虚衰而寒凝不化,证属正虚邪实。由于寒结之实非攻不去,而脏气之虚又不能攻,故为"难治"之证。但难治不等于不治,临床犹可采用温化寒结之法。

【原文】

脏结无阳证,不往来寒热,其人反静,舌上苔滑者,不可攻也。(130)

【释义】

本条承上文,补述脏结的症状和治疗禁忌。脏结与结胸不同,"脏结无阳证",即无发热恶寒的太阳表证;"不往来寒热",是说无少阳证;"其人反静",谓无阳明病的烦躁证。因邪热在里属阳明证者,必见烦躁,而今其人神情安静,故邪不在阳明。既然三阳经证候俱无,就排除了病在六腑而发于阳的问题。脏结是阴证,是脏虚阳衰、阴寒凝结之证,故见阳虚津液不化"舌上苔滑"之象。上条曰"难治",本条曰"不可攻",正因其邪实而又不可攻,故谓之难治。

【原文】

病发于阳,而反下之,热入,因作结胸;病发于阴,而反下之,因作痞也。所以成结胸者,以下之太早故也。(131 上)

【释义】

本条论述结胸与痞证的成因。"病发于阳",是病发于阳经。据"发热恶寒者,发于阳也"之文意,可知病发于阳即指太阳而言。邪在太阳而反下之,造成表邪入里而变热,邪热与痰水相结于胸,故成结胸证。

"病发于阴",即病发于里,里证有可下的,也有不可下的,如阳明燥热里实证则可下,若是中寒里虚证则不可下。若不可下而误下,必伤脾胃之气,使之阴阳不和,升降失调,气机痞塞,故作心下痞证。如"太阴之为病……若下之,必胸下结硬",即言太阴脾胃虚寒证,是病发于阴,误下之后,可发生胸下痞硬。又如少阳病的小柴胡汤证,虽是阳经病,但它属半表半里证,已有里证的成分在内,故误下之后,也可出现痞证。

夫结胸言"热入",是指误下后表热内陷;痞证则不言"热入",是因其本是里证而无外邪之故。"所以成结胸者,以下之太早故也",为自注之文,是说结胸证虽应泻下,但不可下之太早,邪犹在表而过早攻下,反致邪陷热入而续发结胸。至于痞证本属里虚,终无可下之理,故也谈不到下之迟早了。

【原文】

结胸者,项亦强,如柔痉状。下之则和,宜大陷胸丸。(131 下)

大陷胸丸方:

大黄半斤,葶苈子半升(熬),芒硝半升,杏仁半升(去皮尖,熬黑)。

上四味,捣筛二味,内杏仁、芒硝,合研如脂,和散,取如弹丸一枚;别捣甘遂末一钱匕,白蜜二合,水二升,煮取一升,温顿服之,一宿乃下,如不下,更服,取下为效,禁如药法。

【释义】

本条论述结胸证而病位偏于上的证治。凡结胸证,必心下硬满疼痛。此言"项亦强,如柔痉状"。痉病其中有汗者称柔痉,无汗者称刚痉。据此可知,本条所言之结胸证,除有心下硬满疼痛之外,尚有颈项强直、能仰不能俯、汗出等类似柔痉的临床表现。此为热与水结而病位偏高,邪结高位,项部经脉受阻,津液不布,经脉失其所养,故出现项强如柔痉的样子。由于在里之水热蒸腾,且阳气内陷而不能外密,故见汗出。治用大陷胸丸攻下水热之结。水热去,心下硬满疼痛等症自可消除;津液通达、水精四布,则项亦不强而转柔和。故曰"下之则和",宜用大陷胸丸。

大黄、芒硝、甘遂三药相伍,名为大陷胸汤。今变汤为丸,又加葶苈子、杏仁、白蜜叫大陷胸丸。方中大黄、芒硝、甘遂合用,相辅相成,既可攻泻邪热之锢坚,又能荡涤积聚之痰水,此为本方之主要药物。因本证之邪结不仅在于心下,而且包括胸膈,甚至上及项背,以致出现胸胁硬满疼痛、短气喘促等肺气不利的证候，故加用葶苈以泻肺，杏仁以利肺，务使肺气开豁疏利，水之上源宣达畅通，其凝结于高位的水热之邪，必将随之而下，而荡涤无余。本方药虽峻利，但由于采用煮丸之法，硝、黄、葶、杏四药合研，仅取如弹丸一枚，用量不大，且方中有白蜜，味甘而缓，使泻下之力，冒于上焦，缓缓发挥作用，不致因下之过猛、过急，而有遗邪于上的弊端，因此，本方可谓峻药缓行、以攻为和的代表方剂。所以方后注云：药后"一宿乃下"，与大陷胸汤之"得快利"相较，显然丸缓而汤峻。方名"陷胸"者，是因为胸为高位，有邪当陷下以平之。

【原文】

结胸证，其脉浮大者，不可下，下之则死。（132）

【释义】

本条论述结胸证脉浮大者不可下。结胸证，脉见浮大，脉浮为表邪未全入里；脉大，是里未成实。此时虽有心下硬满疼痛，但由于脉不沉紧为脉证不符，故不可用大陷胸汤攻下。若误下之，必伤里气，反引邪入里。正气先衰，邪气复结，正虚邪实，攻补两难，预后不佳。若结胸证脉见浮大无力，则更属正虚邪实之候，不顾正虚而妄下，犯虚虚之戒，可使正气亡脱，故曰"下之则死"。结胸证不可不下，然亦不可下之过早，下之过早则预后不良。

【原文】

结胸证悉具，烦躁者，亦死。（133）

【释义】

本条承上文论述结胸证当下不下而见烦躁的危候。"结胸证悉具"，是谓结胸诸脉证皆已具备，如心下或从心下至少腹硬满而痛不可近、短气烦躁、心中懊憹、脉沉实等症，此时当急用大陷胸汤，因势利导，泻热逐水则愈。若在这种情况下，医生畏首畏尾，不能果断地采用泻下之法，致使病程迁延，邪气锢结更深，正气削弱益虚，在邪盛正衰之时出现烦躁，则属于真气散乱、正不胜邪的一种危候，与阳热内盛而致的烦躁根本不同，故预后多为凶险。由于上条有"下之则死"，本条承接上条，故有"亦死"之言。但在今天的医疗条件下，通过积极救治，也并非都会死亡。

【原文】

太阳病，脉浮而动数，浮则为风，数则为热，动则为痛，数则为虚，头痛发热，微盗汗出而反恶寒者，表未解也。医反下之，动数变迟，膈内拒痛，胃中空虚，客气动膈，短气躁烦，心中懊憹，阳气内陷，心下因硬，则为结胸，大陷胸汤主之。若不结胸，但头汗出，余处无汗，剂颈而还，小便不利，身必发黄。（134）

大陷胸汤方：

大黄六两（去皮），芒硝一升，甘遂一钱匕。

上三味，以水六升，先煮大黄，取二升，去滓，内芒硝，煮一两沸，内甘遂末，温服一升，得快利，止后服。

【释义】

本条论述误下太阳而成结胸或发黄的变证。本条分三段解释。第一段，从"太阳病"至"表未解也"，讲的是从脉证分析而知表邪未解；第二段，从"医反下之"至"大陷胸汤主之"，论误下后形成大结胸的证治；第三段，从"若不结胸"至全文结束，论误下后形成湿热发黄的变证。

"太阳病，脉浮而动数"，脉动，在这里不是指"动"脉，而是指脉搏躁动的意思，也就是其脉浮而躁动数急。浮主风邪在表,动数主热,肌表有风热之邪,身体必有所疼痛,故云"动则为痛"。数脉虽主热,但其热并未与体内有形之实邪相结,故谓"数则为虚",可见这里的"虚",并非正虚之"虚",乃是里无实邪之意;"头痛发热",是属表证,但见"微盗汗出",则反映阳热之邪较盛,且有入里的趋势。因为寐则卫气行于阴,阴者里也,卫气行于里而使里热外蒸,表气不固,则盗汗出;此时若表邪已尽入里,则恶寒必罢,今仍头痛发热而反恶寒,则说明"表未解也"。既是表未解,虽有里实之热亦不可下,故"下之"曰"反"。如医反用下法,则使邪气内陷,结于胸膈,故脉由动数变为迟缓。喻嘉言说,迟"有结而难开之象",所以脉迟是邪气凝结的反映。邪陷入里,正气与之拒抗相争,故"膈内拒痛"。胃气因误下而虚,邪气乘正虚而动犯胸膈,是谓"胃中空虚,客气动膈"。胸为气海,受邪则气机受阻,故见"短气"。胸为阳位,心居其中,邪热内扰,故烦躁而至懊憹。以上诸证,皆是阳热内陷与痰水相结而致结胸的病变反映。而"心下因硬",则知结胸主症已备,故当以大陷胸汤泻热逐水。

　　亦有虽经误下而不成结胸,导致湿热郁蒸者,则是另一种病变机转。热为阳邪,欲外越而从汗出,但因湿之黏腻纠缠而不得宣泄,故"但头汗出,余处无汗,剂颈而还";湿为阴邪,欲下泄而从小便出,但又被热邪牵引而不能下行,故小便不利。热不得越,湿不得泄,互结蕴蒸,故身必发黄。治当清热利湿,方如茵陈蒿汤或茵陈五苓散等,均可酌情选用。

　　大陷胸汤由大黄、芒硝、甘遂三药组成,其主要功用已如前述。甘遂为泄水逐饮之峻药,尤善于泻胸腹之积水;大黄、芒硝泻热荡实,软坚破结。三药为泻热逐水之峻剂,可使大量水液从大便泻下。但因甘遂有毒,泻下峻猛,故应中病即止,不可过服。方后注云:"得快利,止后服",即是此意。由于甘遂的有效成分难溶于水,故作汤剂水煎服时泻下效力较差。本方虽用汤剂,但甘遂用末冲服,这一特定要求,发挥了甘遂的药效,应予注意。甘遂的用量,本书为一钱,因汉时有铢制而无钱制,应以赵本、医统本之"一钱匕"为准。今可酌用 1 克左右为宜。

　　【原文】

　　伤寒六七日,结胸热实,脉沉而紧,心下痛,按之石硬者,大陷胸汤主之。(135)

　　【释义】

　　本条承上文仍论大结胸的证治。结胸证有三个主要症状,即本条所云:脉沉而紧、心下痛、按之石硬,概括称之为"结胸三证",犹如"麻黄八证"一样,是临床辨证的要点。

　　伤寒时过六七日,虽未经误下,但治不及时,以致表邪内传入胸,形成"结胸热实"。"结胸"是言其病证;"热实"是言其病性,即热与水结,其病性属热、属实。验之脉诊,见沉而紧,沉脉候里且主水,紧脉为实又主痛,皆是热实结胸当见之脉。患者自觉心下疼痛,触按其病位,则有"石硬"之感。石硬者,虽寓有夸张之意,但实指其上腹部腹肌紧张坚硬,其疼痛拒按自在言外。这一症状,常见于上腹部急性局限性腹膜炎的患者。以上的结胸主脉主症既具,则大陷胸汤势在必用。

　　【原文】

　　伤寒十余日,热结在里,复往来寒热者,与大柴胡汤。但结胸无大热者,此为水结在胸胁也,但头微汗出者,大陷胸汤主之。(136)

　　【释义】

　　本条论述大柴胡汤证与大陷胸汤证的鉴别要点。伤寒十余日不愈,表邪已化热入里,热结在里,必有大便不通等症,此为阳明胃家实之见症。但又见往来寒热之少阳证,则病属阳明热结而兼病少阳不和,也即少阳阳明俱病。其治当用大柴胡汤泻下阳明、和解少阳而二经同治。

据理推测,上证既是阳明热结在里,可能见有心下痞满而痛;少阳受邪,枢机不利,可能见有胸胁苦满等症。因以上证候有类似结胸之处,故当认真加以鉴别。"但结胸无大热者",是谓结胸因热与水结,水中有热,虽可有发热现象,但既不同少阳证的往来寒热,又没有阳明证的大热。大柴胡汤证是热与气结于胃肠,虽可有,心下痞满而痛,但按之不硬;而结胸证则是热与水结于胸胁,故既有心下疼痛,又见按之石硬。因其热在水中而被郁遏,不能向外透越,故仅见头微汗出,而周身无汗,此亦是水热结胸的特征之一。论治无疑当用大陷胸汤泻热逐水破结。

【原文】

　　太阳病,重发汗,而复下之,不大便五六日,舌上燥而渴,日晡所小有潮热,从心下至少腹硬满而痛不可近者,大陷胸汤主之。(137)

【释义】

　　本条论述热实结胸兼阳明胃家实的证治。太阳病重发汗,伤其津液;而复下之,邪热内陷入里。津伤胃燥,故五六日不大便,舌上燥而渴,又见日晡所小有潮热,此乃阳明胃家实之证。至于"从心下至少腹硬满而痛不可近"之证,一方面是言其病变范围广;另一方面是言其既有胀满疼痛的自觉症状,又有按之石硬的他觉见症;不可近者,谓其腹痛为甚,拒绝旁人近前触按,与现今所谓弥漫性腹膜炎的腹膜刺激征类似。这显系误下邪陷,邪热入里与胸腹间的痰水凝结而形成的大结胸证。因此本证属热实结胸兼阳明腑实。结胸与腑实孰轻孰重,孰急孰缓,当从证候分析:其腹痛范围从心下至少腹,较之阳明腑实的绕脐痛为广;其腹痛性质硬满而痛不可近,较之阳明痞满而痛的病情更重。再者,其热型是"小有潮热",犹不及阳明的壮盛之势。由此可见,本证结胸重而急、腑实轻而缓。

【原文】

　　小结胸病,正在心下,按之则痛,脉浮滑者,小陷胸汤主之。(138)

　　小陷胸汤方:

　　黄连一两,半夏半升(洗),栝楼实大者一枚。

　　上三味,以水六升,先煮栝楼,取三升,去滓,内诸药,煮取二升,去滓,分温三服。

【释义】

　　本条论述小结胸的证治。小结胸的特点是,病位"正在心下",较大结胸之"从心下至少腹"为小,病位也局限,一般不向上下延展。症见"按之则痛",远不及大结胸证的"硬满而痛不可近者"之重,且言外之意是如果不按则不痛。不过在临床上也有不按亦痛的情况,只是痛势稍轻而已。其脉见浮滑,浮者为有热且浅,滑者是有痰且结,正是水热相结而部位较浅的脉象反映,这和大结胸证因水热相结部位深广而出现的沉紧之脉自不相同。小结胸证,治用小陷胸汤清热化痰开结。

　　小陷胸亦由三味药组成,但药力比大陷胸汤为小、为缓。用黄连清泻心下之热结,则轻于大黄之泻热破结;用半夏化痰去饮,则缓于甘遂之涤痰逐水;用栝楼实甘寒滑利、清热涤痰、开结润便,则逊于芒硝之咸寒软坚、泻实破结。此三药性缓而剂轻,远不如大陷胸汤之峻,故称为小陷胸汤。

　　方用"栝楼实大者一枚",合今之60克左右。当剪成条而先煮,然后再纳诸药入煎。因本证属痰热凝结,用黄连以清之,半夏以散之,栝楼以利之,故服汤后,热除痰去,多见大便排出黄色黏液,其病往往随之而愈。

【原文】

太阳病二三日,不能卧,但欲起,心下必结,脉微弱者,此本有寒分也。反下之,若利止,必作结胸;未止者,四日复下之,此作协热利也。(139)

【释义】

本条论述素有水饮的太阳病,误下以后变成结胸或协热利的证候。太阳病仅二三日,出现不能卧,但欲起的证候,可知其人"心下必结"。因心下邪气结滞者,往往卧则气痞益甚,而起立活动则稍有缓解。本病一是有太阳未解之表证,二是有邪结心下之里证。此时察之于脉,已由太阳表证本来的浮紧之脉而微微变弱,即"紧"象已减,显示寒邪有化热入里之趋势。其"心下必结"之里证,是因为"此本有寒分也"。寒分,指水饮之邪。可见其人既外有表邪欲化热,又内有水饮之宿疾。治当解表化饮为宜,而反误用泻下之法,则引邪入里,其病情发展可能有两种转归:或是邪结于上,或是邪注于下。若邪结于上,下利自止,太阳邪热因误下而内陷,与水饮凝结,故"必作结胸";若邪热下注,则病至四日,仍见下利不止,这种协同表邪而下利的,则叫作"协热利"。

【原文】

太阳病下之,其脉促,不结胸者,此为欲解也。脉浮者,必结胸;脉紧者,必咽痛;脉弦者,必两胁拘急;脉细数者,头痛未止;脉沉紧者,必欲呕;脉沉滑者,协热利;脉浮滑者,必下血。(140)

【释义】

本条论述太阳病误下后,以脉测证的分析方法。以脉测证与以脉定证不同。以脉测证,是根据脉象推测证候,如本条内容即是。以脉定证,是在具备一定症状的前提下,最后通过脉诊,以决定其属于何种病证。如已有发热、汗出、恶风等症,再切其脉若见浮缓,便可断为太阳中风的桂枝汤证。不但如此,临床辨证中,还有舍症以从脉的情况,这更体现了脉诊的重要性。

【原文】

病在阳,应以汗解之,反以冷水潠之,若灌之,其热被劫不得去,弥更益烦,肉上粟起,意欲饮水,反不渴者,服文蛤散。若不差者,与五苓散。寒实结胸,无热证者,与三物小白散。(141)

文蛤散方:

文蛤五两。

上一味为散,以沸汤和一方寸匕服,汤用五合。

白散方:

桔梗三分,巴豆一分(去皮心,熬黑,研如脂),贝母三分。

上三味为散,内巴豆,更于臼中杵之,以白饮和服。强人半钱,羸者减之。病在膈上必吐,在膈下必利,不利进热粥一杯,利过不止,进冷粥一杯。身热,皮粟不解,欲引衣自覆,若水以潠之、洗之,益令热劫不得出,当汗而不汗,则烦。假令汗出已,腹中痛,与芍药三两如上法。

【释义】

本条通过水结于表与水结于里的结胸证相对比;寒实结胸与热实结胸相对比,以体现水结有表、里、寒、热不同的证型。原文的"小陷胸汤"和"亦可服";白散方下的方后注文"身热,皮粟不解"以次的文字,均属衍文,当删。本条重点介绍文蛤散和三物小白散两个方证,下面分作两段解析,先讲文蛤散证:

"病在阳",即病在表,当用汗法解表,而"反以冷水潠之,若灌之",潠,为以冷水喷淋,灌,为以冷水浇浴,皆是古代物理降温退热之法。然施于太阳表证,则为治不顺理。其结果是身热可能暂时稍退,但阳郁之热不能宣散,故"弥更益烦"。弥、更、益三字皆是"更加"之意。烦者,热也,即发热反比以前更重。由于阳热被冷水闭郁,皮毛腠理收敛,寒凝于外,热郁于内,故肌肤上起如粟粒状的"鸡皮疙瘩"。同时可有发热、无汗、身体疼痛等见症。因寒凝热闭,太阳的体表津液得不到宣通,则热与水结于太阳之表,因尚未入里,故虽口渴但又不愿喝水。治用文蛤散,既可清在表的阳郁之热,又能行皮下之水结。若服药后病不愈,而又见烦渴、小便不利等蓄水证,则当用五苓散解表以利水。

对于文蛤散,一部分注家认为即是原文所载之方;而柯韵伯等人则认为是《金匮要略》文蛤汤(即麻黄杏仁甘草石膏汤加文蛤、生姜、大枣)之误。鉴于本条属一证二方之法,犹如前述之先用小建中汤,后用小柴胡汤之例,因证有一轻一重,方亦有一大一小,故本证之治仍以一味文蛤散为宜。

文蛤即海蛤之有纹理者,共性咸寒,上能清肺化痰而治咳逆上气,下能利小便而治水气浮肿。本证为水热之邪闭郁体表,故用之既清在表之热,又行皮下之水。

【原文】

太阳与少阳并病,头项强痛,或眩冒,时如结胸,心下痞硬者,当刺大椎第一间、肺俞、肝俞,慎不可发汗,发汗则谵语、脉弦。五日谵语不止,当刺期门。(142)

【释义】

本条论述太阳、少阳并病类似结胸的证治。先病太阳,后病少阳,太阳、少阳俱病而有先后次第之分,谓之太少并病。头项强痛,是属太阳表证;头目眩冒则为少阳病变。少阳之气疏泄不利,故心下痞塞硬满,有时郁结较甚者,还可发生疼痛,则犹如结胸之状。证属太少并病,当刺大椎、肺俞两穴以解太阳之邪;刺肝俞以解少阳之邪。切勿仅以头项强痛而用发汗之法,因少阳有禁汗之制,若误汗,则既伤胃中津液,又使少阳之邪热乘于胃。胃燥不和,故发生谵语。"脉弦",为少阳之脉,病经五日,又见谵语者,是见阳明证候。但因脉弦反映少阳之邪仍未解,故虽有阳明里证,亦不可下。因少阳也有禁下之制。所以治用刺期门之法,以泻肝胆之热,俾少阳热除,则胃热多能透达,而谵语自止,此亦为治病求本之法。

【原文】

妇人中风,发热恶寒,经水适来,得之七八日,热除而脉迟身凉,胸胁下满,如结胸状,谵语者,此为热入血室也,当刺期门,随其实而取之。(143)

【释义】

本条论述妇人经水适来而热入血室如结胸状的证治。"得之七八日"一句,移至"经水适来"之前较为合适。妇人中风,发热恶寒,时至七八日,经水适来,或按期或不按期而至,此时血室空虚,表邪常可乘虚而入。邪内入则表证解,故热退身凉而脉迟。脉迟,说明气血涩滞,邪有所结。又见胸胁下满甚或疼痛,犹如结胸状,并作谵语,此即为热入血室之证。关于血室的实质,历来争议颇多,当以"胞宫"之说为妥。因胞宫与肝经密切联系,胞宫受邪热所侵,必影响肝胆之气疏泄不利,故胸胁下满如结胸状,这是血病及气的表现。诸血者皆属于心,血分有热,血热上扰心神,故见谵语。此处谵语与阳明燥热证之谵语病机不同。因肝藏血而主疏泄,与胞宫有内在的联系,故通过针刺以泻肝胆邪热,则胞宫血分之热即可解围,因此,采用针刺肝之募穴期门的方法,其病则愈。

【原文】

妇人中风,七八日,续得寒热,发作有时,经水适断者,此为热入血室,其血必结,故使如疟状,发作有时,小柴胡汤主之。(144)

【释义】

本条论述妇人经水适断而热入血室寒热如疟的证治。"经水适断者",移至"续得寒热,发作有时"之前较为合适。"妇人中风",言病由外感而来,时至七八日,经水适断,即月经不当断而断,此为热入血室、热与血结所致。血室血结,进而影响肝胆之气不利、少阳之气不和,故又续发寒热休作有时,犹如疟状。文中"此为热入血室,其血必结,故使如疟状,发作有时"一段,正是对本证病因、病机及证候的自注说明。根据《医宗金鉴》和一些注家意见,考虑到本证有经水适断,其血必结的病变特点,在治疗时应在小柴胡汤和解少阳、疏达气机的基础上酌加丹皮、生地、红花、桃仁等活血凉血之药,验之临床也确比单用小柴胡汤疗效为好,故录之于此,以资临证参考。

【原文】

妇人伤寒发热,经水适来,昼日明了,暮则谵语,如见鬼状者,此为热入血室。无犯胃气及上二焦,必自愈。(145)

【释义】

本条论述妇人经水适来而热入血室的自愈证。妇人患伤寒发热,正值经水适来,症见昼日神志清楚,入夜则神志昏愦而谵语,此亦为热入血室证。因人之阳气昼行于阳、夜行于阴,而本证是血分有热,血亦属阴,故入夜阴分阳热炽盛,而见谵语等症。"无犯胃气及上二焦",讲的是治疗法则。张仲景在这里告诫医者,不要以其有谵语就判属阳明,以致误用泻下之法而伤害胃气。因本证之谵语并非阳明气分有热,而是由于血室有热。在治疗上不必刺期门或者服小柴胡汤,因其经水适来而血不断,邪热有随血而去的机转,故云"必自愈"。此证不同于经水适断的热入血室证,故有自解之机。

【原文】

伤寒六七日,发热微恶寒,支节烦疼,微呕,心下支结,外证未去者,柴胡加桂枝汤主之。(146)

柴胡桂枝汤方:

桂枝一两半(去皮),黄芩、人参各一两半,甘草一两(炙),半夏二合半(洗),芍药一两半,大枣六枚(擘),生姜一两半(切),柴胡四两。

上九味,以水七升,煮取三升,去滓,温服一升。

【释义】

本条论述太少并病的证治。伤寒六七日,症见发热微恶寒、肢节烦疼,并且疼痛得很厉害,这属于太阳表证不解。此外又见微呕、心下支结等症,则属于少阳的半表半里证。先病太阳,其邪未解,又病少阳,太少先后发病,故属于太少并病的范围。至于"心下支结"一症,则有两种解释,其一支者,撑也,指心下支撑痞满。其二支者,边也,指其痞结在心下两边的部位,即胁肋少阳部位。二说均有道理,也符合临床实际。前言少阳病喜呕,此是微呕;前言胸胁苦满,此言心下支结。虽都是少阳之气不和所致,但相较之下可知本证的少阳病势较为轻浅。

可见此证虽属太阳、少阳并病，但以太阳证为重，少阳证为轻，故用柴胡桂枝汤双解两经之邪。

柴胡桂枝汤，即小柴胡汤与桂枝汤剂量各半的合方，桂枝汤外解太阳之邪，以治发热微恶寒、肢节烦疼；小柴胡汤内和少阳枢机，以治微呕、心下支结。此发表与和里兼用之法，乃为少阳权变治法之一。

【原文】

伤寒五六日，已发汗而复下之，胸胁满微结，小便不利，渴而不呕，但头汗出，往来寒热，心烦者，此为未解也，柴胡桂枝干姜汤主之。（147）

柴胡桂枝干姜汤方：

柴胡半斤，桂枝三两（去皮），干姜三两，栝楼根四两，黄芩三两，牡蛎三两（熬），甘草二两（炙）。

上七味，以水一斗二升，煮取六升，去滓，再煎取三升，温服一升，日三服。初服微烦，复服汗出便愈。

【释义】

本条论述伤寒误治而致邪传少阳、气化失常、津液不布的证治，伤寒五六日，汗而复下，是为误治。太阳之邪传入少阳，故胸胁满闷。"微结"，是指少阳气机有所郁结，但势微而不甚重。由于误下之后，挫伤气机，致使气化不利，三焦水道不畅，则见小便不利、气不化津，津不上承，则见口渴；阳郁不宣，上蒸于头，则见头汗出而身无汗；邪热进退于少阳之野，故往来寒热而心烦。邪气在三焦而不及于胃，所以不呕。本证重点在于少阳气机不和、气化失常、津液不布。所见小便不利、汗出不畅，颇像湿热之证，但口渴不呕，则知并非湿热。治疗用柴胡桂枝干姜汤，一则和解少阳枢机之邪，二则助气化以生津液。

柴胡桂枝干姜汤由小柴胡汤加减化裁而成。柴胡、黄芩作为主药，仍用于清解少阳半表半里之邪；因津伤口渴而不呕，故去半夏加栝楼根，生津以止烦渴；阳郁气滞，枢机不利胸胁满微结，故去人参、大枣，加牡蛎软坚散结；桂枝配干姜，通阳化阴以行三焦。诸药相伍，可使少阳得和，枢机畅利，气化以行，阳生津复，诸证悉愈。方后注云"初服微烦，复服汗出"，这是药后阳达津布之象，为正复邪却的反映。

【原文】

伤寒五六日，头汗出，微恶寒，手足冷，心下满，口不欲食，大便硬，脉细者，此为阳微结，必有表，复有里也。脉沉，亦在里也。汗出为阳微，假令纯阴结，不得复有外证，悉入在里，此为半在里半在外也。脉虽沉紧，不得为少阴病，所以然者，阴不得有汗，今头汗出，故知非少阴也。可与小柴胡汤。设不了了者，得屎而解。（148）

【释义】

本条通过阳微结与纯阴结的脉证鉴别，说明少阳病气郁之时与少阴病有类似之处，并指出了其治法。

全条分三段，第一段从"伤寒五六日"至"必有表，复有里也"，论阳微结的脉证。第二段，从"脉沉，亦在里也"至"故知非少阴也"，论阳微结与纯阴结的鉴别。第三段，从"可与小柴胡汤"至"得屎而解"，指出阳微结的治法。

病起自伤寒，其表未解，故微恶寒；又有心下满，日不欲食，大便硬等症，则为阳明里热已结；同时又见手足冷、头汗出，则是因表里之气不利，阳热郁结而不能宣达所致。阳不达四末，故手足冷,热不得外越,故仅头汗出而周身无汗。此时如果又见细脉,即弦细之脉,弦为少阳之主脉,则反映少阳气郁而枢机不利。可见本证既有太阳表邪不解,又有阳明热结于里,还有少阳表里之枢机不利,这种"必有表,有里"的见症,古人称为"阳微结"。所谓"阳微结",也即阳热内结尚属轻浅,而外邪犹未悉入其里之意。此即第一段的内容。

第二段采用推理辨证的方法,对阳微结与纯阴结做了鉴别比较,因为阳微结的某些表现有与纯阴结类似之处,故不可不辨。如说其人脉沉,沉以候里,里为阴,而病属于纯阴结(即少阴病)的话,那么对头汗出也可理解为阳气虚微所致。但是纯阴结本属里虚寒之证,邪离三阳,其证为阴,则当无发热、恶寒等外证,而只能见到一派少阴阳虚的里寒证,故云"不得复有外证"而"悉入在里"。阳微结若与纯阴结对比,则前者为"半在里,半在外也",即外有太阳表证,内有阳明热证。此时即使是脉见沉紧,也不能称之少阴病,所以然者,是因为阴证不得有汗,而少阴若见汗出,则多是亡阳之象。头为诸阳之会,只有阳经上行于头,而阴经不能上行头部,故今见头汗出,知是阳热内郁而不得外泄,上蒸于头所致汗出,由此可知其证并非少阴病,实为阳微结的见证。

阳微结证,虽半在表半在里,但病之关键,在于少阳枢机的郁结,故治用小柴胡汤和解少阳,疏达枢机。枢机通利,表里则和,其病可愈。若服汤后"不了了者",即仍有不爽快的感觉,是谓里气不和,亦可有心烦等里热见证,此因肠胃尚有热结,大便硬而不下之故,可考虑使用小剂调胃承气汤微和胃气,使大便得下则愈,故云"得屎而解",这是第三段内容。

阳微结与纯阴结,皆为古之证候名称。前者属腑病,后者为脏病,细察脉证,辨别不难。然而通过两者的鉴别,说明阳热郁结有时可出现类似阴寒的见症,也即所谓"阳证似阳"。特别是临床常能见到的阳郁而致手足厥冷,如四逆散证,若不综合全局、详审病机、反复推敲,仅凭一症之见,武断为阳虚的纯阴结而妄投温补,必将如抱薪救火,后患无穷。

【原文】

伤寒五六日,呕而发热者,柴胡汤证具,而以他药下之,柴胡证仍在者,复与柴胡汤。此虽已下之,不为逆,必蒸蒸而振,却发热汗出而解。若心下满而硬痛者,此为结胸也,大陷胸汤主之;但满而不痛者,此为痞,柴胡不中与之,宜半夏泻心汤。(149)

半夏泻心汤方:

半夏半升(洗),黄芩、干姜、人参各三两,黄连一两,大枣十二枚(擘),甘草三两(炙)。

上七味,以水一斗,煮取六升,去滓,再煮取三升,温服一升,日三服。

【释义】

本条论述误下少阳之后所出现的三种不同情况的证治。伤寒五六日,出现呕而发热的少阳证,医者不用小柴胡汤和解,反以他药泻下,此犯少阳之禁,实属误治。若其人正气旺盛,证情不因误下而发生变化,柴胡证仍在者,可复与小柴胡汤。此虽经误下而病未逆变,故云"不为逆"。但正气毕竟有所耗伤,难于胜邪,服汤后因得药力相助,正复而驱邪,故发生"战汗力作解"的现象。这是一种情况。

若误下后,其人症见心下满痛,按之石硬,是为结胸证。此因少阳邪热内陷入里与水饮互结而致。与前言误下太阳而成结胸;起因虽有所不同,但见症并无差异,故仍当用大陷胸汤泻热逐水破结。这是第二种情况。

第三种情况即误下后,其人症见心下满而不痛,是为痞证。痞之成因,是误下少阳之后,脾胃之气受伤所致。因脾主升、胃主降,脾胃受伤则升降失常,气机受阻不利,故发生心下痞塞不通之感。再者本病来自于误下少阳,少阳喜呕,多是胃有痰饮而气逆,故本证亦多是气机痞塞而挟痰,故又称之为"痰气痞"。然痞之病位,又为何恰在心下? 先从体表部位看,胸为阳,腹为阴,"心下"位于胸腹之夹界,此亦为阴阳部位上下交通之处。前言少阳胁下为半表半里,是从纵向看,此言心下为半上半下,是从横向分。总之二者皆为阴阳枢纽之地。再从内在脏腑看,脾胃皆居心下,脾脏属阴,胃腑属阳,脾胃升降失常,气机痞塞,阴阳不和,寒热错杂,故其病变亦多在心下部位。痞之表现,既非胸闷,又非腹胀,而是自觉仅在心下有痞满堵塞之感,但按之濡软,因其并无有形之邪滞结,只不过气机痞塞之故。气机痞塞于中,胃气不降而上逆,则每见呕吐、噫气、恶心等症;脾气不升而下陷,则每多见下利、肠鸣或大便干湿不调等症。心下痞满证属上下的枢机不利,与少阳病半表半里枢机不利的胸胁苦满,病证不同,病位不同,病机也不同。故不能刻舟求剑再与小柴胡汤,所以说"柴胡不中与之"。心下痞证虽心下痞满,但按之不硬不痛,这又区别于结胸证的心下痛,按之石硬,故更不可与陷胸汤。治疗之法,只宜选用半夏泻心汤和中降逆消痞气。

半夏泻心汤与后面要介绍的生姜泻心汤、甘草泻心汤,均可谓是小柴胡汤的变方,属和解之法而主治心下痞。但三方之中,又以本方为代表方。因本证以呕吐、心下痞、大便不调为特点,而《神农本草经》言半夏"主伤寒寒热,心下坚下气……胸胀,咳逆肠鸣",既能化痰降逆,又能消痞散结,故本方以半夏为君,而定名为半夏泻心汤。本方由七味药组成,实系小柴胡汤去柴胡,加黄连,以干姜易生姜。半夏、干姜辛开而温,以散脾气之寒;黄芩、黄连苦泻而寒,以降胃气之热;人参、甘草、大枣甘温调补,和脾胃,补中气,以复中焦升降功能,此即所谓"辛开苦降甘调"之法。总之,本方寒温并用、苦辛相投、攻补同施,具有和阴阳、顺升降、调虚实之功,故为和解治痞之良方。

【原文】

太阳少阳并病,而反下之,成结胸,心下硬,下利不止,水浆不下,其人心烦。(150)

【释义】

本条论述太阳少阳并病误下而致结胸,证似太阴的危候。太阳病宜发汗,少阳病宜和解,泻下之法均属禁忌。太阳少阳并病,本当用柴胡桂枝汤双解两经之邪,舍此反用泻下之法,是属误治。以致使太阳少阳邪热内陷,热与水结而成结胸,故见心下硬。结胸证因水热互结、气机不畅,多影响腑气不利而见大便秘结。今不仅不见大便秘结,反见下利不止,水浆不入,此为结胸证似太阴,是属误下而致脾胃虚寒、中气下陷之危候。结胸为邪实,脾胃虚寒为正虚,正虚邪实,正不胜邪,故其人心烦。

对本条的解释,成无己有其独特见解,认为太少并病而误下,其变证当分二端:一是太阳表邪入里,结于胸中为结胸,心下硬;二是少阳里邪,乘虚下于肠胃,遂利不止,这种分两证的说法可资参考。

至于本证的治疗,历代医家众说纷纭,有说可治者,亦有说不可治者,但不管是持何种意见的医家,一致认为本证病情是危重的。因其正气大虚,故陷胸汤,即使是小陷胸汤亦不可用。按照辨证论治的原则,或投以理中汤类温补,或试用柴胡桂枝干姜汤,或可望取效。总之当以调补脾胃而扶正气为要,这是治疗本证的基本出发点。

【原文】

脉浮而紧,而复下之,紧反入里,则作痞。按之自濡,但气痞耳。(151)

【释义】

本条论述伤寒表实误下成痞的辨证。脉浮而紧,为伤寒表实证之脉,在此代表伤寒表实证。应加强麻黄汤发汗解表,若误以下法治疗,则"紧反入里"。这里的"紧"是代表寒邪,非为紧脉。误下里虚,脾胃气伤,无形之邪内陷,结于心下,致使中焦升降失常,气机痞塞,故作心下痞。结胸证是邪热与有形之痰水相结,故心下硬满而痛,按之石硬;痞证是无形之气痞塞,故心下痞满不痛,按之自濡,此即所谓"但气痞耳"。

【原文】

太阳中风,下利,呕逆,表解者,乃可攻之。其人染染汗出,发作有时,头痛,心下痞硬满,引胁下痛,干呕,短气,汗出,不恶寒者,此表解里未和也,十枣汤主之。(152)

十枣汤方:

芫花(熬),甘遂,大戟、大枣十枚(擘)。

前三味等分,各别捣为散。以水一升半,先煮大枣肥者十枚,取八合,去滓,内药末。强人服一钱匕,羸人服半钱,温服之,平旦[1]服。若下少病不除者,明日更服,加半钱,得快下利后,糜粥自养。

【词注】

[1]平旦:指清晨。

【释义】

本条论述结胸类证——胁下悬饮的证治。在太阳中风的病程中,可续发水邪的凝结而成悬饮证。其病位,即水之巢穴虽在于胁下,但其影响所及却是表里内外、三焦上下无所不有。故水饮注于下则觅下利。水饮逆于上,则见呕逆。由于水饮之巢穴深居于胸腹之间,两胁之下,非一般渗利之药所能取效,故当用攻逐泄水之剂。但应注意在表邪尽解后方可议攻,以免因攻伐水邪损伤正气,而招致表邪的内陷。故仲景告诫曰:"表解者,乃可攻之。"

由于水饮之邪变动不居,故或见之证颇多。如"染染汗出,发作有时",为水邪外走肌腠皮肤,影响营卫失和所致;"头痛",为水气上逆,冒蔽清阳所致。此汗出、头痛,类似太阳中风证,故也有的注家将本证划归太阳病类证。然本证微微汗出,却发作有时;头虽痛而不恶寒,故又与太阳中风证不同。"心下痞硬满",为水结胁下,影响中焦气机不利所致,类似结胸,但并非结胸;"引胁下痛",则为本病之主症,不仅指心下痞硬满牵引胁下疼痛,而且包括转侧身动,甚或咳嗽、呼吸、说话等,都可引起胁下作痛。此乃因水之巢位在于胁下,使局部气血壅滞、筋脉不和所致;"干呕",为水饮犯胃,胃气上逆;"短气",为水饮迫肺,肺气不利。真可谓是水势泛滥,浩浩莫御。若当其时而见汗出不恶寒,是为表邪已解,仅是里有水饮,故云"表解而里未和",可予十枣汤攻之。

【按语】

现代报道,用本方治疗渗出性胸膜炎、胸腔积液、腹水等病证,效果较好。但本方毕竟药性峻烈,使用时必须慎重。

【原文】

太阳病,医发汗,遂发热恶寒,因复下之,心下痞,表里俱虚,阴阳气并竭,无阳则阴独,复加烧针,因胸烦,面色青黄,肤𣑙者,难治;今色微黄,手足温者,易愈。(153)

【释义】

本条论误治的坏病以及对坏病预后的判断。太阳病治用汗法是正确的,但发汗有轻重缓急之分,只有运用得当,才能中病有效。今发汗之后病未愈,发热恶寒反更重,说明发汗不得其法。然一汗不解,本可再汗,但医者辨证不清,又改用了下法,从而造成一误再误。发汗不当伤其表,误用下法又伤其里,致使"表里俱虚",而"阴阳气并竭"。阴者,里也;阳者,表也;竭,乃正气竭乏,即表里气血俱虚之义。若脾胃之气受伤,而邪气乘虚内陷,致使气机痞塞、升降紊乱,则可形成心下痞证。"无阳"二字,在本论不止见于一处,成无己解释为"表证罢为无阳","阳",非指阳气而言,而是当作表证讲,若与第27条的"脉微弱者,此无阳也"之文互参,其义自明。因此"无阳则阴独",是说无表证而只有里证。即表证已解,只存在心下痞的里证。在这种情况下,本应选用泻心汤方剂和胃消痞、益气补虚,但医者却用"烧针"方法进行治疗实属大谬。烧针本为治疗寒痹的疗法,若用之以溅汗而治痞,则反而变成致病因素的火邪。火气通于心,心居胸中为阳位,火邪扰于心胸,必见心胸发烦之证。

此证由于多次误治,病情不断演变,不仅邪气未去,而且正气也大伤,此时细心观察病情,对预后作出判断,则有重要临床意义。气色是脏腑气血荣枯状况的反映,青为肝之色,黄为脾之色,面色青黄不华,为肝气刑脾,木来克土之象。肤之外者为皮,由肺所主;肤之内者为肉,由脾所主。肤瞤动者,为脾肺之气两虚,皮肉之气不充所致,由此可以推知,其人的手足也必然发凉。见"面色青黄,肤瞤者",脏气已大伤,故多"难治",而预后较差。假令面色微黄,黄为脾之正色,微黄标志着胃气尚存。脾胃主四肢,手足温暖不凉,说明脾胃阳气不衰。胃气犹存而化源不绝,则能与邪相争,此虽是误治的坏病,但还是容易治愈的。

由此可见,对心下痞之证,还应注意面色的变化及手足温凉等情况,借以了解正气的强弱和阳气的盛衰。伤寒病的预后,多以阳气的盛衰为左右,因此对反映阳气情况的证候更应详察。

【原文】

心下痞,按之濡,其脉关上浮者,大黄黄连泻心汤主之。(154)

大黄黄连泻心汤方:

大黄二两,黄连一两。

上二味,以麻沸汤[1]二升渍之,须臾绞去滓,分温再服。

【词注】

[1]麻沸汤:沸水。

【释义】

本条论述火痞的脉证与治法。条文言简而意赅,只提一证一脉便予处方用药,这就是《伤寒论》善抓主症的具体体现。

一证就是"心下痞",即胃脘部堵塞不通之感。"心下痞"作为一个症状,可以由很多原因引起,如水热互结、气机壅遏的结胸证;胃肠燥热、腑气不畅的腑实证等,这就需要借助其他诊察方法以作鉴别,其中的腹诊便是一个重要的方法。"按之自濡",濡通软,即心下虽痞,但按之柔软,说明此证并无实邪结聚,正如第151条所说:"按之自濡,但气痞耳",只不过是气机不畅,痞塞于心下罢了。这样可与心下痛按之石硬的结胸证;脐腹按之有"燥屎五六枚"的阳明燥实证相鉴别,以加强辨证能力。

一脉就是"关上浮"。关脉居尺寸之中,主中焦病,用以候脾胃。"浮",在此泛指阳脉,如浮、大、数、动、滑等脉皆属此例。关上见阳脉,反映中州有火热之邪,火热邪气结于心下,因而成痞,这又与结胸及阳明腑实证之寸浮关沉或沉紧之脉大不相同。本条虽仅提出一脉一证,但若把脉证互相联系起来分析,就不难看出,此证属火热邪气痞结于心下,使胃气不和而作痞证,故又有"火痞"或"火气痞"之称。一治以大黄黄连泻心汤泻热而消痞气。

大黄黄连泻心汤由大黄、黄连组成。方中大黄苦寒,本为推陈致新、清热通便、荡涤肠胃之药;黄连苦寒可清心胃之热而能厚肠胃。本证既为无形之热邪痞结心下,并无有形之实邪结滞肠道,而为何反用大黄下之?妙在本方的煎服法与众不同。方后注云:"上二味,以麻沸汤"渍之,"须臾绞去滓",是说二药并不煎煮,而是用滚开的热水浸泡片刻,然后即去滓饮汤。如此渍药之义,则取二药苦寒之气以清中焦无形之邪热;薄其苦泄之味而防止其直下肠胃。《金匮要略·惊悸吐衄下血胸满瘀血病脉证治》中,用本方加黄芩,名泻心汤,治吐血、衄血,但用煎煮之法,而且顿服,则取其味厚力大而泻其血分之热。用药虽一,服法有别,效应各异,可谓法中之法。

《千金翼方》注云:"此方本有黄芩",下条附子泻心汤中亦有黄芩,故宋臣林亿等认为本方中应有黄芩。若有黄芩,则泻热消痞之力更强。

唐容川在《血证论》中第一张治血病的方子即泻心汤,用其清血中火热而止血。临床经验证明,用之治吐血、衄血、心下痞而烦、牙痛等诸般火热邪气所引起的病证,效果均非常理想。然在使用时,大便不秘结者,可用开水浸泡法服药;对伴有大便燥结者,亦可采用煎煮之法。

【原文】

心下痞,而复恶寒汗出者,附子泻心汤主之。(155)

附子泻心汤方:

大黄二两,黄连,黄芩各一两,附子一枚(炮,去皮,破,别煮取汁)。

上四味,切三味,以麻沸汤二升渍之,须臾,绞去滓,内附子汁,分温再服。

【释义】

本条承上条论述热痞兼表阳虚的证治。这里的"心下痞"即指上文的"热痞"。本为热痞,复见恶寒汗出,说明不仅里有热,而且表阳亦虚。卫阳原出于下焦,根源于肾,经上焦开发,以温分肉,肥腠理,熏肌肤,司开合,卫外而为固。今卫阳虚,温煦失职,故恶寒时而又汗出。文中不言心烦诸症,而突出恶寒汗出,并且恶寒在前,汗出在后,这除了有所省略之外,正反映了本证的重点是卫阳虚衰。由于卫出下焦,本源于肾,乃肾阳所化生,故肾阳之虚已意在言外。阳虚则生外寒,据此而称本证为上热下寒的"寒热痞"亦无不可。治用附子泻心汤扶阳固表消痞,为寒热并用之法。

附子泻心汤由附子、大黄、黄连、黄芩四药组成。专煎附子,取其味厚,意在温肾阳以固表;另渍三黄,取其气薄,意在清心胃以消痞。一温阳,一清热,然温阳为主,清热为次,寒热并用,使阴阳调和,则诸症自愈。可谓是寒热异其气,生熟异其性,药虽同行而功效各奏。

【原文】

本以下之,故心下痞,与泻心汤;痞不解,其人渴而口燥烦,小便不利者,五苓散主之。(156)

【释义】

本条论述水痞的证治,以见痞证有水火之分。"本以下之,故心下痞",是讲痞证因于泻下而形成。若以心下痞为主症,则用相应泻心汤本为正治之法,但服泻心汤后"痞不解",其原因何在呢?从其人"渴而口燥烦,便不利"分析,则知本证原为水饮内停,津液不能上承所致。"烦"作甚解,"渴而口烦"乃是言口渴、口干而特甚。口渴与小便不利联系起来分析,则知其为水蓄于下，气化利，故小便不利；气不化津，津液不能输布，故口燥而渴。水阻气滞，痞塞于中，气机不利，故作心下痞。其痞因水而作，所以又称"水痞"。

水痞与火痞、心下痞塞同，但病因及证治各异：水痞是由水邪内蓄，阻遏气机所致；火痞是由火热邪气留扰中焦所致。水痞有口燥渴、小便不利之症，火痞则多有心烦乃至衄。火痞治用大黄黄连泻心汤泻热消痞已如前述；水痞则当用五苓散助气化、行津液以利便，从而扩大了五苓散的治疗范围，对痞证的辨证论治也增加了新的证型。

【原文】

伤寒汗出，解之后，胃中不和，心下痞硬，干噫食臭，胁下有水气，腹中雷鸣下利者，生姜泻心汤主之。（157）

生姜泻心汤方：

生姜四两（切），甘草三两（炙），人参三两，干姜一两，黄芩三两，半夏半升（洗），黄连一两，大枣十二枚（擘）。

上八味，以水一斗，煮取六升，去滓，再煎取三升，温服一升，日三服。

【释义】

本条继上文水痞又论述水气痞的证治。"伤寒"在此泛指太阳病，包括中风和伤寒。发汗本为正治之法，但如汗不得法，表证虽可解除，脾胃之气却受损伤；或因其人素体脾胃气弱，汗出后部分邪气内陷，影响里气不和，以致造成升降失常，气机痞塞，寒热错杂，而使"胃中不和，心下痞硬"。一般地说，心下痞当按之软而不痛，此言心下痞硬，是指其人自觉心下痞塞，按之则仅有紧张感，但多无疼痛等症，更不是按之石硬，故仍与结胸证有本质区别。胃主受纳、腐熟，脾主消化运输，脾胃气伤，不能腐熟运化水谷，饮食不消而作腐，胃气不降而上逆，故见"干噫食臭"。干者无物也；噫者嗳气也；食臭即饮食未消化的气味。脾胃运化腐熟功能失常，则生水湿痰饮，水走肠间而下注，故见"腹中雷鸣、下利"；"胁下有水气"，指胁下亦有水。由此可知本证的心下痞，为脾胃不和，兼夹水饮，故称"水气痞"或"饮气痞"。除上述见症外，尚可兼见下肢浮肿、胁下作疼、小便不利等症。当治以生姜泻心汤和胃降逆，消水散饮。

生姜泻心汤即半夏泻心汤加生姜并减少干姜的用量而成，其组方原则与半夏泻心汤基本相同，均属辛开苦降甘调之法。但二方同中有异，异在半夏泻心汤治痞挟痰气；而生姜泻心汤治痞挟水气。由于生姜泻心汤的治疗重点在于胃中不和，胁下有水气，故重用生姜之辛，使其健胃消水散饮。

【原文】

伤寒中风，医反下之，其人下利，日数十行，谷不化，腹中雷鸣，心下痞硬而满，干呕，心烦不得安。医见心下痞，谓病不尽，复下之，其痞益甚，此非结热，但以胃中虚，客气上逆，故使硬也，甘草泻心汤主之。（158）

甘草泻心汤方：

甘草四两（炙），黄芩三两，干姜三两，半夏半升（洗），黄连一两，大枣十二枚（擘）。

上六味，以水一斗，煮取六升，去滓，再煎取三升，温服一升，日三服。

【释义】

本条论述误下胃虚、痞利俱甚的证治。凡表病无论中风、伤寒，都应发汗解表，若妄用下法，则是治疗之谬。误下必伤脾胃之气而引表邪内陷。脾胃气伤，腐熟运化失职，则水谷不化而下注，故"其人下利，日数十行"，肠鸣音可闻而"腹中雷鸣"。此较生姜泻心汤证的腹泻为重，因此反映其脾胃气虚的程度为更甚。脾胃不和、升降失常、气机痞塞、寒热错杂，故见心下痞满、干呕、心烦不得安等症。心烦与下利同见，正是升降失常、阴阳失调、上热下寒、火炎于上而水注于下的表现。医生见有"心下痞硬而满"，误认为是泻下不尽所致，再用泻下，结果使脾胃之气更伤，斡旋升降之力更弱，以致痞满不仅不减，反而更加严重，即所谓"其痞益甚"。言外之意，干呕、利、肠鸣等症亦会相应加剧。"此非结热，但以胃中虚，客气上逆，故使硬也"，这几句话是自注句，说明此心下痞硬，并非胃肠积热所致，当然不能用泻下的方法去治疗。而是由于胃气虚，升降失常、气机滞塞、上热下寒，即所谓"客气上逆"所引起，故应以甘草泻心汤和胃补中，消痞止利。

【原文】

伤寒服汤药，下利不止，心下痞硬。服泻心汤已，复以他药下之，利不止，医以理中与之，利益甚。理中者，理中焦，此利在下焦，赤石脂禹余粮汤主之。复不止者，当利其小便。（159）

赤石脂禹余粮汤方：

赤石脂一斤（碎），太一禹余粮一斤（碎）。

上二味，以水六升，煮取二升，去滓，分温三服。

【释义】

本条论述下焦不约的下利滑脱证治并兼论治利四法。病本为伤寒，医者不辨表里虚实即以汤药泻下，因而损伤了脾胃之气。脾胃之气受伤，升降紊乱，气机痞塞，则"心下痞硬"；清浊不分，故又"下利不止"。这种病理变化，正如《黄帝内经》所说："清气在下，则生飧泄；浊气在上，则生䐜胀"。此时可选用甘草泻心汤或生姜泻心汤，以调和脾胃之气，复其升降之机，使清者升，浊者降，则病愈。但是医不知此，反以他药泻下，使里气更虚，邪气内陷，而致下利不止。医见利不止，认为是中焦虚寒，而投以理中汤。但下利仍然不止，并有加重的趋势，即文中所说，"医以理中与之，利益甚"。这究竟是什么原因？作者自注说："理中者，理中焦，此利在下焦"，意思是说理中汤是治疗中焦虚寒的方剂，对于下焦关门不固、滑脱不禁之下利证，用理中汤自然不能够取效。本证乃因屡经误下，元气受伤，固摄无权而致，也即如《素问·脉要精微论》所说："仓廪不藏者，是门户不要也"，所以，下焦不能约束二便而导致的滑脱不禁、下利不止之证，非用赤石脂禹余粮汤填补下焦、固涩止利不可。如果某些下利之证，经用本方后利仍不止并兼见小便不利之证的，则属于清浊不分、水湿偏渗大肠的水湿下利之证，治当利其小便，分清泌浊，则大便可实，可用五苓散。

赤石脂禹余粮汤由赤石脂、禹余粮二药组成，二药均属收涩固脱之药，尤对久泄滑脱之证更为适用，即所谓"涩可去脱"之治。柯韵伯曾指出：大肠之不固，仍责在胃；关门之不闭，仍责在脾。此二味皆土之精气所结，能实胃而涩肠。盖急以治下焦之标者，实以培中宫之本也。要知此证是土虚而非火虚，故不宜于姜、附。柯氏所言，既明确了本方证与理中汤证的区别，也说明了与桃花汤证的异同。

【原文】

伤寒吐下后发汗，虚烦，脉甚微。八九日，心下痞硬，胁下痛，气上冲咽喉，眩冒。经脉动惕者，久而成痿。（160）

【释义】

本条论述因于误治阳气受伤，以致水气上冲；阳虚不能化津，而使筋脉失养成痿的病变。

伤寒吐下,本为误治,再行发汗,则津气更伤。阳气虚则阴乘之,故发虚烦,脉甚微。时过八九日,正气未复,阳气益虚。阳不制水则水邪上泛。水邪为患,变化多端,或逆于心下成心下痞硬;或留于胁下使胁下作痛;或上冲咽喉而使咽喉有梗塞之感;或上蒙清阳而致头目眩晕,这是误治变证的一个方面。另一方面,阳虚不能化生津液以濡养筋脉,而水饮之邪又滞于其中,故发生筋惕肉𥆧之症。阳气不复则水邪不去,水邪不去则津液不生,而皮、肉、筋、骨、脉失其润濡,久而久之,则肢体痿废而不用。

【按语】

本条与前之"伤寒若吐、若下后,心下逆满,气上冲胸,起则头眩,脉沉紧,发汗则动经,身为振振摇者,茯苓桂枝白术甘草汤主之"一条联系比较,可以看出苓桂术甘汤证是以水气动泛为主,故见脉沉紧;而本条则以阳气虚衰为重,故见脉甚微。病机证候不同,则治法各异。本证可考虑用苓桂术甘汤合真武汤,以温阳利水,平冲降逆似为合拍。

【原文】

伤寒发汗,若吐若下,解后,心下痞硬,噫气不除者,旋覆代赭汤主之。(161)

旋覆代赭汤方:

旋覆花三两,人参二两,生姜五两,半夏半升(洗),代赭一两,大枣十二枚(擘),甘草三两(炙)。

上七味,以水一斗,煮取六升,去滓,再煎取三升,温服一升,日三服。

【释义】

本条论述胃虚痰气痞塞、噫气不除的证治。伤寒经发汗,或吐,或下的方法治疗之后,虽表证已解,但脾胃受伤,腐熟运化功能失职,则痰饮内生;土虚木乘,挟痰犯胃,则脾胃不和,升降不利,气机痞塞,胃气上逆,故见心下痞硬,而噫气不除。"噫气不除"包含有三层意思:一是噫气频作,持续不断,久久不能除掉,言其噫气之重;二是虽噫气频作,但心下痞不能解除;三是或曾用泻心汤治疗,而噫气仍然不除。噫气不除是本病的主症,据病情推断,其病机还不仅仅是脾胃不和,痰气痞塞,而且一定挟有肝气上逆,即所谓"土虚而木来乘之"之机。此证再用泻心汤类,将无济于事,必须用调和脾胃、消散痰饮和镇肝降逆的药物方可取效。故以旋覆代赭汤治疗。

旋覆代赭汤以旋覆花为主药。凡花者质轻而在上,故有上行的作用,而旋覆花又有下降的作用。升降出入乃气机运行之常道,升降利则气机畅。旋覆花能升能降,既能疏肝利肺,又能散凝结之气而治心下之痞;代赭石是一种矿物药,入肝经有镇肝降逆的作用,配旋覆花之疏利,使肝气条达而下行为顺;半夏、生姜辛辣之品,健胃散水,去痰饮之凝结,故有消痰涤饮、降逆和胃的作用;人参、甘草、大枣甘温扶虚,补中益气,而有强主弱客之义,诸药配伍,既治痰气,又疏肝气,同时还补脾胃之气,扶正与祛邪并用,使脾胃调和,气机舒畅,痰气得消,则痞噫自除。

【按语】

使用本方时,应注意以下几点:①因本方属和解之剂,故在煎服时,要去滓重煎,取其药性之和合。②用药剂量要注意生姜与代赭石的比例,病变重在于胃,因此要重用生姜以健胃祛痰消痞;而代赭石剂量宜小不宜大,以免其质重直走下焦,而影响疗效。③妇女妊娠呕吐者,不可用本方,以免代赭石之重镇,有害胎气。

【原文】

下后,不可更行桂枝汤。若汗出而喘,无大热者,可与麻黄杏子甘草石膏

汤。(162)

【释义】

本条与第 63 条所论内容相同,论述误下太阳之后,邪热内陷于肺的证治。从"下后,不可更行桂枝汤"看,原为太阳病,因误下而致表邪内陷。症见"汗出而喘,无大热",为表邪化热迫肺,邪热壅盛,肺气不利之证,故不可再与桂枝汤或桂枝加厚朴杏子汤了。而当与麻黄杏子甘草石膏汤清肺以平喘。本症与第 63 条相同,不同之处仅在于一是汗后,一是下后而已。

【按语】

本方证列于此处,似与上下文皆无联系,疑原文排列有误。

【原文】

太阳病,外证未除而数下之,遂协热而利。利下不止,心下痞硬,表里不解者,桂枝人参汤主之。(163)

桂枝人参汤方:

桂枝四两(别切),去皮,甘草四两(炙),白术三两,人参三两,干姜三两。

上五味,以水九升,先煮四味,取五升,内桂,更煮取三升,去滓,温服一升,日再、夜一服。

【释义】

本条论述太阴虚寒兼太阳表邪不解的证治。太阳病为表病,应以汗法解表,即使是表里同病,亦应先解表,后攻里。若外证未除,即用下法攻里,乃属误治。更何况"数下之",即非只一次误下,致使表证不解而里气先伤。脾阳被伤,运化失司,升降紊乱,气机痞塞,因而出现"利下不止,心下痞硬"之证。这种既有太阳表证存在,同时又有下利不止的病证,则称之为"协热利"。此"协热",指并见发热之表证而言。因其"表里不解",故以桂枝人参汤,温中解表而表里同治。

桂枝人参汤即理中汤(又名人参汤)加桂枝。方用干姜、白术温中以去寒湿之凝,人参、甘草补中益气以治脾气之虚,桂枝以解太阳在表之邪气。

本方煎服法要求先煎人参汤四味,使其发挥温中散寒、补脾益气的效用;后下桂枝,使其先越出表邪,而不受人参、干姜的羁绊。否则五药同煎,会使桂枝芳香走表之力变为温里之用,而达不到表里两解的目的。

【原文】

伤寒大下后,复发汗,心下痞,恶寒者,表未解也,不可攻痞,当先解表,表解乃可攻痞。解表宜桂枝汤,攻痞宜大黄黄连泻心汤。(164)

【释义】

本条论述热痞兼表证不解的标本缓急治法。伤寒为病在表,即使有里证,也当先以汗解。今"大下后,复发汗",汗下失序,实属误治。大下则阳邪内陷,热滞中焦,阳遏气机,从而导致心下痞硬。此时虽经发汗,但因内有邪热,则发汗不足以解表邪,故表犹未解。可仍见发热、恶寒之症。条文中无"发热"一症,有的注家认为:心下痞而兼阳虚的附子泻心汤证,其主要表现是恶寒汗出,而没有发热,为了便于鉴别,故本证应有"发热"一症。此证既有太阳表证的发热、恶寒,又有热滞于中的心下痞,言外之意,还有心烦、大便不爽、小便黄赤等症。对此,既不能用表里两解之法,亦不能单纯先治热痞。因治热痞必用苦寒之大黄、黄连,其不仅有碍于解表,且有引邪入里之弊,故应顺其病机而先解表,解表以桂枝汤。当表解后方可"攻痞",攻痞则用大黄黄连泻心汤。

【原文】

伤寒,发热,汗出不解,心下痞硬,呕吐而下利者,大柴胡汤主之。(165)

【释义】

本条论述少阳兼阳明里实的证治。伤寒为病在表,发汗之后,其热当解。令"发热,汗出不解",并见"心下痞硬,呕吐而下利"等症,说明邪已离太阳而有传经入里之变。从治用大柴胡汤,可知邪热并入少阳、阳明二经。"心下痞硬"应以赵本"心中痞硬"为是,指心胸痞闷滞塞之感,乃因少阳气郁,枢机不利所致。肝胆气火迫于肠胃,迫使胃气不和而上逆,则呕吐频作;迫于大肠,则下利黏秽而不爽。联系前面第103条,可以看出,大柴胡汤证常见有心下急、心中痞硬等症,说明其病变部位较之小柴胡汤更偏于里。但因其证以呕吐为主,故又表明未尽入于里,病邪仍未离少阳,因此不用承气剂而仍用柴胡剂。同时,还可以看出,大柴胡汤证不仅有大便秘结,亦有热利而不爽者。个别注家,如《医宗金鉴》认为"呕吐而下利"的"下"字,是"不"字之误,当改,其理由是下利不能用大柴胡汤。这种认识显然是没有根据的。考《伤寒论》用通下法治疗热利,不仅有大柴胡汤之一法,其他如大小承气汤治疗热结旁流之自利清水及热利等证,也比比皆是。本证属少阳气火内迫阳明所致之下利,用大柴胡汤以去凝滞之邪,疏利肝胆之郁热,使胃肠之气一利,则下利等症自止。

【原文】

病如桂枝证,头不痛,项不强,寸脉微浮,胸中痞硬,气上冲咽喉,不得息者,此为胸有寒也,当吐之,宜瓜蒂散。(166)

瓜蒂散方:

瓜蒂一分(熬黄),赤小豆一分。

上二味,各别捣筛,为散已,合治之,取一钱匕。以香豉一合,用热汤七合,煮作稀糜,去滓,取汁和散,温顿服之。不吐者,少少加,得快吐乃止。诸亡血虚家,不可与瓜蒂散。

【释义】

本条论述胸中痰实证治。"此为胸有寒也",是自注之词,同时也阐明了本证的病机。这里的"寒"字有两个意思,一是泛指邪气,主要指阴寒之邪;二是指"痰"邪而言。因在汉代时,还没有"痰"字,《金匮要略》所谓之"痰饮"原为"淡饮"。淡饮者,淡薄之饮也。魏至梁代的陶弘景写《神农本草经别录》,才首见痰字。由于痰饮亦属阴邪,故这里的"寒",可以说具有双重意思。痰作为病理产物,乃生于脾,多因脾虚失运而生,故有"脾为生痰之源"的说法。但作为致病因素,则可以流注于人体各个部位而为病。特别是痰实邪气最易上伤阳位。在人体来说,下为阴上为阳,胸居阳位,为上气海,是阳气会聚之处。卫阳之气出于下焦,开发于上焦,即由胸中开发,以温分肉,熏肌肤、肥腠理、司开阖。若胸中有痰实邪气阻遏,则胸阳不能正常地宣发,因而出现发热、汗出、恶风等营卫不和的类似桂枝汤证的证候。而真正的桂枝汤证,不仅有太阳之气上冲的表证,而且还应见太阳经脉不利之证。足太阳经脉从头至足,循行于项背,故"太阳之为病,脉浮,头项强痛,而恶寒",即桂枝汤证当见头项强痛,寸关尺三部脉俱浮等。而今虽"病如桂枝汤证",但"头不痛,项不强",只寸脉微浮,说明并非真正的桂枝汤证。《濒湖脉诀》说:"寸浮头痛眩生风,或有风痰聚在胸"。寸脉候胸中、上焦,风痰邪气聚于上焦胸中,正气抗邪有上越外出之机,故寸脉见浮象。寸脉微浮,言外之意,关尺之脉则见沉象。这是由于上焦为痰实阻滞,阳气不能下达,中下焦阳气闭塞,故关尺脉沉。痰阻胸膈,气机不利,故胸中痞硬;正气拒邪于外,胸中痰气上逆,所以气上冲咽喉不得息,而有欲吐而不能吐之状。根据《素问·阴阳应象大论》所指出的"其高者,因而越之"的治疗法则,本证应因势利导,用瓜蒂散吐之。吐出胸中痰实邪气,则胸阳得伸,其病自愈。

瓜蒂散用瓜蒂和赤小豆各"一分",这里的"一分"是等量的意思,不是剂量单位。瓜蒂又名苦丁香,味极苦,涌吐力最强,为催吐之要药;赤小豆味酸苦,能行水消肿,与瓜蒂相伍有酸苦涌泻之功;香豉清轻宣泄,载药上浮,以其煮汤合散,有助涌吐之力。因本方涌吐之力甚强,故使用时应得法,提出以下几点注意事项,可供参考:

第一,催吐药物服后,可鼓动全身阳气浮动上冲,故可见头目眩晕、汗出等反应。应令病人勿动,或闭目以待之,并应选择避风安全处,以免跌仆或汗出受风。

第二,在吐之前,可用宽布腰带勒紧腹部,借增腹压而助其涌吐。

第三,若确有痰实,但服药后而不吐反见心烦难以耐受者,可以用物探喉以催吐,或少进白糖,以促其吐。得快吐乃止,不可多服。若因药力不足,可稍稍加量。

第四,若痰实吐出,大邪已去,而吐势不止,可以葱白煎汤饮服而抑制其吐。

第五,吐法势猛,虽能去邪,也易伤正,特别是容易伤胃气与津液,故久病、年老、体弱者不可与之。仲景告诫"诸亡血虚家,不可与",就是这个意思。

【原文】

病胁下素有痞,连在脐旁,痛引少腹,入阴筋者,此名脏结,死。(167)

【释义】

本条论述三阴脏结的死证。"病胁下素有痞,连在脐旁",指病人平素在胁下就有痞积或痞块,连在脐旁部位,说明脏结日久以致气血郁滞,脉络闭阻。"痛引少腹,入阴筋"言其发作时的症状。引,牵引、收引的意思,即发作的时候,从脐旁到少腹牵引疼痛,甚至牵引阴筋内抽;"阴筋"指男性生殖器。从上述证候看其病变部位,则已涉及脏阴。因胁下为厥阴肝之部,脐旁乃太阴脾所主,少腹属下焦为肝肾所居,而肝脉又络阴器,肾开窍于二阴,阴筋也关系于肝肾两脏。肝脾肾三脏无阳以温化,阴寒凝结于三阴,其病情危重可知,故云"此名脏结,死"。据一些老大夫的经验介绍,此证在发作时用大艾团灸丹田、气海,或可救治。

【原文】

伤寒若吐、若下后,七八日不解,热结在里,表里俱热,时时恶风,大渴,舌上干燥而烦,欲饮水数升者,白虎加人参汤主之。(168)

白虎加人参汤方见前述。

【释义】

本条论述阳明热证兼气阴两伤的证治。伤寒病在表,误用吐、下之法,致使疾病延迟七八日不解。误吐则使津液亡于上;误下又使津液亡于下,上下分消,终致胃中津液匮乏,而在表之邪得以乘机入里。"热结在里",即是邪已离开太阳之表而聚于阳明之里的意思。阳明痛有经证、热证、腑证之分。葛根汤证乃是阳明之经证,承气汤证则是阳明之腑证。本条所论,既非经证,又非腑证,而是邪热弥漫周身,充斥于表里内外的阳明热证。阳明之热为里热,热由内向外而发,因而形成所谓"表里俱热"。热由里向外蒸腾,逼迫津液向外发泄,故必见汗出。热蒸汗出,则气随津泄,气阴两伤,表气不固,因而有"时时恶风"的证候。热盛津伤,胃中干燥,故其人大渴。"欲饮水数升",是形容渴饮之甚;"舌上干燥而烦",是形容津伤之甚,连舌上都见干燥。"舌上干燥",医者不仅可望而知之,若以净手摸其舌面,也可感到干燥无津。"舌上干燥而烦"的"烦"字,有心烦与燥渴至甚的两层意思,都是热盛津伤的必然见症。

由此可见,此属阳明之邪热弥漫周身、充斥内外、津液匮乏、气阴两伤之证,应以白虎加人参汤为治。方用白虎汤清热生津,加人参以补气生津止渴,使邪热得清,气阴得复,诸证即愈。

【原文】

伤寒无大热,口燥渴,心烦,背微恶寒者,白虎加人参汤主之。(169)

【释义】

本条承上条再论阳明热甚、气阴两伤证治。阳明之热邪,有偏盛于表者,有偏盛于里者,亦有表里俱盛者。本条所论乃阳明热邪偏盛于里,里热较盛而体表之热较逊,故谓"伤寒无大热"。但无大热仅是相对之词,说明肌表热势不甚。口燥渴是热伤津液的反映,为白虎加人参汤证的辨证眼目。胃络上通于心,阳明邪热扰心,故烦。"背微恶寒"与上条"时时恶风"的病机相同,只是表现形式不同。由于背为阳之府,是阳气会聚的地方,故当热迫汗出,津气两伤,卫阳失于固密和温煦职能时,则背部恶风寒最为明显。这里的恶寒乃恶风的互词。治疗仍以白虎加人参汤清热益气生津为宜。

【原文】

伤寒脉浮,发热无汗,其表不解,不可与白虎汤。渴欲饮水,无表证者,白虎加人参汤主之。(170)

【释义】

本条论述白虎汤的禁忌证和使用白虎汤的原则。脉浮,主表,与发热无汗并见,是为太阳伤寒,而恶寒身疼等表实证自在言外。邪在表当治以汗法。此时即或兼见烦渴等里热之证,亦应表里两解,或先解表后清里,而不可先以白虎汤清其里热,这就是"其表不解,不可与白虎汤"的用意。这是因为白虎汤是甘寒清热的重剂,表寒证用之,每可冰伏表邪,郁遏阳气,甚或引邪内陷而病必不除。过去在临床上就曾有过这样的教训。曾诊治一邻居患者周某,女,感冒发热不退。初诊辨证未确,就使用辛凉重剂的银翘散加石膏。服药后病反不解,而发热更甚。再诊仍不醒悟,反认为石膏剂量犹轻,而又继续加大药量,结果不仅热仍不退,反而出现了神昏谵语之症。后来患家另请一位老医生诊治,经详细检查并问清病情之后,指出此病得之石膏用之太早,使邪气冰伏不得透出,急以鸡冠血合黄酒、蜂蜜让病人饮服,然后盖被取汗。果然服后汗出,胸前见有大片针尖大小的皮疹,而内陷之邪得以透发,则热退神安。从这一案例,足以说明表邪不解,过早使用石膏的危害,结合本文体会,更可加深理解。

下段的"渴欲饮水,无表证者,白虎加人参汤主之",则说明里热已成,表证已解,而出现津液两伤的证候,则应治以白虎加人参汤。亦可以理解为见渴欲饮水,无表证,即使不见大热、心烦之症,亦可用白虎加人参汤。现在临床上治疗糖尿病,患者口干渴较甚而饮水颇多,但身上并不发热,而投以白虎加人参汤取得效果,这样的用法,可能就源于此。

【原文】

太阳少阳并病,心下硬,颈项强而眩者,当刺大椎、肺俞、肝俞,慎勿下之。(171)

【释义】

本条与第142条相互呼应,共论太少并病的治法及禁忌。太少并病为先病太阳不解而后又病少阳。"颈项强"是太阳经邪不解;"心下硬"及眩冒是少阳之气不和。因少阳禁汗,故虽有太阳经邪不解,亦不可发汗而解太阳之邪。若误发其汗则伤津液,以致胃中干燥,邪转阳明而见谵语;另外,虽然有心下硬、眩冒等少阳邪气偏结于里的证候,亦不可用下法,因下法必用苦寒之品,而有碍于太阳经邪的解除。汗法与下法均不适宜,则只能选用刺法。如刺大椎、肺俞以解太阳之经邪;刺肝俞以解少阳之邪,从而达到太少两解的目的。"慎勿下之"是叮咛之词,嘱医生虽见心下硬之症,亦不要误认为是实证而用下法。误下则太阳之邪乘虚入里,而又有形成结胸的可能。

【原文】

太阳与少阳合病,自下利者,与黄芩汤;若呕者,黄芩加半夏生姜汤主之。(172)

黄芩汤方:

黄芩三两,甘草二两(炙),芍药二两,大枣十二枚(擘)。

上四味,以水一斗,煮取三升,去滓,温服一升,日再夜一服。

黄芩加半夏生姜汤方:

于黄芩汤方内,加半夏半升,生姜三两,余依黄芩汤法服。

【释义】

本条论述太少合病下利的证治。合病为两经以上同时发病,而无先后次第之分。本条论太阳与少阳合病,即太阳与少阳的病证同时俱见。"自下利",即未经泻下而自发的下利,为本条合病的主症,乃因少阳火都不伸,邪热内迫阳明而下趋大肠所致。又因少阳疏泄不利、气机不畅,其下利则往往兼有大便不爽、下重难通、肛门灼热,甚或有红白黏秽的特点。此条合病之治,若发汗以解表邪,则有伤津化燥之弊;若泻下以除里热,则又有导致表邪内陷而成结胸之虑。唯以黄芩汤先清少阳之热,则肠胃之热方能解除而下利可止。下利止则肠胃之气和,反过来又有利于少阳之气的疏泄。少阳枢机畅利,则太阳之邪也得以向外宣泄。

黄芩汤用黄芩之苦寒,以清肝胆之热;芍药能养肝胆之阴,同时能于土中伐木,以制肝胆木气之横逆,两药相合,为治热利之主药。甘草、大枣益气滋液,而顾护正气。

若少阳邪热逆于胃,胃气上逆并挟有痰饮而作呕的,于黄芩汤方中加半夏、生姜和胃降逆,蠲饮止呕。黄芩汤加半夏、生姜亦可看作是小柴胡汤的变方,因热已不在半表而入于半里,故去柴胡而仅用黄芩;证非胃实,然亦非胃虚,故不须人参之补。

【原文】

伤寒胸中有热,胃中有邪气,腹中痛,欲呕吐者,黄连汤主之。(173)

黄连汤方:

黄连,甘草(炙)各三两,干姜、桂枝(去皮)各三两,人参二两,半夏半升(洗),大枣十二枚(擘)。

上七味,以水一斗,煮取六升,去滓,温服,昼三夜二。

【释义】

本条论述上热下寒,腹痛欲呕吐的证治。"伤寒"在此泛指感受外邪,非专指太阳伤寒。"胸中有热",即胸中有邪热;"胃中有邪气",在这里指胃中有寒邪。亦有认为"胸中有热,胃中有邪气",是指胃热肠寒之证。总之是属于上热下寒的病证。上有热,胃失和降而上逆,故恶心而欲呕吐;下有寒则使气血凝滞,故见腹中疼痛。凡寒热错杂之证无不与阴阳的升降失调有关,故阳在上不能下交于阴,则下寒者自寒;阴在下不能上交于阳,则上热者自热。其治用黄连汤清上温下,平调寒热,以交通阴阳。

黄连汤以黄连清在上之热,同时用干姜温在下之寒;桂枝既能通上下阴阳之气,又能和解在表之余邪;参、草、枣益胃安中,以复中焦之升降;半夏降逆止呕,以和中焦之阴阳,本方实即半夏泻心汤去黄芩加桂枝而成,故与半夏泻心汤同为辛开苦降甘调之剂。其不同之处,本方用桂枝,功偏于温通,多治上热下寒、表里不和而以腹痛为主的病证;半夏泻心汤有黄芩无桂枝,功偏于清热,多用治脾胃不和、升降失常、气机痞塞,以心下痞为主的病证。简言之,本方主治寒热格拒于上下;而泻心汤主治寒热痞塞于中焦。

【按语】

据临床观察,由于本证属胃中有寒,中阳不能温化,可以出现腹泻下利之证。但此下利与上条之肝胆热滞,疏泄不利所引起的热性下利不同。故在治法上既以黄连汤清上温下面交通阴阳,又以黄芩汤清利肝胆而坚阴。

【原文】

伤寒八九日,风湿相搏,身体疼烦,不能自转侧,不呕不渴,脉浮虚而涩者,桂枝附子汤主之。若其人大便硬,小便自利者,去桂加白术汤主之。(174)

桂枝附子汤方:

桂枝四两(去皮),附子三枚(炮,去皮,破),生姜二两(切),甘草二两(炙),大枣十二枚(擘)。

上五味,以水六升,煮取二升,去滓,分温三服。　　去桂加白术汤方:

附子三枚(炮,去皮,破),白术四两,生姜三两(切),甘草二两(炙),大枣十二枚(擘)。

上五味,以水六升,煮取二升,去滓,分温三服。初一服,其人身如痹,半日许复服之,三服都尽,其人如冒状,勿怪。此以附子、术并走皮内,逐水气未得除,故使之耳,法当加桂四两。此本一方二法:以大便硬、小便自利,去桂也;以大便不硬、小便不利,当加桂。附子三枚,恐多也,虚弱家及产妇,宜减之。

【释义】

本条论述伤寒类证风湿伤于肌表的证治。伤寒八九日,言患病日久而不愈。其原因可从两方面加以考虑,或因其人正气不足,不能及时拒邪于外,或因邪气夹杂而纠缠难解,本证两种因素兼有。风寒与湿邪相搏,痹着于体表,影响营卫之调和,阻碍气血之运行,故见身体疼痛以致到了难以转侧的程度。“不呕”,为无少阳证;“不渴”,为无阳明证,由此可知里和而无病。脉浮为风寒湿在表,虚主卫气不足,涩主寒湿之邪不解。风、寒、湿三气杂合而为痹,患者卫阳复虚,邪盛而正衰,故使病证缠绵日久而流连不愈。“身体疼烦”,形似伤寒,实非伤寒,故为伤寒类证。治以桂枝附子汤温经祛风,温化寒湿之邪。

桂枝附子汤即桂枝汤去芍药加附子。方用桂枝既能疏散风寒邪气,又能温经通阳;附子辛热,善温经扶阳,散寒逐湿以止疼痛;生姜助附子、桂枝以温散风寒湿三邪;甘草、大枣甘温以缓桂附之性,且扶正气之虚,合生姜则辛甘化阳以抑阴,又能健脾和中以行津液。本方与桂枝去芍药加附子汤药味完全相同,唯桂附用量较上方为大,故二方主治的重点也就不同。彼方主治胸阳不振兼表阳不足,以脉促、胸闷、微恶寒为主症;此方主治阳气不足,风湿困于肌表,以身疼烦、不能自转侧为主症。

“大便硬,小便自利”,是在前述见证基础上的发展变化,反过来亦可了解到桂枝附子汤证,当见大便溏,小便不利。今其人大便硬,小便自利,若见于服桂枝附子汤之后,说明阳气通,湿邪减,气化已行,不需再用通阳化气走表之桂枝,加用白术健脾燥湿以善其后;若本为大便硬,小便自利,则反映湿重困脾,脾运不健,津液不能还于胃中。故亦当于桂枝附子汤中去桂枝以免走散津液,加白术燥湿健脾引津液还于胃中。

【原文】

　　风湿相搏,骨节烦疼,掣痛,不得屈伸,近之则痛剧,汗出短气,小便不利,恶风不欲去衣,或身微肿者,甘草附子汤主之。(175)

　　甘草附子汤方:

　　甘草二两(炙),附子二枚(炮,去皮,破),白术二两,桂枝四两(去皮)。

　　上四味,以水六升,煮取三升,去滓,温服一升,日三服。初服得微汗则解。能食,汗出复烦者,将服五合,恐一升多者,宜服六七合为妙。

【释义】

　　本条论述风湿留于关节的证治。"风湿相搏",应体会为风、寒、湿三邪互相搏结。寒性主收引,主凝滞,而使气血闭阻,经脉不通,则疼痛严重;湿性黏腻,滞着关节而不行,筋脉附于关节,寒湿相搏,筋脉拘挛,故肢体关节牵引疼痛,甚则难以屈伸;寒湿留于关节,经脉气血阻滞,故"近之则痛剧";风胜于表,卫阳不固,所以汗出;汗出肌疏,不胜风袭,故恶风不欲去衣;湿阻于里,三焦气化不利,所以在上焦表现为呼吸短气;在下焦表现为小便不利;湿邪溢于肌肤,则身微肿而沉重。治用甘草附子汤温经散寒,祛风除湿,通痹以止痛。

　　甘草附子汤由甘草、附子、白术、桂枝组成。方用附子温经助阳,祛逐寒湿;白术苦温,健脾燥湿行水;桂枝辛温与术附同用,既能祛风通络,又能通阳以化气。独以甘草名方,取其性味甘温,能缓和诸药,使峻烈之剂缓缓发挥作用,以驱尽风湿之邪。本方的术附用量均比前方为少,每次服药仅六七合,又不欲尽剂,其用意在于缓行。风湿之邪,因风邪易去,而湿邪难除,故用药峻行缓之法,可使风湿之邪并去而不留。

【原文】

　　伤寒脉浮滑,此以表有热、里有寒,白虎汤主之。(176)

　　白虎汤方:

　　知母六两,石膏一斤(碎),甘草二两(炙),粳米六合。

　　上四味,以水一斗,煮米熟,汤成,去滓,温服一升,日三服。

【释义】

　　本条论述阳明热而未实的脉证治法。对本条注家意见颇不一致,其争论焦点在于对"表有热、里有寒"的解释,特别是对"里有寒"的提法认为不妥。因为以方测证,白虎汤主治阳明里热人所共知,考本论有关白虎汤证的条文,均讲的是"表里俱热",或"里有热"。再从临床实践来看,白虎汤证均以阳明气分热邪充斥表里内外为特点。所以本条之"表有热,里有寒"当改为"表里有热"或"表里俱热",才合乎情理。

　　本条在写法上详于脉而略于证。"脉浮滑",不仅言其脉象,而且也是对病机的概括。脉滑主阳盛,气血充盈;兼见浮象,是气血外达,阳盛于表的表现。本论《辨脉法》说"凡脉大、浮、数、动、滑,此名阳也",脉见"浮滑",表明其证属阳,反映了阳热充盛,与表里俱热相合。文中不言其证,乃简略之笔。因白虎汤证为阳明里热蒸腾,热于内而见于外,充斥于表里,弥漫于周身,故除见浮滑或洪大的脉象外,言外之意,尚有大热、汗出、口渴,以及心烦等气分大热的见症。若此种病情未及时控制而发展下去,则热伤气而汗伤津,导致气阴两伤,则必以白虎加人参汤诊治。而本条所论乃气分热势正盛而正气尚未虚衰,故只以白虎汤清气分之热则愈。

　　白虎汤用知母,既能清热,又能滋养阴液;石营味辛甘性大寒,专清肺胃气分之热,且清热而不伤津液。用炙甘草和粳米既能补后天而滋化源,同时又可节制石膏、知母之大寒,使热去而不伤胃。

【原文】

伤寒脉结代,心动悸,炙甘草汤主之。(177)

炙甘草汤方:

甘草四两(炙),生姜三两(切),桂枝三两(去皮),人参二两,生地黄一斤,阿胶二两,麦门冬半升(去心),麻仁半升,大枣十二枚(擘)。

上九味,以清酒七升,水八升,先煮八味,取三升,去滓,内胶烊消尽,温服一升,日三服。

【释义】

本条论述太阳之邪传入少阴而阴阳两虚的证治。病本于伤寒。伤寒一证,若不及时治疗,其变化多端。或传少阳,或传阳明,或传少阴,或形成并病等。太阳与少阴为表里,脏腑相通,经脉相连。若太阳之邪不解,正气益虚,很容易循经传入少阴。少阴为心肾两脏,若不传足少阴肾,便传于手少阴心。若心阴阳气血俱虚,而心无所养,则有心慌慌然悸动不安之感。"动",言其甚也。"动悸",形容心跳动得很厉害而非同一般。

结代脉,即脉律不整而有歇止的一类脉象,下条将作专门介绍。引起结代脉的原因很多,或因瘀血,或因痰阻,或因水遏,或因气血虚衰等。本条之脉结代,则属气血虚衰,运行无力、脉搏不续所致。心为五脏六腑之大主,《素问·灵兰秘典论》说"心者,君主之官也,神明出焉",又说"主明则下安,以此养生则寿……主不明则十二官危,使道闭塞而不通,形乃大伤"。足见心脏之气血虚衰实非同小可。故急以炙甘草汤滋养心血而通阳复脉。

炙甘草汤用炙甘草、人参、大枣补中焦、滋化源,化生气血,以复脉之本;用生地黄、麦门冬、阿胶、麻仁补心血、滋心阴以充脉之体;阴不得阳则不生,阳不得阴则不长,故加桂枝、生姜、清酒(米酒)通阳以利血脉,又可滋阴而无滞结之患,以达到复脉宁心之目的。

【原文】

脉按之来缓,时一止复来者,名曰结。又脉来动而中止,更来小数,中有还者反动,名曰结阴也;脉来动而中止,不能自还,因而复动者,名曰代阴也。得此脉者,必难治。(178)

【释义】

本条论述结代脉象的特点,并以此判断疾病的预后。本条考赵本与成本,在句读方面略有不同。两相比较,还是以赵本为妥。"名曰结阴也",应为"名曰结,阴也"。"名曰代阴也",应为"名曰代,阴也"。

结代脉属于间歇脉,以脉有歇止为主要特点。间歇脉有三种,即促、结、代。数而中止者为促脉;结脉与代脉则属于缓而中止的一类,但二者又有区别。若脉来迟缓,时有一次歇止,歇止后又能搏动者,此为结脉。结,是阻滞不通的意思。气血凝滞,脉道不利,故脉搏动间有止。因心跳未息,故止后之一动与下次搏动间隔较小,表现为"更来小数"。所谓小数,其实不是真正的数脉,而是止后能还,止中反动的脉象。《濒湖脉学》说"结脉缓而时一止,独阴偏盛欲亡阳",说明结脉的出现,往往由于正气虚衰,阳气不足,阴寒偏盛,气血凝滞所致。其脉属阴,其证属阴,故为"阴也"。若脉搏动时一止,歇止之后"不能自还",即不能随即再动,而要间隔较长时间再动,或待下次搏动而复动者,即为代脉。代,是代替的意思。反映心脏气血虚甚,较结脉更为严重。《濒湖脉学》说"代脉都因元气衰,腹痛泄利下元亏",说明代脉的出现,总是由于脏气虚衰,元气不足所致,故也属阴脉,而见于阴证。

结脉与代脉均属阴脉,主脏气虚衰,正气亏损,若见此脉,病多难已,故曰"得此脉者,必难治。"

【结语】

　　本篇共有原文 50 条,其中的主要内容有:结胸证及其类证;心下痞证及其类证;热结阳明,邪热充斥表里内外,弥漫周身而气阴两伤的白虎加人参汤证及其禁忌证;在白虎加人参汤证之后又论述了太少并病与合病的刺法及黄芩汤之清法;又论述了上热下寒的黄连汤证,风寒湿痹的伤寒类证,最后以脉结代、心动悸的少阴病结束,从而反映了太阳病与各相关病证的内在联系,极大地丰富了太阳病篇辨证论治的内容。

辨阳明病脉证并治法

【提示】

阳明,指足阳明胃和手阳明大肠。阳明是阳气昌盛的意思。太阳为三阳,其气布于周身体表,故言其大;少阳为一阳,其气升发疏泄,而处于萌芽阶段,故言其小;而阳明为二阳,居于太阳与少阳之间,故言其盛,所以有"两阳合明"之说。

阳明又代表着一定的脏腑经络。手阳明经脉起于食指,循臂外侧上肩,下入缺盆,络肺,下膈,属大肠,说明了大肠经脉与肺相连。足阳明经脉,起于鼻之交頞中,下循鼻外,入上齿中,还出挟口,下交承浆……其支者……下膈属胃,络脾,说明了胃之经脉与脾相连,因而构成了肺与大肠相表里、脾与胃相表里的关系。阳明之腑即足阳明胃与手阳明大肠。胃与脾以膜相连、经脉相通,其关系亦非常密切;而胃与大肠又上下直接相通,故其关系则更为密切。

就其生理特点而言,阳明属土,居于中焦,为水谷之海,又为多气多血之经。在脾的协同作用下,既能受纳水谷,又能营养四旁,故脾胃为后天之本。《中藏经》说:"胃气壮,五脏六腑皆壮也。"在于胃之所以能不断受纳五谷,在于胃之阳气有腐熟的作用。大肠有传化物的作用。在正常情况下,六腑以通为顺,故满而不能实。阳明属里,受纳两阳之气。又胃气主降,而肠胃之气以下行为顺,故有阳明主阖之说。饮食入胃则胃实而肠虚,食物下移于肠则肠实而胃虚,虚实互相交替,腑气得以通顺,肠胃中糟粕方能及时排出体外而不至于凝滞。

阳明之气强盛,抗邪有力,邪入阳明,则多表现为大热、大实之证,故为外感热性病的极期阶段。阳明病的形成,有以下两种情况:

第一,原发的阳明病为阳明在经之邪不解,随经入腑而构成胃家实证;或者因于胃有宿食,肠中积滞先行化热,感邪之后,不待传变,即可化燥而成阳明病。

第二,续发的阳明病多为太阳或少阳之邪不解而内传阳明;或由于发汗以及或吐或下之后,津液受伤,胃气失和,邪气化燥成实而转属阳明。

阳明病,以里实证为主。里为病位,实为病性。《丹溪心法》说:"欲知其内者,当以观乎外;诊于外者,斯以知其内。盖有诸内者,必形诸外。"由于阳明主燥,其阳气强盛,若邪热入内,最易伤津而化为燥热。燥热凝结肠胃,腑气不通,大便不下,因而肠实胃满。其表现于内则有大便燥结,腹部胀满,绕脐疼痛,拒按,甚至有神昏谵语;其反映于外则有日晡所发潮热,蒸蒸而热,濈然汗出,不恶寒但恶热等症。同时,阳明与太阴为表里,脏腑相连,经脉相通。胃主燥,脾主湿。如果阳明病反见无汗,小便不利,则为阳明之热被太阴之湿所郁遏,邪不挟燥化而从湿化,又可形成湿热病。湿热蕴郁,既不能外越以为汗,又不能下渗从小便排出,必熏蒸而迫使胆液泛溢,发生黄疸。

阳明病除腑证以外,还有经证、热证、寒证、虚证的种种证治,此反映了六经分证伤寒与杂病共论的特点;但是辨证的重点仍以腑实证为主,以体现六经纲目的主次不同。

由于阳明病的病变范围较广,证候内容亦比较复杂,故论中所列举的治疗方法也比较全面而详尽。概括起来,有汗法、有温法、有清法、有下法,但其重点仍以泻下阳明为主,设大承气、小承气和调胃承气汤为代表方。正如尤在泾所说:"盖阳明以胃实为病之正,以攻下为法之的。"

以上从生理、病理、证候特点和治疗方法等方面,对阳明病作了简要的提示,使读者能够抓住重点,以对于阳明病的辨证论治有提纲挈领的作用。

【原文】

问曰:病有太阳阳明,有正阳阳明,有少阳阳明,何谓也? 答曰:太阳阳明者,脾约是也。正阳阳明者,胃家实是也。少阳阳明者,发汗,利小便已,胃中燥烦实,大便难是也。(179)

【释义】

本条以问答的形式提出阳明病三种不同的成因及证候特点,并着重论述了太阳阳明的病机。"太阳",指太阳表证未解;"阳明",指胃肠干燥,大便不下。在太阳表证未解的情况下,就形成了大便干燥秘结不下的阳明里证,即叫"太阳阳明"。由于太阳阳明多因其人素有胃燥,脾阴被燥所约,不能为胃行其津液所致,故又称本证为"脾约"。脾胃为后天之本,中央土以灌四旁,其所化生的津液不仅荣养周身,且亦滋养胃的本身,即也要"还于胃中"。胃中津液充足,胃肠得润,则大便不干。若津液不能还于胃中,则肠胃必然干燥而大便秘结不下。肠胃干燥而逼迫津液旁渗,故临床亦可见小便反多的情况。

正阳阳明,指由阳明本身病变所形成的胃家实证,故又可称为"正阳阳明"。正阳阳明的形成有两种可能:其一,如成无己所说"邪自阳明经传入府者,谓之正阳阳明";其二,为宿食化热成燥,由燥成实而形成。总之,凡是未经太阳或少阳的传经而构成的阳明病,均为正阳阳明。

胃家实是指肠实胃满,胃肠失去了虚实交替的生理功能,故其程度既不同于一般的大便难,又不同于脾约证的大便干,而是肠胃中有燥屎凝结成实的一种病变。

文中"烦实"二字与文无关,疑为衍文,故应删掉。少阳阳明,指由少阳病变化而形成的阳明病。少阳为半表半里,主枢机。其病当以小柴胡汤和解,切不可以汗、吐、下、渗利之法治疗。正如《医宗金鉴》所说"少阳三禁要详明,汗谵吐下悸而惊",李东垣又补充了禁利小便一法而成为四禁。如果医生误用发汗或利小便而耗伤津液,则必然导致肠胃不得滋润而干燥。胃中干燥,腑气不通以致大便困难,从而构成了阳明病,是谓少阳阳明。

以上三条合而观之,又见阳明病之大便难有其成因和程度的不同,三者相比较,正阳阳明为最重,太阳阳明和少阳阳明则次之。

【原文】

阳明之为病,胃家实是也。(180)

校勘:据赵开美本有"是"字。

【释义】

本条为辨阳明病之提纲。

仲景列六经之提纲,或以脉证论病机,或以病机推脉证。这并非体例不严格,而是使读者广开思路,避免偏见,以掌握辨证之全部。六经多举脉证为纲,唯阳明病之提纲则首先列出病机,即"胃家实"。"胃家",包括足阳明胃和手阳明大肠,说明阳明病的病位乃在胃肠之里。"实",为阳明病的病性,即如《素问·通评虚实论》所说:"邪气盛则实"。这里的"实",还指有实在的东西如燥屎、宿食之类。本来饮食物的代谢在胃肠之间是虚实更替的。饮食入胃,则胃实而肠虚;食物下移于肠,则肠实而胃虚。饮食物经过由上而下不断地消磨变化,最后所剩糟粕通过大便排出体外,肠胃的这种功能则概括为传化物而不藏。也就是说,饮食物在肠胃中始终处于运动变化的状态,不能堆积留滞而不动。一旦堆积留滞,就要阻塞腑气不通,以致大便不下,这是形成胃家实证的最基本的病理变化。

阳明多气多血,阳气最盛,邪气入里,易从阳化热。热伤津液,则津亏成燥。燥热与积滞糟粕相结合,则形成肠实而胃满的燥热实证,此即"胃家实"。

"胃家实"反映了阳明病的病变部位与病变性质,是对阳明病主要病机及病证的概括。但并非阳明病只此一种病情,此外,它还有热证、湿热证、瘀血证、虚寒证等。

【原文】

问曰:何缘得阳明病? 答曰:太阳病,若发汗、若下、若利小便,此亡津液,胃中干燥,因转属阳明。不更衣,内实,大便难者,此名阳明也。(181)

【释义】

本条论述太阳病误治,伤亡津液而成阳明病。

太阳病发汗本为正治之法,若汗不得法,或错误地用了泻下与利小便的方法治疗,不仅其病不解,反而伤亡了津液。阳明主燥,喜润而恶燥。胃为水谷之海,亡津液者,首先伤亡肠胃的津液,以致肠胃干燥,大便不下,而转属为阳明病。转,是指病证由太阳向阳明的转变;属,是指病变已归属于阳明。"转属"与"转入"不同,"转属"为太阳之邪转而未尽,阳明里证已成,或曰"转系",实际上是并病的意思;"转入"则为太阳之邪完全入于阳明,实际上是传经。转属阳明,意味着阳明腑实已成,燥屎结于肠胃,腑气不通,所以"不更衣"。远古人上厕所有更衣之制,故"不更衣"即不大便的雅称。"不更衣""大便难",是言证候,"内实"是对病变实质的概括。由于见到以上证候即可确诊为阳明病无疑,故曰"不更衣,内实,大便难者,此名阳明也"。

【原文】

问曰:阳明病,外证云何? 答曰:身热,汗自出,不恶寒,反恶热也。(182)

【释义】

本条论述阳明病的外在表现,以与太阳病相鉴别。上条论述了阳明病的成因及其内实的见症,本条接以补充阳明病的外证。外证与表证含义不同,表证是对邪在肌表的所见脉证的概括,具体指太阳病,而外证则是里证表现于外的证候。里热外达,外证必见身热。三阳受邪虽俱见发热,但热型各有不同。太阳病为邪伤荣卫,阳郁于体表,故见"翕翕发热";少阳病为邪在半表半里,正邪纷争,故见"往来寒热";而阳明病则为邪结于里,热由里向外腾达,故表现为"蒸蒸发热",即像炊笼之热气腾腾。若以手扪患者皮肤之热比较:太阳病初扪尚觉灼手,但扪之时久则热度渐逊;而阳明病之热则不然,扪之愈久则热感愈甚,以此可作临床鉴别。阳明里热外蒸,逼迫津液外泄,必见汗出,故汗出亦为阳明外证之一。六经为病见汗出者,非仅阳明一经。太阳病中风证有自汗絷絷;少阳病有合目汗出;少阴病亦有因阳虚不能固表的自汗出等,但均不及阳明病汗出为甚。阳明病由于里热炽盛,不断地向外发越透达,迫使津液大量外泄,而表现为汗出连绵不断,所谓"阳明病,法多汗",其理即在于此。阳明病的汗出虽有一定的散热作用,但其热并不因汗出而退,这又与太阳表证之热随汗而解不同。"不恶寒,反恶热",是阳明病与太阳病以及少阳病的主要鉴别点。病在太阳,发热与恶风寒同时并见;邪在少阳,正邪交争于半表半里,故寒热往来;而阳明则由于热结于里,里热外达,表里俱热,故不恶寒而反恶热。

【原文】

问曰:病有得之一日,不发热而恶寒者,何也? 答曰:虽得之一日,恶寒将自

罢,即自汗出而恶热也。(183)

【释义】

本条论述阳明病初起见恶寒的缘由,以及转属阳明之里的辨证要点。据上条所述,阳明外证本应见身热,汗自出,不恶寒,反恶热。而今"病有得之一日",即阳明初起,却见不发热而恶寒。这说明疾病的变化是复杂的,其临床表现既有普遍规律,又有特殊性。据本论所载,阳明病而见恶寒证的有两种情况:一是由于阳明内热蒸腾,大汗出使腠理开泄,卫表不固而见背微恶寒者;另一种情况即本条所述,在阳明病初起阶段,亦即经表之邪欲往阳明传变,而又未完全入里之时,由于经表仍有邪气,故亦见恶寒。但由于阳明里热也已开始形成,故这种恶寒的时间不长,很快就将自行解除,而出现身热,自汗出,不恶寒,反恶热等阳明病的典型证候。

【原文】

问曰:恶寒何故自罢? 答曰:阳明居中,主土也,万物所归,无所复传。始虽恶寒,二日自止,此为阳明病也。(184)

【释义】

本条接上条论述恶寒自罢的机理,以揭示阳明病有经腑之不同。恶寒为什么自行解除,张仲景以五行学说解释了病变机理。阳明胃居于中焦,按五行属性,归类属土,这就是"阳明居中,土也"的意思。阳明胃是五脏六腑之大会,为水谷之海,营卫气血生化之源,其性能就如五行的土一样,既能长养万物,也是万物之归宿,故曰"万物所归",这主要是从生理方面来讲的。若就病理而言,邪传阳明,形成燥热结实,燥屎留而不去,此即所谓"无所复传"。也就是说,胃家之实别无去路,但又不是说凡阳明病邪都不传变。如阳明经证,其邪在浅表且呈弥散状态,故仍有可传变之机。就是腑实证,由于燥热不去,灼伤真阴,亦可累及少阴而竭其液。所以,阳明病无所复传仅仅说明有形之邪在胃腑凝结的时间较长,有六七日、八九日,甚至直到津液亏耗、正气受伤、生命垂危之时仍为阳明胃腑之燥热实证。

正因为阳明病有经、腑之不同,所以在阳明初得病时,邪气在经,阳郁不伸,温煦失职,而可见到恶寒,待邪气入腑,从阳化热,里热外发,则恶寒自止而转见汗出恶热之证。这种"始虽恶寒,二日自止"的证情,正反映了阳明病的特点,据此即可确立诊断,故曰:"此为阳明病也"。

【原文】

本太阳初得病时,发其汗,汗先出不彻,因转属阳明也。伤寒发热无汗,呕不能食,而反汗出濈濈然者,是转属阳明也。(185)

【释义】

本条论述太阳病汗出不彻而转属阳明。太阳表证,本应发汗,但发汗要得法,既不能过汗而伤亡津液,又不能发汗太少而不足以去邪。本条虽然是用了发汗之法,但是"汗先出不彻",即汗出不彻底。"彻"者,透也,尽也。汗出不透,则表闭不开,阳郁不宣,邪不能除,随即化热,内传于里而转属阳明。本条与第181条虽均是太阳转属阳明,但它们所形成的证候却不尽相同。前条因汗下、利小便伤亡津液而转属阳明,多以腑实证为主,故见内实,不更衣,大便难等症。本条不伤津液而转属阳明者,乃为太阳之邪传于阳明之经,或化为弥漫之热,因而无内实的表现。此外,还有一种意见认为:伤津液者是针对正气而言,不伤津液者针对邪气而论。说明不仅正气受太阳之邪可转属阳明,而且邪气盛实亦可由太阳病转属为阳明病。从两条的异同比较中,以见内因与外因、正气与邪气的辨证关系,揭示了太阳之邪转属阳明的两个因素。此说亦可供参考。

"伤寒发热无汗",言寒邪客于太阳,表闭阳郁;"呕不能食",是里气不和,胃气上逆之证,或来自表邪之影响,或是表邪内传少阳。因少阳病常见喜呕、不欲食等症。若由无汗而转见"反汗出濈濈然",说明病变既不在太阳,又不在少阳,而是转属阳明了。因为只有阳明里热蒸腾、腠理开泄,才会使汗出连绵不断。故"汗出濈濈然"可以说是转属阳明的主要标志,当是辨证的关键。"汗出濈濈然"之前用一"反"字,是对前"无汗"而言的,在这里既有加强辨证的作用,也突出了病机的转折。用意深刻,耐人寻味。

【原文】

伤寒三日,阳明脉大。(186)

【释义】

本条论述阳明主脉,并借以反映病机。"伤寒",泛指外感疾病。"三日",言受邪发病已有几天,按照传变规律应该病及阳明。但是否传至阳明,要以脉证为据,正如张仲景所说"伤寒二三日,阳明少阳证不见者,为不传也""……颇欲吐,若躁烦,脉数急者,为传也"。伤寒三日,脉由浮转大,说明病有传变征象。"脉大",是言脉形宽阔洪大,其势如波涛汹涌。阳明为水谷之海,多气多血,阳气最盛,病入阳明,正邪斗争有力,正盛邪实,阳热亢盛,气血鼓动于外,故脉应之而大。但由于病程短,邪陷时间不长,仍在阳明气分,而未与糟粕凝结,故仅为弥散之热而尚未敛结成实,故只能见到洪大之脉,而不能见到实脉。洪大脉与实脉不同,李濒湖作了比较:"洪脉来时拍拍然,去衰来盛似波澜。欲知实脉参差处,举按弦长愊愊坚。"说明洪脉是浮取有力,脉形宽大;而实脉则是举按皆有力,脉形弦长。

【按语】

以上从第179条到186条,可看为阳明病的总论。从中可以看出:阳明病有经证腑证之分,亦有虚实寒热之别。只有把这几方面的问题搞清楚了,才能掌握阴阳两纲的辨证。从这里我们也可以看出《伤寒论》的六经是始终贯穿了八纲辨证精神的。以下则介绍阳明病各类证候的辨证与治疗。

【原文】

伤寒脉浮而缓,手足自温者,是为系在太阴。太阴者,身当发黄;若小便自利者,不能发黄。至七八日大便硬者,为阳明病也。(187)

【释义】

本条论述太阳与太阴、太阳与阳明的脉证鉴别,说明阴阳病证有出入转化的机制。伤寒当见脉浮而紧,乃为太阳表实证之正脉。若见"脉浮而缓",即脉由紧变缓,说明太阳之寒邪已经化热,如同第39条"伤寒脉浮缓,身不疼,但重,乍有轻时,无少阴证者,大青龙汤发之"的病机一样,表邪化热则脉变缓而有入里之机。入里又有阴阳之别,入阳明少阳者为阳也;入少阴太阴者为阴也。入何经都有其特殊的证候表现,是为辨证之根据。如果见有口苦、咽干、目眩、心烦喜呕、默默不欲饮食为传于少阳;如见有脉微细、但欲寐为传于少阴;如见有一身手足尽热、烦躁、汗出而渴的为转入阳明。今见手足自温而身不发热,又手足不厥冷的,则知是脾经有热的表现,故谓"系在太阴"。系者,联系的意思。这里讲的是太阳之邪化热入里而联系于太阴。

太阴为阴土主湿。若脾经热邪影响运化水湿的功能,则热与湿合,湿热蕴郁熏蒸,"身当发黄"。言外之意,必见无汗、小便不利等症。如果小便自利,说明湿有出路,故"不能发黄"。若湿去热留,至七八日,太阴之热不解,外出阳明,从燥化而见大便硬者,则是太阴转出阳明,形成了胃家实证,故"为阳明病也"。本条寓意非常深刻,它反映了阴阳表里病证在其发展过程中,依据一定条件可以相互转化,表证可以入里,里证可以出表;阳病可以转阴,阴病亦可以转阳,这种相互转化的规律,在六经病中具有普遍意义。

【原文】

伤寒转系阳明者,其人濈然微汗出也。(188)

【释义】

本条承上条续论邪传阳明的见证。上条讲到太阴之热外出阳明,有小便自利、大便因硬的表现。本条所论,由太阳之表转系阳明之里,当有濈然微汗出的见症。虽两条所论之传人途径不同,但是,无论由太阳转系阳明,还是由太阴外出阳明,只要是属阳明病,就必然有其共同的证候。因此,两条所见之证,应相互联系,相互补充。阳明病濈然汗出之理,前已做过分析,这里不赘述。由于本证是邪气初入阳明,热势不甚,故虽亦是汗出连绵,但量并不多,即所谓"濈然微汗出也"。

【原文】

阳明中风,口苦咽干,腹满微喘,发热恶寒,脉浮而紧,若下之,则腹满、小便难也。(189)

【释义】

本条论述阳明经腑同病时,不能下之太早的道理。阳明中风乃为阳邪所伤,而与伤寒不同。阳邪伤人则易于化热而见阳明经腑同病。阳明在经之邪不解,故见发热恶寒、脉浮而紧。这里需要指出的是:阳明之脉浮紧与太阳之脉浮紧不同。太阳脉浮主表、紧为寒,即风寒伤于体表的脉象;而阳明脉浮表示在经之邪不解,紧主里实,即阳明经腑俱病之脉,故其人必大便秘结。阳明经腑俱病,应先解其表,后攻其里,或者表里两解。倘若以其有腹满微喘、大便秘结之里证,而忽视寒热脉浮之表证,急不可待地先用泻下之法,则为下之太早。下之太早,则使在经之邪乘机内陷聚集于里,而使病情加重。热更盛,里益实,故腹满不解;热盛津伤,则小便难。

有的注家认为本条是三阳合病,即发热恶寒,脉浮紧为太阳病;口苦咽干为少阳病;腹满微喘为阳明病。虽对病证的解释有所不同,但对不能过早使用下法的认识还是一致的。

发汗与泻下是两种不同的治法。病在太阳之表宜汗;病在阳明之里宜下。前人谓:伤寒下不厌迟,汗不厌早,是根据伤寒病的特点总结出来的经验之谈。说明及时解除表邪,使之不至于内传故要早发汗;而当有表邪存在时,或里犹未成实,则又不宜早下,以防引邪入里或伤害脾胃之阳而生他变。

【原文】

阳明病,若能食,名中风;不能食,名中寒。(190)

【释义】

本条以能食与不能食辨阳明之寒热证候。胃为消化系统的重要器官,主受纳与腐熟水谷。因此,胃有寒热则必然反映到饮食方面来。阳明中风,风为阳热之邪,热则消谷,故"能食";若中寒若,寒为阴邪,易伤胃中阳气,胃阳受伤则不能腐熟水谷,故"不能食"。

阳明病的来路有二:一为传经之邪,二为本经受邪。一般认为,传经之邪多为化热之后而传于阳明;本经受邪则不然,可受于热,亦可中于寒。本条以饮食情况来辨寒热,主要是针对阳明自身受邪而言。然而,辨证的指导思想应该是:外因是变化的条件,内因是变化的根据,外因通过内因而起作用。因此,无论是传经还是自受,归根到底是与人体胃气的盛衰有关。

【原文】

阳明病,若中寒者,不能食,小便不利,手足濈然汗出,此欲作固瘕,必大便初

硬后溏。所以然者,以胃中冷,水谷不别故也。(191)

【释义】

本条论述阳明中寒以致胃中冷的证候。阳明中寒,胃中必冷,腐熟无权,故不能食。然阳明胃与太阴脾以膜相连,同居于中焦,病变常相互影响。胃寒及脾,脾运失职,水谷不别,清浊不分,则见小便不利,大便溏泻而水谷夹杂。由于胃中冷,寒气凝结,则又见大便初硬后溏而"欲作固瘕"。"固瘕"为证候名,形容大便先硬后溏,说明固瘕乃假象。初硬后溏,反映了阳虚不能化的特点,与阳明的燥热实证有本质区别。阳明主四肢,四肢为诸阳之本,胃阳虚不达四末以敛摄津液,故手足渗出冷汗而硱硱然,此与阳明胃肠燥热逼迫津液外渗的手足濈然出热汗截然不同。"以胃中冷,水谷不别故也",是对小便不利、大便初硬后溏等症的病机概括,指出以上诸证,皆因胃脾虚寒,腐熟运化无权所致。

【原文】

阳明病,欲食,小便反不利,大便自调,其人骨节疼,翕翕如有热状,奄然发狂,濈然汗出而解者,此水不胜谷气,与汗共并,脉紧则愈。(192)

【释义】

本条承接上条,论述阳明病中寒,胃气得复,病愈作解的见证。阳明病中寒,本不能食。今欲食者,说明寒去而胃阳得复。若阳复太过而从燥化,则小便数多而大便当硬,今小便反不利而大便自调,说明湿热内蕴而未成燥实。湿留关节,筋脉不利,故骨节疼痛;湿热郁蒸,则"翕翕如有热状"。由于胃阳得复,正气充盛,能以驱邪外出,湿热邪气得以外越。其人则可忽然见狂躁、濈然汗出而病愈。"此水不胜谷气",是张仲景对本病自愈机理的概括说明。阴不胜阳,有胃气为盾,故其病向愈。

【按语】

关于"脉紧则愈"有所争议。有的认为,紧言脉象有力,是邪去正复的标志,故脉紧则愈;也有的认为,寒邪为病,多见紧脉。今胃阳来复,阳能胜阴,故当为"脉紧则愈";还有的认为,脉者,血脉也,因阳气得复,血脉紧匿而外邪不入,故病愈等,尽管诸家见解有所不同,但就其正胜邪却这一点来讲,则是完全一致的。成无己的"阴阳气平,两无偏胜则愈"的注解,确是说出了病愈的根本。

【原文】

阳明病欲解时,从申至戌上。(193)

【释义】

本条论述阳明病欲解的时辰。凡六经之气均有旺时,其旺时与自然界六气旺时相应。阳龟写胃属燥金,金气旺盛之时,在于申、酉两个时辰。如果阳明病经过治疗之后,已具备了作解的条件,则当此时此刻,人体正气可借助于自然界的旺气而有利于疾病的作解,这种生物学的特定机能现已被人们所重视。

【原文】

阳明病,不能食,攻其热必哕。所以然者,胃中虚冷故也。以其人本虚,故攻其热必哕。(194)

【释义】

本条承第191条,论述胃中虚冷反攻其热所产生的不良后果。阳明病不能食,本为胃中有寒所致。若误认"固瘕"之手足濈然汗出,大便初硬后溏而为胃家实热,用苦寒药攻之,则必使中气更虚,胃寒益甚。胃寒气逆则发生呃忒之变,即所谓"攻其热必哕""所以然者,胃中虚冷故也。以其人本虚,故攻其热必哕"为自注句。说明产生哕证的原因不外有两方面的因素:一方面是胃中虚冷,属于内因;另一方面是外受寒邪或治以寒凉药物,内外合邪,使寒者更寒,胃气上逆,则成哕逆。

【原文】

阳明病脉迟,食难用饱,饱则微烦,头眩,必小便难,此欲作谷疸,虽下之,腹满如故。所以然者,脉迟故也。(195)

【释义】

本条论述寒湿郁滞欲作谷疸的脉证及治疗禁忌,以见阳明与太阴的表里关系。阳明病脉迟,迟主寒,为阳明中寒之象。一般来讲,阳明中寒本不能食。此虽能食,但不能饱食,即所谓"食难用饱",说明胃气虚寒,腐熟无权。若不明此理,而强求饱食,则虚弱的胃气被谷气所羁縻,胃气郁遏,水谷不能化成精微物质而反生湿邪。寒湿凝滞,影响气机升降,胃脘气郁,则微微发烦;清阳不能上荣头目,则头眩;下焦之气不行,水道不通,必小便难。寒湿郁滞不化,自可发生黄疸之变,故谓"此欲作谷疸"。欲作,是将作而未作之意。《金匮要略方论》说:谷疸生于脾胃,因子"风寒相搏……谷气不消,胃中苦浊,浊气下流"所致。发黄有多种原因,但因湿邪蕴郁而发者,不外两种:一是湿热熏蒸而发的,为阳黄;一是寒湿都滞而发的,属阴黄。据上述脉证,此之谷疸当属阴黄。寒湿发黄,应治以温中渗利化湿之法。若因其微烦或有腹满等症,而妄用苦寒泻下,则不仅不能祛邪,反更伤脾胃,使寒湿郁滞更甚,故曰"虽下之,腹满如故"。从"腹满如故"可知,前证本有腹满,下后腹满不仅不减,反而更加严重。那么,为什么欲作谷疸的腹满不能用泻下?其原因就在于本证属脾胃气虚而有寒湿凝郁。"所以然者,脉迟故也",不仅言其脉象,更重要的是以脉象概括病机,借以申明寒湿发黄不可下的道理。

【原文】

阳明病法多汗,反无汗,其身如虫行皮中状者,此以久虚故也。(196)

【释义】

本条以有汗与无汗辨阳明病之虚实。阳明病,一般地指肠胃燥热实证。胃为水谷之海,是津液化生之源。阳明热盛,蒸腾津液外越,必见濈濈汗出,或大汗出,故汗出被列为阳明病的重要外证之一。三阳为病,均有发热、汗出,但各有各的特点。太阳病见汗出者,为中风表虚证;无汗者,为伤寒表实证。阳明病"法多汗",是讲阳明热实证的一般规律是多汗的,而今无汗,故曰"反"。阳明病无汗,常见于以下两种情况,一是湿热蕴郁,不能泄越,而致发黄的,可见无汗或仅头汗出而身无汗;二即本条所述,因阳明气虚,水谷无以化生津液,则无以作汗。因虚不仅无汗,同时还有"身如虫行皮中状"之感。"皮中",即皮下之肌肉部分。阳明之气主肌肉,阳明气虚,气血不足,不能作汗透出肌表,故皮中有如虫子爬行的感觉。因为中气虚并非短期形成,故曰"此以久虚故也"。

【原文】

阳明病,反无汗,而小便利,二三日,呕而咳,手足厥者,必苦头痛;若不咳不呕,手足不厥者,头不痛。(197)

【释义】

本条承上条,进一步论述阳明虚寒而又挟寒饮上犯的证候。阳明病法多汗,而反无汗者,则非虚即湿。今小便利,说明三焦水道通利,可知本证非湿郁之患,而属阳明虚寒。阳明虚寒,腐熟无权,则易生水饮。二三日以后,寒饮上犯,使胃气上逆则作呕;使肺气不降则作咳;上蒙清阳则头痛;胃气虚寒,不能充养四末则手足厥冷。言外之意,以其胃气虚寒,消磨水谷的机能减退,还应有不能食等症。然而阳明胃气,毕竟还没有一蹶不振,所以阳明气旺以致足以抑制寒饮邪气时,则就不呕、不咳、手足不厥、头也不痛。关于本证的治疗,仲景未出治法与方药,后世很多注家加以发挥,提出了不少治疗方法,有主张用小青龙汤散饮的;也有主张用葛根汤发汗散寒的;还有主张用小建中汤温中扶虚的。根据本证的证候及病机特点,若治以吴茱萸汤温胃阳、散寒饮、降浊逆,可能比以上诸方较为适宜。

【原文】

　　阳明病,但头眩,不恶寒,故能食而咳,其人咽必痛;若不咳者,咽不痛。(198)

【释义】

　　本条论述阳明病阳热挟风上扰的证候,以与上条作对比鉴别。足阳明胃脉之支,从大迎前下人迎,循喉咙。手太阴肺经起于中焦,下络大肠,还循胃口,上膈属肺至喉部。可见肺与胃以经脉相连,关系非常密切。若阳明内有邪热,热邪上迫于肺,肺失清肃则咳,热邪循经上咽喉,则咽喉作痛。前者阳明有寒,则寒邪动饮上犯清阳而苦头痛;今者阳明有热,则热多动风,风热上扰,故头目眩晕。阳明热盛于内而蒸腾于外,故不恶寒。阳明热盛,能消磨水谷,故能食。

【按语】

　　本条实为阳明热证的补充,与上条互相比较,从病因病机来讲,一为虚寒挟饮上犯,一为实热挟风上扰;从症状表现来看,一为不能食,一为能食,一为手足厥冷,一为不恶寒,一为苦头痛,一为头眩。两相对比,以加强辨证思维。

【原文】

　　阳明病无汗,小便不利,心中懊恼者,身必发黄。(199)

【释义】

　　本条论述湿热发黄的成因及先期症状。阳明病无汗,或因于虚寒,或因于湿郁。本条所论乃阳明之热被湿邪所郁遏,湿热纠缠,难解难分,热不得越,湿不得泄,故身无汗;或即使是有汗,也只是头汗出,剂颈而还,余处无汗。湿热蕴郁于里,三焦水道不通,故小便不利。湿热蕴郁内扰,故心中懊恼而烦郁特甚,若湿热不解,蕴郁熏蒸,影响胆液的正常排泄,则身必发黄。湿热发黄之因,在于湿热交阻而不能泄越,故这里的“无汗,小便不利”既是证候,又足以说明病因病机。心中懊恼是湿热蕴郁不能泄越的必见证,故亦常是湿热发黄的前驱证候。心中懊恼还可见于虚烦、结胸、阳明腑实等证,但总由热郁所致。本证乃湿热交结,热欲外发,但又被湿郁而不得发泄,故其人烦郁特甚而又无可奈何之感。

【原文】

　　阳明病,被火,额上微汗出,而小便不利者,必发黄。(200)

【释义】

　　本条论述阳明病误治而续发黄疸的见症。三阳病均有发热,但热型不同。一般说来,阳明之发热当为蒸蒸而热,伴随着濈濈汗出。但也有发热而不汗出者,此即湿热蕴结之证。若不明此理,误把阳明湿热认作表热而以火劫汗。火气虽微,内攻有力,因而使阳明之热更甚。然阳明之热的发展有两种机转,一为热从燥化,即热迫津液外泄,汗出津伤,胃中干燥,大便成硬,形成阳明腑实证;另一种是热与湿合而变为湿热证。今阳明之热虽盛,但被湿邪所郁遏,不能外越而为汗,故周身无汗,仅是额头出一点汗,而且小便为之不利。于是则热不得越,湿不得泄,湿热相蒸,故身必发黄。

【原文】

阳明病,脉浮而紧者,必潮热,发作有时。但浮者,必盗汗出。(201)

【释义】

本条论述阳明经病及经腑同病的脉证。阳明病,见脉浮为在经之邪不解,邪未完全入里;紧主里实。故阳明病之脉浮而紧为经腑同病,与太阳之脉浮紧所主的病证不同。潮热者,如潮之信,到时即发,故曰"发作有时",是阳明里热实证的典型症状之一。脉证合参,说明证属阳明经腑同病,并且以里实腑证为重。若脉但浮而不紧,表明邪只在经,还尚未传于肠胃阳明之腑。寐则阳入于阴,卫表不固,在经之邪热逼迫津液外泄,故睡中汗出即"盗汗出"。正如成无己所说"阳明病里热者自汗,表热者盗汗"。说明阳明病多汗,是里热蒸腾之故,若热不在里而在于经表,其部位较浅,故不为自汗而为盗汗。

【按语】

本条应与第189条互参。皆论经腑同病不可下之太早。以上诸条,从汗的有无以及汗出的形式等方面,分析论证了阳明病的寒、热、虚、实,在经、在腑的辨证要点。文字虽简,但内容全面而详尽,具有深刻的辨证意义,学者应细心加以体会。

【原文】

阳明病,口燥,但欲漱水不欲咽者,此必衄。(202)

【释义】

本条论述阳明经热致衄的机理与见症。阳明病,如果里有热,热邪蒸腾,津液受伤,胃中干燥,必大渴欲饮水数升,是为白虎加人参汤证。今里无热而经中有热,阳明经起于鼻翼旁,下循鼻外,入上齿中,还出挟口,环唇,故经有热,则口齿干燥,"但欲漱水不欲咽"。阳明经热不解,迫血妄行则衄。成无己指出:"阳明里热,则渴欲饮水,此口燥但欲漱水不欲咽者,是热在经而里无热也。阳明气血俱多,经中热甚,迫血妄行,必作衄也。"他讲的很有道理。也有的注家认为:腑热为气分之热,所以大渴引饮;经热在血脉,为血分之热,热在阴分而局限,故虽口燥,却不渴饮。此说亦可参考。

【原文】

阳明病,本自汗出,医更重发汗,病已差,尚微烦不了了者,此大便必硬故也。以亡津液,胃中干燥,故令大便硬。当问其小便,日几行。若本小便日三四行,今日再行,故知大便不久出;今为小便数少,以津液当还入胃中,故知不久必大便也。(203)

【释义】

本条论述以小便多少判断大便是否成硬。阳明病本有发热、汗自出的外证,医生误以发热、汗出为太阳表病,而"更重发汗"。发汗后可能暂时汗出减少,发热亦随之减轻,医生以为"病已差"。其实不然,发热、汗出虽有减轻,但因发汗更伤津液,以致胃中干燥,邪热入里,又出现心烦不了了之症,故病犹未差。津伤胃燥则大便必硬,"以亡津液,胃中干燥,故令大便硬"是对误治津伤化燥的自注之词。由于二便相关,故此时应当问其小便情况。如果小便素日三四次,"今日再行"即每天小便两次,则可断定"大便不久出"。其道理是小便由三四次减为两次,说明津液能够还于胃中,而不偏渗膀胱,则肠胃有津液以润,"故知不久必大便也"。

【按语】

对于上述胃燥津伤的大便硬,一般均不宜用攻下之法,可待其津液自复,还入胃中,使津液自和而大便自下,或用润导之法以导便外出。此与阳明热结之大便硬,在治疗方法上不同。

【原文】

伤寒呕多,虽有阳明证,不可攻之。(204)

【释义】

本条论述阳明病禁下证,以见阳明病有可下与不可下之辨。阳明病虚证、寒证或有经证不解时不可攻下,已如前述。本条提出"伤寒呕多""不可攻之",也是阳明禁下之一。呕多不可攻的原因有二:一因呕多,即以呕为主,是胃气上逆的反映,病变在于上,故禁用承气汤攻下。正如成无己所说:"呕者,热在上焦,未全入府,故不可下。"二因呕为少阳之主症,若阳明病兼有少阳枢机不利时,亦可见呕多。由于少阳病禁下,故虽有阳明证,亦不可攻。总而言之,无论从病位上讲,还是从病机上讲,凡见呕多者,均不可攻下。否则,必引邪内陷,以致后患无穷。

【原文】

阳明病,心下硬满者,不可攻之。攻之,利遂不止者死,利止者愈。(205)

【释义】

本条承上条,进一步论述阳明病禁下证及误下的变证与预后。阳明病,若属腑实可下证,当见腹满疼痛拒按。今见心下硬满,未言疼痛拒按,说明邪结偏上,尚未构成实证。此证之硬满,乃气机痞塞所致,故曰"不可攻之"。若误用攻下,必损伤脾胃之气,脾气不升则下利,病及少阴,肾关不固,则利遂不止,反映了肾脾气败,故为死证。如果攻下之后,虽有下利,但能自止,说明脾气未败,尚有自复之机,故曰"利止者愈"。

【原文】

阳明病,面合赤色,不可攻之,必发热色黄,小便不利也。(206)

【释义】

本条论述阳明经证不可下及下后发黄的变证。阳明之经脉布于面,面合赤色为阳热郁于阳明经而不得宣泄的反映。邪在阳明经表,里未成实,故"不可攻之"。即或阳明经腑同病,亦须先解经邪而后攻下。若经邪不解,贸然攻下,必虚其脾胃之气,脾虚不运则生湿,经中邪热乘虚入里,与湿邪相交,湿热熏蒸,则发热身黄;影响三焦水道之疏通,湿邪不能下泄,则小便不利。

【按语】

以上三条,总论阳明之不可下证,若与第189条和194条合参。可见阳明病之不可攻下当包括以下几方面:阳明虚证不可攻;阳明寒证不可攻;阳明湿热证不可攻;阳明经证不可攻;阳明病位高而邪结偏上者不可攻;阳明病位浅而邪结不深者不可攻。若不当攻下而强攻之,必虚其虚,而致正虚邪入,恐后患无穷。因此,掌握不可攻下之禁,事关重要。

【原文】

阳明病,不吐不下,心烦者,可与调胃承气汤。(207)

【释义】

本条论述阳明病胃不和的证治。接前述阳明病的不可下证之后,此又论其可下之证,则充分体现了禁下与可下的辨证思想。可下之证,意味着阳明燥实已成。但可下也要分清病位深浅和燥结的程度轻重,若病位深,病势重,燥结成实者,则可用大承气汤;若病位深,病势轻,燥热成硬者,可用小承气汤;若病位浅,病势轻,燥热只结在胃的,则用调胃承气汤。仲景率着由上到下,由浅入深,由轻到重的病变层次,故首先举出调胃承气汤证。

对本条的解释一直有争议,焦点在于"不吐不下"四字。最早注解《伤寒论》的成无己认为:"吐后心烦,谓之内烦;下后心烦,谓之虚烦。今阳明病不吐不下心烦,则是胃有郁热也,与调胃承气汤,以下郁热。"后世多数注家均依成氏的见解,把"不吐不下"作为治疗过程来看。但也有少数注家把"不吐不下"看作是患者的临床症状,即其人既不吐,又不泻。结合临床实际,再细推敲文意。后者的解释亦是有道理的。心烦常在多种病证中见到,吐而心烦者,属少阳;不吐不下而心烦者,属阳明胃燥。因此"不吐不下",就有鉴别诊断的意义。若将这两种意见结合起来,则更全面,即未经吐下而见不大便、心烦等症,说明非属栀子鼓汤证的虚烦,而属于阳明胃家热实的实烦;又因不见腹痛拒按,日晡所发潮热,濈濈汗出等大肠燥实证,故不用大承气汤,而用调胃承气汤以和胃燥,胃中燥热得解,则心烦自止。

　　调胃承气汤方义,在第 29 条已述及。因本方泻下之力较缓,以缓下之法而使胃气调和,故名曰"调胃"。承者,顺也,有承继、接续之意。"气",指肠胃之气。因为承气类泻下之药,可使胃肠之气承之以下,故取名"承气"。调胃承气汤的服法有二:一是"少少温服",多用于和胃,如第 30 条;二是顿服,主要用于燥热内结,临床应视证情而选用适当的服药方法。

【原文】

　　阳明病脉迟,虽汗出,不恶寒者,其身必重,短气腹满而喘,有潮热者,此外欲解,可攻里也。手足濈然汗出者,此大便已硬也,大承气汤主之;若汗多,微发热恶寒者,外未解也,其热不潮,未可与承气汤;若腹大满不通者,可与小承气汤,微和胃气,勿令至大泻下。(208)

　　大承气汤方:

　　大黄四两(酒洗),厚朴半斤(炙,去皮),枳实五枚(炙),芒硝三合。

　　上四味,以水一斗,先煮二物,取五升,去滓,内大黄,更煮取二升,去滓,内芒硝,更上微火一两沸,分温再服。得下,余勿服。

　　小承气汤方:

　　大黄四两,厚朴二两(炙,去皮),枳实三枚(大者,炙)。

　　上三味,以水四升,煮取一升二合,去滓,分温二服。初服汤,当更衣,不尔者,尽饮之;若更衣者,勿服之。

【释义】

　　本条论述大、小承气汤的证候鉴别以及承气汤的使用禁忌。"阳明病脉迟",多见于阳明中寒,因寒主凝滞,脉道不利所致。如第 195 条"阳明病脉迟,食难用饱,饱则微烦,头眩,必小便难,此欲作谷疸,虽下之,腹满如故"。此证多属虚寒,故脉当迟而无力。至于第 234 条提到的"阳明病脉迟,汗出多,微恶寒者,表未解也,可发汗,宜桂枝汤",这里的"脉迟",则含有脉缓的意思。而本条所述之"脉迟",是因肠胃结实,腑气不通,影响气机不利,血脉不畅所致,故脉迟而必有力。文中"虽汗出"的"虽"字,有的注家认为当放在"脉迟"之前,意思是说,阳明病本当见沉紧之脉,此虽脉迟,但迟而有力,且有汗出、不恶寒等里热的见证,故断为阳明腑实证无疑。阳明里实热盛,壅滞于内外,阳气不得流通,故身重。肠实胃满,腑气不通,气机不利,邪热上迫,壅塞于肺,故短气腹满而喘。阳明之气,旺于申酉二时,若见有日晡潮热者,说明经表之邪已入于里,腑实确已形成,故曰"可攻里也"。在上述证候的基础上,又见手足濈然汗出,则是大便已硬、燥屎内结的象征。因为手足为胃所主,阳明病,实热聚于胃,不能散发于外,势必迫津液旁走四肢,而见手足汗出连绵不断。阳明病见不大便、腹满疼痛、潮热、手足濈然汗出、脉迟有力,说明痞、满、燥、实诸证已经俱备,大便业已成燥,故以大承气汤攻下。

倘若是其人汗出虽多,但其热不潮,同时又有恶寒之症,说明不仅阳明腑实未成,而且表证也尚未解,故不可用承气汤攻下。

若潮热而不见濈然汗出,或汗出而不见潮热,二者仅见其一,同时又见"腹大满不通","大满",形容胀满之甚;"不通",指大便不下,这说明肠中糟粕初结,燥实不甚,以痞满为主,故不能用大承气汤峻下,而只可与小承气汤缓下。

大承气汤用厚朴之苦温,行气以消满;枳实之苦寒,下气以消痞。二药均为气分药,可通达肠胃之气。又用芒硝之咸寒以软坚、开热邪之凝结;大黄之苦寒以泻下热结。硝黄二药在枳实、厚朴的推动下,而有荡涤肠胃,推陈致新的作用。四药相辅相成,配伍得当,用治阳明腑实痞、满、燥、实俱备,效如桴鼓。因本方可泻热破结、化燥软坚、顺理腑气、攻下燥屎,力大而峻,故名"大承气汤"。

临床使用本方,应注意其煎药法:当先煮枳实、厚朴,以行气于前,后煎大黄,以泄热结;最后入芒硝,以软坚化燥。从而可达到荡涤肠胃、推陈致新的目的。

使用本方,除应见潮热、汗出,特别是手足濈然汗出这两个典型症状外,还一定要参以腹诊、舌诊和脉诊。若见腹如合瓦,胀满疼痛拒按,舌苔黄燥,甚至有芒刺,脉沉迟而有力的,才可用本方泻下。服大承气汤以后,如大便已下,还要再检查腹部的情况,尤其是脐周围的情况。若大便虽下,但量不多,脐周依旧硬满疼痛,乃为燥屎未尽,可再服药;若大便泻下较多,腹部已不痛不硬,为燥屎已尽,则当停药。

小承气汤用大黄泻下阳明热结,用厚朴行气消满,枳实理气消痞。厚朴、枳实协同行气导滞,以助大黄的泻下作用。因本方大黄倍厚朴,是以气药为臣,与厚朴倍大黄的气药为君之大承气汤有别,故泻下之力较大承气汤为缓,而名"小承气汤"。另外本方朴、枳、黄三药同煎,不分先后次第,则大黄泻下之力变缓。同是大黄一药,因煎法不同,其泻下则有缓急之分,临床使用时应当注意。

【原文】

阳明病,潮热,大便微硬者,可与大承气汤;不硬者,不可与之。若不大便六七日,恐有燥屎,欲知之法,少与小承气汤,汤入腹中,转失气者,此有燥屎也,乃可攻之;若不转失气者,此但初头硬,后必溏,不可攻之,攻之,必胀满不能食也。欲饮水者,与水则哕。其后发热者,必大便复硬而少也,以小承气汤和之。不转失气者,慎不可攻也。(209)

【释义】

本条论述燥屎已成未成、可下不可下的辨证,以及大小承气汤的使用方法。据上条所述,大承气汤证的典型证候是潮热,手足濈然汗出,大便干硬不下,腹满疼痛等,诸症俱备,则反映燥屎已成。本条证见"大便微硬",即腑实已结,但同时伴见"潮热",则标志燥屎已经形成,故可与大承气汤治疗而不为错。若虽有潮热,但屎不硬,则自然不能用大承气汤攻下。若其人已有六七日不大便,理应考虑是否有燥屎的问题,即所谓"恐有燥屎",但其人并未呈现潮热、手足濈然汗出、腹满疼痛等大承气汤证的典型证候,此时如何判断燥屎的形成?"欲知之法",可先少少与小承气汤。服汤后,若大便未下而转矢气(指放屁)的,说明必有燥屎凝结、肠气闭阻,而少量的小承气汤尚不足以荡涤其实,只能使燥屎略有活动而转气下趋。由此可知,燥屎已成,可放心使用大承气汤攻之。若服小承气汤后并没有转矢气,说明其证或属燥屎未成,或属肠胃虚寒、大便初硬后溏的"固瘕"证,然均不可用大承气汤攻下。若攻之,则虚以实治,必伤脾胃阳气。一旦中阳被伤,腐熟运化水谷的机能减退,则必腹胀满而不能食。水性阴寒,而能郁遏胃阳,故当中阳不足之时,饮水后每多见气逆作哕之证。"其后发热者"至"以小承气汤和之"一段,应接在"此有燥屎,乃可攻之"之后。言用大承气汤后,又见发热的,是阳明之实热复结,热灼津液,故"必大便复硬而少"。因已用过大承气汤峻下,虽有实热复结,但其势已缓,仅表现为发热而不见潮热;仅见大便硬而少,非为燥屎不下,故不能再用大承气汤峻下,而用小承气汤缓下和胃即可。最后"不转矢气者,慎不可攻"一句,是复申禁诫之词,强调燥屎未成,则千万不可以大承气汤贸然攻下。

【原文】

夫实则谵语,虚则郑声。郑声者,重语也。直视谵语,喘满者死。下利者亦死。(210)

【释义】

本条以患者的语声辨病之虚实。"夫实则谵语,虚则郑声","夫"是发语词,"虚"与"实"是对正邪而言,即所谓"邪气盛则实,精气夺则虚"。谵语和郑声都是意识不清情况下的胡言乱语。谵语者,表现为声高气粗,语无伦次,多由于邪热盛实,扰于心神所致,其证属实,故曰"实则谵语"。郑声,"郑"有郑重、严肃之意,其特点是语声低微,频繁重复而郑重其事,《证治要诀》说"郑重频繁,语虽谬而谆谆重复不自已"。因其频繁重复,故谓"重语",多由精气亏虚,心神失养所致,故曰"虚则郑声"。谵语、郑声不仅见于外感病,亦可见于内伤杂病。外感病觅谵语,多属阳明实热,见郑声多为病及少阴。

阳明居于中焦,中央土以灌四旁。在正常情况下,胃在脾的协同作用下,把营养物质输送到周身。若阳明有邪,亦必影响其他的脏腑。阳明为阳土、主热、主燥。其燥热邪气上扰心神则神昏谵语;上迫于肺,肺气不利则喘而胸满。肝开窍于目而肾之精上灌瞳子。阳明燥热盛极,下汲肝肾之阴,阴精竭乏不能上注于目,则目直视不能瞬。见此证者,多属邪盛正衰的危候,故主死。若在以上病情的基础上,更见下利,则表示中焦燥热肆虐,逼迫中、下焦脾、肝、肾之气阴亡脱于下,故亦主死。

【原文】

发汗多,若重发汗者,亡其阳,谵语脉短者死;脉自和者不死。(211)

【释义】

本条以脉推断阳明病的预后。阳明病法多汗,而医生更重发汗,汗出太多,不但亡阴,亦可亡阳。阴阳俱伤而且邪热不解,邪热扰心则谵语。脉短者,为上不及寸,下不及尺,是气血不足,鼓动无力,血脉不能充盈的反映。谵语是为邪热盛极;脉短表示正气衰微。脉证不符,正虚而邪实,正不胜邪,故多为死证。如果脉自和,即脉证相符者,说明邪盛而正不虚,虽有神昏谵语,亦仍可救治。

【原文】

伤寒若吐、若下后,不解,不大便五六日,上至十余日,日晡所发潮热,不恶寒,独语如见鬼状。若剧者,发则不识人,循衣摸床,惕而不安,微喘直视,脉弦者生,涩者死,微者但发热谵语者,大承气汤主之。若一服利,则止后服。(212)

【释义】

本条论述阳明腑实证误失泻下之机而导致正虚邪实的重证。伤寒,指病的来路,或发汗,或吐,或泻下后,热邪不解,反伤胃中的津液,以致热结阳明,胃肠成实。因阳明主土,万物之所归,无所复传,故邪在阳明可流连较长时间,竟有不大便五六日,甚至十余日的。日晡所发潮热,乃为阳明腑实典型症状之一。不恶寒,为表邪已解,邪气完全凝结于里的反映。独语,即自言自语;如见鬼状,形容神志昏糊而躁扰不宁的状态,这是阴精受伤,热邪干扰心神的反映。此时,当以大承气汤泻下肠胃燥屎则病可愈。如果当下不下,坐失泻下之机,而燥热邪气更盛,正气更衰,则会使病情进一步恶化而出现昏不识人,循衣摸床,肢体躁动不安,精神不宁,微喘直视等脏阴竭乏,阴不敛阳,神不守舍,气不归根等危候。但是,本条若与上条相比,则有轻重程度的不同,上条为死证,本条则仍有可生的一面。何以断其死生,当以脉辨之。若脉见弦者,弦为端直以长,说明阴气未尽,正气尚存,还有生机,故曰"脉弦者生";若脉见涩者,涩为细小而短,往来迟滞而不流畅,甚至三五不匀,至数不清,是营血虚少,阴液已涸,生命难乎为继,故为死证。根据上述病情,张仲景特别提醒医者,当阳明燥热已成,虽但见"发热谵语者",亦当用大承气汤及时泻下,不能延误时机,以免使病情加剧、恶化。"微者"是与"剧者"相较而言病势为轻,并非指腑实轻证。由于大承气汤属泻下峻剂,故如果一服便利,燥热已下则当止后服。

【原文】

阳明病,其人多汗,以津液外出,胃中燥,大便必硬,硬则谵语,小承气汤主之。若一服谵语止者,更莫复服。(213)

【释义】

本条论述小承气汤证,并以其大便硬为辨证重点,与大承气汤证互相鉴别。阳明病里热盛,蒸迫津液外泄,所以其人多汗。汗出太多,更伤胃中津液而致胃肠干燥;肠胃津少而失润,则大便必干硬而难以解下;浊热之气上扰心神,故作谵语。此为阳明病的一般发展规律,即由热成燥,由燥成实。由于本证属燥热初结,只见大便硬、谵语等症,所以不用大承气汤,而以小承气汤泻下硬屎为治。若服汤后谵语止者,多为硬屎已下,浊热已去,故不须再服。

【原文】

阳明病,谵语发潮热,脉滑而疾者,小承气汤主之。因与承气汤一升,腹中转气者,更服一升;若不转气者,勿更与之。明日又不大便,脉反微涩者,里虚也,为难治,不可更与承气汤也。(214)

【释义】

本条再论小承气汤的脉证及其使用方法与禁忌。阳明病谵语,是胃中浊热上扰心神所致;潮热,为阳明胃家实的典型发热,见此二症,说明阳明腑实已成,当用承气汤攻下。如果脉见沉迟或沉实有力的,是燥屎内结已深,邪气壅盛,气血受阻,脉道不利的反映,当属大承气汤峻下之证。若见脉滑而疾数,说明阳热虽盛,但燥实结聚未牢,尚未完全敛结成实,此时虽见潮热谵语,亦不能用大承气汤峻下,而当以小承气汤缓下为宜。但是,在这种情况下,用小承气汤不是按常法服六合,而是加服至一升,即所谓"因与承气汤一升",增加服用剂量而使泻下作用得到加强。服小承气汤之后,若"腹中转气者",又反映了肠中燥屎的转动情况,只因药力所限而未能泻下,当再服一升,以泻下燥屎为目的;若不转矢气者,说明腑实未成,就不能再用小承气汤,否则将伤害脾胃之气而发生胀满不能食的变证。若服汤后第二天又不大便,脉由滑疾反变为微涩,微主气虚,涩为血少。脉证合参,是为正虚邪实之象,故为难治之证。因气血亏虚,故"不可更与承气汤"。对此,后世有的注家提出用黄龙汤攻补兼施以治疗,此说可资参考。总之,此为证实而脉不实所设的各种推测方法,足以尽可下不可下之辨。仲景因证设方,读之甚有趣味。

【原文】

阳明病,谵语有潮热,反不能食者,胃中必有燥屎五六枚也。若能食者,但硬

耳,宜大承气汤下之。(215)

【释义】

本条以"能食"与"不能食"辨大便燥结的程度。本论第190条"阳明病,若能食,名中风;不能食,名中寒",为阳明病的一般规律,乃以"能食"与"不能食"辨寒热。热能杀谷则能食;寒伤胃阳,水谷不能腐熟消磨,故不能食。本条的前提是阳明病见有谵语发潮热,为胃家实证已成。胃有热当能食,今却不能食者,是逆其常也,故曰"反"。为什么反不能食?是因肠中有燥屎结滞,肠实而胃满,腑气不通,胃气不降之故。既有燥屎,当用大承气汤峻下,令腑气通胃气降,则诸症可解。文中"宜大承气汤下之"应放在"胃中必有燥屎五六枚也"之后,乃为倒装句法。若能食者,反映胃气还能下降,未至肠实胃满的程度,仅是大便硬,所以只用小承气汤泻热通便即可,无须用大承气汤峻下。

【原文】

阳明病,下血谵语者,此为热入血室;但头汗出者,刺期门,随其实而泻之,濈然汗出则愈。(216)

【释义】

本条论热入血室证治,以与阳明腑实证相鉴别。历代注家对本条所论的热入血室一证有较大争议,争议的焦点在于此证仅见于妇人,还是男女皆有。多数人认为当专指妇人之病,与"太阳病篇"第143、144、145条的热入血室前后一致,无可非议。然喻嘉言、柯韵伯等人则认为,这里的热入血室是一个广义的概念,男女均可为病,在这里则当侧重于男性,叫作男子的热入血室。我们认为此说欠妥,因为血室即胞宫,而男子是没有胞宫的。考《脉经》与《金匮要略》等书,将本证皆列入妇人病中,也证明此证为妇人所独有而与男子无关。因此证有谵语,故列于此处以与阳明腑实证进行鉴别比较。

"阳明病",指阳明经受邪。妇人正值行经期间,血室空虚,在经之邪热不解,可随经而入于血室。热入血室则血中有热,迫血妄行,血室不藏,因而下血。血属阴,由心所主,血热上扰心神,则可发生谵语,与阳明胃家实之谵语证相似而病机不同。血中之热不能透发于外而熏蒸于上,故但头汗出,而身无汗。血室隶属于肝脉,故刺肝经募穴的期门,以疏利肝胆之气而泄血室之邪,使营卫调和、阴阳平衡,正胜邪祛则濈然汗出,热随汗泄而病愈。阳明腑实证也有濈然汗出,乃为里热迫津外渗,为病进;热入血室证的濈然汗出,为营卫调和,驱邪外出的反映,为病退。本条以阳明病,下血谵语,但头汗出的热入血室证和不大便,谵语,身濈然汗出的阳明腑实证对比发现,实有辨证鉴别的意义在内。

【原文】

汗出谵语者,以有燥屎在胃中,此为风也,须下者,过经乃可下之。下之若早,语言必乱,以表虚里实故也。不之愈,宜大承气汤。(217)

【释义】

本条论述阳明经腑同病的治疗法则。本条有两种解释,一种意见认为:汗出为经表之邪未解,谵语为阳明里实即"有燥屎在胃中"的反映。汗出谵语为经腑同病,故不可下之太早,须待经表之邪过经入腑而完全凝结于里方可下之。如果在经之邪不解而用下法,则表邪入里,表无邪则叫表虚,邪已入于腑则叫里实。里实则谵语更甚,故"语言必乱"。另一种意见,如《伤寒集成》把"此为风也"改为"此为实也"。这样,就可以解释为阳明里热逼迫津液外泄则汗出,阳明实热扰心则谵语,汗出、谵语均是阳明里实热证的见证,而不存在经表之邪。既属里实,治当攻下,下之则愈,宜大承气汤。但是,在泻下的时候要注意是否有经表邪气的存在。

若有经邪未解者,不可下之太早,须待经邪解除后,即"过经乃可下之"。否则,下之过早,则表邪乘机内陷,从阳化热,使里实热益甚,则"语言必乱"。可以看出,这两种解释的角度虽有不同,但强调表邪不解者不可下之过早的原则却是一致的。

【原文】

伤寒四五日,脉沉而喘满。沉为在里,而反发其汗,津液越出,大便为难,表虚里实,久则谵语。(218)

【释义】

本条论述误汗所导致的表虚里实证,与上条误下经邪所导致的表虚里实证相互对比。伤寒四五日,若按疾病的发展规律,为邪气离表而入里之时。脉不浮而沉主病在里。证见喘满者,为邪在上焦,肺失清肃之令所致。邪在表者宜汗,今邪已入里,不当汗而汗,故曰"反"。反发其汗,则虚其表;津液越出于外,则肠胃津液不滋故大便为难,从而形成了"表虚里实"的证候。时间愈长,津液愈耗,里热愈炽,蚀热上扰于心,则见谵语。

【原文】

三阳合病,腹满身重,难以转侧,口不仁,面垢,谵语遗尿。发汗则谵语,下之则额上生汗,手足逆冷。若自汗出者,白虎汤主之。(219)

【释义】

本条论述三阳合病而重在阳明,治以清法为主,切不可妄施汗、下。本条若与第104条的三阳证见,治从少阳相类比,可以看出两者的特点各自不同。三阳合病,为邪势较盛。同时侵及三阳经。太阳经行于背,阳明经行于腹,少阳经行于胁。三阳经被邪热所困,经气不利,背部、腹部和胁部均受影响,但以阳明经之邪热壅盛为实,故腹满身重,甚至难以转侧。口为胃之窍,胃和则口能知五味。今阳明经中有热,胃气失和,故口不能辨味而"不仁"。阳明为多气多血之经,气血旺盛,其经脉布于面,胃热循经上熏,滞于面部,则面如有油垢而不净。热扰心神,则谵语。热迫膀胱而失约,故小便失禁。"若自汗出者",正说明阳明热盛而迫津外渗。可见此三阳合病,邪热充斥表里内外,而以阳明热盛为主,故当治取阳明,以白虎汤清之。此证表里皆热,以热为主要矛盾,故既不可再发汗以解表,也不能泻下以攻里。若发汗以解表,则更伤胃中津液,热从燥化、胃中干燥,而转属阳明腑证,致谵语更甚;若以泻下之法而攻里,则不仅伤胃阴,而且又能伤阳气。若阴伤于下,而阳脱于上的,则见额上汗出;若阳不达四末,阴阳气不相顺接的,则见手足厥冷,均为误治之所致。

【原文】

二阳并病,太阳证罢,但发潮热,手足漐漐汗出,大便难而谵语者,下之则愈,宜大承气汤。(220)

【释义】

本条论述二阳并病转为阳明腑实的证治。"二阳"指太阳与阳明。"并病",是先病太阳而后病阳明。在伤寒病变过程中,太阳之邪不解可渐次化热入里而形成阳明病。若太阳证仍在,则为表里同病,也称"二阳并病"。二阳并病,若太阳证已罢,即发热恶寒不复存在而只见发潮热,手足漐漐汗出,大便难而谵语者,说明邪热已尽并于胃,阳明腑实业已形成。根据第208条所说"阳明病……不恶寒……有潮热者,此外欲解,可攻里也,手足濈然而汗出者,此大便已硬也,大承气汤主之",故当以大承气汤下之则愈。

【原文】

阳明病,脉浮而紧,咽燥口苦,腹满而喘,发热汗出,不恶寒,反恶热,身重。若发汗则躁,心愦愦,反谵语;若加温针,必怵惕烦躁,不得眠;若下之,则胃中空虚,客气动膈,心中懊侬,舌上胎者,栀子豉汤主之。(221)

【释义】

本条论述阳明热证误治后的各种变证。"阳明病,脉浮而紧",与太阳伤寒之脉相似,但从"发热汗出,不恶寒,反恶热"之症可知,此并非太阳表不解,而是阳明表里热盛的反映。阳明经热盛可见脉浮,阳明腑热盛可见脉紧,今浮紧同见,则知阳明热虽盛,而里却未成实,仍为阳明热证范围。热蒸于上而津伤,故"咽燥口苦";热壅于里而气机不利,则"腹满而喘";邪热充斥于内外,经气不利,则"身重"。本证属于阳明的热证,则非汗、下之所宜,当用清热之法治之。

若误将脉浮紧,发热辨为邪在表,而用辛温发汗法治疗,则必助热伤津。热扰心神,神失濡养,则会导致躁扰、昏乱、谵语等变证丛生。"愦愦",即昏乱、神志不清的意思。若加温针以劫汗,不仅伤心液,而且有惊恐伤肾之虑。心肾受伤,水火不能既济,肾水不能上滋,心火不能下交,故怵惕烦躁而不得眠。若下之则伤其胃气,使胃中空虚,邪热乘虚而入。无形之邪热动犯胸膈,即"客气动膈",则见心中懊侬、烦郁特甚之症。因其证属于郁热,故以舌上黄苔为凭。治以栀子豉汤清宣郁热而除烦懊。

栀子豉汤是治疗太阳热郁较深,而阳明热郁较浅的膈间火郁证的主方。取栀子轻清苦泄、豆豉轻宣透邪之作用,既不令其热竭津液,又不令其邪气入胃,使郁热之邪得清则病愈。

【原文】

若渴欲饮水,口干舌燥者,白虎加人参汤主之。(222)

【释义】

本条承上条,论述热邪由上焦胸膈入于中焦的证治。如果热邪入于中焦,伤及胃中津液,则出现口干舌燥,渴欲饮水的证候。当治以白虎加人参汤。用白虎汤以清热,加人参以生津止渴,使邪热清,津液复,而渴欲饮水、口干舌燥等症则自愈。

【原文】

若脉浮发热,渴欲饮水,小便不利者,猪苓汤主之。(223)

猪苓汤方:

猪苓(去皮),茯苓,阿胶,滑石(碎),泽泻各一两。

上五味,以水四升,先煮四味,取二升,去滓,内阿胶烊消,温服七合,日三服。

【释义】

本条承前两条,进一步论述热与水结于下焦的证治。本条可作两种解释:一种认为应与第221条的误下之后相连接。也就是说,因误下之后,热邪深入下焦,下焦指肾与膀胱,它们一为水脏,一为水腑。热邪与下焦水液互结,气化不行则小便不利;热为阳邪,气腾于外,故见脉浮;热与水蓄,津不上承,故渴欲饮水。另一种认为,应与白虎加人参汤证相连接。白虎加人参汤证本有发热,脉浮滑,渴欲饮水之症。若饮水多,汗出也多,水随汗泄,则不能形成蓄水证;若饮水多而不能汗出,水无出路。则必然停蓄不行,形成下焦蓄水证。由于因热而蓄水,水与热互结为病,故证见脉浮发热、小便不利。虽然两种解释不同,但最终形成水热互结证则是一致的看法。

治病必求本。下焦蓄水之本,主要病变在于肾和膀胱。其中因肾阳虚寒,不能温阳化水而致水饮泛滥者,则用真武汤温阳驱寒以镇水;因太阳膀胱气化不利而蓄水者,当与五苓散助气化、利水邪以行津液;今因热盛阴伤,水热互结于下焦者,则用猪苓汤清热育阴以利水。

可见虽然都属下焦蓄水,但却有阴阳、表里、寒热的不同。

猪苓汤用猪苓、伏苓、泽泻淡渗利水,伏苓兼以安神定志、交通心肾;泽泻能行水上,使水之阴津上滋。故在利水之中兼补阴分之不足;滑石清热利水通淋,导热下行,实有调和阴阳升降的意义;阿胶为血肉有情之品,味厚而甘,以滋真阴之虚。清·陈修园总结本方为清热育阴利水之法。

【原文】

阳明病,汗出多而渴者,不可与猪苓汤,以汗多胃中燥,猪苓汤复利其小便故也。(224)

【释义】

本条论述猪苓汤的禁忌证,以与白虎加人参汤证相鉴别。猪苓汤为临床常用方,但在运用时必须严格辨证,才能做到治疗无误。若脉浮发热,口渴欲饮水,无汗而小便不利,则为水蓄下焦之口渴,方可与猪苓汤清热育阴利水;若口渴饮水多,汗出亦多,小便利者,则为燥热伤津之渴,应与白虎加人参汤清热生津,而不可误投猪苓汤。因为猪苓汤虽然有阿胶滋阴,但毕竟是利水之剂,若复利小便,将更伤津液而反增其燥,故不可与之。

【原文】

脉浮而迟,表热里寒,下利清谷者,四逆汤主之。(225)

【释义】

本条论述表热里寒的格阳证治,以资与阳明病的热证对比鉴别。"脉浮而迟,表热里寒",作者提示了疾病的本质是寒而非热。肾为阳气之根,故阳气藏于阴内。少阴阳虚,则阴寒内盛。逼迫阳气不能潜藏于下,而反浮越于外,故脉浮而周身发热,甚或兼见汗出。此证貌似阳明之热证,实是少阴阴寒之所致。故脉兼迟象而见下利清谷等寒证。治当急温少阴,引阳归根则愈。

若误认发热脉浮为阳证,或汗或下皆令阳气损伤、阴寒增加而预后不良。

【原文】

若胃中虚冷,不能食者,饮水则哕。(226)

【释义】

本条承上条,论胃虚之寒证。上条论少阴阳虚阴盛的格阳证。本条所论则是阳明虚寒。"胃中虚冷",腐熟无权,水谷不能运化,故不能食。若饮水,由于水寒内抑胃阳,使胃中虚寒更甚,胃气不降,因而产生呃忒之变。继阳明热证以后,又辨阳明的虚寒证,对仗颇工,引人深思。

【原文】

脉浮发热,口干鼻燥,能食者则衄。(227)

【释义】

本条论述阳明经热作衄。足阳明胃之经脉,起于鼻旁,环口,循于面部。症见脉浮发热,口干鼻燥,说明阳明经中有热。热能消谷,邪只在经而未入于腑,胃气尚和,故能食。经脉为血行之道路,热在经中,迫血妄衍,则见衄血。正如成无己说:"脉浮发热,口干鼻燥者,热在经也;能食者,里和也。热甚于经,迫血为衄。"由于邪热可随衄作解,故衄血亦有自愈之机。

关于自衄作解的问题,在太阳病篇已讲到,当邪在太阳经以衄作解时,往往见有发烦、目瞑等症,剧则必衄,为阳气重之故,若在阳明经中时,只要见到口干鼻燥,能食而胃气强者,则可作衄而解。

【原文】

阳明病下之,其外有热,手足温,不结胸,心中懊侬,饥不能食,但头汗出者,栀子豉汤主之。(228)

【释义】

本条补述阳明病热郁胸膈的证治。"阳明病",在此指阳明经表之证。既然邪在经表,治当以汗法宣透,使邪气从外而解。如果误用下法,则在经之邪不解,乘机内陷而化热。邪热内陷胸膈,若与痰水相结,可形成结胸证,若不与痰水结,而热邪郁于胸膈,则外见身热、手足温;郁热扰心,则"心中懊侬";郁热影响胃气不和,所以"饥而不能食",热能消谷,故知饥而有饥饿感;但属郁热,胃气被抑,故虽饥而不能食,此与胃家虚寒的不欲食,而无饥饿感者不同。"但头汗出"是被郁之热不能向外散发而上熏所致,此又与阳明燥热的周身或手足汗出漐然者有别。根据火郁则发之的治疗法则,当治以栀子豉汤清透胸膈之热则愈。柯韵伯认为:此种心中懊侬之证,是"上焦火郁不达",所以服栀子豉汤后,必然要吐,吐则火郁得发,邪气因之而解。

【原文】

阳明病,发潮热,大便溏,小便自可,胸胁满不去者,与小柴胡汤。(229)

【释义】

本条论述少阳阳明并病,治取少阳之法。"阳明病,发潮热",一般见于阳明腑实证,当伴有大便燥结不下,小便数多等症。而今却见"大便溏,小便自可",说明虽病及阳明,但并未形成胃肠燥热结实。"胸胁满不去者",为少阳之邪仍在。故此属少阳阳明并病,少阳之邪未解,而阳明未实之证。治疗则忌泻下。应以小柴胡汤治少阳为宜。因少阳枢机畅达,则上焦得通,津液得下,胃气因和,其潮热也将随身诚然汗出而解。

【原文】

阳明病,胁下硬满,不大便而呕,舌上白胎者,可与小柴胡汤。上焦得通,津液得下,胃气因和,身漐然汗出而解。(230)

【释义】

本条论述阳明少阳合病的证候及治取少阳的机理。"阳明病",在此指"不大便"而言,如不大便伴有潮热、谵语、腹满疼痛、舌苔黄燥等症,则属阳明燥实无疑。而今虽见不大便,但伴有"胁下硬满"和呕吐的少阳见症。且"舌上白胎",胎同苔,即白苔。更说明了里无燥热可言。因此,"不大便"一症,并非阳明腑实,而是由于少阳枢机不利津液不下达所致。少阳受邪,经气不利,则胁下硬满;影响胃气不和,则生呕吐;气郁而津液不达,肠道失润,故大便不下。此虽为阳明与少阳合病,但也不能用大柴胡汤治疗,因阳明并无燥热之象,故当治以小柴胡汤为允。

小柴胡汤有和解少阳,疏利肝胆,通利三焦的作用。《难经·三十一难》说:"三焦者,水谷之道路,气之所终始也。"少阳之气不利,则影响三焦水道不能通畅。上焦不通,津液不得下达以濡润大肠,则大便秘结不下。治用小柴胡汤和解少阳,使三焦气机通畅,津液布达,胃气调和,邪去正安,则大便自调,胁下硬满可除,呕恶自止。故指出"上焦得通,津液得下,胃气因和,身漐然而汗出解也"。

【原文】

阳明中风,脉弦浮大而短气,腹都满,胁下及心痛,久按之气不通,鼻干不得汗,嗜卧,一身及目悉黄,小便难,有潮热,时时哕,耳前后肿,刺之小差,外不解,病

过十日,脉续浮者,与小柴胡汤。(231)

【释义】

本条论述阳明少阳同病,湿热发黄的证治。"阳明中风",即阳明经被风邪所伤。弦为少阳之脉,浮大为阳明之脉。"脉弦浮大",提示少阳阳明两经受邪。"短气,腹都满",是阳明腑热郁闭的表现;"腹部满",是全腹部胀满。阳明经脉挟鼻而行,邪热闭郁阳明经脉,故鼻干不得汗。邪客阳明,阳气怫郁,因而发热一症自在言外。从上述脉证可知,本证为阳明经腑同时受邪。但从脉浮大而非沉迟、沉紧;证虽有潮热,然不见大便难、腹痛拒按,可知阳明经表之邪热并未尽归于腑而成阳明腑实证。少阳经脉布于人体两侧,少阳受邪,经气郁遏,疏泄不利,故胁下连及心痛,即使久按之,气也不通,胀痛不减。少阳三焦之气不利,水道不畅,故"小便难"。水道不畅,从而导致水湿内停,与热互结,湿热熏蒸,则一身及面目皆黄染,从而形成黄疸。湿性黏腻重浊,与热互结又可阻遏气机,故嗜卧而身重。少阳气郁,枢机不利,影响胃气上逆,故时时出现哕逆之症。足阳明胃经循行于耳前;足少阳胆经的分支从耳后分出,进入耳中,出于耳前,故胃经受邪,邪热壅滞经脉,则"耳前后肿"。此证与"颐毒"相似,其治可用针刺之法,以疏通经脉。由于邪气盛,病情重,故针刺后也只是脉证少平而外邪仍不解,此即所谓"刺之小差,外不解"。针刺何穴,文中没有记载。根据前人治痄腮(发颐)的经验,可刺支沟、曲池等穴,以泄阳明少阳之邪热。可资参考。

"外不解",既指"胁下及心痛"的少阳经证仍在;又言潮热、鼻干不得汗等阳明经表之证未解。若病过十日,脉续浮,即弦浮大脉象不变的,说明病程虽长,但脉证未变,邪仍在经表,未传于里,故其治还当与小柴胡汤和解。为什么阳明、少阳两经合邪治以和解而不用清下呢?原因有二:一是少阳有三禁,即禁汗、吐、下;二是本证以少阳脉证为主,故虽有阳明病,亦当用和解之法,而治从少阳。小柴胡汤可以和解半表半里,使其枢机通利,则表里之邪热皆除。况且方中柴胡、黄芩又有利胆退黄的作用,因此柴胡剂是治疗黄疸的常选方剂。《金匮要略·黄疸病脉证并治》篇记载:"诸黄,腹痛而呕者,宜柴胡汤。"本条所述脉证为阳明少阳同病而又有湿热发黄,因此选用小柴胡汤以疏利肝胆,通畅三焦,清利湿热,也是非常适宜的。"与小柴胡汤",有根据具体病情,灵活加减化裁之意,"与""主之"的提法有别。因本证有小便难,一身面目悉黄,胁下及心痛,久按气不通等湿热交阻,气郁不疏的见证,故应去大枣以防增湿助满。陈修园有歌诀云"胁下痞硬大枣除,牡蛎四两应生杵",即指出不但要去大枣,还应加生牡蛎以软坚止痛。为了加强清利湿热以退黄的治疗效果,还可加茵陈及与五苓散等清利、渗湿药物合方使用。治疗耳前后肿,也可适当加连翘、贝母等清热散结之药。总之,在辨证论治的原则指导下,可以灵活使用方药,即所谓"师其法而不泥其方"。

【原文】

脉但浮,无余证者,与麻黄汤;若不尿,腹满加哕者,不治。(232)

【释义】

若"脉但浮,无余证",即其脉只浮而不见弦大,又没有其他的里证,说明病在太阳之表,可与麻黄汤发汗以解表邪。

"若不尿,腹满加哕者,不治",是言黄疸危重证及其预后。不尿,即小便闭。小便闭,则湿无出路,壅遏气机,故腹满益甚。胃气逆而不降,则哕逆不止。不尿,腹满谓之"关",呃逆不止谓之"格"。关格之证出现,是阴阳之气不通,升降气机不利所致。既然一身气机升降功能已绝,其病必然难以治愈,故曰"不治"。此时若再试图以小柴胡汤使其达到"上焦得通,津液得下,胃气因和,身濈然汗出而病解",则往往是不可能实现的了。

【原文】

阳明病,自汗出,若发汗,小便自利者,此为津液内竭,虽硬不可攻之,当须自欲大便,宜蜜煎导而通之。若土瓜根及与大猪胆汁,皆可为导。(233)

蜜煎导方:

食蜜七合。

上一味,于铜器内,微火煎,当须凝如饴状,搅之勿令焦著,欲可丸,并手捻作挺,令头锐,大如指,长二寸许,当热时急作,冷则硬。以内谷道中,以手急抱,欲大便时乃去之。

猪胆汁方:

大猪胆一枚,泻汁,和少许法醋,以灌谷道内,如一食顷,当大便出宿食恶物,甚效。

【释义】

本条论述阳明病的导下之法。"自汗出",本是阳明病外证。汗出津液已伤,如果再发其汗,则更伤津液。津液受损,此症的病位在直肠,虽时有便意,但大便却难以排出体外。由于二者病机不同,因此治法也异。阳明腑实治以承气汤类荡涤胃肠的燥热结实。而此证之大便硬,因其部位仅在直肠,所以"当须自欲大便",即大便下近魄门不能出时可因势利导,用蜜煎导、猪胆汁或土瓜根纳入谷道,导之即下。

本论导便之法,在医学史上可谓一个创举,它先于西方医学五百余年。本条介绍三方虽皆可为导,但具体应用时又有所不同:因蜜有滑利润燥的作用,故蜜煎导宜于肠燥之便秘;猪胆汁不仅润燥且能清肠中之热,故宜于肠燥之有热的便秘;土瓜根则有宣气润燥之功,故宜于六腑之气不畅,气血不利之便秘。有的医家认为冬季导便用蜜煎导,夏季导便用猪胆汁,其说也可参考。

蜜煎导法是用蜂蜜放入钢器内,微火煎熬成饴糖状,待其凝缩可成丸时,做成7厘米长的蜜挺,趁热纳入肛门内。本论土瓜根方已佚,据《肘后备急方》载,用土瓜根捣汁,灌入肛门,即可通便。猪胆汁灌肠法,是取大猪胆一枚,泻出胆汁,加入少许米醋,用以灌肠,取其酸苦涌泻而不伤津液。

【原文】

阳明病脉迟,汗出多,微恶寒者,表未解也,可发汗,宜桂枝汤。(234)

【释义】

本条论述邪伤阳明经表治以桂枝汤的脉证。"阳明病法多汗",故"汗出多",则为阳明病应有之症。然阳明病不应有恶寒,今"微恶寒",又似邪在太阳之表,但又不见头项强痛等太阳经主症,故也非太阳的表证。今就汗出多、微恶寒、脉迟等症分析,可知此证为风寒之邪伤于阳明经表。三阳经脉皆外行体表,而内属六腑,故其为病也均有经、腑之分。因经证属表,腑证属里,故经证也可称表证。考太阳经表之证,病位较浅,故恶寒重而汗出少。阳明经表之证,病位略深,故恶寒轻而汗出多,此为邪在肌表将欲传里而表又未罢之象。缘其脉迟而汗出多,仍属于表虚范围,故以桂枝汤解肌发汗,以散阳明经表之邪。

【原文】

阳明病脉浮,无汗而喘者,发汗则愈,宜麻黄汤。(235)

【释义】

本条论述邪伤阳明经表,治以麻黄汤的脉证。上条论阳明病"微恶寒者",为表未解。本条之"阳明病脉浮",亦指出邪在阳明经表未解。阳明风寒外束,无汗而表实,表邪郁肺,气失宣降,故气逆而作喘,治用麻黄汤发汗。另外,阳明经脉行于面部,因而或可出现目痛、鼻干、额头作痛、缘缘面赤等症,治宜葛根汤发汗,则病可愈。

【原文】

阳明病,发热汗出者,此为热越,不能发黄也。但头汗出,身无汗,剂颈而还,小便不利,渴引水浆者,此为瘀热在里,身必发黄,茵陈蒿汤主之。(236)

茵陈蒿汤方:

茵陈蒿六两,栀子十四枚(擘),大黄二两(去皮)。

上三味,以水一斗二升,先煮茵陈,减六升,内二味,煮取三升,去滓,分三服,小便当利,尿如皂荚汁状,色正赤,一宿腹减,黄从小便去也。

【释义】

本条论述阳明病湿热发黄,热重于湿的证治。阳明与太阴为表里,阳明主燥,太阴主湿。入里之热邪,可从阳明燥化,亦可从太阴湿化。热从燥化,则大便干燥,小便数多,而发展为阳明腑实证;热从湿化,湿热相合,则小便少、头汗出,而发展为黄疸。无论燥热或湿热,都与阳明之热有关,这就是将湿热发黄放在阳明病篇论述的理由。

"阳明病,发热汗出者,此为热越,不能发黄也",指出了阳明病热盛津伤而燥化的见症与病机。发热汗出,是阳明热盛迫津外泄。汗多必更伤津液,津伤化燥,则大便因硬,从而形成了阳明燥实证。阳明病仅见头部汗出,剂颈而还,周身无汗,而小便不利,说明热不得越而湿亦不得泄。湿热相合、热欲外越却因湿邪羁縻而不得越,故但头汗出,而周身无汗。湿欲下泄,却因热邪纠缠,而反小便不利。"热不得越,湿不得泄",湿热郁阻于内,即所谓"瘀热在里",而熏蒸于外,则身必发黄。湿热交阻,气化不行,津液不布,故其人"渴引水浆"。在这里"头汗出,身无汗,剂颈而还,小便不利",不仅是湿热郁阻之象,而且也是形成湿热病的重要原因,因此带有重要的辨证意义。湿热发黄,有以湿盛为主者,有以热盛为主者,也有湿热相当者。本证有发热、渴饮水浆等症,说明热重于湿,治用茵陈蒿汤清利湿热。

茵陈蒿汤由茵陈、栀子、大黄三药组成。茵陈清热利胆除黄,为治诸黄专药,无论阳黄、阴黄均可使用,对于阳黄亦可单用一味水煎频饮,其日用量可在 30 克以上;大黄的特点为善于破结行瘀,推陈致新,泻热导滞,故仲景对凝结的病证,如燥结、水结、血结等,每每用之,其破结之力自非一般药物所能及。本证湿热发黄,为湿热胶结并涉及血分,故谓"瘀热在里",用大黄不仅能荡涤肠胃以泄热实,而且能行血导滞,以破涅热之蕴结。栀子苦寒而质轻,善清三焦,利小便,驱湿热下行,以导邪从小便而出。三药合用,主要使瘀热、湿浊从小便排出,故方后注云:"分三服,小便当利,尿如皂荚汁状。色正赤,一宿腹减,黄从小便去也。"这不仅说明本方的主要作用是导湿热而利小便,也补充说明本方湿热发黄应有腹满一症。

由此观之,本方与承气汤作用截然不同:承气汤专事攻下,使阳明燥热从大便而下;本方则以利尿为主,使阳明湿热从小便而去。

【原文】

阳明证,其人喜忘者,必有畜血。所以然者,本有久瘀血,故令喜忘,屎虽硬,大便反易,其色必黑者,宜抵当汤下之。(237)

【释义】

本条论述阳明蓄血证治。因有大便硬,故称阳明病。"喜忘",即善忘,言听视动、随过即忘,乃因"有久瘀血"所致。心主血脉,又主神志,若血液充盈、环流不止,则心能主神任物,聪慧敏锐,记忆力强;若久有瘀血,血脉不利,心失所养则记忆力亦必然减退。《黄帝内经》所谓"血并于下,气并于上,乱而喜忘"。张景岳注释说:"血并于下则阴气不升,气并于上则阳气不降,阴阳离散,故神乱而喜忘。"阐明了瘀血导致善忘的病机。因"血主濡之"。瘀血在肠,与燥屎相混,故大便反易解下,即所谓"屎虽硬,大便反易"。瘀血混于粪便之中,故大便之色必黑,甚至状若黏漆。以上是阳明蓄血区别于阳明腑实的主要特点,此证是久瘀血与阳明之邪热相合,故治宜抵当汤泄热逐瘀。

【原文】

阳明病,下之,心中懊憹而烦,胃中有燥屎者,可攻。腹微满,初头硬,后必溏,不可攻之。若有燥屎者,宜大承气汤。(238)

【释义】

本条论述阳明病可下与不可下的辨证。阳明病,若为腑实,当用下法,用之得当,则实热去而病愈,用之不当,亦有病不愈的,如第228条"阳明病下之,其外有热,手足温,不结胸,心中懊憹,饥不能食,但头汗出者,栀子豉汤主之",即是下后余热不尽而扰于胸膈之证。因无实邪凝结,故属虚烦懊憹。本条阳明病下后,虽亦见心中懊憹而烦,但其原因却是下后燥热未尽。复结成实,肠中有燥屎,浊热上扰,故见心烦特甚,此即所谓"胃中有燥屎",其烦当属实烦,所以治仍"可攻",宜大承气汤。

阳明腑实已成,必见腹满疼痛拒按,大便干硬难下等大实大满之证。若仅见"腹微满",因其大便为"初头硬,后必溏",则腑实未成,或属脾虚不运,水谷不别之"固瘕"证,故"不可攻之"。

【原文】

病人不大便五六日,绕脐痛,烦躁,发作有时者,此有燥屎,故使不大便也。(239)

【释义】

本条论述阳明燥屎的可下证。上条言"胃中有燥屎者,可攻",何以知胃中有燥屎,本条作了回答,"病人不大便五六日,绕脐痛",即围绕着脐周围的腹部作痛,正是肠中有燥屎内结,阻塞气机,腑气不通的反映。浊热扰心,故见"烦躁"。由于阳明旺于申、酉时,故当日晡阳明气旺之时,正邪斗争激烈,诸症发作加剧。燥屎内结是病机所在,或者说不大便是绕脐痛,烦躁之由。故云"此有燥屎,故使不大便也"。因上条已指明"若有燥屎者,宜大承气汤",故本条不言治法,乃是省文。

从《伤寒论》大承气汤证的有关条文来看,"有燥屎"可以说是用大承气汤泻下的一个重要指征。所谓燥屎,系指积留于大肠所形成的异常干燥的粪块。它不同于一般的大便硬,其形状如球,大小不等,但均有顽固难下的特点,有时还可通过腹诊触摸到屎块。本条所举之"绕脐痛",又是辨燥屎的一个重要证候。只有在辨证准确的前提下,使用大承气汤峻下才能做到心中有数。

【原文】

病人烦热,汗出则解,又如疟状,日晡所发热者,属阳明也。脉实者,宜下之;脉浮虚者,宜发汗。下之与大承气汤,发汗宜桂枝汤。(240)

【释义】

本条论述表里证的辨证与治疗。第238条讲的是下后病不解,有可攻、不可攻之辨;本条论述汗后病不解,有可汗与可下之别,两条对参,充实了阳明病大承气汤的辨证内容。"病人热"，说明热势较甚。若属太阳之表，则汗出表解而热除。今汗出后又出现了阵寒阵热、寒热如疟之症，为太阳表邪未尽，尚有小邪不解；"日晡所发热者"是里实热的反映，故曰"属阳明也"。此太阳、阳明证俱见，即表里同病，其治当根据病情的轻重缓急而有所区别。如见实脉，即有力的脉象，表明其证以胃家实为主，宜以下法泄其实，用大承气汤；若见脉浮而虚，即脉浮缓而弱，提示其证重在太阳，宜以汗法解其表，可用桂枝汤，而不能用大承气汤。

【原文】

大下后，六七日不大便，烦不解，腹满痛者，此有燥屎也。所以然者，本有宿食故也，宜大承气汤。（241）

【释义】

本条论述大下后燥屎复结的证治。"大下后"的提法，言外之意因有可下之证，才用过了大承气汤。经大下后，又"六七日不大便"，并出现"烦不解"且有腹部胀满疼痛之症，说明泻下未尽仍有燥屎。既已大下，为何又有燥屎？"所以然者，本有宿食故也"，作者对下之不尽作了注语，意是在病阳明之前即素有食积内停，而后又与燥热相合，故而比较顽固难下。一次大下不能尽除，燥屎又再次复结；或因六七日不大便，纳食而不化，糟粕不能排出，与下后未尽之燥热相结，形成燥屎。既有宿食不解、燥屎复结，则当再下，故用大承气汤。

太阳病有一汗表邪未尽而可再汗之法，阳明病亦有腑实一下不除而可再下之法。能否再汗与再下，均要从辨证以论治。本条所言"大下后，六七日不大便，烦不解，腹满痛者"，正是阳明腑实不解，内有燥屎的典型证候，故可再下方不失病机。

【原文】

病人小便不利，大便乍难乍易，时有微热，喘冒不能卧者，有燥屎也，宜大承气汤。（242）

【释义】

本条论述燥屎内结，而证见大便乍难乍易的辨识方法。阳明病的腑实证，在一般情况下，多是大便燥结七八日、八九日，甚至十余日不下。而本证却是"大便乍难乍易"，即大便时通时不通。说明既有燥屎内结，又有热结旁流，结者难下，旁流者时下，故形成大便乍难乍易的特点。肠中有燥屎，燥热逼迫津液偏渗于膀胱，则小便当数多。但若燥热内盛，灼伤津液，津液内乏，则可见小便不利。燥屎内结，邪热深伏于里，故外见反微，即所谓"时有微热"。肺与大肠相表里，今燥屎内结，腑气不通，影响肺气不降，则作喘；燥热上攻，清阳不升，所以眩冒，"喘冒不能卧"，则言喘、冒之甚。

【原文】

食谷欲呕，属阳明也，吴茱萸汤主之。得汤反剧者，属上焦也。（243）

吴茱萸汤方：

吴茱萸一升（洗），人参三两，生姜六两（切），大枣十二枚（擘）。

上四味，以水七升，煮取二升，去滓，温服七合，日三服。

【释义】

本条论述胃气虚寒，食谷欲呕的证治，以及上焦有热呕吐之辨。呕为胃气上逆之象，故曰"食谷欲呕者，属阳明也"。阳明属胃，主受纳、腐熟水谷，其气以下降为顺。胃气虚寒，不能腐熟水谷而气上逆，故食谷则欲呕吐。且胃气虚寒，易生饮邪，故常伴脉弦、胸闷、呕吐涎沫等症。治当以吴茱萸汤温胃散寒、降逆止呕。只要辨证准确，服本方多能药到病除。但若辨证不准，用之亦有不效而呕吐反剧者。这可能因其证属胸膈有热而胃中有寒，误投吴茱萸汤则必助热而不受,致使其吐益甚。故曰"得汤反剧者,属上焦也"。

吴茱萸汤由吴茱萸、人参、生姜、大枣四味药组成。吴茱萸为方中主药,性味辛苦而热,善能暖肝胃而下气降浊;人参、大枣甘温以补益中气,崇土以制木;重用生姜温胃散寒化饮,以降逆止呕。因此证挟水饮之邪,所以不用甘草之缓恋。

通常所言阳明病,人们常想到白虎汤证和承气汤证,至于用吴茱萸汤治疗阳明病,似乎难以理解,所以有人竟提出吴茱萸汤证不应放在阳明病篇。这反映出其对阳明病缺乏全面了解。纵观《伤寒论》阳明病篇,应该说"胃家实"确是阳明病辨证论治的主要方面,但并非阳明病的唯一证候。因为阳明病还包括了表、里、寒、热、虚、实诸种病证,其中的吴茱萸汤证就是一例。《伤寒论》的每经之为病,常从阴阳、表里、寒热、虚实等矛盾对立的两方面对临床病证进行论述、分析、比较,以扩大人们的辨证视野,提高人们的辨证能力,这也正是这部书最可宝贵的地方。

【原文】

太阳病,寸缓、关浮、尺弱,其人发热汗出,复恶寒,不呕,但心下痞者,此以医下之也。如其不下者,病人不恶寒而渴者,此转属阳明也。小便数者,大便必硬,不更衣十日,无所苦也。渴欲饮水,少少与之,但以法救之。渴者,宜五苓散。(244)

【释义】

本条论述太阳病误下致变及转属阳明的辨证。本条论述了太阳中风误下的心下痞证;不恶寒而渴的转属阳明证;小便数大便必硬的脾约证;口渴而小便不利的膀胱蓄水证。"太阳病,寸缓、关浮、尺弱",即指太阳中风阳浮阴弱之脉而言;发热、汗出、恶寒(恶风之互词)为太阳中风表虚之证。邪在太阳,当以汗解,本不应攻下。若医者误下,则必先伤胃气,使表邪内陷,结于心下,气机痞塞,而形成心下痞,即所谓"但心下痞者,此以医下之也"。若未经误下而出现不恶寒,但口渴之症,是邪气传入于阳明,而成热盛津伤,故见此症。因其不见潮热、谵语、腹满痛等症,故虽是转属阳明,但未成腑实可下之证。若虽亦转属阳明,但见小便数,大便硬,不更衣,无所苦之症,则属胃强脾弱,脾不能为胃行其津液的脾约证。脾约证,是由于津液被伤,胃肠燥热,脾阴被胃阳所约束,不能行津液于胃中,而致大便硬,虽不更衣无所苦也。此与正阳阳明因热成燥。因燥成实,腑气不通,而致腹满疼痛拒按者不同。若口渴喜饮水,可先少少与饮之,以和胃气,待辨明口渴的原因,再以法治之。如见口渴,小便不利,是属膀胱气化不利而停水,宜用五苓散化气利水,使水邪去,则津液得以上承,口渴自止。

【原文】

脉阳微而汗出少者,为自和也;汗出多者,为太过。阳脉实,因发其汗出多者,亦为太过。太过者,为阳绝于里,亡津液,大便因硬也。(245)

【释义】

本条以汗出多少辨太过与自和。"脉阳微",指脉浮而微,反映邪气微而表邪不甚。"汗出少",指汗出适当,反映正胜而邪去,故谓"自和"。若汗出多,则反伤正气,易使阴分不足,阳气有余,因而便为形成胃肠燥热创造了一个主要条件,阳热"为太过"。

"阳脉实,因发其汗出多者,亦为太过",应与"汗出多,为太过"联系起来看。阳脉微而汗出少者,为自和,此阳脉实而因发汗过多的,也为"太过"。在正常情况下,人体阴阳应该在不停地运动中维持着协调平衡。若阴阳发生偏盛偏衰,不能相互协调平衡,就要发生疾病。此证因汗出过多,伤了胃中水谷津液,使胃之阳气独盛于里,阴液不能与阳气和合以发挥其滋润调节的作用,因而导致大便必硬。此即所谓"太过为阳绝于里,亡津液,大便因硬也",绝者,阻绝不通的意思。阳热盛极,胃肠津伤,以致大便硬,因而形成阳明燥实证。

【原文】

脉浮而芤,浮为阳,芤为阴,浮芤相搏,胃气生热,其阳则绝。(246)

【释义】

本条以脉论述阳气独盛于内,阴液不足,而致大便硬的病机。脉浮为阳气盛,故曰"浮为阳"。芤为浮大中空,按如葱管,主阴血虚,故曰"芤为阴"。"脉浮而芤",是阳热有余而阴液不足的脉象。阳热有余,独盛于内,则胃气生热;阳盛灼阴,阴液亏耗,不能和阳,则阳愈亢而阻绝于里。胃热阳绝,阴不济阳而化燥,势必导致大肠失润而大便硬结。

【原文】

跌阳脉浮而涩,浮则胃气强,涩则小便数,浮涩相搏,大便则难,其脾为约,麻子仁丸主之。(247)

麻子仁丸方:

麻子仁二升,芍药半斤,枳实半斤(炙),大黄一斤(去皮),厚朴一尺(炙,去皮),杏仁一升(去皮尖,熬,别作脂)。

上六味,蜜和丸如梧桐子大,饮服十丸,日三服,渐加,以知为度。

【释义】

本条论述脾约证的病机、脉证及治疗。跌阳脉,即足背动脉,属足阳明胃经,以候脾胃后天之气。"跌阳脉浮而涩",浮主阳盛,涩主阴虚,见于跌阳部位,则浮为胃阳亢盛,涩主脾阴不足。脾胃相表里,胃为水谷之海,主受纳腐熟;脾主运化转输水谷精微,《素问·太阴阳明论》说"脾与胃以膜相连耳,而能为之行其津液"。今胃强脾弱,强阳煎灼弱阴,使脾之功能受了约束,不能为胃行其津液,以致津液偏渗膀胱而"小便数",不能还于胃中以滋润大肠,而"大便则难",此即"浮涩相搏""其脾为约"。脾约本于胃燥,而小便愈多、津液愈伤,脾阴愈弱,则胃燥愈甚,如此形成恶性循环。脾约证以大便难为主要临床表现,这种大便难,具有以下特点:经常性、习惯性大便秘结,其粪块异常干硬。虽数日不大便,但无所苦,即不见潮热、谵语、腹满痛等症。

由此可知脾约有两个意思:其一,约者,穷乏也。津液素亏,脾无津液输有而穷约。其二,约者,约束也。脾之弱阴被胃之强阳所约束,津液不能还于胃中。脾约之证,治以麻仁丸润下通便。

麻仁丸即小承气汤加麻子仁、杏仁、芍药而成。方用小承气汤以泻胃气之强,加芍药以滋养脾阴。麻仁、杏仁为滑利滋润之品,可润肠以通便;又杏仁可利肺气,以助胃气的通导下降。以蜜为丸,取其缓缓润下之意。其服法采用渐加法,即初服梧桐子大者十丸,日三次,如不下,每次服用量可渐加至十一丸、十二丸、十三丸……直至大便变软,易于排出即可。此即所谓"渐加,以知为度"。

【原文】

太阳病三日,发汗不解,蒸蒸发热者,属胃也,调胃承气汤主之。(248)

【释义】

本条论述太阳病汗后转属阳明的证治。"太阳病三日",言其病由太阳病发展而来。"发汗不解",并非指表证未罢,而是指病邪未除而向里传变。"蒸蒸发热者,属胃也",说明病已由太阳之表转属阳明胃腑之里。里热蒸腾,必致腠理开而汗出溅然。这里仅举蒸蒸发热作为阳明典型证候而代表其他诸证,并以此区别于太阳之发热恶寒和少阳之往来寒热。由于里热伤津,发汗又伤津,故本证以阳明燥实为主;加之病属燥热初结,尚未达到发潮热,腹满疼痛拒按的严重程度,故治以调胃承气汤软坚润燥,泻热和胃。

【原文】

伤寒吐后,腹胀满者,与调胃承气汤。(249)

【释义】

本条论述太阳病吐后转属阳明的证治。伤寒,为太阳表证,不当吐而用了吐法。吐法本用以治疗上焦痰食邪气的,但由于呕吐可以使人身之气向上向外,因而它具有一定的发汗解表作用。伤寒吐后,表证虽解,但胃的气液受伤,邪气内陷而化热,津伤化燥而成实,燥实阻滞,阳明腑气不通,则大便秘结而腹胀满。此腹胀满,乃因燥实而致,故其治仍以调胃承气汤和胃润燥。燥实去则腑气通,腑气通则腹胀除。

【原文】

太阳病,若吐、若下、若发汗,微烦,小便数,大便因硬者,与小承气汤和之愈。(250)

【释义】

本条论述太阳病误治而形成里热便结的小承气汤证。太阳表证,当发汗解表,妄用吐下,是为误治;先吐下而后再汗,是为治疗失序,其结果必致邪不解而内陷。若内陷胸膈,见烦热、心中懊侬,属栀子豉汤证,二便多无改变。今吐、下、发汗后,病人出现了微烦、小便数、大便硬等证,说明邪热内陷阳明,形成了阳明腑实证。误治津伤,表邪入里化热,其势尚轻浅,故见微烦;热迫津液偏渗于膀胱,不能还于胃中,所以小便频数而多,大便干结而硬。本证以气滞热结为主,尚未达到谵语、潮热、手足濈然汗出等燥屎结实的程度,且在汗、吐、下后正气受伤,故不宜大承气汤峻下,只可以小承气汤泻热通便,使胃肠气机得以调和通畅则病可愈。故曰"与小承气汤和之愈"。

【原文】

得病二三日,脉弱,无太阳、柴胡证,烦躁,心下硬,至四五日,虽能食,以小承气汤少少与,微和之,令小安,至六日,与承气汤一升。若不大便六七日,小便少者,虽不能食,但初头硬,后必溏,未定成硬,攻之必溏,须小便利,屎定硬,乃可攻之,宜大承气汤。(251)

【释义】

本条再论大小承气汤的使用方法及其辨证要点。"得病二三日",这里的"病"泛指疾病,确切地说指外感热病。"脉弱",是对脉紧而言,紧变缓相对地叫"脉弱"。以太阳病上篇"脉微弱,此无阳也,不可发汗"之文可以看出,脉微弱是脉由紧而变弱,反映了寒邪化热而已入里。"无太阳、柴胡证",指既无太阳表证,又无小柴胡汤的半表半里证。"烦躁",是里有热;"心下硬",是胃脘部硬满,是阳明里实,胃气不和之证。"至四五日",烦躁心下硬满仍不缓解,言外之意,当有不大便一症;若反不能食,腹满疼痛拒按,脉沉紧,是燥屎已成,腑气不通;今能食,心下硬而脉弱,说明阳明病势轻浅,不耐峻下攻伐,只能"以小承气汤少少与",以微和胃气。小承气汤的服法是煮取一升二合,分温二服。故"少少与",则一次只服三五合,而不超过六合,以微和胃气,使烦躁小安。若服药后至六日仍不见大便,则须加大药量,当"与承气汤一升"(仍指小承气汤),则大便可下。

至于对不大便六七日,小便少者,虽不能食,亦不能断为大承气汤的可下之证。因为小便少,说明津液尚能还入胃中,故知大便"未定成硬",或"但初头硬,后必溏"。大便不硬,燥屎未成,则不可攻之。若误用攻下之法,必伤脾胃之气,以致运化失职,水谷不别而溏泄不止,故曰"攻之必溏"。"须小便利",即待到小便数多而通利,方知津液偏渗而燥屎已经形成,此时才可予大承气汤攻下。

【原文】

伤寒六七日,目中不了了,睛不和,无表里证,大便难,身微热者,此为实也。急下之,宜大承气汤。(252)

【释义】

本条论述阳明燥热下劫肝肾之阴的证候及急下存阴的意义。"伤寒六七日",言其发病过程已久。"目中不了了,睛不和",是指肝肾之阴被燥热劫夺的证候。"了了",分明之意,"目中不了了",即视物不分明,此为病人自觉症状。"睛不和",即两目呆滞,瞳子不能瞬动,乃为他觉症状。由于肝开窍于目,目得血而能视,肝阴被劫,不能上注于目,故视物不清。瞳子为肾所主,肾水不足,不能上注于睛,故致睛不调和。"目中不了了,睛不和",本属肝肾真阴虚损之证。但其人"大便难"而不通,身又有微热,说明里热深伏而腑气不通,故曰"此为实也"。张仲景此处以"大便难""身微热",画龙点睛地指出"目中不了了,睛不和"之证,缘于阳明燥热之安。此时虽然只见大便难、身微热,而不见典型的阳明里证和外证(如潮热、谵语、腹满痛拒按,手足漐然汗出等),所以叫"无表里证",但是"目中不了了,睛不和"的真阴欲竭之象已见。说明真阴危亡立待,证情危重。法当急下以存阴,而不能徘徊犹豫。

【原文】

阳明病,发热,汗多者,急下之,宜大承气汤。(253)

【释义】

本条论述阳明燥热外逼,热汗不已,治当急下存阴。阳明病,这里指胃家实证。发热汗出是阳明里证反映于外的证候,且实热不除,则发热汗出不止。泄下实热,当用大承气汤。对此证提出"急下"的关键在于"汗出多"。汗为人体五液之一,由津液所化生。汗出多,津液被耗而阴伤;阴伤则体内燥热愈盛;燥热愈盛,汗出亦愈多,从而形成发热汗出有不尽不已之势。而且不仅伤阳明胃液,又有内竭少阴真阴之虑。为此,张仲景提醒医者,要"见微知著",遇有热汗不已者,亦当用大承气汤釜底抽薪,急下以存阴。

程郊倩说:"发热而复汗多,阳气大蒸于外,虑阴液暴亡于中,虽无内实之兼证,宜急下之。"尤在泾说:"然必有实满之证,而后可下,不然,则是阳明白虎汤证,宜清而不宜下矣。"程氏的"虽无内实之兼证",言外之意"汗出多",即是内实之证;尤氏则更明确指出"必有实满之证"。这就告诉我们,要用大承气汤急下,还必须见阳明腑实之证,这一点是十分重要的。

【原文】

发汗不解,腹满痛者,急下之,宜大承气汤。(254)

【释义】

本条论述发汗不解,化燥成实的急下存阴之法。"发汗不解",非指表不解,乃言其病未解。"腹满痛",则是里实之证。里实当下,但为何要急下?原因是本证病情变化迅速,燥热邪气嚣张。如不以大承气汤急下,则不足以遏其势,而伤阴之弊在所难免。汗法本为太阳表证而设,若太阳病汗不得法,或阳明热证误用汗法,均可导致病不解。或为表邪迅速入里化热成燥;或为阳明里热不除,津伤化燥,从而形成阳明腑实证。本条"发汗不解",迅即出现"腹满痛",足见燥热盛实,传变迅速,故当急下以存阴。若当下不下,坐误时机,一旦循衣摸床、惕而不安、微喘直视等险症丛生,此时再行泻下之法,恐为时已晚。因此提示医生,要从疾病的发展趋势中看到其后果,并善于抓住时机,及时采取紧急措施,运用恰当的治疗方法,以达到祛邪扶正的目的。

【原文】

腹满不减,减不足言,当下之,宜大承气汤。(255)

【释义】

本条论述腹满不减当下的证治。腹满一证,论其标属实,但究其本,则有虚实寒热之异。《金匮要略》有"病者腹满,按之不痛为虚,痛者为实""腹满时减,复如故,此为寒"的记载,对腹满的寒热虚实做了很好的鉴别。腹部属太阴、阳明所主,腹部持续地胀满而不减轻,或即使减轻一些,也微不足道,则属阳明腑实而不是太阴脾虚。燥屎内结,腑气不通必兼见大便不通,腹痛拒按等症,其治当用大承气汤攻下。若腹满时减。按之不痛,并见便溏泻利等症,则属太阴脾虚腹满,当治以温运之法。本条"腹满不减,减不足言",是为辨证眼目,但只凭此证还不能就用大承气汤。应与前面诸条参合,方能全面掌握大承气汤证的辨证要点。

【原文】

阳明少阳合病,必下利,其脉不负者,为顺也;负者,失也。互相克贼,名为负也。脉滑而数者,有宿食也,当下之,宜大承气汤。(256)

【释义】

本条论述阳明少阳合病的证治。凡合病,多为邪气较盛的问题。阳明主胃土,少阳为胆木。少阳与阳明、胆与胃,有木土相乘相克的关系。胃主受纳腐熟,胆主疏泄。胃肠的受纳消化功能,要借助胆的疏泄作用。今阳明少阳合病,邪热盛实,影响胃肠的消化不良,则见下利。阳明之脉本应见实大,少阳之脉本应见弦。若阳明少阳合病下利见阳明实大脉象,是胃气不衰,即为"不负",其病易愈,故"为顺也",若见少阳弦脉,是胃气衰,木虚乘土,其病进而难愈,故"为负也"。"负者,失也",言其正气不足,胃气衰败。土虚木乘,是为贼邪,故曰"互相克贼"也。以五行乘侮关系而论,凡属相克而致病者,均称为"贼"。脉滑而数,滑主食,数主热,为阳明有宿食的脉象。若脉不弦,说明木气不盛,土不衰,故为顺,其病易治,下之则愈,宜大承气汤。

【原文】

病人无表里证,发热七八日,虽脉浮数者,可下之。假令已下,脉数不解,合热则消谷喜饥,至六七日,不大便者,有瘀血,宜抵当汤。(257)

【释义】

本条论述阳明病的瘀血证治。"病人无表里证",是说既无头项强痛而恶寒的太阳表证,也没有谵语、腹满疼痛的阳明里证。而只是发热延续七八日不解,此时应当考虑邪热在里的问题,虽脉见浮数,但因无表证,故为阳脉阳证而主热,仍可用下法以泄其热。"假令已下",脉浮已去而数脉不解,说明气分之热已除,而血分之热仍在。一般地说,邪热在于胃肠气分,若伤津化燥而成为阳明燥实之证,则其人当不能食,而今却消谷喜饥,至六七日仍不大便,则更证明邪热不在阳明气分成为腑实,而是热在血分,与血相搏结,为瘀血之证。其治当用抵当汤泄热破瘀。

【原文】

若脉数不解,而下不止,必协热便脓血也。(258)

【释义】

本条承上文,论述下后的又一变证。若下后脉数不解,浮脉已去,也说明热离气分而入于血分。邪热下迫,则下利不止;灼伤阴络,迫血下行,则大便脓血。

阳明病属于胃肠之病。阳明为多气多血之经,邪热伤于阳明,有在气分和伤及血分的不同,阳明燥热甚者,是为气分证,如白虎汤、承气汤证即是。伤及血分者,是血分证。又有瘀血与便脓血的不同,如上条和本条所述。

【原文】

伤寒,发汗已,身目为黄,所以然者,以寒湿在里,不解故也。以为不可下也,于寒湿中求之。(259)

【释义】

本条论述寒湿发黄证治。本证见"身目为黄",故属黄疸。黄疸有阳黄、阴黄之分。阳黄是湿热发黄,属实证;阴黄是寒湿发黄,多本虚而标实。湿热内蕴,热不得越,湿不得泄,则可发阳黄。若得汗出,则可使湿热泄越,而不能发黄。今"伤寒,发汗已,身目为黄",说明其发黄的原因不在于湿热而在于寒湿。寒湿在里,脾阳必虚,发汗则阳随汗泄,使脾阳更虚。寒湿不运而内郁,影响肝胆疏泄不利,胆汁外溢,故发身黄。

阳黄与阴黄虽均为湿邪,但一为胃腑有热,湿与热合;一为脾脏有寒,湿与寒合,病机不同,治法迥异。阳黄即湿热发黄为阳明有热,其治可下;而阴黄即寒湿发黄为太阴脾寒,就不能用攻下之法,治当温中散寒除湿。即所谓"以为不可下也,于寒湿中求之"。论中未提及具体治法,可考虑选用茵陈五苓散,若阳虚较甚者,可选用理中汤加茵陈,甚至选用四逆汤加茵陈。

【原文】

伤寒七八日,身黄如橘子色,小便不利,腹微满者,茵陈蒿汤主之。(260)

【释义】

本条论述湿热发黄热结于里的证治。本条应与第236条联系起来分析。第236条提到湿热发黄,常见头汗出而身无汗,小便不利,渴饮水浆等症,本条又在前证基础上,补充了湿热发黄的色泽及腹满见症。湿热发黄,属阳黄,故黄色鲜明如"橘子色",这也反映了热大于湿的特点。湿热郁结在里,肠胃之气壅滞不利,故腹微满,或可见大便秘结不爽等症。治以茵陈蒿汤苦寒通泄,清热利湿以退黄疸。

【原文】

伤寒身黄发热者,栀子柏皮汤主之。(261)

栀子柏皮汤方:

肥栀子十五个(擘),甘草一两(炙),黄柏二两。

上三味,以水四升,煮取一升半,去滓,分温再服。

【释义】

本条论述湿热蕴郁三焦以致黄的证治。伤寒见身黄、发热,是属湿热熏蒸的阳黄。不见恶寒,知邪不在表;不见腹胀满,渴引水浆,知邪不在里。湿热蕴郁三焦而不能泄越,当见头汗出、身无汗,小便不利,心烦懊恼等症。治用栀子柏皮汤清利三焦湿热以退黄。

栀子柏皮汤用栀子清热利湿,栀子质轻,清利之中又有宣透作用,可通三焦、利小便,开湿热凝结,还可除烦热。黄柏苦寒,清热燥湿以坚阴。甘草炙用,和胃健脾,并制栀子、黄柏苦寒伤胃之弊。栀子偏于清上焦,泻心火;黄柏偏于清下焦,泄相火;甘草和中健脾益气而扶中。

三药相伍,用于正气偏衰、阴中有伏热而黄疸日久不退的,效果很好。

【原文】

伤寒瘀热在里,身必发黄,麻黄连轺赤小豆汤主之。(262)

麻黄连轺赤小豆汤方:

麻黄二两(去节),赤小豆一升,连轺二两(连翘根也),杏仁四十枚(去皮尖),大枣十二枚(擘),生梓白皮一升(切),生姜二两(切去滓),甘草二两(炙)。

以上八味,以潦水一斗,先煮麻黄再沸,去上沫,内诸药,煮取三升,去滓,分温三服,半日服尽。

【释义】

本条论述温热发黄而兼表证的治法。本条叙述过简,当以方测证而补其缺。“伤寒瘀热在里”,言外有寒邪束表,内有湿热蕴郁的意思。表邪不解,使湿热之邪难以外越;湿热内蕴,又阻碍表邪之外解,从而形成了表闭而湿热蕴郁发黄的证候。“身必黄”,即是指“瘀热在里”熏蒸于外的必然结果。表邪不解,应见发热、恶寒、无汗、头身疼痛、脉浮、身痒等症。湿热在里,心烦懊恼、小便不利等症也在所必见。本证当治以宣散表邪,清利湿热之法,用麻黄连轺赤小豆汤。

麻黄连轺赤小豆汤以麻黄、杏仁、生姜,宣散表邪,以解阳郁之热,兼宣肺利水温之气。赤小豆清热利湿,兼以活血,善治瘀热。生梓白皮苦寒,亦能清热利湿,若无此药,可用桑白皮或茵陈代。连轺即连翘根,亦可用连翘代,可清透邪热之结。甘草、大枣健脾和中,以顾后天之本。潦水即地上所积雨水,古人称“无根之水”,因其无根味薄,故不助湿气。

本方外能解表散热,内能清热利温解毒,开鬼门,洁净腑兼而有之,因此用于治疗湿热郁结发黄而表邪不解者,效果甚好。现用于治疗急性黄疸初起,多能取效。同时还可治疗湿热蕴郁所致的其他疾患,如荨麻疹,皮肤瘙痒症等。

以上介绍了阳明湿热发黄的三种证治,即湿热偏结于里,见内实腹满、不大便者,用茵陈蒿汤;偏结于表,兼见寒热、身疼等表证者,用麻黄连轺赤小豆汤;湿热郁阻三焦,不表不里,只见身黄发热者,用栀子柏皮汤。

【结语】

本篇原文共84条。前8条首先围绕“胃家实”提出了阳明病的病因、病机及主要脉证。随后便用对照比较的方法提出了阳明胃阳不足的寒湿证;阳明之热与太阴之湿相合的湿热发黄证,以与阳明燥热实证互相鉴别。此后又论及阳明可下与不可下的辨证和阳明病的预后问题。在辨证论治的诸条文中,又论述了风寒之邪伤阳明经表的桂枝汤、麻黄汤的可汗之证;经热作衄证、脘热作烦证;以及热在上焦的栀子豉汤证,热在中焦的白虎加人参汤证,热在下焦的猪苓汤证。在阳明病的可下诸证中,又依腑实的程度不同,分别论述了大承气汤证、小承气汤证、调胃承气汤证,以及脾约证、导下证等。其中还夹叙了阳明虚寒的吴茱萸汤证,和少阳三焦枢机不利、大便不下的小柴胡汤证,以增强辨证论治的效果。其后又论及湿热发黄证治及阳明蓄血的证治。全篇虽以论述阳明里实热证治为主,但由表及里、由寒及热、由燥及湿、由实及虚、由气及血,充分体现了辨证论治的精神及辩证思想的运用。

辨少阳病脉证并治法

【提示】

少阳,指足少阳胆及手少阳三焦而言。少阳为小阳。其抗邪能力远不如太阳与阳明有力。

从部位讲,太阳经走人身之背部,主表;阳明经走人身之胸腹部,主里;少阳经脉行于人身之两侧胁肋部,居于太阳、阳明之夹界,故主半表半里。由于少阳居太阳、阳明之中,外可从太阳之开,内可从阳明之阖,具有表里出入枢轴的作用,故有"少阳主枢"之说。

少阳与厥阴相表里。二者不仅在生理上相互联系,在发病时也常互相影响。少阳病不解,可内传于厥阴;而厥阴病当阳气来复时,邪气亦可外达少阳。

少阳发病,可有原发与续发两种情况;原发病是邪气直接侵犯少阳。论中所谓"血弱气尽腠理开,邪气因入,与正气相搏,结于胁下",讲的即是少阳原发病的病因病机。续发的少阳病是邪气由他经传变而来,如太阳传于少阳;阳明传于少阳;厥阴转出少阳等。

少阳病证也可概括分为经证与腑证两类:如见耳聋、目赤、头角痛、胸胁苦满等症,则为经证;如见口苦、心烦、喜呕、往来寒热、不欲饮食等症,则属腑证。但少阳经证与腑证常常混在一起出现。在治疗上,也不同于太阳、阳明的经、腑为病分而治之,而是用小柴胡汤一方统治经腑之证为其特点。

由于少阳病,邪在半表半里,故汗之不可,吐之不可,下之亦不可。因汗、吐、下之法既不能治少阳半表半里之邪,又不能疏利少阳经腑之气,反徒伤正气而易生变证,故少阳乃有汗、吐、下"三禁"之说。

少阳病虽亦属三阳病之一,但本篇所列条文不多,这主要是由于少阳病的有关方证已在太阳病篇与阳明病篇做过介绍,故不赘述。因此学习本篇应与有关内容相互联系,方能对少阳病的辨证与治疗有一个全面的认识。

【原文】

少阳之为病,口苦、咽干、目眩也。(263)

【释义】

本条论述少阳病的提纲证。"口苦、咽干、目眩"三症,是少阳胆腑有热的表现。少阳之气主升发疏泄,其性喜条达,而恶抑郁。邪犯少阳,升发疏泄的机能发生障碍,其气必郁。气郁则易化火,故出现少阳病的热证。少阳胆腑内藏精汁,其味最苦,今热气迫胆液上溢,必见口苦。凡见口苦,则多为肝胆火郁之证,确有其临床意义。若火热灼伤津液,则可见咽干;若少阳木火之气上扰,则可见头目眩晕。

口苦、咽干、目眩三症,均为病人的自觉症状,它属于少阳腑证的范畴。但据临床所见,凡口苦、咽干、目眩之少阳证,往往还有胸胁苦满、往来寒热、心烦喜呕、默默不欲饮食等症。因此,这三症只能说是少阳病辨证的重点,至于少阳病经证的特点,还必须和在太阳病篇的少阳病证结合起来辨证方为全面。

柯韵伯说:"口咽目三者,脏腑精气之总窍,与天地之气相通者也,不可谓之表,又不可谓之里,是表之入里,里之出表处,正所谓半表半里也。三者能开能阖,开之可见,阖之不见,恰为枢之象。"他从口、咽、目的部位及生理功能,论证了少阳主半表半里及主枢的特点,值得参考。

【原文】

少阳中风,两耳无所闻,目赤,胸中满而烦者,不可吐下,吐下则悸而惊。(264)

【释义】

本条论述少阳病经证的治疗禁忌及误治的变证。"少阳中风",即少阳经脉感受风邪。足少阳胆经起于目锐眦,上头角,下耳后,入耳中,下贯胸膈;手少阳三焦经,布膻中,散络心包,下膈。风为阳邪,其性上行;少阳主火,风火循经上扰清窍,故耳聋、目赤;邪阻经脉,经气不利,故"胸中满而烦"。少阳病位在半表半里,非上非下,又无痰、食等有形之实邪,故"不可吐下"。误用吐、下,不仅对少阳之邪起不到治疗作用,反而要伤人的正气。少阳为小阳,本已抗邪力弱,若正气再伤,胆气虚损,其人则心悸而惊。

【原文】

伤寒,脉弦细,头痛,发热者,属少阳。少阳不可发汗,发汗则谵语。此属胃,胃和则愈,胃不和,烦而悸。(265)

【释义】

本条补述了少阳病脉证,并指出少阳病的治禁及误汗后的变证。关于少阳病的脉象,太阳病篇与阳明病篇都曾有过论述。如太阳病篇第148条说"脉细者,此为阳微结",这里的阳微结,就是少阳病;第100条谓"阳脉涩,阴脉弦,法当腹中急痛,先与小健中汤,不差者,小柴胡汤主之"又提出了少阳病应见弦脉。本条可以说是综合了以上两条的精神,明确指出少阳病的弦细脉象。

伤寒、头痛、发热,本属太阳病证,如果脉浮,则属太阳病无疑。今见脉弦细而不浮,说明病不在太阳,而在少阳。故曰"属少阳"。属者,转属之意。因本为太阳伤寒,而后传入少阳,故不言少阳病,而言"属少阳"。病在表者当发汗,少阳为病邪在半表半里,故曰"不可发汗"。如果误发少阳之汗,必伤胃中津液而成燥;燥热上扰则见谵语,故曰"此属胃"。此证或津液能以自复,则胃燥得润;或少与调胃承气汤微和胃气,使"胃和则愈"。如果津液不能恢复,燥热不解,将进而耗伤阴血。阴血伤则心失所养,故见心烦、心悸之症。

【原文】

本太阳病不解,转入少阳者,胁下硬满,干呕不能食,往来寒热,尚未吐下,脉沉紧者,与小柴胡汤。(266)

【释义】

本条论述太阳病不解,邪传少阳的证治。本为太阳病,由于治疗不及时或治疗不当,致使邪气转入少阳,"胁下硬满",是少阳经气不利的反映;"干呕不能食",是少阳气郁而胃气不和;"往来寒热",是正邪交争于半表半里,而互有进退。此时如果未经误治,而脉见沉紧,沉则说明太阳表证已解;紧有弦之意,为少阳之脉。故知病邪已传少阳,因此以小柴胡汤和解少阳则愈。

【原文】

若已吐、下、发汗、温针,谵语,柴胡汤证罢,此为坏病,知犯何逆,以法治之。(267)

【释义】

本条承上文论述少阳误治变证及救治法则。如果上述情况已经用过吐、下、发汗、温针等法，以致邪离少阳而使"柴胡汤证罢"，证见谵语，说明误治以后已变为坏病。至于具体治疗方法，则要观察其脉证的变化，而详究其根源，从而制定相应的治疗方法，此即所谓"知犯何逆，以法治之"之理。

【原文】

三阳合病，脉浮大，上关上，但欲眠睡，目合则汗。（268）

【释义】

本条论述以少阳病证为主的三阳合病脉证。凡言合病，皆指阳经合病，关于三阳合病，前已有论述，如第219条"三阳合病，腹满身重，难以转侧，口不仁，面垢，谵语遗尿……若自汗出者，白虎汤主之"的证治，因阳明的热证突出，故治疗专取阳明而用白虎汤。本条三阳合病，从其脉证辨别，则是重点在少阳，故当治以和解之法，使枢机利、表里和，则三阳病解。"脉浮大"，浮为太阳之脉，大为阳明之脉；"上关上"，即浮大之脉在关上部位最明显。仲景脉法称寸脉为"寸口"，关脉为"关上"，尺脉为"尺中"。所谓"上关上"就是说浮大脉象在于关部之上，反映了阳热之邪壅盛为甚。亦有注家认为关脉以候胆，"脉浮大，上关上"，反映少阳经的邪热气盛，此说似亦可以。邪热壅盛若扰于神明，则昏昏而欲眠睡，此之"但欲眠睡"要与少阴病"但欲寐"相区别；三阳合病，但欲眠睡，脉见浮大，上关上，是一派阳热旺盛之象；少阴病，但欲寐，脉见微细，是一派阳衰阴盛之症。二者虽均有但欲眠睡，但寒热殊异，虚实迥别。"目合则汗"，即眼睛闭上就汗出，亦称为盗汗。少阳为半表半里而主枢，关系人体阴阳表里出入之机。目合则阳入于阴，少阳本主相火，阳热内迫，则里热更盛。阳加于阴谓之汗，里热盛而逼津外渗，所以目合则汗。这正是少阳经有邪热的反映。本条所述三阳合病，仍以少阳邪热为重，文中虽未提及治法，根据病情分析当和解少阳之邪，而较为适宜。

【原文】

伤寒六七日，无大热，其人躁烦者，此为阳去入阴故也。（269）

【释义】

本条论述病邪由表传里的见证。伤寒至六七日，而身无大热，说明表邪已去。其人虽身无热而烦躁不安，又反映了"阳去入阴"。阳指表而阴指里，邪已入里，故见烦躁不安之症。然与少阳枢机不利，不能枢转表里之邪有关。同时，邪气由表入里，又常以少阳为通路，因少阳为表里之枢的缘故。由是可见，若少阳枢机不拆，由阳入阴，由表入里的病变，则不得实现。

【原文】

伤寒三日，三阳为尽，三阴当受邪，其人反能食而不呕，此为三阴不受邪也。（270）

【释义】

本条论述三阴不受邪的见症，说明少阳为阴阳枢机之理。"伤寒三日"，仅为举例而言，不必拘泥日数。伤寒病已三日，按一般规律，三阳经已传尽，三阴经当受邪。而三阴受邪，太阴则首当其冲，因为太阴为三阴之始。太阴病应见腹满而吐，食不下等证候。而今"其人反能食而不呕"，表明脾胃之气调和。太阴脾气健旺，则少阴、厥阴亦不会发病，故谓"三阴不受邪也"。

本条的意义，在于使人懂得：治疗疾病时，必须注意少阳之气的盛衰。只要少阳之气不衰，即可杜绝邪气入里传入阴经；为此，治疗少阳病，不仅能和解表里，而且能和解阴阳。

【原文】

伤寒三日,少阳脉小者,欲已也。(271)

【释义】

本条论述少阳病欲愈的脉象。"伤寒三日",为假设之词,意指邪气已传少阳。少阳病,当见弦脉而反见脉小者,说明少阳胆热已衰。以脉断病,是小阳则病退之意。少阳,是为小阳,脉当弦细,如脉见细小而不弦,反映了邪气衰退,正气恢复,是病向愈的征象。所以说:"少阳脉小者,欲已也。"

【原文】

少阳病,欲解时,从寅至辰上。(272)

【释义】

本条论述少阳病欲解的时间。少阳之气通于春,春建于寅,是阳气生发之始。而少阳得其时则旺,则抗邪有力,故以寅、卯、辰为欲解的时间。

【结语】

本篇共10条。因在太阳病篇与阳明病篇均已论及,所以本篇除补充了一些少阳经证与腑证外,还强调了少阳病在治疗上的禁忌等法,并举出了误治后的种种变证。最后论述了少阳作为表里之枢与阴阳之枢,在疾病传变与发展过程中的作用与地位,以及预防传变上的重要意义。

辨太阴病脉证并治法

【提示】

太阴病,为三阴病的初始阶段。病由三阳转入太阴,标志着邪气由六腑向五脏发展。

太阴包括手太阴肺和足太阴脾。太阴病以足太阴脾病为主,乃脾家阳虚气弱,寒湿内盛的病证。因为脾阳有运化水谷精微,以营养脏腑器官与四肢百骸的作用。若脾阳虚衰,中阳不运,寒湿不化,即可形成太阴病。因而脾阳虚而寒湿重便为太阴病的两大特点。

太阴病的成因有寒湿邪气直中太阴而发病的;亦有因传经或误治而形成的。如少阳之邪传入太阴或太阳误治伤害脾阳而转属太阴为病。

太阴病的临床表现以腹满时痛,食不下、呕吐、自利益甚等症为主。

太阴病分经证与脏证两类:经证以脉浮、四肢烦疼等症为主,治以桂枝汤解太阴经表之邪。脏证以腹满时痛,自利不渴等脾虚寒证为主,治以温法,可用理中汤、四逆汤等。

除经证与脏证之外,还有一种脾脏本身的气血不和证,此证既不为寒,又不为热,而属脾家自身气血不和,阴阳失调的证候。其表现以腹满疼痛为主,治以桂枝加芍药汤和桂枝加大黄汤,以调和脾家阴阳气血。又太阴湿邪内蕴,常是导致发黄的一个重要因素,故太阴之湿若不能运化而与寒邪或热邪相合,则发为黄疸,这也是太阴病的主要病变之一。

太阴与阳明为表里,脾与胃以膜相连。脾胃纳运结合,升降相因,燥湿相济,以维持正常的生理功能。在发病时,脾胃病变亦常相互影响转化。阳明病,胃病及脾,伤害脾阳,可转为太阴病;太阴病阳复太过,亦可转属阳明,此即"实则阳明,虚则太阴"之义。

【原文】

太阴之为病,腹满而吐,食不下,自利益甚,时腹自痛。若下之,必胸下结硬[1]。(273)

【词注】

[1]胸下结硬:胸下即胃脘部,指胃脘部痞结胀硬。

【释义】

本条论述太阴病的提纲证。太阴病为脾阳虚而有寒湿之邪。寒为阴邪,易伤阳气。脾阳被寒邪所伤,运化失职,寒湿不运,气机滞塞,则腹满时痛。因属虚寒性疼痛,故时痛时止,得温则减。脾胃虚寒,升降失常,胃气上逆则吐;脾虚气陷,寒湿下注则泻;中焦虚寒,胃不腐熟受纳,脾不健运,因而不能食。所谓"自利",是指自发的下利,并非被动所成。"自利益甚"的意思,一则强调了在太阴证中下利之证愈来愈重;同时也指出,其他如腹满时痛、食不下诸症,也因自利不止而愈渐加重。这就便于和阳明腑实证的腹满疼痛相鉴别:实证腹满痛、大便燥结,其腹满痛常随大便通畅而减。太阴虚寒腹满痛,并不随下利而减,反因下利愈伤脾阳,寒湿愈盛,气机愈加滞塞而腹满疼痛则愈重。

太阴病本属虚寒,当治以温化。若误以腹满时痛为实,用寒凉药物,必更伤脾阳。阳虚不能制阴,阴寒上逆,则"胸下结硬"。

本条论述了太阴病中焦虚寒之证,其主症是腹胀满、自利益甚、呕吐不能食、时腹自痛。

【原文】

太阴中风,四肢烦疼,阳微阴涩而长者,为欲愈。(274)

【释义】

本条论述太阴中风欲愈的脉证。"太阴中风",指脾虚之人感受风邪。因脾主四肢,"风淫末疾",故见"四肢烦疼",烦疼即疼痛厉害的意思。脉见"阳微阴涩",是阴证阴脉,若由阴转阳,即由微涩而变为脉长的,说明邪退正复,里气未损,此时虽有腹满而吐,食不下,自利益甚等症,也由于阴证见阳脉,而属欲愈之象。

【原文】

太阴病欲解时,从亥至丑上。(275)

【释义】

本条论述太阴病欲解的时间。亥、子、丑三时,是阴极而阳生,故为阴阳消长之时。太阴病为阳虚中寒之证,当此之时,得阳气来复之助,故为其欲解最有利的时间和条件。

有的注家认为,脾为阴中之至阴,气旺于亥、子、丑三个时辰,故当此时则病易愈。

【原文】

太阴病,脉浮者,可发汗,宜桂枝汤。(276)

【释义】

本条论述太阴病从外解的治法。太阴本脉应见弱象,今脉不弱而浮,说明其病由阴转阳,邪气已外达于肌表。邪在表者,当用汗解,故曰"可发汗,宜桂枝汤"。

【原文】

自利不渴者,属太阴,以其脏有寒故也,当温之,宜服四逆辈。(277)

【释义】

本条论述太阴虚寒下利的证治。三阴病皆有下利一症,须分析病属何经下利。"自利不渴者,属太阴,以其脏有寒故也",即指出了太阴虚寒下利的病机及辨证要点。太阴脾虚,寒湿不化,清气下陷,则自利为甚;寒湿盛千里,故口不渴。若少阴虚寒下利,由于肾阳虚衰,气化不利,津液不能蒸腾,故见自利而渴。可见渴与不渴对诊断少阴下利还是太阴下利,则有重要鉴别意义。

太阴下利既属脾脏虚寒,所以治疗当用温法,可服四逆汤一类的温热剂,即所谓"当温之,宜服四逆辈"。此处为何不提出具体方药,而用"四逆辈"来概括呢? 这是因为中焦虚寒下利与下焦虚寒下利不是不可逾越的。中焦下利严重到一定程度,即由脾阳虚而发展到肾阳虚时,则会形成下焦下利。中焦虚寒下利,可服理中汤;若利久不愈,发展到下焦虚寒下利时,就必须用四逆汤来治疗。作者在此概括地指出"服四逆辈",示人要根据病情的变化,选用温脾或脾肾双温的方药。后世医家制附子理中丸治疗脾肾阳虚的下利,就是据此理论而来。

【原文】

伤寒脉浮而缓,手足自温者,系在太阴。太阴当发身黄;若小便自利者,不能发黄。至七八日,虽暴烦下利日十余行,必自止,以脾家实,腐秽当去故也。(278)

【释义】

本条论述太阴病的两种转归;一为湿郁发黄,二为脾阳来复,易邪却。

本条应和太阳病篇第 199 条联系对比分析。两条皆论太阴病发黄证,其不同点是:第 199 条是湿邪去,热从燥化而成阳明病,本条是脾阳来复,以致暴烦下利而作解。

伤寒脉紧而变缓,意味着寒邪化热。"手足自温",即手脚发热,为太阴发热的特征。因脾主四肢,所以太阴发热只见于手足而与阳经发热遍及周身不同。太阴有热,或是热与湿合而发黄;或是病情自愈而作解。太阴脾虚,水湿内生;邪热入里与湿相合。若见无汗、小便不利者,则湿热不能泄越而"身当发黄"。如小便自利,表明湿有出路,故"不能发黄"。至七八日,若病人突然发烦,并下利日十余次而必能自止,这是脾阳恢复,祛邪外出,病证向愈的佳兆。脾气充实,腐秽之邪就不能留于肠中,所以才发生下利。正气恢复,能与邪相争则烦。暴烦,下利日十余行,表面看似属病情加重,但实质是正气恢复祛邪外出的一种形式,与三阳经病正胜邪却而出现"战汗"作解的形式不同,而机理则是一致的。

太阴脾虚有寒的下利与正胜邪却的暴烦、下利,症虽有近似之处,但病机却迥然不同:太阴虚寒下利为脾虚气陷、运化无力、寒湿下注,表现为下利溏薄,自利益甚;太阴阳复下利则是正胜邪却,故其下利多腐秽之物,且下利多能自止,诸症也随之自愈。

【原文】

本太阳病,医反下之,因而腹满时痛者,属太阴也,桂枝加芍药汤主之。大实痛者,桂枝加大黄汤主之。(279)

桂枝加芍药汤方:

于桂枝汤方内,更加芍药三两,随前共六两,余依桂枝汤法。

桂枝加大黄汤方:

桂枝三两(去皮),大黄一两,芍药六两,生姜三两(切),甘草二两(炙),大枣十二枚(擘)。

上六味,以水七升,煮取三升,去滓,温服一升,日三服。

【释义】

本条论述太阴脾家气血阴阳不和的证治。太阳病,不当下而下,故曰"反"。误下太阳,虚其里气,邪气因入,而见腹满时痛,故曰"属太阴也"。若属太阴虚寒,寒湿内阻,升降失常的证候,则应见吐利。而今不见吐利,只见腹满时痛,说明非为阳虚寒湿之证,而是太阴脾脏气血阴阳不和,肝木乘土之证。脾不和而气壅滞则腹满,血不和而脉拘急则腹痛。且土虚木乘,疏泄不利,气机滞塞,也是形成腹满时痛的原因之一。治以桂枝加芍药汤,调和气血阴阳,缓急止痛为法。

桂枝加芍药汤即桂枝汤倍用芍药。对于本方的治疗作用,历代注家见解不一。有的认为本方证仍是太阳病未解,又因误下邪陷而兼有太阴证,所以用桂枝汤以解外,加芍药和中缓急以治腹痛。然从本方药味配伍和从病情变化看,此说难以成立。因为方中桂枝仅用三两,而芍药用了六两,芍药为血分药,其量倍于桂枝,必然制约桂枝的解表作用,可见本方并不为解表而设。本证的特点,在于"腹满时痛",此种"腹满时痛"既和阳明病的"腹满不减,减不足言"有别,又和脾寒的腹满、下利之太阴证不同,它属于脾家气血阴阳不和之证。由此可见,脾本身气血不和所致之腹满时痛,非寒非热,故理中、四逆、承气等方均非所宜,应以调和气血阴阳的桂枝加芍药汤最为贴切。

本方以桂枝汤调脾脏气血阴阳,加芍药既能益脾阴、和脾血,又能于土中伐木,缓急以止痛。临床凡见腹满时痛,脉弦细,舌质偏红,苔薄白等症者,多属脾家气血阴阳不和,选用本方治疗,每能取效。

"大实痛",是针对"腹满时痛"而言。含有两个意思:一是"大",形容势重,即腹满疼痛俱甚;二是"实",指有实邪,不是单纯的气血不和,而兼有阳明之实,其证当见腹痛拒按,大便不通。阳明与太阴相表里,太阴脾脏受邪,邪气外薄阳明,使阳明腑气不利,所以腹部大实痛。

治以桂枝加大黄汤调和太阴气血兼泄阳明瘀滞。

桂枝加大黄汤即桂枝加芍药汤再加大黄,本方既可调脾脏气血,又可活瘀滞、以泄胃家之实,用于太阴病腹痛,大便不利,较为适宜。

【原文】

太阴为病脉弱,其人续自便利,设当行大黄芍药者,宜减之,以其人胃气弱,易动故也。(280)

【释义】

本条承上条,论述脾胃气弱当慎用寒凉药物。太阴病脉弱,是脾胃气虚之象,清阳不升而下陷,则"其人续自便利",即初起虽未见便利,尔后亦必将泄利。此时假若见腹满时痛,甚或大实痛之证,而需用大黄、芍药者,则"宜减之"。"宜减之",注家有两种解释:一是减少大黄、芍药的用量;二是减去此二药,也有人认为只去大黄。解释虽有不同,但有一个共同的原则与法度,即太阴病见弱脉为中阳不足之证,大黄、芍药为寒凉药物,不当用而用,必更伤脾胃之阳,故应慎用或不用。"以其人胃气弱,易动故也",是自注句,指出脾胃气弱,不耐寒凉攻伐而易于伤动,以致发生泄利不止的坏证。

【结语】

本篇仅有原文8条,较易理解。主要论述了太阴中阳不足,虚寒下利证;太阴经证;太阴湿热发黄证;太阴阳复邪却,暴烦下利自愈证。较难理解的是太阴脾家本身气血不和的腹满时痛证和太阴气血不利外薄阳明的大实痛证。

太阴虚寒下利,治用理中四逆辈,为太阴病正治之法。经证宜汗,治以桂枝汤。气血不和宜调和气血,治以桂枝加芍药汤。太阴外薄阳明,则宜以桂枝加大黄汤治之。

辨少阴病脉证并治法

【提示】

少阴包括手少阴心和足少阴肾,少阴病也就是心肾的疾患。少阴司水火,为人体阴阳之根,先天真气之所系。心火居上,肾水在下,心肾借经脉之连属,使水火上下交通既济,以维持人体的阴阳平衡。病至少阴,则心肾机能受损,阴阳失去平衡。火衰者,表现为阳虚寒证;水亏者,表现为阴虚热证;若阴阳虚极而离绝,则可出现精气竭绝的死证。

少阴病有原发与续发两类。原发少阴病,为寒邪直中少阴;续发少阴病为传经之邪或误治伤阴阳之气而成。原发的少阴病,多见于年高体弱或素体阳虚之人,由于抗邪无力,寒邪可不经太阳而直中少阴,证情险恶,故有"老怕伤寒"的警句。续发的少阴病,或因太阴虚寒下利,日久伤及肾阳而邪传少阴;或因太阳与少阴相表里,当少阴阳气不足,抗邪无力之时,则太阳之邪每易内犯少阴之本而形成少阴病。

少阴病,以脉微细,但欲寐为主要临床表现。其病变根据阴阳偏盛偏衰的不同而分为寒化证与热化证两大类。阳虚寒化证,是少阴的本证,亦为少阴的主要病变。由于足少阴肾为水脏,少阴阳虚则不能气化津液,故少阴寒化证又常兼有水气泛滥的证候。至于少阴病的热化证,是因手少阴心为火脏,若少阴的阴水不足,则心火无制,而可发生阳盛阴虚的各种热证。

少阴病治法,若属阳虚阴盛的寒化证,则应扶阳以抑阴,有水者,当兼以驱寒利水;若属阴虚阳亢的热化证,则治以育阴为主,有火者当兼以清火。由于少阴病以阳虚为主,且多有亡阳之变,所以在治疗时,要积极主动采取措施,以免贻误病情,造成严重后果。

少阴阳虚寒化证,以阳气存亡而判断预后与转归。若见恶寒,身踡,手足厥冷不回者,则为病进;若更见下利不止,脉不至者,则属病危。若见手足温,欲去衣被等者,表示阳气来复,则是病情向愈的现象。

【原文】

少阴之为病,脉微细,但欲寐[1]也。(281)

【词注】

[1]但欲寐:精神萎靡,似睡非睡状态。

【释义】

本条论述少阴病的提纲。少阴病,以"脉微细,但欲寐",即一脉一症作为辨证要点,揭示了其阴阳俱虚而以阳虚为主的病理变化。脉微主阳虚,脉细主阴虚,脉微细则主少阴、阴阳皆虚。然"微"在前而"细"在后,则含有以阳虚为主的含义。"但欲寐"一症,形容病人似睡非睡,精神萎靡不振的状态。在正常生理状态下,卫气行阳则寤,行阴则寐,昼夜之中,卫气行于阴、阳各25度,故健康人有寐有寤。神是人体生命活动的外在表现。"精"与"神"相互为用,精气则是神的物质基础。精气充实,则神自然充沛;精气不足,则神气萎靡而衰败。少阴为病,阴阳皆虚,精气不足,反为邪困,故其人精神不振,昼夜皆昏沉萎靡,欲睡而又不能成寐,即所谓"但欲寐"。少阴病脉证提纲,以"但欲寐"概括其他见症,突出了精神萎靡症状的重要性。并提示医者,临证时如见到病人出现整日昏沉萎靡,似睡非睡,呼之精神略振,须臾又合目思睡等一派阳气不足的证候,即应采取积极治疗措施。

【原文】

少阴病,欲吐不吐,心烦,但欲寐,五六日,自利而渴者,属少阴也,虚故引水自救。若小便色白者,少阴病形悉具。小便白者,以下焦虚有寒,不能制水,故令色白也。(282)

【释义】

本条论述少阴病阳虚水火不济的证候。少阴病,本为阳虚阴盛。今见"欲吐不吐,心烦"等症,似属有热,而审视其小便色白,故知当属少阴虚寒无疑。在此辨小便颜色却起到了辨证的关键作用。

少阴受邪之初,尚有一定抗邪能力,正邪相争而少阴气馁,欲受不甘,欲却而又不能,故见"欲吐不吐,心烦"等症。阳气虚又被寒邪所困,精气不足,阴气用事,所以其人"但欲寐"。此时少阴虚寒主症已见,当用急温之法,扶阳以消阴。但医者被"欲吐不吐,心烦"等症所惑,不明寒热真假而观望拖延,至五六日,则阳气更虚,阴寒更盛,从而出现了"自利而渴"的证候。肾阳虚衰,不能温脾暖土,故自下利;不能蒸化津液以上承,故又口渴。由于"自利而渴"是下焦肾阳虚衰所致,故曰"属少阴也"。津不上承,口中津液匮乏,而欲引水自救,但必喜热饮,且饮量不多。

【原文】

病人脉阴阳俱紧,反汗出者,亡阳也,此属少阴,法当咽痛,而复吐利。(283)

【释义】

本条论述寒盛亡阳的脉证。"脉阴阳俱紧",即尺寸脉皆紧,为太阳伤寒脉象。紧脉主寒、主实,本应无汗,而反见汗出者,是寒盛伤阳,阳气外亡,不能固表的征象,故其病已不属太阳,而"属少阴"。太阳与少阴为表里,少阴阳气充实,则卫外有力,太阳表邪不能内传。若寒邪盛于表,而里阳不足,则太阳表寒可乘虚飞渡少阴。阴寒内盛,逼迫阳气外亡,则形成少阴寒盛的亡阳证。少阴寒盛亡阳,与少阴阳衰阴盛亡阳有所不同,前者寒盛,其脉多见紧;后者阳衰,其脉多见微。当然,阳虚必致阴盛,而寒盛伤阳又必致阳虚,二者互为因果,只是病变各有侧重而已。

少阴经脉循喉咙;少阴肾为胃之关,又主司二阴。故当少阴感寒,寒邪直入,经脏俱病,则"法当咽痛,而复吐利"。

【原文】

少阴病,咳而下利谵语者,被火气劫故也,小便必难,以强责少阴汗也。(284)

【释义】

本条论述火劫伤阴证,与上条寒盛亡阳相对应。少阴病见咳而下利,本为阳虚寒盛之证,寒邪上逆于肺则作咳,下迫于肠则下利,治应以四逆汤之类温脏祛寒。若误以火劫发汗,则可发生谵语及小便难之坏证。火劫,是以火疗强迫发汗的方法,少阴病本阴阳俱虚,本无作汗的物质基础,如果再用火疗以劫汗,则必导致火热伤阴,而出现小便难;火邪内迫,胃燥津伤,则见谵语。由于诸变证的发生皆因少阴被火劫汗之过,故曰"以强责少阴汗也"。

【原文】

少阴病,脉细沉数,病为在里,不可发汗。(285)

【释义】

本条论述少阴病阴虚者不可发汗,只举脉象,并未明言证候。但指出病为在里,联系细主阴虚,数为有热,当辨为少阴之脏阴虚有热。以脉测证,此证可由于阴虚于内不能制阳于外而见发热。其治当壮水之主以制阳光,不可误为表热而用发汗之法。误汗则津液更伤,阴愈虚而热愈炽。

【原文】

少阴病,脉微,不可发汗,亡阳故也。阳已虚,尺脉弱涩者,复不可下之。(286)

【释义】

本条论述少阴病阳虚者不可发汗,阴阳俱虚者又不可攻下。微脉,是极细极弱,似有似无之脉,主阳气大虚。少阴病见脉微,说明心肾阳气虚衰。少阴真阳为一身阳气之根,误发少阴阳虚之汗,则有亡阳之变,故曰"少阴病,脉微,不可发汗,亡阳故也"。

尺脉候里,候肾。"尺脉弱涩",即尺脉涩而无力。脉涩有力,多主邪阻血瘀;脉涩而无力,则为阴血亏虚,不能充盈脉道。"阳已虚,尺脉弱涩者",是言其人不仅阳虚,而且阴也虚,故其治法不仅不能发汗,而且也不能因阴虚血少,大肠失润见不大便,而用攻下的方法治疗。因发汗则亡其阴,泄下则竭其阴,故汗、下均应禁忌。

【原文】

少阴病脉紧,至七八日,自下利,脉暴微,手足反温,脉紧反去者,为欲解也,虽烦下利,必自愈。(287)

【释义】

本条论述少阴病寒去阳回自愈的脉证。脉紧,本主寒。太阳病脉紧,是寒邪伤表,应见发热、恶寒、无汗等风寒表实证。"少阴病脉紧",为寒邪中于里,当见无热恶寒,手足厥逆。"至七八日",是正邪相持阶段,如发生"自下利"之症,就有正胜邪却或邪胜正负这两个方面的机转。此时如果出现"脉暴微,手足反温,脉紧反去"的情况,则是阳复寒退之象。"脉暴微",是指脉突然不紧了。少阴病,本为手足厥冷,而今却见手足温,故称"反"。"脉紧反去",表明邪气已退,正气已复,其病向愈,故"为欲解也"。此时虽见心烦,下利,亦必自愈。因为烦是阳气恢复,能与邪气斗争的表现;下利则是正胜驱邪外出的反映。这与第291条太阴病"虽暴烦,下利日十余行,必自止,以脾家实,腐秽当去故也"的意义相同。

【原文】

少阴病,下利,若利自止,恶寒而蜷卧,手足温者,可治。(288)

【释义】

本条论述少阴病阳气来复、手足变温的可治之证。少阴病虚寒下利,多见恶寒而蜷卧,说明阳气极虚而阴寒极盛。此时下利若能自止,手足逐渐转温,则是阳气来复的佳兆。四肢为诸阳之本,最能反映阳气的盛衰。手足温,说明阳气已复,四末得温,而且阳气已能够战胜寒邪,故"利自止"。阴寒重证,阳复则生,故为可治,预后较好。虽为可治,但不等于不药而自愈,仍应据情选用四逆汤、白通汤等法救治。

【原文】

少阴病,恶寒而蜷,时自烦,欲去衣被者可治。(289)

【释义】

本条论述少阴病阳气来复烦热欲去衣被的可治之证。少阴病"恶寒而蜷",为阳衰阴盛之证。若其人渐见"时自烦",即有烦热感而想去掉衣被的证候,亦说明是阳气恢复,能与邪争的佳兆,故谓"可治"。

【原文】

少阴中风,脉阳微阴浮者,为欲愈。(290)

【释义】

本条论述少阴病欲愈的脉象。这里的"阳"与"阴",指寸脉与尺脉而言。风为阳邪,少阴中风,寸脉应浮。今不见浮,反而见微,说明邪气不盛。少阴病,主里虚,尺脉应沉。今不沉,反而见浮,是为阳气得复之象。脉阳微而阴浮,反映了正胜而邪衰,故"为欲愈"。

【原文】

少阴病欲解时,从子至寅上。(291)

【释义】

本条论述少阴病欲解的时机。少阴病为阴盛阳衰之证,故当得阳助之时,便为欲解之机。子、丑、寅三个时辰,是一日之中阳气的始生之时,因此,少阴病在此时由于能得阳气相助,便是其病欲解的最有利的时机。

【原文】

少阴病,吐利,手足不逆冷,反发热者,不死。脉不至者,灸少阴七壮。(292)

【释义】

本条论述少阴病阳气来复之证及其预后。少阴病阳虚阴盛,则必见吐利而澄沏清冷。阴寒内盛,阳虚不达四末,本当手足逆冷。今手足非但不逆冷,反而发热,则是阳气来复,阴寒退却的佳象,故为"不死"。

本条之"反发热",亦可看作是身发热而不是手足发热。少阴病阳衰阴盛,本应恶寒身冷而蜷卧,若见发热者,则有两个可能:一为阴寒内盛,格阳于外的表现;一为阳气来复的征象。而鉴别的关键在于手足厥冷或是手足温。如果发热而手足厥冷不回,则属阴盛格阳,虚阳外越的危候;如果发热而手足温,则是阳气来复的好现象。今少阴病寒邪吐利,反见发热,而手足不逆冷,反映了阳气恢复、邪气退却,故曰"不死"。

脉搏是人体生命活动的一种反映,亦可反映病情的轻重浅深。少阴病,本为阳气不足,其脉应见微弱,今吐利后而脉不至,要安心定志作具体分析。此时如果出现肢厥、恶寒、身蜷等一派阴寒之证,则为元阳大虚、真气不续,阴阳之气将要离绝的危候;若手足不逆冷,而反发热的,这种脉不至的原因,则属吐利后正气暴虚,脉搏一时不能接续所致。当急温其阳以复其脉,可先"灸少阴七壮"而急回其阳。虽未言具体穴位,但治疗原则与大法已经确定,有的注家认为,应取少阴经的太溪穴,可供参考。

【原文】

少阴病,八九日,一身手足尽热者,以热在膀胱,必便血也。(293)

【释义】

本条论述少阴病由阴转阳移热于膀胱的证候。少阴病,持续八九日,病情可能发生变化。或变为阳愈衰而阴愈盛,以至发展为亡阳之危境;或变为阳气来复,阴寒渐退而趋愈;或有随着阳热之来复,病由阴而转阳、证由寒而转热的。如本条所述,少阴病持续八九日,而见"一身手足尽热",则是少阴之邪转出太阳之证。太阳与少阴为表里,阳复邪退,其病可由阴出阳,由里达外,由少阴之脏转出太阳之腑,因为由阴转阳,所以"一身手足尽热"。若太阳之热不解,燔灼阴络,迫血妄行,还可发生便血之症。

张仲景在此提出"一身手足尽热",是针对阴盛格阳的身热而言,具有辨证意义。少阴病阴盛格阳证,也会见到身热,但其手足逆冷而不热。若为阳气来复,少阴转出太阳,则是"一身手足尽热",两证截然不同,对比可以区分。

关于"便血",张仲景并未明确指出由小便出,还是由大便出,后世医家也众说纷纭。方有执、喻嘉言认为热在膀胱,当是小便尿血;也有人认为,热可以在膀胱,但便血并不一定由小便出。因为太阳经包括足经膀胱与手经小肠。故上述两种意见均不为错。柯韵伯提出用猪苓汤治疗本证,亦可供我们参考。

【原文】

少阴病,但厥无汗,而强发之,必动其血,未知从何道出,或从口鼻,或从目出,是名下厥上竭,为难治。(294)

【释义】

本条论述少阴病下厥上竭的难治之证。少阴阳衰,不能温煦四肢,则手足厥冷,然犹未至亡阳地步,故但见厥冷而无汗出。医不知无汗为阳虚而强发其人之汗,汗出则不但更伤其阳,又复内竭其阴。阳气大伤不能统摄阴血,阴血妄行而随虚阳上涌,或从口鼻,或从目出而成衄,是为"上竭";阳亡于下,则厥逆不回,气化已绝,则小便点滴皆无,是谓"下厥"。"下厥上竭",即阴阳竭绝于上下而欲成离绝之势,故为"难治"之证。

【原文】

少阴病,恶寒身蜷而利,手足逆冷者,不治。(295)

【释义】

本条论述少阴病纯阴无阳的危重证候。与第288条都见恶寒身蜷而下利,属少阴虚寒重证。但一为可治,一为不治,辨证关键在于手足温与不温。手足温者可治;手足逆冷者不治。

"恶寒身蜷而利",为阳虚阴盛,若手足温者,说明阳气尚存而有来复乏机,虽然下利,亦能自止,故为可治之证。今恶寒下利,而手足逆冷不回,表明阴寒独盛,阳气不能为继,乃有阴无阳的危候,故曰"不治"。这里的"不治",只能反映其病情的危重,在一定的医疗技术条件下,还是可以救治的,故不能见死不救,使人坐以待毙。

【原文】

少阴病,吐利,躁烦,四逆者死。(296)

【释义】

本条论述少阴病阴盛阳绝的死证。少阴病吐利,为阴寒内盛。"躁烦"与烦躁不同。烦躁是以烦为主,因烦而躁,表现为意识清醒状态下的精神不安,常见于热证,如白虎汤证、承气汤证都见有烦躁,是阳热有余的证象;躁烦是以躁为主,表现为无意识的肢体躁扰不宁,其证属阴,常见于阴盛阳气欲脱的危重证。

人体之阴与阳,既相互对立,又相互依存,任何一方都不能脱离另一方而单独存在。少阴病,阴寒盛极,阳不敌阴而欲亡脱,则其人躁扰不宁。阴寒盛极而阳气极虚,以致阴阳气不相顺接,则见"四逆"。四逆指手冷过肘,足冷过膝,较一般手足厥冷更为严重。少阴病吐利本为阴寒内盛,又见躁烦、四逆,反映阴盛于内,阳亡于外,阴阳已见离绝之势,其病极为重笃。故曰"死"。

【原文】

少阴病,下利止而头眩,时时自冒者死。(297)

【释义】

本条论述少阴病阳气上脱、阴阳离绝的死证。少阴虚寒下利,若下利自止,当属于阳气恢复、寒邪退却、疾病向愈的好现象。而今下利虽止,但又出现"头眩,时时自冒"之症。"头眩",即头目晕眩。"时时自冒",冒当冒明讲,指昏厥失神的病证。此证见于利止之后,则多是阴液下竭,阳气上脱,阴阳离绝的反映。所以说这种"下利止",也就不是阳气恢复的佳兆,而是阴竭下断,无物可利的恶候,故虽利止亦不主生,而反为死证。

【原文】

少阴病,四逆恶寒而身蜷,脉不至,不烦而躁者,死。(298)

【释义】

本条论述少阴病阴盛于内,阳扰于外、阴阳离绝的死证。少阴病,见四肢厥逆,恶寒身蜷,是阴寒极盛,阳气极衰的恶候。"脉不至,不烦而躁",一方面反映了阳气极虚,阴寒独盛,无力鼓动血脉,虚阳躁扰于外;同时也可见于阳损及阴,阴液枯竭,脉道不续,阴不敛阳以致阳气欲脱的病证。无论是阳衰至甚,或是阴阳俱虚竭,见脉不至、躁扰不宁,均为阳气欲脱、阴阳离绝的险证,故亦主死。

本条的"脉不至"与第292条的"脉不至"全然不同。第292条虽亦见脉不至,但手足不逆冷,反发热;本条脉不至,则伴见四逆,恶寒身蜷,不烦而躁等症。一为有阳,一为无阳。所以预后有生死之别。

【原文】

少阴病,六七日,息高者,死。(299)

【释义】

本条论述少阴病元气离根的死证。"息高",是指呼吸浅表,气息浮游于上,不能纳气归根的证候。肺主呼气,为气之标;肾主纳气,为气之本。"呼出心与肺,吸入肝与肾"。呼吸浅表急促带喘是肾不纳气归根的表现。

先天之精藏于肾,肾为元气之根。少阴病已经六七日不愈,则元气大伤。气不归根而见。"息高",是气欲脱于上的危证,故主死。气不归根,为无根之气,故息高又称"游息"。程郊倩说"游息仅呼于上而无所吸也",即指息高而言。

【原文】

少阴病,脉微细沉,但欲卧,汗出不烦,自欲吐,至五六日,自利,复烦躁,不得卧寐者,死。(300)

【释义】

本条论述阴盛阳脱,正不胜邪的少阴死证。"脉微细沉"是少阴病本脉,"但欲卧"是少阴病本证。汗出不烦,是阳气外亡的表现。因为在一般情况下,汗出多伴有烦,有烦即有热,有热则汗出。此之汗出却不烦,并在脉微细,但欲寐脉证上出现,说明汗出并非因于阳热,而是阳气外亡的表现。阳虚阴盛,阴寒上逆,故"自欲吐"。阳虚的脉与证已见,本当急温少阴以扶阳消阴为务,但由于治不及时,拖至五六日,使阳气越来越虚,阴寒邪气越来越盛,以致出现了自利,烦躁,不得卧寐的证候,说明病情在逐渐恶化。阴盛而阳脱于下则利;阳极虚而不能入于阴,则见烦躁不得卧寐;阴盛阳脱、正不胜邪,阴阳离绝,故主死。

【原文】

少阴病,始得之,反发热,脉沉者,麻黄细辛附子汤主之。(301)

麻黄细辛附子汤方:

麻黄二两（去节），细辛二两，附子一枚（炮，去皮，破八片）。

上三味，以水一斗，先煮麻黄，减二升，去上沫，内诸药，煮取三升，去滓，温服一升，日三服。

【释义】

本条论述太阳少阴两感的麻黄附子细辛汤证。少阴病，本为阳虚之证，应以无热恶寒为主。今反见发热，而脉反沉，则发热为太阳受邪，脉沉则为少阴阳虚，这种表里同病，则叫作"两感"为病。治太阳应发汗，治少阴应温阳，所以后世称麻黄附子细辛汤为温经发汗之法。此条应和第92条对比，以见"两感"的提法有从太阳和从少阴的不同。

麻黄附子细辛汤由麻黄、附子、细辛三药组成，方用麻黄发汗以解太阳之表；附子扶阳以温少阴之里；细辛则既能解在表之寒，又能散少阴之邪，与麻黄、附子相伍，可兼有表里两治之功。三药合用，温少阴之经而发太阳之表，具有扶正祛邪、温阳解表的作用。但麻黄、细辛毕竟辛散有力、走而不守、易伤正气，故本方只适用于少阴始病之时，而以正虚不甚者为宜。

【原文】

少阴病，得之二三日，麻黄附子甘草汤微发汗，以二三日无里证，故微发汗也。（302）

麻黄附子甘草汤方：

麻黄二两（去节），甘草二两（炙），附子一枚（炮，去皮，破八片）。

上三味，以水七升，先煮麻黄一两沸，去上沫，内诸药，煮取三升，去滓，温服一升，日三服。

【释义】

本条承上条论述太阳、少阴两感的麻黄附子甘草汤证。少阴病，即上述表里同病，得之二三日，表证仍不解，但又未见厥逆、下利等里证。然病二三日，则与始得之的病情不同，此时正气较虚，故不能再用重剂的麻黄附子细辛汤，而改用麻黄附子甘草汤，微发其汗则愈。"以二三日无里证"，是作者自注句，指出虽病有二三日，然无下利腹痛之里证，故仍可微发汗，意在言外，若有里证时，则此方便不能用矣。

麻黄附子甘草汤即麻黄附子细辛汤去细辛易甘草。因本证邪轻势缓，故去细辛以防辛散太过。加甘草可益气和中，保护正气。麻黄、附子、甘草三药配伍，既能发微汗，而又不妨少阴之正气。

【原文】

少阴病，得之二三日以上，心中烦，不得卧，黄连阿胶汤主之。（303）

黄连阿胶汤方：

黄连四两，黄芩二两，芍药二两，鸡子黄二枚，阿胶三两。

上五味，以水六升，先煮三物，取二升，去滓，内胶烊尽，小冷，内鸡子黄，搅令相得，温服七合，日三服。

【释义】

本条论述少阴阴虚火旺的证治。手少阴心为火脏；足少阴肾为水脏，邪犯少阴而少阴为病，往往可因个体体质因素不同，而发生寒化与热化两种不同的证候。如素体阳虚阴盛，则外邪从阴化寒而形成少阴寒化证；如素体阴虚阳亢，则外邪从阳化热而形成少阴热化证。

正常生理情况下，心火下交于肾，以温肾阳，而使肾水不寒；肾水上济于心，以滋心阴，而使心阳不亢。心肾水火交通既济,则阴平阳秘精神乃治。若素体阴虚阳盛,侵入少阴之邪又经过"二三日以上",则可以从阳化热而出现少阴阴虚火旺之证。少阴阴虚,肾水不能上济于心,心火无水制而上亢,则见"心烦不得卧",言烦之甚而不能安也。此证每晚当阳入于阴之时则烦甚而不能卧寐;反过来说,越是不能入寐则越心烦。此即阴虚火旺、心肾不交最典型的证候。治以黄连阿胶汤滋阴泻火,使心肾相交、水火既济则愈。

黄连阿胶汤用黄连、黄芩泻心火以除烦,用阿胶滋肾水、鸡子黄养心血以滋少阴之阴。芍药与芩、连相配,酸苦涌泻以泻火;与鸡子黄、阿胶相配,酸甘化液以滋阴,又能敛热安神以和阴阳。

煎药方法,有两点应注意:一是阿胶烊化于汤液中或烊化另兑;二是鸡子黄不可与药同煎,应在汤液煎好去滓后纳入,即如方后注所说:"小冷,内鸡子黄,搅令相得。"

【原文】

少阴病,得之一二日,口中和,其背恶寒者,当灸之,附子汤主之。(304)

附子汤方:

附子二枚(炮,去皮,破八片),茯苓三两,人参二两,白术四两,芍药三两。

上五味,以水八升,煮取三升,去滓,温服一升,日三服。

【释义】

本条论述少阴寒化证的附子汤证。"少阴病,得之一二日",言其病程短。证见"口中和",即口不干、不渴、不苦、不燥,说明里无热象;"背恶寒",是少阴阳虚不护所致。督脉及太阳经多循行于背部,故背为阳之府,少阴阳虚,则以背恶寒为突出。证属阳虚而生外寒,治法须灸、药并用,即文中所谓"当灸之,附子汤主之"。

此为一证二方之法,对二法的具体运用,有两种意见:一是灸药并用,不分先后,可以借灸法壮元阳、消阴寒,以加强药物温经散寒的作用;二是先灸后药,示人阳虚证救治宜急,先灸取其方便而易速取,以争取治疗时间,然后再服附子汤,以持续发挥作用。

"背恶寒",在第177条中的白虎加人参汤证中亦有此症,然其病机属阳明热盛,津气两伤,而伴有身热、大汗、口燥渴等症,且背恶寒的程度也较附子汤证为轻。本条所论为少阴阳虚之背恶寒,并无烦渴等热证,而"口中和"之证,即是有寒无热的辨证关键,况且其恶寒的程度也较白虎加人参汤为重,二者寒热迥别,不难鉴别。

附子汤用附子温肾以扶真阳之本;用人参大补元气以补后天之虚。凡阳虚则阴必盛,阴盛则水湿凝滞而不化,故加茯苓、白术健脾利水化湿,且有利于阳气之宣通。然此四药多温燥,实有伤阴之虑,故用芍药以制术附之温燥而护阴,且配苓术又可助疏泄以利水,同时又有缓急止痛之功。本方以附子、人参为主药,故其主治在于补阳益气而固根本;附子用熟不用生,且剂量较大,说明重在扶阳而不在散寒;附子与苓术同用,不仅能扶阳,而且能行水祛湿以消阴,故对治疗阳虚寒湿凝滞的身痛、骨节疼痛有效,这在下一条将得到证明。

【原文】

少阴病,身体痛,手足寒,骨节痛,脉沉者,附子汤主之。(305)

【释义】

本条再论阳虚有寒的附子汤证。"身体痛""骨节痛",酷似太阳表实的麻黄汤证。但身不热而"手足寒",脉不浮而见沉,说明阳虚而有寒,故属于少阴病的寒化证。少阴阳虚,不能温煦四末,故"手足寒",即手足发凉;阳虚阴盛,鼓动无力,则脉沉;阳虚寒湿不化,流注关节,故身体痛,骨节痛,为寒主痛。

【原文】

少阴病,下利便脓血者,桃花汤主之。(306)

桃花汤方:

赤石脂一斤(一半全用,一半筛末),干姜一两,粳米一升。

上三味,以水七升,煮米令熟,去滓,温服七合,内赤石脂末,方寸匕,日三服。若一服愈,余勿服。

【释义】

本条论述下焦虚寒不约便脓血的证治。少阴病,本为下焦虚寒之证。肾阳虚衰。火不暖上则下利。下利日久,肾气愈伤,关门不固,则滑脱不禁。虚寒久利,由阳及阴,气血不摄,而致下利脓血。治用桃花汤温阳散寒、涩肠固脱。

桃花汤由赤石脂、粳米、干姜三药组成。赤石脂性温而涩,入下焦血分,收涩固脱;干姜守而不走,温中焦气分而散寒;粳米益气调中,补久利之虚。赤石脂一半煎汤。一半用末冲服,取其收涩气血固肠止利。临床对纯虚无邪下利滑脱不禁之证常可取效。

【原文】

少阴病,二三日至四五日,腹痛,小便不利,下利不止,便脓血者,桃花汤主之。(307)

【释义】

本条承上条再论下焦虚寒便脓血证治。少阴病二三日至四五日,则病程较长,虚寒更甚。阳虚阴盛,寒凝不解则腹痛;阳虚失于温化,则下利不止,利多伤液而小便不利;阳虚气陷,不能摄血,则大便脓血。仍治以桃花汤温阳散寒,涩肠固脱。

【原文】

少阴病,下利便脓血者,可刺。(308)

【释义】

本条论述少阴病阴虚有热便脓血的可刺之法。古代针、灸之法,一般说来刺法是泄其实热;灸法是祛其虚寒。今少阴病,下利便脓血治以刺法而不用灸法,则知其为热利而非寒利。少阴病,阴虚阳亢,邪气从阳化热,热灼阴络而便脓血,其证当有里急后重、下利肛热、舌红少苔等阴虚有热之象,此时再用桃花汤温阳固脱,实非所宜。故用针刺之法,随其实而泄之。也有注家主张用白头翁汤治疗,可供参考。

【按语】

本条与上两条同为少阴下利,大便脓血之证。然病性一寒一热,治法一补一泻,两相对比,则辨证的意义自在其中。

【原文】

少阴病,吐利,手足逆冷,烦躁欲死者,吴茱萸汤主之。(309)

【释义】

本条论述少阴病,吐利烦躁的可治之证。第296条"少阴病,吐利,躁烦,四逆者死",看来与本条证候大致相似。但第296条被认为是死证,而本条却为可治,原因何在?

第296条言少阴病,吐利交作,以致阳气大衰,阴寒内盛。若再见躁烦、四逆,则为独阴无阳,残阳欲脱,其"躁烦",必是躁大于烦,以肢体的躁扰不宁为主;其"四逆",必是四肢厥逆不回。证情危笃,故为死证。本条论少阴阳虚寒盛,寒邪伤及脾胃,脾胃受伤,升降失职,则吐利并作。阳气被寒邪所郁遏,不能温养四末,故手足厥冷。此"手足厥冷"与前之"四逆"则有程度的不同。"四逆"为四肢厥逆,其厥冷上以过肘,下以过膝。比厥冷仅在手足者要严重得多。本条"烦躁欲死"是形容病人烦躁得很厉害,以致达到辗转反侧,痛苦不堪,不能耐受的程度。这说明人体的阳气虽被寒邪所抑,但尚能与阴邪抗争,阳与阴争,因而烦躁欲死。况且本证之烦躁又出现于手足厥冷之后,更说明阳气在身面有可治之机。故用温中散寒、降逆止呕的吴茱萸汤治疗,则其病可愈。

【原文】

少阴病,下利,咽痛。胸满心烦者,猪肤汤主之。(310)

猪肤汤方:

猪肤一斤。

上一味,以水一斗,煮取五升,去滓,加白蜜一升。白粉五合,熬香,和令相得,温分六服。

【释义】

本条论述少阴阴虚咽痛证治。手少阴经上挟咽,足少阴经循喉咙挟舌本。故少阴经脉受邪,或少阴脏病及经,均可见到咽喉部病变。

少阴病虚寒下利,虽然寒邪可以随利而减,但津液也必因利而被耗损。阴液损伤,导致虚火循经脉上熏于咽喉,故而咽痛。少阴之脉,其支者,从肺出络心,注胸中。故少阴虚火循经上扰,经气不利,还可出现胸满、心烦等症。本证乃属寒随利减,热随利生,少阴水火不济,虚火上炎之证,故用猪肤汤润肺肾、益肠胃而治虚热。

猪肤即猪皮,可滋肺肾,清少阴浮游之火,此物虽润,但无润肠之弊。但在入药时一定要将猪皮上的肥肉刮净。白蜜甘寒生津润燥以除烦。白粉,即炒香之白米粉,能醒脾和胃,以补下剥之虚。本方清热而不伤阴,润燥而不滞腻,对治疗阴虚而热不甚,又兼下利脾虚的虚热咽喉疼痛,最为相宜。

【原文】

少阴病,二三日咽痛者,可与甘草汤;不差者,与桔梗汤。(311)

甘草汤方:

甘草二两。

上一味,以水三升,煮取一升半,去滓,温服七合,日二服。

桔梗汤方:

桔梗一两,甘草二两。

上二味,以水三升,煮取一升,去滓,温分再服。

【释义】

本条论述少阴虚火上扰所致咽痛的治法。少阴病二三日咽痛者,乃少阴阴火上扰,客于经脉所致,若咽部尚未生疮者,则治以甘草汤。服甘草汤后,病仍不差。即咽喉疼痛不解者,与桔梗汤则愈。

甘草汤只用生甘草一味。统观《伤寒论》,用甘草处甚多。但生者只此一处,其他均以炙甘草入药。生甘草味甘平,善治少阴阴中之伏火,并能清热解毒、缓急止痛。后世有医家用一味生甘草四两,浓煎内服,治疗会阴部脓肿。即取其清解阴经毒热的功效,桔梗辛开苦泄,而有宣肺、开结、排脓、解毒的功效。

【原文】

少阴病,咽中伤,生疮,不能语言,声不出者,苦酒汤主之。(312)

苦酒汤方：

半夏十四枚（洗，破如枣核大），鸡子一枚（去黄，内上苦酒，著鸡子壳中）。

上二味，内半夏，著苦酒中，以鸡子壳，置刀环中，安火上，令三沸，去滓，少少含咽之。不差，更作三剂。

【释义】

本条论述少阴病咽中伤生疮的治法。邪热灼伤少阴之络致使咽部溃烂而生疮疡；痰热浊邪包括脓性分泌物塞于咽喉，使声门不利，则"不能语言"，声音难出。治用苦酒汤，少少含咽，以涤痰消肿，敛疮止痛。

苦酒即米醋，味苦酸。能制火毒，消疮肿，敛疮面，又能活血行瘀止痛。鸡子自甘寒，到血脉，止疼痛，润咽喉以出声音。半夏涤痰散结，清洁疮面，以开喉痹。为使药效持续作用于咽喉，故应"少少含咽"。这种服法及剂型，实为今之口含剂的先河。

【原文】

少阴病，咽中痛，半夏散及汤主之。（313）

半夏散及汤方：

半夏（洗），桂枝（去皮），甘草（炙）。

以上三味，各等分，各别捣筛已，合治之。白饮和，服方寸匕，日三服。若不能散服者，以水一升，煎七沸，内散两方寸匕，更煮三沸，下火令小冷，少少咽之。半夏有毒，不当散服。

【释义】

本条论述寒客少阴咽痛的治法。本条述证简单，只有"咽中痛"一症。以方测证，可知此"咽中痛"当属寒客痰阻，少阴经脉不利，其证属喉痹范畴。因是寒邪咸伤，必以咽喉疼痛较甚，并兼见痰涩缠喉、咳吐不利等症。其治当以半夏散及汤方涤痰开痹、温经散寒以止痛。

《黄帝内经》说："寒淫所胜，平以辛热，陉以甘苦。"半夏散及汤，半夏、桂枝之辛，以散寒涤痰；甘草之甘以和中缓急止痛。白饮和服，取其保胃存津，以防半夏、桂枝辛燥劫阴。不能服散者，可作汤剂，故合称半夏散及汤。

【原文】

少阴病，下利，白通汤主之。（314）

白通汤方：

葱白四茎，干姜一两，附子一枚（生用，去皮，破八片）。

上三味，以水三升，煮取一升，去滓，分温再服。

【释义】

本条论述少阴寒证，阳虚且抑的证治。少阴病虚寒性下利，当首选四逆汤温经回阳而止利。而本条少阴病下利为何先选用白通汤？可能有两方面的理由：其一，用过四逆汤而不效，为病重药轻，故改用白通汤治疗；其二，少阴虚寒性下利，阳气衰微，阴寒内盛，寒来困阳，致使阳气抑郁而不达。阳虚且抑之证，则非四逆汤所能奏效，故改用白通汤破阴以通阳。

白通汤即四逆汤去甘草之缓敛，加葱白之辛通，故能破阴寒之结，以舒展抑郁之阳气。

【原文】

少阴病，下利脉微者，与白通汤；利不止，厥逆无脉，干呕烦者，白通加猪胆汁汤主之。服汤脉暴出者死，微续者生。（315）

白通加猪胆汁汤方：

葱白四茎,干姜一两,附子一枚(生,去皮,破八片),人尿五合,猪胆汁一合。

上五味,以水三升,煮取一升,去滓,内胆汁、人尿,和令相得,分温再服,若无胆,亦可用。

【释义】

本条承上条,再论少阴寒盛、阳虚且抑的证治及预后。"少阴病,下利脉微者,与白通汤",与上条意同。此言"脉微",即突出了白通汤证阳虚寒盛,阳被阴抑的病机特点,白通汤破阴通阳,阳气振奋,利当自止。若服白通汤,非但不效,且病情更加严重。出现"利不止,厥逆无脉,干呕烦"等症,这是因为阴寒内盛则下利不止;阳气虚衰则厥逆无脉。至于干呕心烦,则是阳气被阴寒之气所格拒而出现的虚阳上浮、"阴盛格阳"的假热之象。

王冰说:"凡大寒大热者,必与违其性者争雄,异其气者相格也。"因为阴寒太盛,往往对大热之药拒而不受,以致更加激发了寒邪的势力,因此服汤后证情反而加重。在治疗上,必依《素问·至真要大论》"逆而从之,从而逆之""逆者正治,从者反治"的道理,而变正治为从治之法。在白通汤内加入猪胆汁之苦寒、人尿之咸寒,以苦咸寒之药性来顺从疾病的阴寒之性,从其性而治之,使其不相格拒。这是大多数注家依《黄帝内经》思想的传统解释方法,也是医疗实践中宝贵经验的总结。但是,从病情发展及处方用药看,上述的解释还不够全面。因为病至少阴不仅伤阳,同时"下利不止"也必然使阴液受到损伤,"无脉"即是阴分已虚的有力见证。故"利不止,厥逆无脉,干呕烦"乃属阴阳俱虚之证。如果单用白通汤治疗,则助阳有余,而益阴不足。阴阳互根,若无阴则阳无以存,机能的恢复就缺少了物质基础。况且姜附阳热之品会进一步伤阴。所以药后不但不效,反而会使证情加重,以致出现利不止、厥逆无脉、干呕烦等证候。人尿和猪胆汁均所谓"血肉有情之品",易被吸收而直接为人所用,是草木滋阴之品所不能比拟的。人尿(一般用童便)咸寒益阴;猪胆汁苦寒滋液兼清虚热。两药同用能续已竭之阴、滋将涸之液。所以白通汤加入人尿、猪胆汁,一方面是借其性寒反佐,引阳药直入阴分,使阴阳不发生格拒;更重要的是用其补津血,增体液,补充人体阴分的不足,以奠定阳气来复的物质基础,达到"阴平阳秘""阴阳自和"的治疗目的。

由于病情已发展到阴液下脱而不继,虚阳上扰而被格拒的阶段,故服了白通加猪胆汁汤后,也不能说一定获愈,当结合脉证做进一步的观察。若服药后脉暴然而出见浮大者,则为元气欲脱而难以为继的危象,预后多属不良,故曰"服汤脉暴出者死";若服药后。脉由沉伏不出徐徐而渐至,是寒邪渐退,真阳已回,正气逐渐恢复,疾病向愈的佳兆,此即所谓脉"微续者生"。

白通加猪胆汁汤的方药组成及配伍意义,上文已作了分析,不再赘述。下面仅就此方有争议的几个问题,谈几点意见:

第一,"白通汤"方名的由来及方药组成的问题:有人认为"葱白"色白,善能通阳破阴,故名"白通"。也有人认为白通乃指人尿,因为古时称大小便为"通"。白通汤中有人尿,故取名白通。持此意见者还指出,白通加猪胆汁汤只提加猪胆汁,言外之意即白通汤的组成中已有人尿的成分。这两种意见,似乎后者的观点更有道理。

第二,关于方中猪胆汁的取舍问题:张仲景说"无胆亦可用",似乎胆汁为可用可不用的药物。据临床经验证明,方中的猪胆汁绝非可有可无之事。程老曾用白通加猪胆汁汤救治两例因食"河蟹"的患者,其一按方使用了猪胆汁,另一因未找到猪胆汁,治疗的结果是,加猪胆汁者获痊愈,而未用者竟抢救无效。此足以说明方中猪胆汁一药的治疗作用是绝不可忽视的。

第三,关于加人尿、猪胆汁是否科学的问题:前面说过,人尿、猪胆汁乃生物体内的产物,容易吸收而直接为人所用,非草木之品所能比。且二药既不损阴,又不碍阳,实乃平和有效之药。现猪胆汁仍是一些药物的重要原料,而人尿,特别是童便,一直为历代医家所习用。《医宗金鉴》的"柴胡清骨饮"方中就有人尿和猪胆汁,此方对长期不愈的"低烧"每能获得满意的疗效。另外,妇女产后或其他外伤所致之"失血性休克",在输血条件不具备的情况下,急以人尿服之,即可收到某种抢救的效果。再如跌仆损伤后,由于体液的消耗,病人每感口渴,特别是在野外条件不备的情况下,切不可投以冷水,若以人尿代饮,则是有百利而无一害。对人尿治疗作用的研究,又开始引起医学家们的注意。我们应当用唯物的辩证观点加以对待,只有在实践中不断地检验,并运用科学方法进一步研究,才能确定它的实用价值和科学地位。

【原文】

少阴病,二三日不已,至四五日,腹痛,小便不利,四肢沉重疼痛,自下利者,此为有水气,其人或咳,或小便利,或下利,或呕者,真武汤主之。(316)

真武汤方:

茯苓三两,芍药三两,生姜三两(切),白术二两,附子一枚(炮,去皮,破八片)。

上五味,以水八升,煮取三升,去滓,温服七合,日三服。

加减法:

若咳者,加五味子半升,细辛、干姜各一两。若小便利者,去茯苓。若下利者,去芍药,加干姜二两。若呕者,去附子,加生姜,足前为半斤。

【释义】

本条论述少阴病阳虚水泛证治。太阳病篇第86条所列的真武汤证,是太阳病过汗损伤少阴之阳而致水泛为患;本条则是论述少阴阳虚阴盛的水邪为患。两条互相参照、对比发挥,以见太阳与少阴一为水腑,一为水脏的表里关系,以及其病理上的相互影响。

少阴病,得之二三日不愈,至四五日邪气入里则见腹痛、下利、小便不利等症。这是因为少阴阳虚不能制水,以致水邪泛滥而为病。水寒在内,筋脉拘挛,则腹痛;水寒内蓄,阳虚不化,则小便不利;水寒外溢,阴凝重着,则四肢沉重疼痛;若水寒下渍于肠,则下利腹泻。

本证的"四肢沉重疼痛",与附子汤证的"手足寒,骨节痛"在病机与证候表现上不尽相同:彼为少阴阳虚有寒,寒邪收引,营卫凝涩不通而出现的骨节疼痛;此为阳虚不能制水,水邪溢于四肢为患,故痛而且重,而沉重却是主要的证候特点。

由于水邪变动不居,可随气机升降而到处为患,故其或然之证甚多:若水邪上凌心肺,可见心悸而咳;上逆于胃,则气逆而呕;泛于肌肤则肿;上蒙清窍,则头目眩晕;下迫大肠,则下利更甚。若阳虚肾关不固,不能制水,亦可见小便利。上述诸证,若究其病源,皆属肾阳虚,不能制水,水邪泛滥为患。因水邪为致病的重点,故曰"此为有水气"。治以真武汤温阳驱寒,化气行水。

真武汤用附子的辛热,温经回阳以散寒水;辅以白术温运脾气,补土以制水;白术、附子合用,还可温煦经脉以除寒湿;茯苓淡渗,协白术以利水;生姜辛温,配附子扶阳消阴以散水邪;芍药活血脉、利小便,且能制约姜、附之辛燥,使之温经散寒而不伤阴。方中诸药相辅相成,相互为用,可谓有制之师。

【原文】

少阴病,下利清谷,里寒外热,手足厥逆,脉微欲绝,身反不恶寒,其人面赤色,

或腹痛,或干呕,或咽痛,或利止,脉不出者,通脉四逆汤主之。(317)

通脉四逆汤方:

甘草二两(炙),附子大者一枚(生用,去皮,破八片),干姜三两(强人可四两)。

上三味,以水三升,煮取一升二合,去滓,分温再服。其脉即出者愈。面色赤者,加葱九茎。腹中痛者,去葱,加芍药二两。呕者,加生姜二两。咽痛者,去芍药,加桔梗一两。利止脉不出者,去桔梗,加人参二两。病皆与方相应者,乃服之。

【释义】

本条论述少阴病里寒外热、阴盛格阳的证治。少阴病下利,完谷不化,说明阳气极虚而阴寒极盛。肠胃机能极度衰弱,已丧失了腐熟水谷的能力。由于阴寒太盛,将弱阳格拒于外,因此出现"身反不恶寒,其人面赤色"等与疾病本质相违的格、戴证候。此证为"里寒外热",指内有真寒,外有假热,是阴阳格拒的表现。阴盛格阳,阴阳气不相顺接,故手足厥逆;阳气虚甚,鼓动无力,则脉微而欲绝。

这种真寒假热的证候,也可出现众多的兼见证:如寒凝气滞可见腹痛;阴寒气逆,胃失和降,可见干呕;少阴虚阳循经上浮,可见咽痛;阳衰阴竭,化源已绝,可见利止而脉不出。其证远较四逆汤证为重,若不及时救治,恐有大汗亡阳之变。治疗当以遥脉四逆汤消阴、潜阳,通脉救逆为法。

通脉四逆汤即四逆汤重用附子、倍用干姜,从而使其回阳抑阴之力更强。若在通脉四逆汤证的基础上更见面色赤的,是为阴盛于下格阳于上的"戴阳"证,应于本方中加葱白,以破阴逐寒,招纳亡阳,使阳气得复而归于下焦;若因寒凝气滞、血脉不和而见腹中痛者,则减去辛滑走阳而不利于血的葱白,另加芍药以利血脉、缓急止痛;若胃气挟饮邪上逆而作呕者,则加生姜化饮止呕;若喉痹咽痛者,则去芍药之酸敛,加桔梗以开喉痹;若阴阳俱竭,气血大虚,利止脉不出者,则去桔梗以防耗气伤阴,加人参以益元气而复脉。

【原文】

少阴病,四逆,其人或咳,或悸,或小便不利,或腹中痛,或泄利下重者,四逆散主之。(318)

四逆散方:

甘草(炙),枳实(破,水渍,炙干),柴胡,芍药。

上四味,各十分,捣筛,白饮和,服方寸匕,日三服。

咳者,加五味子、干姜各五分,并主下利。悸者,加桂枝五分。小便不利者,加茯苓五分。腹中痛者,加附子一枚,炮令坼。泄利下重者,先以水五升,煮薤白三升,煮取三升,去滓,以散三方寸匕,内汤中,煮取一升半,分温再服。

【释义】

本条论述阳气郁遏致厥的证治。少阴司水火,内寓真阴真阳。水火交通,阴阳既济,是人体正常生命活动的必要条件。要维持水火、阴阳的交通既济,有赖于少阴的枢机作用,也就是说,少阴不仅为"三阴之枢",而且也是调节阴阳、水火平衡的重要枢纽。

少阴病见四肢厥逆,以阳虚阴盛者居多,但也有见于阳气郁遏而不达四肢的。少阴阳衰阴盛之四肢厥逆,当见恶寒、身蜷、下利、脉微等一派全身虚寒的证候,应用四逆汤一类方剂回阳救逆。本条之四肢厥逆,并不见虚寒等证候。然其致厥之由,《黄帝内经》说:"四肢者,诸阳之本也。"若少阴之枢不利,阳气被郁,不能疏达于四末,则亦可形成四肢逆冷之症。其治法可用四逆散疏畅阳郁、条达气血,使阳气得以舒展而布达于四肢,则厥逆亦必迎刃而解。

四逆散用柴胡、枳实解郁开结以疏达阳气,芍药配甘草和血以利阴,即"治其阳者,必调其阴,理其气者,必调其血"之义。若兼有肺寒气逆作咳者,可加干姜、五味子以散肺寒、敛肺气;兼心阳不振而作悸者,则加桂枝以温通心阳;水停于下而小便不利者,加茯苓以淡渗利水;寒凝于里而腹中作痛者,加附子温阳散寒以止痛;寒滞气阻而泄利下重者,加薤白以散寒通阳。

【原文】

少阴病,下利六七日,咳而呕渴,心烦,不得眠者,猪苓汤主之。(319)

【释义】

本条论述少阴阴虚有热、水热互结的证治。少阴主水,对水液代谢起着重要作用,然少阴的主水功能,和肾阳及肾阴的平衡协调有关。若肾阳虚衰,不能制水,则可上泛而为患,治用真武汤扶阳驱寒以镇水。本条的水气泛溢则是因肾阴亏损,阴虚生热,热与水结,从而影响肾主水的功能,使水蓄不行而致病。

少阴阴虚水停,水热互结,应见小便不利;阴虚热扰,阳不入阴,故见心烦不得眠。水热互结,津液不能上承,故见口渴;阴虚水停,泛溢三焦,迫于肺则咳,逆于胃则呕,渗于大肠则下利。

【原文】

少阴病,得之二三日,口燥咽干者,急下之,宜大承气汤。(320)

【释义】

本条论述少阴病急下证之一。阳明病有三条急下证,而少阴病篇也有三条急下证。它们之间可以说是一个问题的两个方面,有着内在的联系。阳明三急下证,是讲阳明腑实证的病势急、发展快、有劫灼少阴真阴的征象时,即应用大承气汤急下以存阴,而所存之阴,正是少阴之真阴。少阴三急下证,是讲少阴被燥热所灼,大有阴亡水竭之势,故欲存阴液,必须用釜底抽薪之法,以急下阳明燥热之邪。

【原文】

少阴病,自利清水,色纯青,心下必痛,口干燥者,急下之,宜大承气汤。(321)

【释义】

本条论述少阴急下证之二。阳明病燥热伤津一般有三种形式:一是手足𤸷然汗出,或腋下出汗,或周身出汗,为"津液外渗";二是小便频数,为"津液偏渗";三是本条所说"自利清水,色纯青",则为"津液下渗"。所伤之津,如卮之漏,势必及于少阴之阴,欲救少阴之阴,必须泻下胃肠燥结之实。本证"自利清水,色纯青"而不挟粪便,又称之为"热结旁流"。燥热结实,故"心下必痛"而拒按;少阴阴液耗伤,津液无以上承,故口舌干燥。燥结不去,则旁流不止,津液进一步枯竭,必有亡阴脱液之险。故用大承气汤急下以救阴。

【原文】

少阴病,六七日,腹胀不大便者,急下之,宜大承气汤。(322)

【释义】

本条论述少阴病急下证之三。少阴病,六七日不愈,邪气入深,见腹胀满不大便,属阳明腑实证。燥热腑实不解,必灼伤少阴之阴。但阴伤之见症,本条并未举出,据前两条所述,可知口燥咽干等症自不可少。正如汪苓友所说:"此条病实承上二条口燥咽干之证而言,以故系之为少阴病,否则与阳明病实无以别矣。"

总而言之,既言少阴病,就必然以气血、阴阳不足为前提,张仲景在阳明、少阴两病分别设三个急下证,其用意至深。他示人在辨证论治的过程中,既要看到邪气,又要顾及正气,应做到祛邪而不伤正,扶正而不碍邪。三急下证,祛邪是手段,护正是目的。急下之所以可以存阴,全在于病为里实。若里无实热,则泻下之法不仅不能存阴,而反能伤阴。观急下诸条,均言"宜"大承气汤,其中包含有斟酌、推敲之意,这也告诉人们要随时根据正气与真阴的情况而选用适当的攻下方药。例如后世的增液承气之法,有时则较单用大承气汤急下存阴更为稳妥。

【原文】

少阴病,脉沉者,当温之,宜四逆汤。(323)

【释义】

本条论述少阴病治应急温的原则。肾为先天之本,总司一身之阳气,若少阴阳气一衰,则周身阳气也必随之而衰,从而就形成全身性的虚寒病证。少阴病寒化证,若见脉沉而不起,则阳衰的苗头已露,而恶寒、身蜷、因逆诸症将相继出现,已势在必行。此时少阴的寒证真相已大白,应当机立断,积极救治,速以四逆汤"当温之"。若观望等待,贻误病机,以至下利清谷,躁烦,脉不出,或阴盛格闭、里寒外热等险证出现,则往往给治疗带来了严重的困难。张仲景的这种见微知著、治中有防、防患于未然的积极措施,体现了预防为主,即"治未病"的思想,很值得借鉴。

【原文】

少阴病,饮食入口则吐,心中温温欲吐,复不能吐,始得之,手足寒,脉弦迟者,此胸中实,不可下也,当吐之。若膈上有寒饮,干呕者,不可吐也,当温之,宜四逆汤。(324)

【释义】

本条论述阳郁痰实与阳虚寒饮的证治。"饮食入口则吐,心中温温欲吐,复不能吐",说明病在膈上。弦脉主饮,迟脉主寒,脉见弦迟有力,反映胸中有寒实之邪。胸中寒痰实邪郁遏胸中阳气,使阳气不达四末,故见"手足寒"。由于胸中寒痰留饮的阻隔,所以饮食入口则吐,但又不能畅快地吐出。此外,寒痰实邪填塞胸中,每有上趋之机,故还可见到如第174条所述的"胸中痞硬,气上冲咽喉不得息"等症。此属寒痰阻滞胸中的实证,"病在上者,因而越之",故治以瓜蒂散涌吐在上之实邪。

若少阴阳衰,胸阳不振,则寒饮不化上停于胸膈,而见干呕欲吐之症,同时还可伴有四肢厥逆,下利清谷等症。寒饮之证,治应温化,故急用四逆汤温少阴之阳而化寒饮之邪。

本条二证虽皆与少阴阳衰有关,但一为寒痰实邪郁阻膈上,为有形之邪非攻不去,故用瓜蒂散吐之;一为阳虚失运,寒饮之气弥漫胸中,则非温而不化,故用四逆汤温阳化饮。

【原文】

少阴病,下利,脉微涩,呕而汗出,必数更衣;反少者,当温其上,灸之。(325)

【释义】

本条论述少阴虚寒下利、阳虚气陷的证治。少阴病,虚寒下利,脉见微而涩,微为阳气虚,涩为津血少。阳虚而阴寒上逆,故呕;阳虚而卫外不固,故汗出;阳虚不摄而气陷,故大便频数,但由于津血虚少,化源不足,无物可下,所以大便次数虽多,但泻下之物却反甚少。本证由于少阴阳衰,以致虚寒下利日久,进而造成阳气下陷,阴液渐涸之重证,然考虑到津伤因于阳衰,有形之阴液不能速生,而无形之阳气则必所先固,故"当温其上灸之"。以温阳消阴,急救于顷刻,然后方容煎煮汤药以固阳摄阴。以灸何穴为宜? 根据注家意见及临床经验,如百会、关元等穴均可选用。

【结语】

本篇原文共 45 条,前 20 条是少阴病的总论,论述了少阴病的脉证提纲、寒盛亡阳、火劫伤阴、治疗禁忌以及少阴病的生死预后问题。

后 25 条为少阴病的各论,其内容大致分阳虚寒化证与阴虚热化证两类,重点在于论述阳虚寒化证,诸如对四逆汤证、通脉四逆汤证、白通汤证、白通加猪胆汁汤证、附子汤证、真武汤证等的辨证分析,皆很详尽,后世的补火派,即是在此基础上发展起来的。少阴病的热化证,多是阴虚阳亢、水不敌火为患,如阴虚火旺的黄连阿胶汤证和阴虚有热、热与水结的猪苓汤证等,临床应注意鉴别使用。

咽痛,为少阴病的特有证候,亦可以看作是少阴经证的反映。少阴三急下证要和阳明三急下证结合起来研究,这样就可以明白仲景一从邪气立论、一从正气出发,而互文见义的用心。

少阴主心肾而司水火,心为一身之大主,肾为阴阳之根本。因此,少阴病常关系到生命的存亡,故临证不可等闲视之。尤其是在治疗阳衰寒化证时,更是宜急不宜缓,只要抓住疾病的苗头,就应积极采取有力措施予以急温。而急温之法,又以灸法最为方便且易求速效,放全篇以灸法收尾,则有其深刻的含义在内。

辨厥阴病脉证并治法

【提示】

厥阴病,是伤寒六经病证的最后阶段。"厥"有极的意思,如《素问·至真要大论》说:"厥阴何也?"岐伯曰"两阴交尽也",因此,病至厥阴,则阴寒盛极。但根据阴阳学说的观点,物极必反,物穷则变。《素问·阴阳应象大论》说"重阴必阳,重阳必阴""寒极生热,热极生寒"。阴阳对立的双方发展到"极"的阶段,往往可以向其相反的方面转化。阴寒盛极,则阴尽而阳生,其中必有阳气来复的机转。而厥阴则正具备了阳气来复的条件,其一,厥阴与少阳相表里,其中孕育着少阳生发的一阳之气;其二,厥阴本身体阴而用阳,藏阴贮血,而内寄相火。在厥阴病阴寒盛极的情况下,相火则处于既伤且抑的地位,一旦阴寒由盛极而转衰,相火由伤而转复,就会以不可阻挡的势力暴发出来,此即所谓"郁极乃发",从而就使证情发生了根本的转折。正由于这两个因素的存在,所以厥阴为病每有阳复的机转。

厥阴,包括足厥阴肝和手厥阴心包,它们分别与足少阳胆和手少阳三焦为表里。肝藏血,主疏泄,性喜条达。心包为臣使之官,代心而行令。

厥阴病的成因,有自传经而来者,如三阳病失治或误治,或太阴、少阴病不愈,均有可能传至厥阴;也有外邪直中,而使本经自病者。根据临床观察,前一种情况似为多见。

由于厥阴病在阴寒盛极之时每有阳气来复之机,所以其病常常是阴中有阳,而仲景则以寒热错杂的证候来反映这一特点,例如论中把"消渴,气上撞心,心中疼热,饥而不欲食"等寒热错杂之证,作为厥阴病的代表证候,即是此意。厥阴病又有阴阳胜复的特点,论中则以手足厥冷与发热的日数多寡作为判断阴阳盛衰的依据。除上述寒热错杂、厥热胜复之证以外,厥阴病尚有阴寒过盛的寒证,它以手足厥冷和下利为主要见症;也有阴寒退却,而阳复太过的热证,它以口渴、下利后重,呕而发热为主要见症。此外,因厥阴肝脏,而主疏泄,所以厥阴为病也往往出现气郁之证。亦可因肝的疏泄不利,进而影响脾胃气机的升降失调,而见呕吐、哕、下利等症。

厥阴病的治疗,则应根据具体病情施以不同的治法。寒者宜温,热者宜清,而寒热错杂者,则当寒温并用兼而治之。

【原文】

厥阴之为病,消渴,气上撞心[1],心中疼热[2],饥而不欲食,食则吐蛔,下之利不止。(326)

【词注】

[1]气上撞心:心,泛指心胸胃脘部。气上撞心,即病人自觉有气上冲心胸部位。

[2]心中疼热:自觉胃脘部疼痛,伴有灼热感。

【释义】

本条论述厥阴病的提纲证。厥阴之为病,见上热下寒的寒热错杂证,乃是反映了厥阴阴尽而阳生,阴阳转化的病变特点。厥阴为风木之脏,内挟少阳相火,风火相煽,消灼津液,使脏燥无液而求救于火,故见消渴。这里的"消渴",是指渴而能饮,饮而又渴的一种证候,并非多饮多尿的消渴病。厥阴肝木挟少阳相火之气上冲,故见"气上撞心,心中疼热"。热则消谷善饥,寒则运化不利而不能食,故"饥而不欲食"正是上热下寒、寒热错杂的表现。由于内挟盘寒,进食亦不能得到腐熟消化,反致胃气上逆而作呕吐;若其人内有蛔虫寄生,因蛔虫闻食臭而出,故可见到"食则吐蛔"的情况。既然病属寒热错杂,治则当寒温并用。医生若只见其热而忽视其寒,误用苦寒清下之药,则必更伤脾胃,使下寒更甚,而见下利不止;当然,若只见其寒而忽视其热,误用辛热祛寒之剂,也会更助上热以灼津,从而使消渴为更甚。

【原文】

厥阴中风,脉微浮,为欲愈;不浮,为未愈。(327)

【释义】

本条以脉象辨厥阴病欲愈和未愈。本论《辨脉法》说:"凡脉大、浮、数、动、滑,此名阳也;脉沉、涩、弱、弦、微,此名阴也。凡阴病见阳脉者生,阳病见阴脉者死。"今厥阴为风寒之邪所伤,则必发为阴寒之证,而脉当见沉微之象。如果沉微之脉逐渐浮起,而呈微浮之象,则标志着阴寒之邪逐渐衰退而阳气逐渐恢复,是阴转阳的好现象,故其病"为欲愈"。如果脉沉微而不浮起,则表明阴寒之邪未衰而阳气尚未恢复,故其病"为未愈"。

【原文】

厥阴病,欲解时,从丑至卯上。(328)

【释义】

本条论述厥阴病欲解的时间。厥阴中见少阳而与少阳为表里,少阳为一阳之气,旺于丑寅卯三时。从丑至卯上正是少阳之气从生发到旺盛的时间,故此时厥阴得阳气之相助,而为其病欲解的最有利的时机。

【原文】

厥阴病,渴欲饮水者,少少与之,愈。(329)

【释义】

本条论述厥阴病阳气来复的口渴证治。厥阴病出现口渴欲饮水者,不外三种情况。其一,厥阴病寒热错杂、上热下寒出现的"消渴"是渴欲饮水、饮而复渴,这种口渴的程度比较严重;其二是厥阴病阳复而太过,阳热亢盛,灼伤津液,而口渴引饮;其三是厥阴病邪退阳复的渴欲饮水,因阳气乍复,津液一时不及上承,因而口渴。此时的口渴绝非是"消渴"和"大烦渴不解"的一类,而仅仅是"渴欲饮水"罢了。故其治亦不需药物,只要少少与水饮之,以滋助其津液,使阴阳自和,其病自可痊愈。若饮水过多,恐阳气初复,不能化气行水,而反造成停饮之证,因此也不宜过多饮水。

【原文】

诸四逆厥者,不可下之,虚家亦然。(330)

【释义】

本条论述虚寒厥逆之证禁用攻下之法。"诸",在此处为发语词。"四逆",即四肢逆冷,在此仅指手足厥冷而言。致厥的原因,虽寒热虚实皆有,但以阳虚阴盛之厥为多见,乃因阳气虚衰或元气衰微所致,属于虚寒之证,故不可用攻下之法。

本条不仅限定了"四逆厥"不可下的范围,即指的是阳虚寒厥,同时若引申其义、推而广之。"虚家"是不见厥者亦不可下之。

【原文】

伤寒先厥,后发热而利者,必自止。见厥复利。(331)

【释义】

本条论述厥热与下利的关系。厥阴病，以阴阳胜复、寒热错杂为其病变特点。阳气胜则发热；阴气胜则厥逆。而阴胜之厥逆又大多与下利伴见，厥回则利止，厥发则利作。"伤寒"，是说病从伤寒而来。寒邪盛而阳气微，阳为阴抑，不能充实于四肢，故四肢厥冷；阳气虚而不能腐熟运化水谷，所以常伴有下利。先是厥利并见，而后见发热，是阳气来复阴寒消退的征兆，故预断其下利"必自止"。如果在利止之后，而又出现四肢厥冷的，这是阴霾四合、阴气又盛，必将再次出现下利，故曰"见厥复利"。这种厥与热，利与不利的反复发作情况，在临床上是比较罕见的，但以厥热与下利之间的内在联系及辨证关系来说明寒热胜复、阴阳消长的病机变化，却是很有现实意义的。

【原文】

伤寒始发热，六日，厥反九日而利。凡厥利者，当不能食，今反能食者，恐为除中，食以索饼，不发热者，知胃气尚在，必愈，恐暴热来出而复去也。后日脉之，其热续在者，期之旦日夜半愈。所以然者，本发热六日，厥反九日，复发热三日，并前六日，亦为九日，与厥相应，故期之旦日夜半愈。后三日脉之而脉数，其热不罢者，此为热气有余，必发痈脓也。（332）

【释义】

本条论述以厥热胜复判断疾病之进退的方法，以及除中的辨证。病从伤寒而来，开始发热六日，随之手足厥冷并伴下利九日，这种先热后厥，厥多热少的现象，说明此厥属于阳气衰微，阴寒内盛。阳衰阴盛，气虚下陷，腐熟运化无权，故多伴有下利的证候，即所谓"厥反九日而利"。大凡手足厥冷而兼下利的阴寒之证，由于寒邪伤及脾胃，中焦受纳、运化失职，多见食欲减退之症。而今却能食的，故用"反"字。这恐为胃气将绝的"除中"现象。是否属于"除中"？可令病人吃索饼（即面条一类的食物）以验之。若食后不发暴热而只见微热，则为胃气尚在，中气复苏，古人说"有胃气则生"乃是疾病转危为安的佳兆，故曰"必愈"。说明"今反能食者"并不是除中。所谓"除中"，是胃气败绝的一种证候。因胃热则能食消谷，胃寒则不能食。然而，当胃气败绝、虚阳欲脱之际，有时因残灯复明，病人竟可出现能食的反常现象。但进食之后，每多出现暴热，而病人则往往随暴热之去而死亡。因为死于中气的消除，故名"除中"。也有食后无暴热而仅有微热者，如果微热能持续三日以上，则可预断三日期满的次日夜半病将获愈。因夜半少阳之气起，人得天阳相助，故有获愈之机。"所以然者，本发热六日，厥反九日，复发热三日，并前六日，亦为九日，与厥相应，故期之旦日夜半愈"，这是作者的自注句，借以说明厥热相等，阴阳均衡，故其病当愈。如果后三日切其脉数，观其症仍为热不止，则为阳复太过，即"热气有余"的表现。若阳热之邪腐灼阴血，则其后必发痈脓之变。

【原文】

伤寒脉迟，六七日，而反与黄芩汤彻其热。脉迟为寒，今与黄芩汤，复除其热，腹中应冷，当不能食；今反能食，此名除中，必死。（333）

【释义】

本条论述伤寒脉迟下利，禁用寒凉药物的原则，及对误服寒药变成"除中"的原因分析。"伤寒脉迟"主太阴脾寒，必有下利，医不用理中之法，致使拖延至六七日之久，按传经的一般规律。当为厥阴受邪之际。厥阴虚寒之下利证而乍见阳复发热的现象，然下利未止为阴寒之邪未解。医者不察反以苦寒之黄芩汤彻其热，以致更伤阳气，使阴寒益甚。中阳不足，故"腹中应冷"；脾胃腐熟运化机能失职，故"当不能食"。而今服黄芩汤后却出现了能食的反常现象,这种反常现象乃是胃气暴然而脱的前奏,是胃气将绝,借谷气自救而强食的一种反映。故属"除中",而必死无疑。

【原文】

伤寒先厥后发热,下利必自止,而反汗出,咽中痛者,其喉为痹。发热无汗而利必自止,若不止,必便脓血。便脓血者,其喉不痹。(334)

【释义】

本条论述先厥后热,阳复太过的变证。伤寒先出现手足厥逆而后出现发热的现象,是厥阴虚寒证而有阳气来复。故虽伴见下利,亦必能自止。如阳复阴消,厥回利止,阴阳平和,其病即可告愈。但若阳复太过,热气有余,则又可形成阳热交证,并随邪热侵犯的部位不同而发生不同的病证。阳热之邪向上向外蒸迫津液外泄,则汗出;熏灼咽喉,使咽喉红肿疼痛,则可形成喉痹;阳热之邪向内向下,则发热而不汗出,寒利虽可自止,却可变为热利,邪热灼伤下焦阴络,则必大便脓血。因厥阴属肝,肝主藏血,故肝热伤阴又每有动血之患。阳热之邪下趋而不上扰,喉痹证则不会发生,故曰"随脓血者,其喉不痹"。

【原文】

伤寒一二日,至四五日而厥者,必发热,前热者,后必厥,厥深者,热亦深,厥微者,热亦微,厥应下之,而反发汗者,必口伤烂赤。(335)

【释义】

本条论述热厥的证治及病势轻重的推断与禁忌。病由伤寒而来,起病一二日至四五日即见发热、手足厥冷。虽然文字叙述是热在前,厥在后,即"前热者,后必厥",但实际上此证的特点是在周身高热的同时而见手足厥冷,故称为"热厥"。身热而手足厥冷的发病机理是阳热郁遏不能外达,阳盛于内格阴于外,阴阳气不相顺接,故发为手足厥逆。厥的微甚与热的轻重有着相应的关系,即"厥深者,热亦深,厥微者,热亦微"。也就是说,从外见厥逆的深浅轻重,可推断内伏阳热的深浅轻重,如阳热郁伏的愈深重,则手足厥逆亦必然愈甚。

这种热厥证在临床上每多见于小儿,在外感高热的同时伴有手足厥冷,且热势的高低与厥冷的程度成正比。

由于热厥是邪热内闭,阳郁不伸,故当以泻下之法破阳行阴,使阳气得伸,阴阳之气得以平衡、协调、顺接,则厥热自解。所谓"厥应下之",临床应灵活看待,"下之"也可看作是寒凉药物破阳行阴之法的概括,它既包括通下之法,又包括苦寒清热之法。《黄帝内经》说"酸苦涌泻为阴",即指广义的下法而言,并非局限于"泻下"一法。

若医者误以为发热是表邪未解,而用麻黄、桂枝之辛温发汗之法,非但解决不了阳热之郁,相反辛温之品会助长阳热之邪上攻,而致口伤烂赤。

【原文】

伤寒病,厥五日,热亦五日,设六日当复厥,不厥者,自愈。厥终不过五日,以热五日,故知自愈。(336)

【释义】

本条论述厥热相等其病自愈的道理。伤寒病至厥阴,阴盛阳衰,阳虚不达四末,则必手足厥冷。如果厥五日,而后又发热五日,说明阴寒虽盛,而阳气犹存,阳气能与阴寒抗衡而不示弱。假使阴寒之邪胜于阳气,则应以第六日复厥为凭,但事实上厥并未出现,因此预示其病当愈。因为厥五日,热亦五日,厥不能超过热,乃是阴寒之邪衰退而阳气又能力争的反映,阳进而阴退,故知其病当自愈。

【原文】

凡厥者,阴阳气不相顺接,便为厥。厥者,手足逆冷是也。(337)

【释义】

本条总结厥的成因和其表现特点。"厥"包括两类证候,或者说有两种含义:一是指猝然昏倒,不省人事的一类病证,如尸厥、煎厥、薄厥等;二即指本条所说的"手足逆冷是也"。然临床所见,有些病证则往往是昏厥与手足逆冷的证候同时并见。

手足逆冷之厥,只是一个症状,引发的原因却有很多,如因于寒、因于热、因于气、因于痰水、因于蛔虫等,但是无论什么厥,其致病的根本成因,不外阴阳二气的不相顺接。阳受气于四肢,四肢为诸阳之本。人的手、足指(趾)伸侧为阳经,屈侧为阴经,三阴三阳经脉皆在手足交接,而使"阴阳相贯,如环无端",即阴阳气互相顺接,此为生理之常。若阳虚不达四末,则独阴而无阳,手足得不到阳气的温煦则发生厥冷,此为"阴厥"或叫"寒厥"。若阳热内盛,郁伏于里,而格阴于外,亦能造成阴阳气不相顺接,而发生手足逆冷,此为"阳厥"或叫"热厥"。若由于肝郁气滞,气机不利,阳气被阻遏不达四末而致手足逆冷者,则称为"气厥",如此,等等。总之,厥证虽多,但其病机则一,即均是"阴阳气不相顺接"所致。

【原文】

伤寒,脉微而厥,至七八日,肤冷,其人躁,无暂安时者,此为脏厥[1]也。蛔厥[2]者,其人当吐蛔。今病者静,而复时烦者,此为脏寒[3]。蛔上入其膈,故烦,须臾复止,得食而呕,又烦者,蛔闻食臭出,其人当自吐蛔。蛔厥者,乌梅丸主之。又主久利。(338)

乌梅丸方:

乌梅三百枚,细辛六两,干姜十两,黄连十六两,当归四两,附子六两(炮,去皮),蜀椒四两(去子),桂枝六两(去皮),人参六两,黄檗①六两。

上十味,异捣筛[4],合治之,以苦酒渍乌梅一宿,去核,蒸之五斗米下,饭熟,捣成泥,和药令相得,内臼中,与蜜,杵二千下,丸如梧桐子大,先食饮,服十丸,日三服,稍加至二十丸。禁生冷、滑物、臭食等。

【词注】

[1]脏厥:肾脏真阳极虚而致的四肢厥冷。

[2]蛔厥:蛔(蛔)虫内扰,气机逆乱而致的四肢厥冷。

[3]脏寒:此指脾脏虚寒,实为肠中虚寒。

[4]异捣筛:将药物分别捣碎,筛出细末。

【释义】

本条论述蛔厥病的证治。在伤寒发病过程中,出现脉微而手足厥冷的证候,是阳虚阴盛的反映。至七八日寒邪愈甚则阳气益虚,致使其人不但手足厥冷不回,而且周身皮肤亦同时发凉并伴有肢体躁动不安乃至没有片刻的安稳之时。这是因为其人阴寒过盛、阳气虚极,既不能温煦肢体,又不能充养精神所致。此病叫作"脏厥",乃是纯阴无阳的危候,而不是"蛔厥",两者不能相混。

蛔厥与脏厥最大的不同之处是"蛔厥"有呕吐蛔虫的特点,即"蛔厥者,其人当吐蛔"。

---

① "黄檗"现中医多用作"黄柏"。

"当"者,常也,言其人素常就有吐蛔虫的历史。再者,蛔厥之"厥"与脏厥之"厥"在表现上也有所不同,后者为手足持续厥冷;前者的手足厥冷往往不能持续,而是当蛔虫上扰,发生吐逆、心烦、疼痛之时,则出现厥逆。"令病者静"的"令"字乃是"今"字之误。蛔厥病人见烦而不躁,且只是在蛔动上扰时才烦,不上扰则安静,即时烦时止,此又与脏厥"其人躁,无暂安时者"截然不同。

蛔厥的病理变化为其人"脏寒",即肠胃有寒。蛔虫有喜温畏寒的习性,为避寒就温而"上入其膈",所以其人炅烦。若蛔不上扰,其烦即止,所以这种烦是短暂的,即所谓"须臾复止"。病人进食,蛔闻食味又会上窜,扰于膈上则复烦,影响胃气不和则呕吐,蛔虫亦可随之而吐出,故"其人当自吐蛔",即常自吐蛔。

本证反映了厥阴病的基本病理变化,即由于厥阴疏泄不利,气机不调,以致寒热格拒上下,阴阳气不相顺接,并进而影响脾胃不和,升降失常。这种上热下寒、寒热错杂的蛔厥证,当治以寒温并用,和胃安蛔,滋肝敛阳的乌梅丸为主。乌梅是方中主药,用醋浸则更益其酸,味酸入肝,能生津液、益肝阴,止烦渴,涩肠止泻安蛔;当归补血养肝,与乌梅相伍,可养肝阴,补肝体;附子、干姜、桂枝温经回阳以制其寒;辅以川椒、细辛,味辣性散,通阳破阴,制伏蛔虫;黄连、黄柏泻热于上,并驱蛔虫下行;人参益气、健脾,培土以制肝木。用米饭、白蜜甘甜之品作丸,不仅养胃气,且可作驱蛔之诱饵。全方寒温并用,攻补兼施,以其酸以退蛔,以其辛以伏蛔,以其苦以下蛔,从而达到驱蛔之目的。

本方用于治蛔厥(类似现代医学所义胆道蛔虫症)有极好疗效。除此之外,还可用治"消渴,气上撞心,心中疼热,饥而不欲食"的厥阴寒热错杂证。由于本方寒热并行、补泻兼施,又有乌梅之酸敛固涩,再得米饭保胃气之助,故对寒热虚实夹杂的久利而滑脱不固之证,也有治疗作用。此外,临床用本方治疗肝胃不和、肝脾不和的吐呕、下利等症,也有比较显著的疗效。

【原文】

伤寒,热少厥微,指头寒,嘿嘿不欲食,烦躁数日,小便利,色白者,此热除也,欲得食,其病为愈;若厥而呕,胸胁烦满者,其后必便血。(339)

【释义】

本条论述热厥轻证及厥热胜复的转归。伤寒,病至厥阴,见发热而厥,是属热厥。"热少厥微",说明邪热势轻,为热厥轻证。由于阳热闭郁不甚,故厥微而不甚,仅表现为"指头寒"而已。因有郁热,故当见烦躁、小便短赤。厥阴肝郁影响胃气不和,故见"默默不欲食"。数日之后,若小便短赤而变为"小便利,色白"的,则是里热已除,津液得复的反映。郁热得除,气机通达,胃气和降,故从默默不欲食,一变而欲得饮食,则其病为愈。如果数日后不见小便利、欲得饮食等现象,而见厥逆加重。并伴有呕吐、胸胁烦满等证,说明厥阴邪热未解,反而郁结较前更甚。邪热郁久不解,则必伤及阴络而动血,发生便血的变证。

【原文】

病者手足厥冷,言我不结胸,小腹满,按之痛者,此冷结在膀胱关元也。(340)

【释义】

本条论述厥阴经脏皆寒的证候。病人手足厥冷,言"我不结胸",是作者用以说明病不在上焦又见小腹胀满。按之疼痛,则提示病在下焦,属阳虚寒凝所致。厥阴肝的经脉"过阴器,抵小腹"。今手足厥冷,小腹胀满,按之则痛,乃厥阴经、脏皆寒,阳气衰少,寒凝气滞,不能温运所致,故曰"此冷结在膀胱关元也"。关元穴在脐下三寸,膀胱亦在此处,故称"膀胱关元"

是泛指小腹一带而言。本条未出治法,据情当用当归四逆汤加吴萘萸、生姜以温经腑之寒。有的注家认为,本证为少阴虚寒,冷结膀胱,当治以四逆、白通之属,或明真武汤温阳利水以驱寒耶。如尤在泾就说:"手足厥冷……若不结胸,但少腹满,按之痛者,则是阴冷内结,元阳下振。病在膀胱关元之间,必以甘辛温药,如四逆白通之属,以救阳气而驱阴邪也。"此说可作参考。

【原文】

伤寒发热四日,厥反三日,复热四日,厥少热多者,其病当愈。四日至七日,热不除者,必便脓血。(341)

【释义】

本条论述厥阴病阳复而病愈及阳复太过而不愈的变证。文中所说厥、热的日数多少,主要用来对比说明阴阳消长、盛衰变化的问题。例如:伤寒发热四天,厥冷三天,又发热四天,显系热多于寒,即所谓"厥少热多",反映了阳能胜阴的病机,故其病当愈。若发热从第四天乃至第七天仍不除的,则为阳复太过,亦并不为美。阳者,热也,因肝主藏血,故当阳热不除,热气有余之时,每多有热并于阴,灼伤阴络,而发生大便脓血的变证,这也是厥阴病的病变特点之一。

【原文】

伤寒厥四日,热反三日,复厥五日,其病为进,寒多热少,阳气退,故为进也。(342)

【释义】

本条与上条对比,论述厥阴病阴盛阳衰则为病进。手足厥冷四天、发热三天。复又厥冷五天。从厥与热日数的对比来分析,显然是厥多而热少,表明疾病在继续发展,故谓"其病为进"。为什么厥多热少,其病为进呢? 张仲景在文中作了说明,即"寒多热少,阳气退,故为进也"。这里的寒热,代表疾病性质,而前之厥热则代表疾病的证候。所谓"寒多热少",是以病情变化推断出来的,先厥四日,复厥五日,合计为九日,而发热只有三日,对比之下,显然是寒多热少。热者阳也,寒者阴也。寒多热少,表明阴盛阳衰,即"阳气退"。伤寒以阳气为本,现阳气退故其病为进。

【原文】

伤寒六七日,脉微,手足厥冷,烦躁,灸厥阴,厥不还者,死。(343)

【释义】

本条论述厥阴病阴盛阳亡的死证。伤寒六七日不愈,病至厥阴,脉见微象,证见手足厥冷,乃为阴鄂肆虐,阳气衰微的表现。阳虚阴盛,不相顺接,故"脉微"而"手足厥冷"。阳气衰微,阴寒过盛,阴采搏阳,弱阳与强阴相搏,所以又见"烦躁"。阴寒重证所出现的"烦躁"症,往往是亡阳的危候。值此危急关头,当立即采取急救措施,若以药扶阳抑阴,又恐为时过缓无济于病,故急灸厥阴,一般常选用太冲、大敦,并配合任脉的关元、气海等穴以回阳消阴为急务。若灸后阳气来复则手足转温;若灸后手足厥冷仍不还者,则为阳气将绝,难以救治,故曰"死"。

【原文】

伤寒发热,下利,厥逆,躁不得卧者,死。(344)

【释义】

本条论述厥阴病阴极阳亡的死证。厥阴虚寒证见发热,若属阳气来复,当利止厥回;今虽见发热,但利仍不止,而厥不回,说明发热非为阳复,而是阴寒盛极,逼阳外越的格阳证候。阳气浮越不敛而有外亡之险,故其人躁扰不得卧寐,这是病情的一个方面。此外也可理解为虚寒下利日久,不但伤阳,也要耗阴,阴液枯竭,则阳气浮越不敛,亦同样会出现发热、躁不得卧等症。总之,凡在下利厥逆的同时,更见发热、躁不得卧者,均属阳气欲脱、阴阳离绝的危证,故主"死"。

厥阴病发热,有阳复和阳亡两种不同病情,应注意加以辨别:若阳复之发热,其厥利必随之而自止,是邪退正复的好现象;若亡阳之发热,则其下利厥逆不止,这是里真寒而外假热、阴盛格阳的危象,此时若再出现躁不得卧,是阳气完全发露于外,而阳将外脱的凶兆,预后多属不良。

【原文】

伤寒发热,下利至甚,厥不止者,死。(345)

【释义】

本条论述阴盛亡阳而下利至甚的死证。厥阴病见发热,但下利却日趋严重,甚至发展到"下利至甚"的程度,而且四肢也厥逆不止。说明这种发热是阴盛格阳,残阳欲亡的危象,而绝非阳气来复之佳兆。"下利至甚",则是阴寒至极,下元不固的反映。"厥不止",也即四肢厥逆不还。则为阳气不续之所致。阴盛而阳亡,故属死证。

【原文】

伤寒六七日,不利,便发热而利,其人汗出不止者,死。有阴无阳故也。(346)

【释义】

本条论述阴盛亡阳汗出不止的死证。伤寒有六七日之久,原来不下利,而后又出现发热而下利,说明病情有变。那么如何判断病势的进退呢?一般说伤寒先有厥逆下利,后见发热而利自止的,则是阳气来复、寒邪消退的欲愈现象。现在发热与下利同时并见,可知"发热"非为阳气之来复,而是阴盛格阳、孤阳外越的假象。如果此时其人更见汗出不止,则是阳气外亡而不固,阴阳本是相互依存的,今阳气外亡,阴阳离绝,终致"有阴无阳",而多难救治,故主"死"证。"有阴无阳故也",是作者对死因的自注。

【原文】

伤寒五六日,不结胸,腹濡,脉虚,复厥者,不可下,此亡血,下之死。(347)

【释义】

本条论述厥阴病血虚致厥的脉证及治疗禁忌。伤寒五六日,如果邪热传里,与痰水结于胸腹成为结胸病,其人必见脉沉紧、心下坚满疼痛等症;如果邪热内传阳明敛结成实,其人必见腹满疼痛拒按、不大便等症。然从"不结胸,腹濡,脉虚"则可知其证既非结胸,又非胃实。至于手足厥逆乏证,乃是由于"亡血"之所致。所谓的"亡血"之证,据本论第401条所说,"恶寒脉微,而复利,利止,亡血也",可知其多指虚寒下利的阴液伤亡证而言。其证本为阳虚,四末失温,故见"厥逆"。又有津伤亡血,大肠失润,或见大便秘结。因亡血属虚证,故虽有大便秘结,亦不能使用下法,若误下,则为"虚其虚",使气亏血竭,预后必然不良,故曰"下之死"。

【原文】

发热而厥,七日,下利者,为难治。(348)

【释义】

本条论述厥阴病厥热下利的难治之证。厥阴病厥热往复,反映着正邪斗争,阴阳进退的力量对比。如果发热属阳气来复者,则厥利当止。今发热、厥逆至七日而更见下利,说明阴寒之邪过盛,而阳气不支,欲从外脱。乃阴进阳退,正不胜邪,故病为难治。

【原文】

伤寒脉促,手足厥逆,可灸之。(349)

【释义】

本条论述阳虚脉促而厥逆的可灸之法。这里的"脉促",指脉来急促。伤寒见促脉,有虚实寒热之分:促而有力,为阳气盛,主热;促而无力,为阳气虚,主寒。本条脉促与阳虚不温四末之手足厥逆并见,则应是促而无力之脉,故主虚主寒。阳虚阴盛,阴来搏阳,虚阳奋力与阴寒抗争,故脉急促而无力。脉来急促是假象,按之无力才是本质。其治可用灸法,酌选关元、气海等穴灸之,扶阳固本以祛阴寒。

【原文】

伤寒脉滑而厥者,里有热,白虎汤主之。(350)

【释义】

本条论述热厥的脉证与治法。滑脉主阳,多见于阳盛或邪实之证。伤寒手足厥逆而见滑脉,知非虚寒,而属里热阳郁。邪热深伏,阻遏阳气不达四肢,而使阴阳气不相顺接,故手足厥冷。此因里有热而致厥,是谓"热厥",亦称"阳厥"。所谓"里有热",即指热郁阳明。阳明既热,虽四肢厥冷,但胸腹灼热、烦渴饮冷、汗出等症,亦意在言外。本条只言脉象,并以脉断证,可知此之脉滑,实为热厥辨证之眼目。脉滑说明里有热,但并未敛结成实,故其治宜清不宜下。用白虎汤既可清解阳明郁热,又可生津养液,使里热清,阴阳和,则厥逆自解。

【原文】

手足厥寒,脉细欲绝者,当归四逆汤主之。(351)

当归四逆汤方:

当归三两,桂枝三两(去皮),芍药三两,细辛三两,大枣二十五枚(擘),甘草二两(炙),通草二两。

上七味,以水八升,煮取三升,去滓,温服一升,日三服。

【释义】

本条论述血虚寒厥的脉证治法。"手足厥寒",即手足厥冷,若与脉微欲绝同见,则属阳衰阴盛之证,其治当用四逆汤回阳救逆;若与脉细欲绝同见,则细主血虚,故属血虚感寒,以致阴阳气不相顺接而成血虚寒厥。其治当用当归四逆汤养血通脉、温经散寒。

当归四逆汤用当归配芍药补肝养血以调荣;用桂枝、细辛通阳疏肝以散寒;桂枝配当归、芍药又可调和营卫气血;大枣、甘草补脾胃、生津液,兼制细辛之过散;而通草通利阴阳以利血脉。

【原文】

若其人内有久寒者,宜当归四逆加吴茱萸生姜汤。(352)

(赵本有"当归"二字)四逆加吴茱萸生姜汤方:

当归三两,芍药三两,甘草二两(炙),通草二两,桂枝三两(去皮),细辛三两,生姜半斤(切),大枣二十五枚(擘),吴茱萸二升。

上九味,以水六升,清酒六升和,煮取五升,去滓,温分五服。

【释义】

本条承上条,论述血虚寒厥兼内有久寒的治法。血虚寒厥治以当归四逆汤,已如上述。

"若其人内有久寒者","内"指内脏而言,包括肝或肝胃等脏器;"久寒",指沉寒痼疾,表现为下焦积冷,少腹冷痛,或中焦寒饮呕吐,脘腹疼痛等症,治宜当归四逆加吴茱萸生姜汤养血通脉而经脏两温。

本方方名"四逆加吴茱萸生姜汤方"前脱"当归"二字,应按赵本补正。当归四逆加吴茱萸生姜汤,即在当归四逆汤养血通脉、温经散寒的基础上加吴茱萸、生姜暖肝散寒、温胃化饮,更用"清酒"煎药,以增强其温通散寒的效力,达成经脏两温之效。

【原文】

大汗出,热不去,内拘急,四肢疼,又下利,厥逆而恶寒者,四逆汤主之。(353)

【释义】

本条论述阳虚厥利,真寒假热的证治。此证有大汗出,热不去,若是阳明里热外蒸,可见身热、汗出,热不为汗衰,但绝不见厥利恶寒等症。今大汗出,热不去,又见下利厥逆而恶寒等症,可知不是里热,乃属阴盛格阳,阳欲外亡的危候。阳虚阴盛至甚时,则阳被阴逼不能潜藏于里而亡失于外。虚阳外越,阳被阴格,故而"大汗出,热不去"。它既不同于阳明病的高热汗出、烦渴引饮,又有别于表证发汗的热随汗解。阳气虚则寒必盛,寒主收引,故腹内有拘急疼痛之感。四肢为诸阳之本,阳虚阴乘,寒滞筋脉,故见四肢疼痛。阳虚寒盛,温煦失职,所以又下利厥逆而恶寒。通观全文,本证当属阳虚寒盛、寒邪浸淫于内、虚阳浮越于外的危候,因此要急用四逆汤回阳救逆。

【原文】

大汗,若大下利而厥冷者,四逆汤主之。(354)

【释义】

本条论述阳虚阴盛而厥冷的证治。大汗出或大下利,不仅伤阴,更可伤阳。今大汗、大下利之后出现厥冷,知为阳气大伤,阴寒内盛所致。此时虽无虚阳外越的发热证,亦当急以四逆汤回阳救逆。正如俞嘉言所说:"此条较上条无外热相错,其为阴寒易明。然既云大汗大下利,则津液亦亡。但此条不得不以救阳为急,俟阳回尚可徐救其阴。"因本证之津伤来自于阳虚,故可不必救阴,而以四逆汤温阳,阳气得复,则气化行、阴液自生。"大汗,若大下利"在这里既可看作是导致伤阳的原因,又可理解为阳虚不能固摄的病变结果,实含有双重意义。

【原文】

病人手足厥冷,脉乍紧者,邪结在胸中。心中满而烦,饥不能食者,病在胸中,当须吐之,宜瓜蒂散。(355)

【释义】

本条论述胸中痰实致厥的证治。"病人",泛指患病的人,包括了伤寒、杂病在内。病人在手足厥冷发作时,切其脉乍然而紧,究其原因,乃为痰食有形之邪凝结在胸中所致。脉紧主实,痰实有形之邪凝结于胸中,故其脉见乍紧。实邪阻遏胸阳,使阳气郁而不达四末,故手足厥冷。实邪郁遏,气机不畅,故见"心下满而烦"。既然"邪结在胸中",为何又见"心下满"?其原因有二:一是因本证之邪实,原包括寒痰与宿食之类,故邪结的部位当包括心下与胃脘。二是即使邪结胸阳,也必然影响中焦气机之升降,而见心下满闷不舒。胸中有实邪阻滞,故虽知饥但又不能食。因其病位高,本着"其高者,因而越之"的治疗原则,当用瓜蒂散涌吐在上之实邪。实邪得去,胸阳畅达,气机通利,则手足厥冷、心下满而烦诸症自解。

【原文】

伤寒厥而心下悸者,宜先治水,当服茯苓甘草汤,却治其厥;不尔,水渍入胃,

必作利也。（356）

【释义】

本条论述水停心下而致厥的证治。伤寒见厥，有因寒、因热、因痰实结于胸中等原因，但本条的手足厥冷同时伴有心下悸动，知其致厥的原因是水饮内停之故。因水停胃中，胃阳被水寒所抑，阴来搏阳，故心下悸动。阳气被水饮阻遏，不能通达于四肢，阴阳气不相顺接，因而手足厥逆。证属水停中焦，阳被阴抑，故其治当先用茯苓甘草汤以治其水。水饮去，则胃阳布，悸动止而手足自温。若不先治其水，则水饮下渍胃肠，可导致下利的发生，即所谓"水渍入胃，必作利也"。由于下利则愈损其正气，正虚又将加重水寒之势而使病情恶化，故张仲景提出"宜先治水……却治其厥"的法则。从诸多水饮病来看，虽以阳虚为本，水饮为标，但当以水证为主时，为防再虚其阳而罹生他患，故亦当先治其标。经验证明，通过温阳化饮利水的治疗，使阳气得以振奋伸发，厥证每可得到改善或解除。从这个意义上说，温阳化水之法实寓有治本的积极作用在内。但也有的注家认为，先治有形之水，后治无形之寒，其说亦可参考。上条论胸中痰实，阻遏胸阳，使阳气不能达于四末而致厥，当治以瓜蒂散吐之，实邪去，阳气达，厥逆随之而解；本条论胃中停水，阻遏中阳，使阳气不达于四末而致厥，当先治其水，后治其厥。而临床当用茯苓甘草汤，俾水邪去，阳气通，其厥也每能获愈。

茯苓甘草汤方义，在太阳病篇第 73 条已述，此不赘述。

【原文】

伤寒六七日，大下后，寸脉沉而迟，手足厥逆，下部脉不至，咽喉不利，唾脓血，泄利不止者，为难治。麻黄升麻汤主之。（357）

麻黄升麻汤方：

麻黄二两半（去节），升麻一两一分，当归一两一分，知母、黄芩、葳蕤各十八铢，石膏六铢（碎，绵裹），白术、干姜、芍药、天门冬（去心）、桂枝、茯苓、甘草（炙）各六铢。

上十四味，以水一斗，先煮麻黄一两沸，去上沫，内诸药，煮取三升，去滓，分温三服，相去如炊三斗米顷令尽，汗出愈。

【释义】

本条论述寒热错杂，唾脓血泄利的证治。伤寒六七日，本为邪气内传之时，但若表不解，则仍当解表。即使邪气化热入里，若尚未构成阳明胃家实证，也不能误用攻下之法。今医者用大下之法，故实属误治。误下后，正气受伤，上焦阳热之邪内郁，因此寸脉沉而迟，尺部脉不起；阳虚气抑，不达四末，阴阳气不相顺接，因而手足厥逆。阳热郁于上，痹阻咽喉，灼伤络脉，所以咽喉不利而吐脓血；误下伤正，下焦有寒，因而泄利不止。此上热下寒、气阴两虚，寒热虚实夹杂之证。如治寒则遗热，治热则妨寒，治实则碍虚，补虚则助实，故"为难治"。而麻黄升麻汤实可清上温下，发越阳郁，滋阴和阳，故用之最为适宜。

麻黄升麻汤用麻黄、升麻透发内陷的阳郁之邪，升麻兼以升举下陷之阳气；用黄芩、石膏、知母清肺胃在上之热；用桂枝、干姜以温中通阳；用当归、芍药以养血和阴；用天门冬、葳蕤以养阴生津、滋补阴液不足；白术、茯苓、甘草健脾补中、交通上下之阴阳。本方宣发阳郁之邪，滋补脾胃之阴，温养下后阳气之虚。虽主治寒热错杂，但偏重于宣发升散，故以麻黄升麻为方名。

本方用药的特点是：药味多，以适应病情之复杂；剂量小，以利于阳郁之发散。在药味多，剂量轻的前提下，麻黄、升麻的剂量相对为大，从而突出了本方以宣发为主的治疗作用。通过药后的宣散汗出,不仅使内陷之邪得以外透,且使表里上下之阳气得以通达;阴阳水火能得以交通既济,则使其病得愈。方后注云"汗出愈",可见其重点乃在于透邪外出。

【按语】

对于本方,历代注家争议颇多,有人认为非仲景方;亦有人认为此方没有实用价值,当废弃不用。从理论与实践方面去分析,上述看法皆有不全面之处。因为《伤寒论》是一部完整的、充满辩证思想的巨著,统观全书篇与篇、节与节、条文与条文之间,无不首尾相接、前后呼应,有机相连。尤其他的辩证论治的思想体系更具系统性与完整性。书中所载112方也都是实践经验的结晶,具有很高的实用价值,绝非似是而非,有无两可之属。仅从其治疗寒热错杂证来说,全书总结出了几个大法:其中有乌梅丸的寒热并用,重点在于酸敛收纳之法;有黄连汤的寒热并用,重点在于和中之法;下文即将提到的干姜黄连黄芩人参汤的寒热并用,重点偏于苦降之法;也包括麻黄升麻汤的寒热并用,重点在于宣发之法。虽然各种方法如收、和、宣、降各有侧重,但它们都是有效地治疗寒热错杂证的一个重要的组成部分。如果将麻黄升麻汤废弃,则其治法将是降而无升,有收而无宣,这就破坏了《伤寒论》辩证论治体系的完整性,这是其一。唐代医学大家孙思邈的千金葳蕤汤,从其方药组成和治疗作用看,与麻黄升麻汤有某些近似之处,或者说是从麻黄升麻汤发展演变而来,而千金葳蕤汤的治疗作用及临床疗效是被后世医学所肯定的,因此麻黄升麻汤也并非没有价值,这是其二。第三,陈逊斋医案载,用本方治李梦如子喉病兼下利而获效。因此,无论在理论或实践上,本方的作用和价值都是不容置疑的。当然对本方还有待于我们在今后的临床实践中进一步研究与探讨,使之得到更好的继承和发扬。

【原文】

伤寒四五日,腹中痛,若转气下趣少腹者,此欲自利也。(358)

【释义】

本条论述寒性下利的前驱证候。伤寒四五日,多为邪气传里之时,若脾阳受伤,升降失常,则易出现虚寒下利之症。但在下利欲作之先,患者自觉腹中有气从上而下抵至少腹,或闻辘辘有声,此即"转气下趋少腹"之候。每当腹中之气下行时,也常常伴见腹中疼痛。阳明病的胃家实证,因肠中有燥屎,亦可见腹中痛、转矢气之症,但矢气虽下而燥屎却不下;脾虚寒证腹中痛,而见转气下趋少腹,则于转气之后,必随之而泻利发作。其证一实一虚,迥然不同。

【原文】

伤寒本自寒下,医复吐下之,寒格,更逆吐下;若食入口即吐,干姜黄芩黄连人参汤主之。(359)

干姜黄芩黄连人参汤方:

干姜、黄芩、黄连、人参各三两。

上四味,以水六升,煮取二升,去滓,分温再服。

【释义】

本条论述"寒格"的证治。伤寒本因寒邪而下利,医者误以为实热而用吐下的方法治疗,从而使里气更虚,气机不利,脾胃升降失常而致寒热格拒。胃阳被格而逆于上,则"食入口即吐";脾阳被抑而清气不升,则下利更甚。因此病"本自寒下",而又误治伤阳使寒者更寒,上热被下寒所格拒,而中焦不能斡旋交通,故称之为"寒格"。

呕吐有寒热之分,一般说,因于寒者多表现为朝食暮吐、暮食朝吐;因于热者,则多是"食已即吐"。本证食入口即吐,当属热证。但由于这种热是来自于吐下后的寒格,因而热只表现在上,而在下者仍还是寒。上热下寒,故吐利交作,治宜以干姜黄连黄芩人参汤清上温下。

干姜黄连黄芩人参汤用黄连、黄芩苦寒以泄上热,干姜温脾以祛下寒,人参健脾补虚,以复中焦升降之能。本方寒热并用,苦降辛开,干姜又可从其上热,引导芩连入内,使之不发生格拒,所以,陈修园认为此方也治火邪上逆的呕吐,如把干姜改为生姜则更有疗效。

【原文】

下利,有微热而渴,脉弱者,今自愈。(360)

【释义】

本条辨厥阴虚寒下利而见阳气恢复向愈的脉证。厥阴虚寒下利,若见恶寒蜷卧,脉阴阳俱紧者,是阴盛阳衰而为病进。今见"微热而渴",说明阳气渐复,"脉弱"虽主正气不足,但也反映邪气转衰,阳复阴消,正复邪却,故其病可不治自愈。

【原文】

下利,脉数,有微热汗出,今自愈;设复紧,为未解。(361)

【释义】

本条承上条,再论厥阴虚寒下利有自愈与病未解的脉证。脉数主阳、主热。厥阴虚寒下利,见脉数,是阴病见阳脉,表示阴邪退而阳热来复;同时"有微热汗出",说明阳气通达,而又非阳热太过之证,故为疾病向愈的佳兆。"设复紧,为未解",是说假设虚寒下利而又见紧脉,紧脉主寒为邪气盛,说明寒邪势盛而未衰,正气不能祛邪外出,此时虽有微热汗出等症,也多属寒盛阳亡之候,病亦不能自愈。

【原文】

下利,手足厥冷无脉者,灸之不温,若脉不还,反微喘者,死。少阴负趺阳者,为顺也。(362)

【释义】

本条论述厥阴厥逆无脉的危证。厥阴虚寒下利,阳气虚不足以温煦四末,故手厥冷;血气不续,故而无脉。阴阳皆虚,病势险急,当采取急救措施,可灸气海、关元、大敦、太冲等穴位,以回阳为急务。如果灸后手足温而脉还的,说明阳气尚未至竭绝的程度,故生机尚在,还有救治的余地。若灸后手足不温,脉搏不至,说明心肾根本之阳虚极,此时若再见微喘,为肾阳不能纳气归根,故病属危殆,而预后不良。

"少阴"与"趺阳",在这里系指脉位而言。上条言"无脉",是指上部寸口脉不至,而本条之少阴与趺阳脉则指在下之足部脉。少阴为肾脉,其部位在太溪穴;趺阳为胃脉,其部位在冲阳穴。少阴肾为先天之本,阳明胃为后天之本。若病重上部无脉,当诊察下部根脉。"少阴负趺阳",即太溪脉小于趺阳脉。而趺阳脉盛,则胃气不衰,有胃气则生,其病虽重,仍可救治,预后较好,故"为顺也"。反之,若趺阳负于少阴,即趺阳脉小于少阴脉则表明胃气败绝,已无法救治,故属逆证,脉以胃气为本有其临床意义。

【原文】

下利,寸脉反浮数,尺中自涩者,必清脓血。(363)

【释义】

本条论述厥阴热利的脉证。脉浮数为阳,虚寒下利,见浮数之脉,是阴证见阳脉,表示阳气来复,其病向愈。今下利,病在里,寸脉反见浮数,尺中见涩脉,是阳热有余,阴血反受热伤的征象。厥阴肝主藏血,热伤阴络,腐化为脓,所以"必清脓血"。

【原文】

下利清谷，不可攻表，汗出，必胀满。（364）

【释义】

本条论述阳虚里寒证，不可攻表发汗。"下利清谷"，本为脾肾阳虚，不能腐熟水谷所致，当急以四逆汤温里回阳，即使兼有表证不解者，亦不可发汗以攻其表。因为汗乃阳气蒸化津液而成，发汗不仅伤津，而且也损阳气，阳气外泄，则在里之阳更虚。阳虚则寒凝气滞而发生胀满。

【原文】

下利，脉沉弦者，下重也；脉大者，为未止；脉微弱数者，为欲自止，虽发热，不死。（365）

【释义】

本条论述厥阴病下利的几种不同脉证及预后。厥阴下利，有寒热之分，从症见"下重"来看，是指痢疾而言。厥阴为肝之病，肝主疏泄、喜条达。肝气郁结，则气郁化热；气机不畅，则湿邪内蕴。湿热交结，迫注大肠，热性急迫而湿性缓滞，加之肝失疏泄，因此大便下重难通，肛门有重滞之感。湿热互结于里，故脉沉，利属厥阴，故又脉弦。

《素问·脉要精微论》说"大则病进"。所以下利而"脉大者"，为邪气盛，病势在继续发展，故"为未止"。若下利脉微弱而数者，表明邪热已衰，主下利欲自止。此时若见发热，则是正气不衰之象，故"虽发热，不死"。言外之意，当下利、脉大有力而又见发热不止者，则为邪热亢盛，病势继进，预后多不良。

【原文】

下利，脉沉而迟，其人面少赤，身有微热，下利清谷者，必郁冒，汗出而解，病人必微厥。所以然者，其面戴阳，下虚故也。（366）

【释义】

本条论述戴阳轻证有郁冒作解之机。下利清谷，脉沉而迟，是为虚寒病证。阳虚阴盛，虚阳外越，可发生格阳、戴阳。"其人面少赤，身有微热"，说明阴寒势减，格阳不甚。阴寒之邪由盛变衰，因而其证也相应地必见微厥。既然真阳未尽浮露而外脱，尚能潜藏于里，阴寒邪势又由盛转衰，所以阳气尚有抗邪之机，阳气与阴寒抗争，则其人出现郁冒之证；阳气来复，通达内外，祛邪外出，其人则汗出而病解。"所以然者，其面戴阳，下虚故也"，这是自注句，说明面少赤，身有微热的戴阳证。是因为下虚而阳不潜敛；下利清谷，脉沉迟，手足厥逆，则是因为下焦阴寒之盛。下焦寒盛，格阳于上，则其面戴阳而发赤。

【原文】

下利，脉数而渴者，今自愈；设不差，必清脓血，以有热故也。（367）

【释义】

本条论述厥阴寒利由于阳复太过，而转为热利便脓血之症。寒性下利若见"脉数而渴"，是阴寒退却、阳气恢复、阴证转阳的好现象，故其病当自愈。假若阳复太过而化热，则邪热可灼伤阴络，而致大便脓血，其病则不能愈。

本条说明，厥阴寒利，若见脉数而渴者，有两种不同转归：一为阳复寒却、疾病向愈；一为阳复太过、阳热有余而反有便脓血之患。

【原文】

下利后脉绝，手足厥冷，晬时[1]脉还，手足温者生，脉不还者死。（368）

【词注】

[1]晬(zuì,最)时:意一周时,即一昼夜。

【释义】

本条论述下利脉绝的预后。"脉绝",即脉来不继,断绝无脉之意。下利后见"脉绝,手足厥冷",多是阴津阳气暴脱,以至脉搏不续、阴阳不相顺接所致。阳气乍脱,若根本未败,仍存有来复的生机。若经过晬时,即24小时,脉搏逐渐还复,手足转温,说明阳气来复,故主生;若经过24小时脉仍不还,手足仍然厥而不温,说明阳气已败,已绝来复之机,故主死。

【原文】

伤寒下利,日十余行,脉反实者死。(369)

【释义】

本条论述虚证见实脉者死。伤寒下利,一日十余次,致气血津液大伤,此属大虚之证,当见微细无力的脉象,方为脉证相应,病虽重亦可救治。今大虚之证,反见实而有力的脉象,脉证不符,故脉实言"反",说明其人正气大虚,而邪气则反盛实。正虚邪实,难以救治,故为死证。

脉实还有脉失柔和的意思,即所谓真脏脉见。下利日十余行不止,正气本已虚甚,再见真脏脉,表明胃气败绝,故主死。

【原文】

下利清谷,里寒外热,汗出而厥者,通脉四逆汤主之。(370)

【释义】

本条论述阴盛格阳的证治。"下利清谷",是脾肾阳虚,阴寒内盛,腐化无权所致。阳虚不温四末,所以见厥。阳虚不固而欲从外脱,故见汗出。在此一派阴寒的证情下,若又见身热,则既非表热不解,亦非阳复之热,而是阴盛格阳、阳气欲亡的表现,故仲景揭示此证曰"里寒外热",也就是真寒假热。其治当急以通脉四逆汤回阳救逆,以挽回欲脱的阳气。

本方证在少阴病已做过介绍,学习本条时当与少阴病有关条文相互联系对照,则更有助于理解。

【原文】

热利下重者,白头翁汤主之。(371)

白头翁汤方:

白头翁二两,黄柏、黄连、秦皮各三两。

上四味,以水七升,煮取二升,去滓,温服一升;不愈,更服一升。

【释义】

本条论述厥阴热利的证治。厥阴下利有寒热之分,"热利下重",指出热利每有下重的特点,所以它是热利的主症。厥阴热利,多为湿热内蕴,气机不畅,因而表现为里急后重、下重难通之象。"下重"既是湿热下利的一个重要特征,也是厥阴热利的辨证眼目。厥阴肝主藏血,热迫血分,灼伤阴络,腐化为脓,故便脓血是厥阴热利的另一个特征。从以上下重、便脓血两症来看,厥阴热利实际上包括了现代医学所说的痢疾病。治用白头翁汤清热燥湿、凉血止利则愈。

白头翁汤以白头翁为主要药物,白头翁苦寒,善清肠热、治毒痢,并能凉血舒肝,为治毒热赤痢的要药;黄连、黄柏寒以清热,苦以燥湿,最能厚肠止利;秦皮苦寒,能清肝胆及大肠湿热,并可凉血坚阴而止利。

【原文】

下利,腹胀满,身体疼痛者,先温其里,乃攻其表。温里宜四逆汤,攻表宜桂枝汤。(372)

【释义】

本条论述虚寒下利兼有表证的治疗法则。腹胀满有因于实者,也有因于虚者。腹胀满,大便不通,多属实;腹胀满与下利并见则多属虚。《灵枢·经脉》云"胃中寒则胀满",今下利,腹胀满,是因脾肾阳虚,温运失职,寒凝气滞所致。脾肾阳气虚衰,腐熟运化无力,其下利必为完谷不化。"身体疼痛"说明表证未解。里虚又兼表证,其治当"先温其里,乃攻其表",即先用四逆汤温里扶阳,待里气恢复,清便自调,抗邪能力增强之后,再拟桂枝汤以攻表。这是治疗表里同病而里气虚的一个法则。若不遵循这个法则,先行攻表,误发虚人之汗,则可造成亡阳虚脱的严重后果。张景岳对这一治疗法则做了很精辟的分析:"此一条乃言表里俱病而下利者,虽有表证,所急在里,盖里有不实,则表邪愈陷,即欲表之,而中气无力亦不能散,故凡见下利中虚者,速当先温其里,里实气强则表邪自解,温中可以散寒,即此谓也。"

【原文】

下利,欲饮水者,以有热故也,白头翁汤主之。(373)

【释义】

本条继论厥阴热利的证治。虚寒下利一般不渴,即或有渴,如少阴病自利而渴,亦多不欲饮水。今"下利欲饮水",而口渴而能饮,说明是热伤津液,故曰"以有热故也"。因热而下利、则属热利,厥阴热利,必见里急后重,便脓血。其治仍应以白头翁汤清热燥湿,凉血止利。

本条提出的"下利欲饮水",是对厥阴热利见症的又一补充。综合以上几条,可知辨厥阴热利当抓住三个主症,即下重,便脓血,口渴欲饮水,由此方知其证为热而非寒。

【原文】

下利,谵语者,有燥屎也,宜小承气汤。(374)

【释义】

本条论述燥实内阻,热结旁流的证治。下利因有燥屎所致者,是属热结旁流。其所利下之物,多是"自利清水,色纯青",或是大便黏液,滞塞难通。由于本证的关键在于"有燥屎",以致腑气不通,气滞不爽,故其证也多见腹满疼痛,口燥咽干等症。热结阳明,浊热扰心,故而谵语。治当通因通用,以下其结,方用小承气汤。

【原文】

下利后更烦,按之心下濡者,为虚烦也,宜栀子豉汤。(375)

【释义】

本条论述邪热蕴郁心胸的证治。此之下利,本为热利,下利腐秽得去,邪从下泄,故按之心下濡。但利后余热不尽,蕴郁于心胸,故烦不减而更甚。因为这种引起心烦的郁热,只是无形的热邪,未与痰、水、食等有形之邪结聚,故称之为"虚烦"。治用栀子豉汤的清宣,以解胸膈间的郁热。

【原文】

呕家有痈脓者,不可治,呕脓尽自愈。(376)

【释义】

本条论述因内有痈脓而呕者,当治其内痈。"呕家",指素有呕吐的病人。致呕的原因很多,有因外感的,有因内伤的,有因寒的,有因热的,有因蓄水的,有因痰食涌逆的,亦有因内痈蓄脓的,等等。其治当察其所属,究其所因,辨证以论治,不可见呕止呕。本条所述之呕家,乃是因内脏生痈脓而致呕吐。此为肺、胃热毒内蕴而生痈脓,痈脓既成,每多借呕吐以排出,因此呕吐又是排泄秽物,驱邪外出的一种正常反映。故凡痈脓已成需要排出而见呕吐者,绝不可止其呕,所谓"不可治",即不可单纯止呕之意。"呕脓尽自愈",是说将脓液排尽则呕自止,并非指病痊愈。若要从根本上治呕,则当从治痈脓入手。使内痈愈,而脓不生,则呕吐必不治而自止。这就是"治病必求其本"的意义。

【原文】

呕而脉弱,小便复利,身有微热见厥者难治。四逆汤主之。(377)

【释义】

本条论述呕而手足厥冷属阴盛格阳,故为难治。"呕而脉弱",为病在里。因"小便复利",故可排除水饮为患。脉弱为正气不足,病在厥阴而见弱脉是阳气虚衰。见身有微热而手足温者,是阳气来复的佳兆。今身有微热而手足厥冷,说明非为阳复,而是阳不胜阴,阴寒之邪内盛而格阳于外的反映。其呕亦属阴盛阳衰、阴阳格拒、阴寒之气上逆的见症,故其病为难治。当急以四逆汤扶阳消阴,以观后效。

【原文】

干呕,吐涎沫,头痛者,吴茱萸汤主之。(378)

【释义】

本条论述肝寒犯胃的证治。厥阴肝脉,挟胃属肝,上贯膈,布胁肋,上入颃颡,连目系,上出与督脉会于巅顶。寒伤厥阴,下焦浊阴之气循经上犯于胃,致使胃寒气逆,水饮不化,而见"干呕,吐涎沫",即口中频频地吐出清涎冷沫,或如蛋清,或如白沫,或如清水。厥阴肝寒循经上逆,故见头痛且以巅顶部为甚。其治当以吴茱萸汤暖肝温胃降浊以散水饮。

吴茱萸汤证在《伤寒论》中,涉及阳明、少阴、厥阴三经的病变。从其方证分析,肝胃虚寒当为病变的根本。既是肝胃虚寒,为何又列入少阴病中?因为少阴肾阳为一身阳气之本,因元阳之气根于肾,必由肝胆而升,借三焦之通路、以布于周身,温煦五脏六腑、四肢百骸。而胃为中土,乃是心肾水火上下相交的必由之路,故若肝胃虚寒,则必然影响少阴阳气的升腾与心肾阴阳的交通和水火的既济。前述少阴病烦躁欲死,即是中寒为病而影响心肾不交的见症,可见厥阴、阳明二经均与少阴有着密切的关系。

【原文】

呕而发热者,小柴胡汤主之。(379)

【释义】

本条论述厥阴病脏邪还腑,转出少阳的证治。肝与胆相表里,少阳病进可转入厥阴,厥阴病衰也可转出少阳,故有实则少阳,虚则厥阴之说。本条所述厥阴病见喜呕而发热不退的少阳证候,是脏邪还腑、阴变阳的好现象。临床上除见到呕而发热外,还可有口苦、心烦、脉弦等少阳病的其他见症。既然厥阴病已转出少阳,则当治以小柴胡汤和解之法。

【原文】

伤寒大吐大下之,极虚,复极汗者,其人外气怫郁,复与之水,以发其汗,因得哕。所以然者,胃中寒冷故也。(380)

【释义】

本条论述伤寒误用吐下使胃阳虚而致哕。伤寒大吐大下而伤伐其正气,特别是脾胃之阳气,因而造成脾胃之气"极虚",本不应再汗,而又"复极汗出",以致其人外气怫郁于表,则身热不解。而医者认为表不解,而用热饮的方法,再度发汗。如此一误,而使胃气虚冷,故发生哕,即呃忒之证。"所以然者,胃中寒冷故也"。是作者借以说明致哕的原因与机理。

【原文】

伤寒,哕而腹满,视其前后,知何部不利,利之即愈。(381)

【释义】

本条论述哕而腹满的辨证与治法。哕,即哕逆,俗称呃逆。致哕因素虽多,但概括起来不外虚实两类,而其病机,总由气机不利,胃失和降所致。今哕与腹满并见,一般多属于实证,虚实虽明,但仍需要进一步探讨证候形成的具体原因,以便制订相应的治疗措施,所以要观察其大小便,即"视其前后",若小便不利,则为蓄水;大便不利,则为腑实。蓄水宜通利小便;腑实宜通利大便。查明前后何部不利,施以相应治法,使二便通利,气机调畅,则哕逆、腹满亦必随之而愈。

【结语】

本篇原文共56条。因病至厥阴,阴寒极盛,阳复有机,即所谓寒极生热,阴极生阳,故厥阴病与少阴病截然不同,而以寒热错杂、厥热往复,或寒,或热等症为特点。

厥阴寒热错杂证,治当寒热杂治。其中有乌梅丸寒热杂治重在酸收以伏蛔;干姜黄连黄芩人参汤寒热杂治重在苦降以止呕;麻黄升麻汤寒热杂治重在宣发以透内陷阳郁之邪。

厥阴阴阳消长之机,可通过厥热胜复之证而知。故本篇列举数条厥热对比,孰多孰少之证,以予辨别阴阳消长、推测预后作示范。

本篇又将诸厥证作了归纳。厥者,手足逆冷是也,是言其证;凡厥者,阴阳气不相顺接,是言其病机。并论述了四逆辈的阳虚寒厥;当归四逆汤证的血虚寒厥;白虎汤证的热厥;可下证的里热实厥;乌梅丸证、麻黄升麻汤证的寒热错杂厥;瓜蒂散证的痰阻胸阳厥;茯苓甘草汤证的水遏胃阳致厥等。

厥阴主肝,肝气疏泄失调,可致六腑气机不利、升降失常而出现诸多呕、吐、哕、下利之症。就呕吐而言,有吴茱萸汤证的肝胃气寒、浊阴上逆之呕;有小柴胡汤证的脏邪还腑、阴病出阳之呕;也有乌梅丸、干姜黄连黄芩人参汤证的寒热错杂、上热下寒之呕。就下利而言,有四逆辈的寒利;白头翁汤证的热利;小承气汤证的内结旁流;以及乌梅丸、麻黄升麻汤证的寒热错杂之利等。

厥阴为病,阴盛则寒。阳复则热。寒极亡阳则死;阳复邪却则愈;若阳复太过则热,其热上攻可发喉痹;下迫可便脓血;外壅肌肤则发痈脓。凡此种种的不同预后,本篇均已述及。

辨霍乱病脉证并治法

【提示】

霍乱是以呕吐、下利为主要临床表现的暴发性的胃肠疾患。后世医家又根据见症不同,分为湿霍乱与干霍乱两大类:即上吐下利,吐泻无度者为湿霍乱;欲吐不吐,欲泻不泻,但见烦闷不安、腹中绞痛、短气汗出者为干霍乱。本篇所讲的霍乱,因以呕吐而利为主症,故当属湿霍乱。

霍乱病,多因饮食生冷不洁,或感受六淫之邪,而使表里之邪相并,寒热错杂,乱于肠胃,清浊相干,升降失常所致。仲景把霍乱病列于伤寒六经病证之后,是作为类证以与伤寒鉴别比较而设的。

【原文】

问曰:病有霍乱者何? 答曰:呕吐而利,此名霍乱。(382)

【释义】

本条论述霍乱病的主要证候。以问答形式,揭示了霍乱病的主症,并列于篇首,实有提纲挈领的作用。问:疾病中有称作霍乱的,其临床表现是什么? 答:呕吐、下利且暴然而作者,即为霍乱。

霍,迅速、急骤之意;乱,即变乱之意。霍乱,即指暴然发作的疾患;霍乱以吐泻为主症,又含有挥霍缭乱的意思。因其发病急骤,吐泻交作,挥霍缭乱,故取名霍乱。此与现代医学所讲的由霍乱弧菌所引起的霍乱,概念不同,而其范围要广泛得多。《灵枢·五乱》篇中,就有了霍乱的名称,如"清气在阴,浊气在阳……清浊相干……乱于肠胃,则为霍乱"。并已明确指出了霍乱的病因、病机和主症。这在世界医学史上也远居于领先地位。

【原文】

问曰:病发热,头痛,身疼,恶寒,吐利者,此属何病? 答曰:此名霍乱。霍乱自吐下,又利止,复更发热也。(383)

【释义】

本条补述霍乱见症,并指出与伤寒的不同之处。由于霍乱也是感受外邪引起,故亦可兼见表证,发热恶寒同时并见,是病在表;邪客于表,经脉不利,故头身作痛。病在表,若属太阳伤寒,只有当邪气内传,影响里气不和,脾胃升降失常之时,才见呕吐下利。今初病即见吐利并与表证同见,故不属伤寒而属霍乱。霍乱虽也是表里同病,但以吐利的里证为主。"自吐下",即言病从内发,而不是受表邪的影响。病从内而外,表里不和,则吐利、寒热并见;若下利止,但见发热,说明里气虽和,而表证未解。

【原文】

伤寒,其脉微涩者,本是霍乱,今是伤寒,却四五日,至阴经上转入阴,必利,本呕下利者,不可治也。欲似大便而反失气,仍不利者,此属阳明也,便必硬,十三日愈,所以然者,经尽故也。下利后,当便硬,硬则能食者愈;今反不能食,到后经中,

颇能食,复过一经能食,过之一日,当愈。不愈者,不属阳明也。(384)

【释义】

本条论述伤寒与霍乱的脉证异同,而作了鉴别和比较。伤寒表不解而又内传入阴经,则表里同病,亦可见身热、恶寒而吐利交作,证情类似霍乱。但若伤寒表不解,其脉必见浮紧。今初病即吐利,而脉反微涩。说明此证并非伤寒,乃"本是霍乱"为病。霍乱为病,"本呕下利",发则吐利交作,速致津气大伤故脉来微涩而无力。至于伤寒为病,则多是在四五日邪传阴经之时,才见吐利。二者迥然有别,切不可将霍乱病误诊为伤寒而论治,此即所谓"不可治"之义。若霍乱吐利之后,其人欲似大便而不能,而仅见矢气而已,此为吐下津伤化燥,胃肠失润所致。故曰"属阳明也"。因其并非传经之邪,故其病至十三日,当经气来复、津液得以恢复之时,则病可自愈。津伤转属阳明,虽大便必硬,但无其他腹满疼痛拒按、潮热、谵语等腑实燥热证候,故与阳明病的"胃家实"亦有所不同。

下利后,津伤失润,大便当硬。因不属阳明胃家实证,虽大便硬,但腑气尚通,胃气尚和,故能食而有自愈的机转。今初病即"不能食",但"到后经中",即过七日以后而"颇能食"的,反映胃气已逐渐恢复,如复过一经而继续能食,则过一日其病当愈,此与上条论述十三日病当愈之义相同。若到后经中不愈者,则不属津伤便硬之阳明,当考虑是其他的病证。

以上三条,可以说是本篇的总论。全面地论述了霍乱病的脉证特点和预后转归,并与伤寒病进行了鉴别比较,也对霍乱病的辨证论治提供了可靠的依据。从以上三条内容分析,可以看出霍乱和伤寒有以下几点不同:

1.病因:霍乱多是六淫与饮食夹杂之邪干于胃肠;伤寒则是邪客于表,由皮毛而入,逐渐传里。

2.病机:霍乱是脾胃升降失常,清浊相干,胃肠功能紊乱,其病由内而外;伤寒则是皮毛受邪,营卫失和,其病从外而内。

3.脉证:霍乱初起即见吐利交作,脉来微涩;伤寒则是时过几日,邪转入阴,方见吐利。病初起,邪在表,脉来浮紧。

【原文】

恶寒脉微,而复利,利止,亡血也,四逆加人参汤主之。(385)

四逆加人参汤方:

于四逆汤方内,加人参一两,余依四逆汤法服。

【释义】

本条论述霍乱吐利致阳虚液竭的证治。"恶寒脉微",本为阳虚,"复利"是阳虚阴盛,必见下利清谷。若利止而见烦、热、手足温、脉数者,是为阳复向愈之证;今利止而不见阳复脉证,可知并非阳复阴退,而是津液随下利而竭,已无物可下,此即所谓"利止,亡血也",治以四逆加人参汤回阳兼救阴。

四逆加人参汤即四逆汤加人参。用四逆汤以回阳,人参既可益气固脱,又可生津滋阴。故本方用于亡阳虚脱而脉不起,以及阳损及阴、阴阳两伤者,最为妥当。如凡四逆而表现为大汗不止,吐利无度而致阴液消耗者,均可施用。《伤寒论》中,白虎汤证见大烦渴不止要加人参;通脉四逆汤证见脉微欲绝,利止脉不出者也要加人参,本条的利止亡血亦加人参,联系起来可见人参不仅益气,而且确有生津补液的作用。

【原文】

霍乱,头痛,发热,身疼痛,热多欲饮水者,五苓散主之;寒多,不用水者,理中丸主之。(386)

理中丸方:

人参、甘草(炙)、白术、干姜各三两。

上四味,捣筛,蜜和为丸,如鸡子黄许大,以沸汤数合,和一丸,研碎,温服之。日三四,夜二服,腹中未热,益至三四丸,然不及汤。汤法:以四物依两数切,用水八升,煮取三升,去滓,温服一升,日三服。

加减法:

若脐上筑者,肾气动也,去术加桂四两。吐多者,去术,加生姜三两。下多者,还用术。悸者,加茯苓二两。渴欲得水者,加术,足前成四两半。腹中痛者,加人参,足前成四两半。寒者,加干姜,足前成四两半。腹满者,去术,加附子一枚。服汤后,如食顷,饮热粥一升许,微自温,勿发揭衣被。

【释义】

本条论述霍乱兼有表证的治法。既言霍乱,必暴然而作吐利;同时伴有头痛、发热、身疼痛等表证,则属表里同病,其治当根据表里寒热的不同病情而施以不同的治法。若以表证、阳证为主,即"热多",见口渴欲饮水而小便不利者,则治以五苓散,表里两解,通阳化气,利小便而实大便,且五苓散又有行制节之令的作用,能升清降浊而调脾胃。若"寒多"的,即以寒湿之邪为主,见口不渴,"不用水"者,即"自利不渴,属太阴也"的互义。则治以理中丸,温化中焦寒湿。

理中丸用人参、甘草健脾益气,干姜温中散寒;白术健脾燥湿。脾阳得复,寒湿得去,则升降调和而吐利自止。本方为治太阴虚寒证的主方,因其作用在于温运中阳,调理中焦,故取名"理中汤"。本方又名人参汤,亦治虚寒性的胸痹证。本方煎服法,有几点需加以说明:

1. 原为丸剂,亦可作汤服,为一方二法。病缓需久服者,可用丸;病急或服丸效差者,应用汤剂。

2. 服药后腹中转热,是见效的反映,"腹中未热"不效,可加量;仍不效,更见腹冷痛、畏寒、手足冷、下利清谷者,可加附子而脾肾兼治。

3. 为增强药效,温养中气,服药后可喝热粥,并温覆以取暖。

4. 若是中焦虚寒下利,又挟热见大便黏液不爽者,可加黄连,为连理汤;兼胃寒吐逆不止,可加丁香、吴茱萸,为丁萸理中汤;兼吐蛔者,可加乌梅、川椒,为椒梅理中汤。随症加减,临床均有较好疗效。

【原文】

吐利止而身痛不休者,当消息和解其外,宜桂枝汤小和之。(387)

【释义】

本条论述霍乱里和表不解的证治。霍乱可表现为表里同病。今"吐利止",说明里气和,而"身痛不休",说明表证不解。治"当消息和解其外,宜桂枝汤小和之"。消息,有斟酌之意,寓有灵活变通,随证选药的意思。为何用桂枝汤小和之?这是因为吐利之后,正气受伤,虽有表邪亦不可用麻黄汤类峻汗;再者,吐利之后,邪气已衰,也不需峻汗。此处用桂枝汤也不必歠粥及温覆取汗,可见所谓"小和",尚有不令发汗之意。

【原文】

吐利汗出,发热恶寒,四肢拘急,手足厥冷者,四逆汤主之。(388)

【释义】

本条论述霍乱吐利以致亡阳脱液的证治。吐利交作,更见汗出,说明真阳大伤,阳虚不固而外亡。阳虚不温四末,则手足厥冷。津液随吐利而外泄,则其病必由阳而损及阴。阴阳两虚不温、不柔,则筋脉失养,故"四肢拘急"。阳气大虚,弱阳被盛阴格拒而外浮,所以在畏寒的同时又见身热。本证虽为亡阳脱液之证,但因其液脱源于亡阳,故当先固散亡的阳气,治以四逆汤,亦阳气固,则阴液敛;阳气复,则阴液生之义。

【原文】

既吐且利,小便复利而大汗出,下利清谷,内寒外热。脉微欲绝者,四逆汤主之。(389)

【释义】

本条论述霍乱吐利后致里寒外热的证治。"既吐且利",即吐利交作,病当属霍乱。吐利津伤,小便当少而不利;今见"小便复利而大汗出,下利清谷",说明吐利伤及下焦肾阳,阳虚不能固摄津液,以致津液下走外泄;不能温暖脾土,以致下利完谷不化而澄澈清冷。虚阳被盛阴格拒而外浮,从而形成"内寒外热"的真寒假热证。阳虚液少,不能充盈血脉,故见"脉微欲绝",而似有似无。此为阳虚阴盛之重证,可先用四逆汤回阳救逆以摄阴,如不效再投通脉四逆汤亦意在言外。

【原文】

吐已下断,汗出而厥,四肢拘急不解,脉微欲绝者,通脉四逆加猪胆汤主之。(390)

通脉四逆加猪胆汁汤方:

于四逆汤方内,加入猪胆汁半合,余依前法服;如无猪胆,以羊胆代之。

【释义】

本条论述霍乱吐利致阳亡阴竭的证治。"吐已下断",指不再吐利,即吐利停止。若吐利止而手足转温,则是阳复欲愈的佳兆。今吐利虽止,更见"汗出而厥,四肢拘急不解,脉微欲绝"等症,说明此"吐已下断"并非阳复,而是吐利太甚,以致水谷津液枯竭,无物可吐而自止,无物可下而自断。阳气外亡,所以汗出而厥。阴阳俱虚竭,筋脉失养,血脉不滋,故见四肢拘急不解,脉微欲绝。治以通脉四逆加猪胆汁汤,在回阳救逆之中,兼以益阴和阳。

原书卷十为"四逆加猪胆汁汤",赵本为"通脉四逆加猪胆汤",应据赵本在"四逆"之前加"通脉"二字。通脉四逆汤可回阳散寒、通脉救逆。加猪胆汁有两个作用,一可益阴滋液,既可补益吐下之液竭,又可制姜附燥热劫阴之弊,此即所谓"益阴和阳";二可借其性寒,以引热药入阴,可减少或制约阴寒太盛对辛热药物的格拒不受,此为反佐之法。

【原文】

吐利发汗,脉平,小烦者,以新虚不胜谷气故也。(391)

【释义】

本条论述霍乱病后胃虚,应注意饮食调养。霍乱吐利发汗之后,胃气必伤。见"脉平",即脉搏平和、正常,说明大邪已去,阴阳和合,病已向愈。仍有"小烦",即微烦,是病后脾胃虚弱,未能节制饮食,进食多而不能消化,即所谓"新虚不胜谷气故也"。"新虚",指大病初愈,胃气尚弱;不胜谷气,指胃气弱而不能消谷。此不需用药,只要能节制饮食,注意饮食调养即可。

本条列于霍乱篇末,重申保胃气,存津液的防治法则,很有指导意义。

【结语】

本文共 10 条,前三条论述了霍乱病的脉证特点,预后转归及与伤寒的主要鉴别点;后八条主要论述霍乱病的辨证论治。霍乱吐利轻证兼表且有水结者,可用五苓散;偏中焦虚寒,寒湿内盛者,可用理中汤。霍乱吐利,伤阳脱液,直至阳亡液竭,阴盛格阳者,可据情酌用四逆汤、通脉四逆汤、四逆加人参汤、通脉四逆加猪胆汁汤等。霍乱吐利止而里已和,尚有表邪不解者,可用桂枝汤小和其外。霍乱初愈,正气未复,节饮食,慎起居等调养之强,很为重要,不可不知。

从全篇来看,本论所述之霍乱,多属后世所称之湿霍乱,而且以证偏寒湿者居多。

辨阴阳易差后劳复病脉证并治法

【提示】

伤寒热病,基本近愈,但气血阴阳束平,经腑余热未下,此时若行房事,男病则易于女,名叫阳易;女病则易于男,名曰阴易。男女之病,交相传易,故名阴阳易。易,交易、变易之意。

伤寒新愈,正气来复,起居作劳,因而复病,谓之劳复。也有强饮暴食,因而复病者,则谓之食复。

本篇在六经病脉证治之后,论述阴阳易、差(瘥)后劳复以及大病瘥后余热、遗寒、正虚诸般证治,示人应对病后调理予以足够重视,方能巩固疗效,以收全功。可谓寓意深刻、而匠心独具。

【原文】

伤寒,阴阳易之为病,其人身体重,少气,少腹里急,或引阴中拘挛,热上冲胸,头重不欲举,眼中生花。膝胫拘急者,烧裈散主之。(392)

烧裈散方:

妇人中裈近隐处,取烧作灰。

上一味,以水服方寸匕,日三服。小便即利,阴头微肿,此为愈也。妇人病,取男子裈烧服。

【释义】

本条论述阴阳易证治。阴阳易是与大病新瘥,余邪未尽之人性交,染易郛毒而致病。因房室最易伤人精气,故发病即见"身体重,少气"等精气不足之症。阴分被伤、筋脉失养,则见"少腹里急,或引阴中拘挛"及"膝胫拘急"等症。伤寒余热之邪由阴传入,毒热由下向上攻冲,则见"热上冲胸,头重不欲举,眼中生花"等症。其治应以烧裈散导热下行,使邪毒从阴而出。

裈即裤裆,烧裈散方取内裤近隐处(即裤裆处)的那一部分,烧作灰用。从"取妇人中裈近隐处"一句体会,可见男子患此病者为多,而妇人病,则取男子裤裆烧灰。此物本草书未载,据古人介绍男女裤裆,浊败之物也。烧灰用者,取其洁净而又有同气相求导邪外出之义。服后或汗出,或小便利则愈。阴头微肿者,是所易之毒从阴窍而出,故肿也。现已不用,其说仅供参考。

【原文】

大病差后,劳复者,枳实栀子汤主之。(393)

枳实栀子汤方:

枳实三枚(炙),栀子十四枚(擘),豉一升(绵裹)。

上三味,以清浆水七升,空煮取四升,内枳实、栀子,煮取二升,下豉,更煮五六沸,去滓,温分再服,覆令微似汗。若有宿食者,加大黄如博棋子五六枚,服之愈。

【释义】

本条为劳复证治举例。大病初愈，正气未复，若劳作过多，则生阳热，使在经未了之热得以复燃，疾病复发。症见发热、心烦等症，即所谓"劳复"。从临床所见，劳复并非全因于劳动过力，就是一般的活动，诸如坐、立较久，言谈过多等，都可导致劳复。治以枳实栀子汤利气清热除烦，若兼有宿食者，则加大黄泻下食积。

枳实栀子豉汤，即栀子豉汤加枳实。用枳实宽中行气，栀子清热除烦，香豉透邪散热。清浆水又名酸浆水，即米饭用清水浸泡七日以上，待味变酸，水面起白花即成。用清浆水煎药，有清热、除烦、理气、宽中、助消化的作用。若有宿食者，加大黄如围棋子大者五六枚，以荡涤肠胃、导滞下积。因而本方亦可用于病后食复之证。

【原文】

伤寒差以后，更发热者，小柴胡汤主之。脉浮者，以汗解之；脉沉实者，以下解之。（394）

【释义】

本条为伤寒瘥后复发热的辨证论治举例。伤寒初愈，或因劳复，或因食复，或因新感，而又出现发热，其治疗仍要平脉辨证，具体分析，不能一概而论。若脉见浮者，为邪在表，可用汗法；若脉见沉实者，为邪结于里，可用下法；若非表非里，而属少阳枢机不利者，可用小柴胡汤和解之法。

上条所述的病后劳复枳实栀子豉汤证，与本条所论病后复发热，可据情酌用汗、下、和等法，都是针对病后发热而言的。以下两条将介绍病后之寒证。寒热证治对比分析，更突出了辨证论治的精神。

【原文】

大病差后，从腰以下有水气者，牡蛎泽泻散主之。（395）

牡蛎泽泻散方：

牡蛎（熬），泽泻，栝楼根，蜀漆（洗，去脚）（赵本作"腥"），葶苈子（熬），商陆根（熬），海藻（洗去咸）各等分。

上七味，异捣下筛为散，更于臼中治之，白饮和服方寸匕，日三服。小便利，止后服。

【释义】

本条论述大病瘥后，水邪凝聚腰下的证治。或伤寒，或杂病，凡大病瘥后，见腰以下肿者，为水湿之邪凝聚于下所致，其小便必然不利。因患水邪结聚，故其脉多见沉而有力。治当利小便、逐水邪，方用牡蛎泽泻散。

牡蛎泽泻散用海藻、牡蛎入肝软坚去水；葶苈子泻肺以利水；商陆根逐水之结，与葶苈子相配，则使上中下三焦之水荡然无遗。蜀漆一药，有劫痰破结之效，可开痰水之凝结。本方消痞、软坚、破结、泄水，力量较大，故加花粉生津保阴，同时花粉也有活血脉、清伏热之效。临床用本方治疗肝硬化腹水有效，但其利水退肿的作用较十枣汤为弱。十枣汤泻下逐水，二便俱出；本方泻下作用则为缓。尽管如此，对脾肾气虚，气不化水而水湿内留者，仍应慎用。

【原文】

大病差后，喜唾，久不了了，胸上有寒，当以丸药温之，宜理中丸。（396）

【释义】

本条论述大病瘥后,肺脾虚寒,津液不化的证治。大病瘥后,中焦虚寒,脾失健运。津液不布;上焦虚寒,肺失宣降,津液凝聚。手足两太阴俱虚,津液不化,聚而为饮,故证见多唾,且长久不愈,即所谓"久不了了"。其治法"当以丸药温之",用理中丸温中益气为宜。庶脾肺得温,阳气健运,津液得以布化,则喜唾可愈。

《金匮要略·肺痿肺痈咳嗽上气病脉证治》说"肺中冷,必眩、多涎唾,甘草干姜汤以温之",其证治与本条有相似之处,可互相参考补充。

【原文】

伤寒解后,虚羸少气,气逆欲吐,竹叶石膏汤主之。(397)

竹叶石膏汤方:

竹叶二把,石膏一斤,半夏半升(洗),人参二两,甘草二两(炙),粳米半升,麦门冬一升(去心)。

上七味,以水一斗,煮取六升,去滓,内粳米,煮米熟,汤成,去米,温服一升,日三服。

【释义】

本条论述病后虚热欲吐的证治。"伤寒解后",指大病已解,大邪已去。见"虚羸",即虚弱消瘦,为精血津液不足之象,是言其形体伤;更见"少气",即呼吸短不足以息,是言其气已伤。今形气两伤,气阴不足,虚热上逆,致胃失和降,故又见"气逆欲吐"。因虚热内扰,或余热未尽,所以还常见到低热、心烦、舌红苔少、脉细数等症,治用竹叶石膏汤清热、养阴、益气、和胃。

竹叶石膏汤用石膏清肺胃气分之热;竹叶隆冬不凋,禀阴气最盛,善清虚热、治心烦、止呕吐;麦门冬补阴气、滋胃阴、养津液、续血脉,使中焦阳液上通于心,心胃阴血津液互相滋助;人参、甘草益气生津;粳米益胃气、养胃阴;妙在用半夏一味辛药,活泼中气,和胃降逆。本方现临床多用于治疗温热病后期,因气阴两伤、虚热内扰、肺胃气逆,而致咳逆、欲呕等症者。其他内外科疾病,只要符合上述病机而见有以上证候者,用之也每获良效。

竹叶石膏汤实为白虎加人参汤加减化裁而成。但竹叶石膏汤用麦门冬而不用知母;白虎加人参汤用知母而不用麦门冬。因白虎加人参汤证乃阳明气分大热,虽有气阴两伤,但仍以热盛为主,故在治法上以祛邪为要。知母与麦门冬虽均为生津养液之品,但知母清热之力胜于麦门冬,故当用知母,而不用麦门冬。竹叶石膏汤证,乃大病之后,虚羸少气而余热未尽,在治法上以扶正为要。麦门冬补液有余而清热不足,故用麦门冬而不用知母,以免更伤正气而使病难愈。

【原文】

病人脉已解,而日暮微烦,以病新差,人强与谷,脾胃气尚弱,不能消谷,故令微烦,损谷则愈。(398)

【释义】

本条论述大病新瘥,不可多进饮食的道理。"病人脉已解",指病脉已解而转见正常脉象,但在傍晚前后,即日暮时刻微觉烦躁。此乃因大病新瘥,脾胃之气尚弱,强食多饮,必不能消化。饮食不消,羁縻中焦,故令人发烦。因为这种微烦,产生于人强与谷而不能消,非为食滞,故无须用药治疗,只要减少饮食即可,即所谓"损谷则愈"。

【结语】

《伤寒论》在六经病证之后列出本篇,对病后慎养,防止复发,巩固疗效有着重要的临床意义。对大病瘥后所遗留和发生的寒热虚实种种病证,也做出了辨证论治的示范。

枳实栀子豉汤、理中丸、竹叶石膏汤等,均为临床常用之方,应熟练掌握以广其治。

下 篇
杂病部分

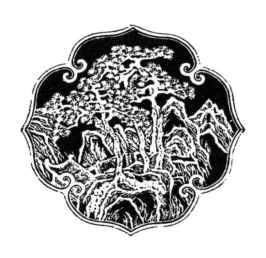

概　论

《伤寒杂病论》的杂病部分,是我国现存最早的一部论述杂病诊治的专书。它既有中医基础理论的内容,更具有临床学科的性质。学习它对于拓宽临床思路,提高综合分析和诊治疑难杂病的能力有着独特的作用,因此是学习中医必读的临床经典著作。

一、《金匮要略》书名与沿革

《金匮要略》原书名为《金匮要略方论》,其书名寓意深刻。"金匮"是所谓藏放古代帝王的圣训和实录之处,"要略"指重要的韬略,"方论"乃以方言治,有方有论,以论言理。《金匮要略方论》意指该书是论述杂病证治要领极为珍贵的典籍。由于本书在理论和临床实践上都具有很高的指导意义和实用价值,对于后世临床医学的发展有着重大的贡献和深远的影响,所以,被古今医家誉为方书之祖、医方之经,是治疗杂病的典范。

作者张机,字仲景,东汉南阳郡涅阳(今河南邓州市)人。约生于汉桓帝元嘉二年(150年),卒于建安二十四年(219年)。自幼聪敏好学,曾官至长沙太守。久慕名医之术,从学于同郡名医张伯祖,尽得其传,并青出于蓝而胜于蓝,于205年前后完成了确立中医学辨证论治理论体系的临床医学著作——《伤寒杂病论》16卷。

《伤寒杂病论》问世后,因战乱而散失。晋·王叔和经过广泛搜集,将原书伤寒部分编辑成《伤寒论》10卷,而未见到杂病部分。北宋仁宗时,一位叫王洙的翰林学士在馆阁残旧书籍里发现了一部《伤寒杂病论》的节略本,名《金匮玉函要略方》,共3卷。上卷讲伤寒病,中卷讲杂病,下卷记载方剂及妇科病的治疗。迨神宗熙宁时,国家召集林亿等人对此节略本进行校订。因为《伤寒论》已有比较完整的王叔和编次的单行本,于是把上卷删去,只保留中下卷。为了阅读方便,又把下卷的方剂部分分别列在各种证候之下,仍编为上、中、下3卷。此外,还采集各家方书中转载仲景治疗杂病的医方及后世一些医家的良方,分类附在每篇之末,名为《金匮要略方论》。后人将其简称为《金匮要略》或《金匮》(以下简称原著)。

二、《金匮要略》的基本内容与编写体例

(一)基本内容

原著共25篇,首篇《脏腑经络先后病脉证》属于总论性质,对疾病的病因、病机、诊断、治疗、预防等方面都以举例的形式作了原则性的提示,故在全书中具有纲领性意义。第2~17篇论述内科病的证治。第18篇论述外科病的证治。第19篇论述跌蹶等5种不便归类疾病的证治。第20~22篇专论妇产科病的证治。最后3篇为杂疗方和食物禁忌。

原著前22篇,计原文398条,若单以篇名而论,包括了40多种疾病,如痉、湿、暍、百合、狐惑、阴阳毒、疟病、中风、历节、血痹、虚劳、肺痿、肺痈、咳嗽、上气、奔豚气、胸痹、心痛、短气、腹满、寒疝、宿食、五脏风寒、积聚、痰饮、消渴、小便不利、淋病、水气、黄疸、惊悸、吐衄、下血、

胸满、瘀血、呕吐、哕、下利、疮痈、肠痈、浸淫疮、跌蹶、手指臂肿、转筋、狐疝、蛔虫,以及妇人妊娠病、产后病和杂病等。共载方剂205首(其中4首只列方名未载药物),用药155味。

在治疗方面,除使用药物治疗外,还采用了针灸疗法和食物疗法,并重视临床护理。在剂型方面,既有汤、丸、散、酒的内服药剂,又有熏、洗、坐、敷等外治药剂10余种。有的对煎药和服药方法及药后反应都有详细的记载。《金匮要略方论》是一部以内科学为主,包括妇科学、外科学及预防医学、护理学、营养学、养生学等方面内容的古代临床医学著作。

(二)编写体例

原著分篇编排,共25篇,每篇内容以条文形式论述。首篇为总论,其余均可视为各论。除首篇及最后3篇外,其中第2～22篇计21篇均采用以病分篇,因此,原著基本上是以病分篇的。对于以病分篇,有数病合为一篇者,也有一病独立成篇者;其数病合为一篇者,大致有3种类型。一是以病机相仿、证候相似或病位相近的合为一篇。例如,痉、湿、暍3种病,都是外邪为患,初起多有恶寒发热的表证,故合为一篇。消渴、小便不利、淋病都属肾或膀胱的病变,病位相近,故合为一篇。这种情况最多。二是将不便归类的病合为一篇,如《跌蹶手指臂肿转筋阴狐疝蛔虫病脉证治》篇。三是分科合篇,如疮痈、肠痈、浸淫疮皆属外科病证,故合为一篇。这种数病合篇的体例,有利于区别相关病证的异同之处,便于掌握其辨证论治规律。原书以一病成篇的有奔豚气、痰饮病、水气病、黄疸病等。在这些篇章中,除重点论述本病的证治外,尚涉及一些与本病有关的病证,故其论述范围亦较广泛。例如,《水气病脉证并治》篇,因水、气、血三者在生理或病理上有一定的关系,故在论述水气病之后,还论及气分病和血分病,使该篇的内容除内科范畴外,尚涉及妇科病证。书中唯《五脏风寒积聚病脉证并治》篇别具一格,主要论述五脏发病机理及证候、治法,与其他篇有所区别。

原著在条文的叙述上,常以问答的形式论述疾病的病因、脉象、症状及其治疗。

原著的条文言简意赅。例如,《痰饮咳嗽病脉证并治》篇第15条原文说“病痰饮者,当以温药和之”言辞简练,寓意深刻,发人深思。此外,原著的写作方法具有下列特点:①开门见山与借宾定主。有时开门见山,给疾病以明确定义;有时借宾定主,托出疾病特点。②重视比较。有时把性质相似的条文列在一起,以类比其异同;有时将性质不同的条文放在一起,以资对比思索。③证以方略或方以证略。即有时详于方而略于证,示人当以药测证;有时详于证而略于方,示人当据证以立方。④略于一般与详于特殊。对人所易知的证候和治法,每多从略;对人所容易忽略的证候和治法,则不厌其烦,详细地加以分析、比较、鉴别。这些写作方法的主要目的是启发医者真正掌握所述疾病的证治规律。故陈修园说“全篇以此病例彼病,为启悟之捷法”,这是很有见地的。

三、《金匮要略》的主要学术成就与基本论点

原著不仅对中医方剂学和临床医学的发展起了重要的推动作用,而且充实与完善了中医学术理论体系,使中医基础理论、方剂学、临床医学三位一体,形成了较为完整的、独具特色的辨证论治诊疗体系。其主要学术成就:

(一)建立以病为纲、病证结合、辨证论治的杂病诊疗体系

所谓病是指有特定病因、发病形式、病机、发展规律和转归的过程。所谓证是指疾病某一阶段病因、病位、病性和邪正关系的病理概括。若单是辨病则对疾病各个阶段治疗的针对性不强;反之,仅仅是辨证则对疾病整个发展规律认识不深。原著以整体观念为指导思想、脏腑

经络为理论依据,运用四诊八纲,建立了以病为纲、病证结合、辨证论治的杂病诊疗体系。原著以病分篇的编写体例,确立了病名诊断在杂病中的纲领地位。其次,原著各篇篇名均冠以"病脉证治",进一步示人病与证相结合、脉与证合参、辨证和施治紧密结合的重要意义。再从各篇条文论述方式来看,大多先论述疾病的病因、病机或基本症状,然后分列证候、症状、治法、方药。充分反映了将脉因证治与理法方药融为一体的杂病诊疗思路。原著建立以病为纲、病证结合、辨证论治的杂病诊疗体系,还体现出如下的基本论点:

1. 重视整体,以脏腑经络为辨证的核心　原著是以整体观念为指导思想、脏腑经络为理论依据来论述疾病的发生、发展变化以及诊断、预防和治疗的。因此,重视整体,注重脏腑经络变化,把脏腑经络作为辨证的核心是其基本论点之一,它的主要精神充分地体现在《脏腑经络先后病脉证》篇。在病因上,提出"千般疢难,不越三条"的病因分类方法;在发病与病理传变上,从整体观念出发,根据正与邪、人体内部各脏腑间的相互关系,提出"五脏元真通畅,人即安和",以及"见肝之病,知肝传脾"等有关发病和病理传变的理论;在诊断上,通过四诊举例,结合八纲,把疾病的各种临床表现具体地落实到脏腑经络的病变上。同时,还贯穿于全书各篇,体现在具体病证上,这些都启示学者对于杂病应该注重脏腑经络的病机变化,并据此指导临床辨证。

2. 据脉论理,病证结合为其特色　脉象可以反映脏腑经络的病理变化以及疾病的吉凶顺逆。原著篇名大多冠以"××病脉证并治",这就提示临床诊治疾病要脉证合参、证不离脉。原著论述脉象条文 145 条,占全书条文的 1/3 以上,诊脉部位除采用寸口诊法外,还有趺阳诊法和人迎诊法,故后世有"杂病重脉,时病重苔"之说。

原著的脉象,广泛用来诊断疾病、推测病因、确定病位、阐述病机、指导治疗、判断预后等。例如,《脏腑经络先后病脉证》篇中说:"师曰:病人脉浮者在前,其病在表;脉浮后,其病在里。腰痛脊强不能行,必短气而极也。"这充分说明据脉论理,病证结合是原著的一大特色。

3. 辨证论治　运用四诊八纲辨清证候,针对证候而治是原著诊治疾病的基本原则。同病异治和异病同治是这一原则的基本体现。同一种疾病,由于人体体质或病机上的差异,以及病位的不同,治法亦不同。多种不同的疾病,由于病因病机或病位相同,症状虽异,而治法相同。一方可治多病,一病可用数方,反映了病与证相结合的辨证论治精神。

4. 扶正祛邪,重视正气　原著十分重视人体正气。对慢性衰弱疾病,尤为重视脾肾两脏。因脾胃为后天之本,气血生化之源,肾是先天之本,性命之根,内伤病的后期,往往出现脾肾虚损证候,进而累及其他脏腑,促使病情恶化。故调补脾肾,是治疗内伤疾患的根本方法。这种观点,从《血痹虚劳病脉证并治》篇的小建中汤、肾气丸等方证中,可以看到大概。对于虚实错杂,正虚邪实的病证,则在注重扶正的同时,也不忽视祛邪。这种扶正兼以祛邪、邪去则正安的观点,可从薯蓣丸等方证中得到体现。

5. 标本同病,分别缓急　急者治其标,缓者治其本,是中医治病的基本原则。原著对一些复杂疾病的治疗十分准确地体现了这一原则。《脏腑经络先后病脉证》篇中说:"夫病痼疾,加以卒病,当先治其卒病,后乃治其痼疾也。"说明痼疾加以卒病,是应该先治卒病,后治痼疾。

6. 治未病　中医治未病的思想,包括未病先防和既病防变。未病先防在《黄帝内经》中已阐述;原著对既病防变论述颇详。人体脏腑经络相互关联,某一脏腑病变可传至另一脏腑。《素问·玉机真脏论》说:"五脏相通,移皆有次,五脏有病,各传其所胜。"首先,原著在此基础上提出了"见肝之病,知肝传脾,当先实脾"的治未病方法,提示临床医生应根据疾病传变规律,既病防变,预先采取措施,防止疾病的传变,阻止病位的扩大蔓延。这在临床上是很有指导意义的。

(二)创立经方、应用广泛、配伍严谨、疗效显著

原著根据《黄帝内经》制方的原则,针对杂病证候的特点,创制了众多的经方。这些经方配伍严谨,用药精当,化裁灵活,治疗范围广泛,临床疗效显著,对后世影响深远,被誉为方书之祖,医方之经。清·尤在泾概括为"其方约而多验",询非虚语。

1. 立方严谨,用药精炼　原著前22篇共398条原文,载方205首,临床应用广泛,可见其数量之多,这些经方临床应用极为广泛,配伍严谨,这些经方临床用治即疑病疗效显著。

2. 组方严谨,化裁灵活　原著方剂的药物组成具有严谨精练的特点。如治百合病的百合地黄汤药仅两味,百合甘寒,清气分之热,地黄汁甘润,泄血分之热,主辅相合,药力精专。原著遣方用药,加减变化,极为灵活。

3. 重视药物专用与药物炮制、煎煮方法　原著重视单味药独特的作用。例如,用苦参杀虫、除湿热以治狐病阴部蚀烂;用蜀漆疗疟疾;用百合治百合病;用茵陈、大黄利胆退黄;用黄连泻火解毒疗浸淫疮;用鸡矢白散治转筋入腹等,均寓有专病当用专药的意义。又如喘加麻黄,胃中不和加芍药,气上冲加桂枝,下有陈寒者加细辛等,既反映了仲景用药的规律,又体现了药有专用的特点。

原著还非常注重药物的炮制、煎煮方法。例如,附子用以回阳救逆者生用,且须配以干姜;用以止痛者多炮用,不需伍干姜。又如发作性的疝痛,或历节疼痛不可屈伸,则用乌头,因为乌头止痛作用较附子更强,但须与白蜜同用,既能缓和乌头的毒性,又可延长药效。

四、学习目的与方法

(一)学习目的

本课程既有基础理论内容,又具有临床学科的性质,是一门整体性和综合性较高的理论提高课。书中所述内容从基础理论到方剂,从内科、外科、妇产科疾病的诊疗技术到临床思维方法,无所不有,对拓展临床思路、提高综合分析能力和诊治疑难病证的能力有其独特作用。

1. 掌握杂病诊治规律,拓宽临床思路　原著是一部论述诊治杂病的专书,毫无疑问,学习原著应掌握杂病的诊治规律。同时,学习原著还能拓宽临床思路。虽然,原著与《中医内科学》联系较为密切,但在许多病证上,原著所述内容有其自身特色。

2. 提高综合分析能力和诊治疑难杂病的能力　原著论述杂病证治多从八纲、脏腑经络展开并论及相关病证。例如,《水气病脉证并治》篇,一是以病之表里虚实,肿势在上、在下为纲,对水气病进行辨治;二是提出妇人病水,当须分辨血分与水分;三是将黄汗列入水气病中;四是论及与水气病密切相关的气分病的证治。其病证范围、思路及内容的综合性,无论在深度与广度上皆有其自身的特点。这对于提高临床综合分析能力是很有裨益的。

3. 提高把握治疗疾病全过程和阅读古医籍的能力　原著不仅论述杂病的辨证论治,而且重视易被医家忽略的、影响疾病诊疗效果的各个环节,包括药物的炮制、煎煮和服药方法以及药后反应等,并对此作了较为详细的说明。原著文字古奥,言简意赅,在写作方法上.亦有其时代特点。通过学习,可提高阅读古典医籍的能力。

(二)学习方法

1. 先要学好古汉语基础,注意文法特点　原著文辞古奥,言简意赅,不具备一定的古文基础,很难读通,更谈不上深入理解。因此,首先应通过学习《医古文》《古代汉语》等,提高自己的古文阅读能力。其次要注意原著的文法特点。原著中有许多省笔、倒装、夹注以及约略计算病程和瘥愈日数的方法,必须分清,才能正确理解条文内容。

所谓省笔文法,即条文中的某些语词省略,必须从下文中发现上文内容。例如,《黄疸病脉证并治》篇"阳明病,脉迟者,食难用饱,饱则发烦头眩,小便必难,此欲作谷疸。虽下之,腹满如故,所以然者,脉迟故也","食难用饱"句下,当有"腹满"的症状,不然就不会有"虽下之,腹满如故"的记载。又如《痰饮咳嗽病脉证并治》篇"病者脉伏,其人欲自利,利反快,虽利,心下续坚满",从"心下续坚满"之句,可确定其"病者脉伏"句下,应有"心下坚满"之症的存在。

所谓倒装文法,是条文中某些句子倒装排列。

所谓夹注文法,指条文中某些句子又是另一些句子的注释。

关于约略计算病程和瘥愈日数,如《百合狐惑阴阳毒病脉证治》篇说:"百合病……每溺时头痛者,六十日乃愈;若溺时头不痛,淅然者,四十日愈;若溺快然,但头眩者,二十日愈。"说明百合病证见"溺时头痛者"为病较重而愈期较长;症见"头不痛,淅然者"为病较轻而愈期较短;症见"溺快然,但头眩者"为病更轻而愈期更短。

2. 方证互测,前后联系　原著文字简略,含义深刻,引人思考。这就提示我们不仅要从文字上理解,而且要前后联系,方证互测,领会其言外之意。

(1)以方测证:即从方药推测证候、症状。原著中很多条文叙述的证候不详而包括在所用的方药中,这叫作"寓证于方"。

(2)以证测方:即从病证推断其治疗方药。原著中有很多叙述病证较详细而未出方治的,这就必须从病证推测其方治。方治包括在病证之中,这叫作"寓方于证"。

(3)前后条文联系比较:对原著条文中的理解达到一定程度时,应以各篇的病证为单位,进行系统分析。对每一病证,找出病因、证候、辨证、治疗、预后等,这样才能对原文内容掌握得更完全,理解得更深刻。

此外,还须将前后条文、疾病、方剂进行比较,才能得出同中之异和异中之同,进而掌握辨证论治的法则。如痰饮病和水气病,虽然都是水湿为病,在前者是水积体内,后者是水溢肌肤,临床上常互为因果,互相影响。

原著有时把同类性质的条文列在一起,以类比其不同;有时把不同性质的条文归在一起,以资对比说明;有时用许多条文解决一个问题;有时以一条原文说明许多问题;或详于此而略于彼,或详于方而略于证。因此,必须前后互参,相互比较,才能加深理解。

3. 联系《伤寒论》,结合临床实际　《金匮要略》和《伤寒论》原为一书。先要学好《伤寒论》,然后再学《金匮要略》。因此,有些条文必须前后结合起来阅读,文义才能易于理解。原著是一部临床实践性很强的经典著作,学习时应该从临床实际出发,领会其主要精神实质,不必拘泥于字眼。

4. 拟定学习计划,熟记重要条文　"金匮要略教学大纲"规定了学习目的和要求、课程内容、考核知识点和考核要求。拟出"金匮要略学习计划"规定需熟悉和掌握的内容,大多是原著中的重点。如《脏腑经络先后病脉证治》篇应该掌握发病基本原理与相应的预防方法、治未病等治病法则。

原著398条原文,不仅十分简练,而且寓意深刻,有些重要的条文应反复阅读直至能够背诵,这不仅有助于对原文的深刻理解,而且有助于指导临床实践。

　　此外,为帮助理解原著的精神及其方剂在临床上的应用,可选择几种原著的注释本,作为学习时参考,如陈修园著的《金匮要略浅注》,吴谦等著的《医宗金鉴·金匮要略注》,清·尤在泾的《金匮要略心典》,曹颖甫的《金匮要略发微》,近代谭日强著的《金匮要略浅述》,李克光主编的《金匮要略译释》,何任著的《金匮汇讲》,李今庸著的《金匮要略讲稿》,连建伟著的《金匮要略方论讲稿》,中医研究院研究班著的《金匮要略注评》等书。

　　由于年代久远,辗转传抄等历史条件的限制,原著错误脱简在所难免。因此,在系统学习本书时,应重点掌握有理论指导意义强和临床实用价值高的条文,了解运用原著理论和方药取得的研究成果,以拓宽视野,从而在临床实践中发挥更大的作用。

《金匮要略方论·序》注释

【提示】

　　《金匮要略》这本书比较深奥。在古代曾经叫《金匮要略方论》，所谓"金匮"（"匮"通"柜"），意指用金子做的柜子，藏在金子做的柜子里的东西，可想而知这是何等珍贵的医学书籍，要好好地保存，不可轻易示人；所谓"要略"，"要"是精要之意，"略"是简略之意；说明它是藏于金匮之中很精要、很简略的一部医书。"方论"，说明其中既有医方，又有医论。比它更早的医书是《黄帝内经》，主要讲医学理论，只记载了十几个小方，即"内经十三方"。真正治疗杂病的方书当属《金匮要略》，故称之为"方书之祖"。本书最早是张仲景《伤寒杂病论》的杂病部分，该书问世不久，因战乱而散失，曾经晋代的太医令王叔和，将伤寒部分整理编辑成册，名为《伤寒论》，但其中没有杂病的内容。直到北宋神宗时期，翰林学士王洙在国家图书馆看到了仲景的书，由宋朝政府派专人进行了整理，才形成了《金匮要略方论》。但它已经不是《伤寒杂病论》的原貌，而是其中精要的、简略的杂病部分，因为伤寒部分已经由王叔和整理了，所以当时就没有再把它编进去。在学习《金匮要略》之前，先要学习《金匮要略方论·序》，把这篇序言读懂了，才知道《金匮要略》这本书是怎样整理出来并流传下来的。

【原文】

　　张仲景为《伤寒杂病论》合十六卷，今世但传《伤寒论》十卷，杂病未见其书，或于诸家方中载其一二矣。翰林学士王洙在馆阁日，于蠹简中得仲景《金匮玉函要略方》三卷：上则辨伤寒，中则论杂病，下则载其方，并疗妇人，乃录而传之士流，才数家耳。尝以对方证对者，施之于人，其效若神。然而或有证而无方，或有方而无证，救疾治病其有未备。国家诏儒臣校正医书，臣奇先校定《伤寒论》，次校定《金匮玉函经》，今又校成此书，仍以逐方次于证候之下，使仓卒之际，便于检用也。又采散在诸家之方，附于逐篇之末，以广其法。以其伤寒文多节略，故所自杂病以下，终于饮食禁忌，凡二十五篇，除重复合二百六十二方，勒成上、中、下三卷，依旧名曰《金匮方论》。臣奇尝读《魏志·华佗传》云："出书一卷，曰：此书可以活人。"每观华佗凡所疗病，多尚奇怪，不合圣人之经。臣奇谓活人者，必仲景之书也。大哉！炎农圣法，属我盛旦，恭维主上丕承大统，抚育元元，颁行方书，拯济疾苦，随和气盈溢，而万物莫不尽和矣。

　　太子右赞善大夫臣高保衡、尚书都官员外郎臣孙奇、尚书司封郎中充秘阁校理臣林亿等传上。

【译义】

　　张仲景写的《伤寒杂病论》全书共 16 卷，当时留传下来的只有《伤寒论》十卷，其中没有杂病的部分，或者在其他医家的方中记载了其中一二。也就是在《千金》《外台》《肘后方》等方书中记载了一些仲景关于杂病的方剂。北宋神宗年间，翰林学士王洙在国家所藏的书库里，在被虫蛀过的书简当中得到了《金匮玉函要略方》三卷，《金匮玉函要略方》是张仲景《伤寒杂病论》的又一个传本。其中上卷讲了伤寒，中卷讲了内科杂病，下卷记载了方剂以及治疗妇科病的有关内容。于是王洙把书抄录下来，传给了士大夫之流，才几家而已。这些人得到了仲景的方剂以后，遇到方证相对的病人，就把方剂给病人用，疗效相当神奇。但是，毕竟是在蠹简中得到的方书，有些有证而方已遗失，有些有方而证已不全，因此用于治病还是没有完备。当时北宋朝廷很重视医学，看到了一些医书已近失传，于是下令有学问的儒臣校正医书，成立了一个校正医书局，编辑整理了好多医书。儒臣孙奇先校订了《伤寒论》，又校订了《金匮玉函经》，而后又校成这本《金匮要略方论》。将每个方放于证候之下，使得在仓促之际，便于检索应用。又采集散在于《千金》《外台》《肘后方》等方书中仲景的方剂，附在每一篇的末尾，以推广仲景的治疗方法。西晋王叔和已经编撰了《伤寒论》，王洙发现的《金匮玉函要略方》，其上卷辨伤寒部分文句多有节略，所以就从杂病以下到饮食禁忌共 25 篇，除去方名有重复的共有 262 个方剂，将其编成上、中、下三卷，依旧命名为：《金匮方论》。孙奇曾经读《魏志·华佗传》写道：(华佗)拿出一卷书说"这本书可以活人"。华佗最后被曹操所杀，在临刑前，他把一卷书交给狱卒说："这本书可以活人，你拿回去好好学。"狱卒把书拿回家，他的妻子对他说："你不能学，华佗有那么好的本事还是被曹操杀了，你学了，说不定也会是这样的下场。"于是，就把书烧掉了，这本书就这样失传了。我看华佗治病的方法大多比较奇怪，不符合圣人留传下来的常法，我认为所谓的活人书，一定就是张仲景的这部书。真伟大啊！炎帝、神农这些神圣的方法，到了我们这个时代得以昌盛，敬祝皇上治理好国家，抚育好百姓，颁行方书，救民疾苦，使得天下充溢着祥和之气，万物都非常的和谐。本书是由以上这些儒臣整理并作序，呈给皇上，由皇帝认定颁行的。

脏腑经络先后病脉证第一

【提示】

本篇为全书的总论,首先对疾病的预防、病因、病机、诊断、治疗、护理等方面进行论述;其次是以季节气候对人体脏腑的影响作了一些原则性的论述。篇中共有条文17条,其中第1、2、7、8、10条以整体观念论述了疾病发生的原因、传变规律、气候对人体的影响,提出了"不治已病治未病"的观点,强调预防疾病重于治疗疾病的思想。第3~6条阐述了望诊与闻诊在诊断疾病上的各种方法。第9、11、12条阐述了脉诊对判断各种疾病的性质、部位、转归的方法。第13条叙述了疾病的分类方法。第14~17条阐明了对各种疾病总的治疗原则和方法。

本篇着重说明脏腑经络病理变化所产生的不同证候,并提示辨证应根据脏腑经络的病机反映进行分析,然后确定治疗法则,又根据疾病传变的整个过程,确定出全面的治略思想,还根据疾病的部位、性质而确定具体的治疗方法。以上这些内容,是全书的主要精神。

【原文】

问曰:上工[1]治未病[2],何也?师曰:夫治未病者,见肝之病,知肝传脾,当先实脾[3],四季脾王[4]不受邪,即勿补之。中工不晓相传,见肝之病,不解实脾,惟治肝也。

夫肝之病,补用酸,助用焦苦,益用甘味之药调之。酸入肝,焦苦入心,甘入脾。脾能伤[5]肾,肾气微弱,则水不行;水不行,则心火气盛,则伤肺;肺被伤,则金气不行;金气不行,则肝气盛,则肝自愈。此治肝补脾之要妙也。肝虚则用此法,实则不在用之。

经曰:"虚虚实实,补不足,损有余。"是其义也。余脏准此。(1)

【词注】

[1]上工:工,这里指医生。上工,指医术高明的医生。

[2]治未病:治未病的脏腑,如见肝之病,当先实脾之例。

[3]实脾:补脾。

[4]四季脾王:王同旺。四季脾王,指春、夏、秋、冬每季的最后18天,为脾土旺时,脾气得旺时而不虚,这样就不要先实脾。

[5]伤:这里的"伤"字,不能作伤害解,而应理解为制约的意思。

【释义】

本条是以整体观念论述疾病的治疗法则。人体五脏六腑之间存在着生克制化的关系,在正常时有相互滋生的一面,在病时又有相互克制的一面。如一脏有病,并不局限本脏,还可以影响其他的脏腑发病,而且有一定的传变规律。为此,我们治病时,就不能只看见已病的脏腑,还应注意未病之脏腑。那么,怎样去辨知未病的脏腑,以防止疾病的传变?张仲景提出了脏腑经络疾病传变的规律,就解决了这一问题。如见肝之病,便知肝病最易传之于脾。所以,在治病时,当先实脾,而先治未病之脾,以防止疾病传脾,这样考虑问题是上工的水平。但是,如果在四季脾旺的时候,而脾不受肝邪,即勿用补脾之法。另一说:凡是一年四季而脾脏正气充实而不受邪侵的,则可不必拘泥治肝实脾之说,至于一般的中工,他们不解治肝实脾之理,而见到肝病,只知一味去治肝,不了解实脾的意义,就不能做到杜绝疾病传变的途径,只有知道疾病相传的规律,才能胸怀治未病的要略,才可以取得满意的疗效。

以上为肝伤脾后肝实证的治疗规律。而肝虚证又分三种治法,即肝虚病要补用酸,助用焦苦,益用甘味之药调之。酸味入肝,可补肝之体,此其一。焦苦入心,使心气旺,而有助于肝,此其二。益用甘味之药,则有实脾以制肾的思想,而使肾水弱则心火旺;心火旺则肺气亦衰,而肝本不受其制,则肝旺而自愈,此其三。这种治肝补脾的方法,而具有微妙的哲理在内,归纳起来讲:肝虚用酸补之,此为正治法;助用焦苦,补心气,"子能令母实",此为隔一治法;甘药入脾,益脾所以胜肾,而使火旺以刑金,则使肺金不伤肝木,此为隔二的治法。凡临床治病,以此为例,必须明确上述的三种治疗方法,才能提高医疗水平。

最后作者引用了《黄帝内经》之文,指出对虚实之证如果不是这样的治法,那就难免虚证而反用泻法,实证而反用补法,成为治疗之逆。而应当是虚者补之,实者泻之,补其不足,损其有余,才是虚实两证的正确治疗方法。肝病如此,心、肺、脾、肾等脏,以此类推,所以说"余脏准此"。

【原文】

夫人禀五常[1],因风气[2]而生长,风气虽能生万物,亦能害万物。如水能浮舟,亦能覆舟。若五脏元贞[3]通畅,人即安和,客气邪风[4],中人多死。千般疢难[5],不越三条:一者,经络受邪,入脏腑为内所因也;二者,四肢九窍,血脉相传,壅塞不通,为外皮肤所中也;三者,房室、金刃、虫兽所伤。以此详之,病由都尽。

若人能养慎,不令邪风干忤[6]经络,适中经络,未流传脏腑,即医治之,四肢才觉重滞,即导引吐纳[7],针灸膏摩[8],勿令九窍闭塞。更能无犯王法,禽兽灾伤,房室勿令竭乏,服食[9]节其冷、热、苦、酸、辛、甘,不遗形体有衰,病则无由入其腠理。腠者,是三焦通会元真之处,为血气所注;理者,是皮肤脏腑之文理也。(2)

【词注】

[1]五常:即水火金木土的五行,五行上应天之五气,下应地之五味,中应人之五脏。

[2]风气:狭义的风气,指春天的风气,广义的风气,指自然界的气候,本文当以后者为是。

[3]元贞:应作"元真",指五脏的元气和真气。

[4]客气邪风:对主气而叫客气,对正气而叫邪气,意为致病的不正常的气候而言。

[5]疢(chèn,衬)难:即疾病。

[6]干忤:此指侵犯。干,《说文》"犯也";忤,违逆、抵触。

[7]导引吐纳:用意识引导呼吸吐故纳新的方法,而使五脏元真通畅。

[8]膏摩:用药膏贴敷或以手按摩等外治之法。

[9]服食:服指衣服,食指饮食。

【释义】

本条论述人与自然环境是一个统一的整体,"人禀五常"是说人禀五行之常,而生长存活,则依赖于风气。所以,"因风气而生长"这句话,指出了生命的条件离不开空气,空气,也就是风气。四时风气流行,适宜于自然界气候的要求,便能生长万物;若是不正常的自然气候,则能毒害万物,对人来说,就将变为一种致病因素。虽然如此,致病因素能否导致疾病的发生,还决定于人体的正气抗邪能力。只要五脏的元真之气充实,营卫通畅,抗病力强,就能适应反常气候,而不受邪气影响。反之,邪气病毒才能乘虚而入,侵害人的机体,甚至造成死亡。致病原因有三:一是正气已虚,经络受邪传入脏腑;二是正气未虚,客气邪风中于皮肤,传于血脉,使四肢九窍脉络,壅塞不适;三是由于房事过度,内损其精,另外金刃虫兽外伤其形,这是另一种致病因素,与上述的原因不同。

若人能内养正气,使得正气充实,风寒邪气不致侵犯经络。若有不慎,外邪中于经络,在其尚未内传脏腑之时,就及早治疗。比如邪中经络,四肢才觉重滞,即用导引、吐纳、针灸、膏摩等方法治疗,邪气不能内传,不使九窍闭塞不通。平时更要遵守国法,要避免禽兽灾伤,不要房事过度,耗损精液。饮食要寒热适中,不伤脾胃;五味不偏,营养得宜,使身体强壮,则使致病因素,不能侵入腠理。什么是腠理?"腠",是三焦通会元真之处;"理",是皮肤、脏腑之纹理也。腠理有防御疾病的机能而为人体之外藩。

【原文】

问曰:病人有气色见于面部,愿闻其说。师曰:鼻头色青,腹中痛,苦冷者死(一云:腹中冷,苦痛者死)。鼻头色微黑者,有水气;色黄者,胸上有寒;色白者,亡血也。设微赤非时者死。其目正圆者痓,不治。又色青为痛,色黑为劳,色赤为风,色黄者便难,色鲜明者有留饮。(3)

【释义】

本条是论述上工望诊之法。医师通过观察患者的面部气色,可以判断疾病的部位和性质,因为精血藏于五脏,通过经络血脉而外荣于面。如果面部相应部位的光泽与颜色发生变化,则可反映五脏六腑的疾病。如鼻部内应于脾,鼻部出现青色,又见腹中痛的,则为肝邪乘脾;如再见腹中拘急疼痛而又苦冷的,则属脾阳衰败,寒凝水聚的重证。若鼻部色现微黑,水色为黑,此属肾阳衰弱,寒水凝聚不化之象,所以主水气之病,黄为土色,内应于脾,若面色黄暗,主脾气衰弱,谷精不能四布,水饮停于胸膈之间,所以主胸上有寒。若面色白者主亡血;如亡血之人,面色反见微赤,而时在冬令,则叫"非其时而有其色",为阴阳两伤,虚阳外浮之色,故预后不良,还有失血更多,阴绝血亡,不能滋润眼睛和肌肉,先见两眼正圆直视不瞑,如鱼眼不闭,同时又发"痓"的,为肝阴内竭、证属不治。"色青为痛"。因青为血脉凝涩不通,所以青色主痛;"色黑为劳",黑为水色,内应于肾,若肾精不足,阳衰不温,阴寒重布,所以黑色主肾劳之病。"色赤为风",风为阳邪,多从火化,阳热上浮,故面赤主风;"色黄者便难",面黄为脾虚不运,津液不布,不能滋润大肠,故主便难;"色鲜明者有留饮",面色鲜明为水饮内停,溢于皮表,面部水肿,故见面部明亮光泽之色。

【选注】

《金匮要略心典》说:"此气色之辨,所谓望而知之者也。鼻头,脾之部;青,肝之色;腹中痛者,土受木贼也;冷则阳亡而寒水助邪,故死。肾者主水,黑,水之色,脾负而肾气胜之,故有水气。色黄者,面黄也,其病在脾,脾病则生饮,敝胸上有寒。寒,寒饮也。色白,亦面白也,亡血者,不华于色,故曰:血亡则阳不可更越,设微赤而非火令之时,其为虚阳上泛无疑,故死。目正圆者,阴之绝也;痓,为风强病,阴绝阳强,故不治。痛则血凝泣而不流,故色青。劳则伤肾,故色黑。经云:肾虚者,面如漆柴也。风为阳邪,故色赤。脾病则不运,故便难。色鲜明者,有留饮;经云:水病,人目下有卧蚕,面目鲜泽也。"

【原文】

师曰:病人语声寂然[1],喜惊呼者,骨节间病;语声喑喑然[2]不彻者,心膈间病;语声啾啾然[3]细而长者,头中病(一作:痛)。(4)

【词注】

[1]寂然:谓寂然不语,或语声低而不可闻。

[2]喑喑然:指语声不响亮,而不清彻。

[3]啾啾然:谓唧唧啾啾,语声小而悠长。

【释义】

本条论述闻诊在临床上的应用。病人寒凝血滞在骨节,关节不利,安静不动则病轻,故语声寂然,若动而疼痛则喜惊呼;若痰湿浊邪窒塞心膈而气机不畅,故患者发声则喑喑然而不彻;若病人语声啾啾然小而悠长,为头中有病,因高声则震动头部,痛必愈甚,所以声不敢扬也。

【选注】

《金匮要略发微》说:"无病之人,语声如平时,虽高下疾徐不同,决无特异之处。寒湿在骨节间,发为疼痛,故怠于语言而声寂寂,转侧则剧痛,故喜惊呼。心膈间为肺,湿痰阻于肺窍,故语声喑喑然不彻。头痛者,出言大则脑痛欲裂,故语声啾啾然细而长,不敢高声语也。"

【原文】

师曰:息摇肩者,心中坚;息引胸中上气者,咳;息张口短气者,肺痿唾沫。(5)

【释义】

本条是论从呼吸形态的变化来诊察疾病的方法。息指呼吸。呼吸而摇肩,是呼吸发生困难,故有抬肩举肋的状态。"心中坚",指心胸中有邪气壅满而坚实,故使人喘也。若呼吸引胸中之气上逆而作咳,而为咳病,乃邪气阻肺之病;若呼吸张口短气的,乃上焦有热,肺叶枯萎,肺气不足。肺痿则津液不行,所以常吐涎沫。

【原文】

师曰:吸而微数,其病在中焦,实也,当下之即愈,虚者不治。在上焦者,其吸促;在下焦者,其吸远,此皆难治。呼吸动摇振振者,不治。(6)

【释义】

本条是从呼吸形态的不同,辨别病位之上下以判断病势之轻重。吸而微数,是吸气短促,多由于中焦阻滞,气不得降,故吸而微数。若下其中实,则脾胃气利,呼吸自可恢复正常。若吸而微数,由于宗气衰竭,肾不纳气,为游息无根,则属不治。"在上焦者,其吸促",指心肺宗气衰竭,气不得入则还,吸气浅而短。"在下焦者,其吸远",指肝肾元气衰微,肾不纳气,气欲归而不骤及,则吸气长而远。在上焦和下焦的吸而微数乃正气不支之象,属于难治的证候。在呼吸时,全身动摇振振,为极端衰弱,形衰气弱,不能擎身之象,故曰"不治"。

【原文】

师曰:寸口脉动者,因其王时而动,假令肝王色青,四时各随其色。肝色青而反色白,非其时色脉,皆当病。(7)

【释义】

本条是论述色、脉合于四时,而有当时和非时的不同。四时气候的变化,可以影响人体五脏的生理变化,从而面部的气色和寸口的脉象也有变化。如在春季,气候温和,阳之气上升,为木气当令之时,故脉弦而面色青;盛夏气候炎热,火气当令之时,故脉来洪而面色赤;秋季气候凉燥,金气当令之时,故脉浮而面色白;冬季气候寒冷,水气当令之时,故脉沉而面色黑,此为应时五脏之正常色脉。假如春令而面色反白,脉反浮涩而短,是春令反见秋之色脉,而为异常表现,这是属于异常的病理反映,故曰:"非其时色脉,皆当病。"

【原文】

问曰:有未至而至[1],有至而不至,有至而不去,有至而太过,何谓也？师曰:冬至之后,甲子[2]夜半少阳起,少阳之时[3]阳始生,天得温和。以未得甲子,天因温和,此为未至而至也;以得甲子而天未温和,此为至而不至也;以得甲子而天大寒不解,此为至而不去也;以得甲子而天温如盛夏五六月时,此为至而太过也。(8)

【词注】

[1]未至而至:时令未至,气候已至,前"至"字指时令,后"至"字指气候。

[2]甲子:指冬至之后,经过60天的第一个甲子日。

[3]少阳之时:三阴三阳各旺60日,共360日。冬至之后,正是少阳当令之时。

【释义】

本条指出气候与节气应该相适应,气候的太过或不及,都会影响人体而发生疾病。一年有二十四个节气,每个节气的气候各不相同。冬至之后的雨水节(即第一个甲子日的夜半),正是少阳当令的时候,阳气开始生长,气候转为温和,这是正常的气候规律。如未到雨水节,而气候已转温和,此为未至而至,是时令来到,气候先到;如已至雨水节,而气候未转温和,此为至而不至,是时令已到,气候未到。如已至雨水节,气候仍然很冷,此为至而不去,是时令已至雨水节,耐寒冬之气犹然不去;如已至雨水节,气候变得太热如盛夏之时,此为至而太过,是时令已超过雨水节,则为至而太过。总之,凡是气候先至、不至、不去、太过皆属异常之气候,都会影响人体的气血而发生疾病。

【原文】

师曰:病人脉浮者在前,其病在表;浮者在后,其病在里。腰痛背强不能行,必短气而极也。(9)

【释义】

本条举例说明同一脉象,出现的部位不同,主病也就不同。"病人脉浮者在前",指浮在寸口,这是正气向外,抗病于表的现象。如外感表证,寸口脉浮而有力,又伴有恶寒发热,头疼身痛等表证。"浮者在后",指浮在尺部,这是肾阴不足,虚阳外浮的现象。阴虚而阳张,脉浮而必无力,又伴有肾亏骨弱引起的腰疼背强,骨痿行走无力,以及肾不纳气引起的呼吸气短而甚等证候。总之,脉浮为气血向上向外之势,有外感表证和内伤虚证的不同,必须认清浮脉的部位、强弱以及其他症状,才能认识疾病的本质。

【原文】

问曰:经云"厥阳独行",何谓也？师曰:此为有阳无阴,故称厥阳。(10)

【释义】

本条是论述厥阳的病机。"厥阳独行",指人体肝肾之阴血枯竭,而阳气失去依附,则阳气偏胜。有阳无阴,有升无降,故厥阳独行,症见面赤眩晕,神昏不语等。

【原文】

问曰:寸脉沉大而滑,沉则为实,滑则为气。实气相搏,血气入脏即死,入腑即愈,此为卒厥[1]。何谓也？师曰:唇口青,身冷,为入脏,即死;如身和,汗自出,为入腑,即愈。(11)

【词注】

[1]卒厥:突然昏倒,四肢厥冷。

【释义】

本条举"卒厥"证为例,说明疾病传变的规律,预断疾病发展的方法。两手的寸部脉沉大而滑,沉大为里实,滑为痰气郁滞。若邪随血气内入于心,血瘀气滞,两不流通,则神去机息,故唇口青,身冷,忽然昏倒而死,若邪气入腑,则传而不藏,气还血行,阳气外达,则身和,汗自出,故愈。

【原文】

问曰:脉脱[1]入脏即死,入腑即愈,何谓也? 师曰:非为一病,百病皆然。譬如浸淫疮[2],从口起流向四肢者,可治;从四肢流来入口者,不可治;病在外者,可治;入里者,即死。(12)

【词注】

[1]脉脱:邪气乍加,气血不通,脉绝似脱。

[2]浸淫疮:指皮肤之黄水疮,能从局部波及全身。

【释义】

本条举例论述疾病传变有顺逆的不同。"脉脱"为正邪相争,邪气逼于经脉,正气被遏,经脉不通,故脉绝似脱。若邪气入脏者,则深而难出,故气竭不复则死;邪气入腑者,浅而易通,故气行脉出即愈。

浸淫疮为湿热火毒之邪浸淫肌表,发为皮肤湿疮。若正气衰弱,从四肢流来入口者,为毒邪从外入里,故不可治;若从口而流向四肢者,则为毒邪从里达表,故为可治。总之,病由外传内者难治;由内传外者易治。这是诊断疾病的普遍规律,所以说:"非为一病,百病皆然。"

【原文】

问曰:阳病十八,何谓也? 师曰:头痛,项、腰、脊、臂、脚掣痛。阴病十八,何谓也? 师曰:咳,上气,喘,哕,咽,肠鸣,胀满,心痛,拘急。五脏病各有十八,合为九十病;人又有六微,微有十八病,合为一百八病,五劳、七伤、六极、妇人三十六病,不在其中。

清邪居上,浊邪居下,大邪[1]中表,小邪中里,馨饪[2]之邪,从口入者,宿食也。五邪中人[3],各有法度,风中于前,寒中于暮,湿伤于下,雾伤于上,风令脉浮,寒令脉急,雾伤皮腠,湿流关节,食伤脾胃,极寒伤经,极热伤络。(13)

【词注】

[1]大邪:指风邪。下文"小邪"指寒邪。

[2]馨(gǔ,谷)饪:指饮食。馨,同"谷"。

[3]五邪中(zhòng,众)人:指风、寒、雾、湿、饮食五种病邪侵入人体。

【释义】

本条是论述病证的分类方法,以及邪气伤人的规律。阳病是指外表经络的病证,包括头、项、腰、脊、营、脚等六个部位,每个部位又有营病、卫病、营卫交病三种性质,3乘6得18,故曰阳病18。阴病是指内部脏腑的病证,包括咳、上气、喘、哕、咽、肠鸣、胀满、心痛、拘急等九种病,每个病又分虚病,实病两种,2乘9得18,故曰阴病18。五脏病各有18,合为90病,谓五脏受风寒暑湿燥火六淫之邪而为病,有在气分、血分、气血兼病三者之别,3乘6为五脏各有18

病,18 乘 5 为 90 病。"六微"指六腑病,有六淫之邪中于六腑,又有气分、血分以及气血兼病三者之别,3 乘 6 为微有 18 病,综上所述六个 18,合为 108 病。五劳,为五脏劳伤之病,如久视伤血,久卧伤气,久坐伤肉,久立伤骨,久行伤筋;又指心劳、肺劳、脾劳、肾劳、肝劳叫五脏劳伤。七伤:即禽伤、忧伤、饮伤、房室伤、饥伤、劳伤、经络营卫气伤。六极:极,是极度劳损的意思,即气极、血极、筋极、骨极、肌极、精极。妇人 36 病,据《千金》所载,为十二症、九痛、七害、五伤、三癌等,均是妇科杂病。"清邪居上""雾伤于上""雾伤皮腠",谓雾露轻清之邪,伤于上部皮腠为病。"浊邪居下""湿伤于下""湿流关节",谓水湿重浊之邪,伤于下部流入关节为病。"大邪中表""风中于前""风令脉浮",谓风为阳邪,午前伤人,引起伤风,脉浮缓等表证。"小邪中里""寒中于暮""寒冷脉急",谓寒为阴邪,旦暮伤人,引起寒邪外中,脉紧急等表证。"馨饪之邪,从口入者,宿食也",谓饮食不节,则伤脾胃,引起腹痛胀满等症。"极寒伤经",谓寒邪归于阴经而主静,引起经脉不通,疼痛等症。"极热伤络",谓热邪入于脉络主动,引起脉络血奔、出血等症。"五邪中人,各有法度",谓所伤之部位,受伤之时间,所表现之脉证,都有一定的客观规律性。

【原文】

问曰:病有急当救里、救表者,何谓也? 师曰:病,医下之,续得下利清谷不止,身体疼痛者,急当救里,后身体疼痛,清便自调者,急当救表也。(14)

【释义】

本条是论述表里同病,急则先治的原则。病而医误下之,损伤脾胃,续发下利清谷不止。此时虽有身体疼痛等表证不解,也要急当救里。因为下利清谷不止,则阳气虚愈可知,故急当救里。宜四逆汤。如服药后,大便调和,脾胃恢复正常,此时则应急当救表,以免表邪传里。宜桂枝汤。前者先救里,在于护正为急,后者急当救表,则在于祛邪以杜其传也。

【原文】

夫病痼疾[1],加以卒病,当先治其卒病[2],后乃治其痼疾也。(15)

【词注】

[1]痼(gù,固)疾:指难治的久病。

[2]卒病:此指新病。

【释义】

本条是论述久病新病同时存在,要以先治新病为原则。痼疾是难治的久病。病势已经缓和,治以不易,更难除根,不能急治;卒病是新得之病,病势急迫,变化多端,但是容易治愈,故以先治为妙。

【原文】

师曰:五脏病各有得[1]者愈;五脏病各有所恶[2],各随其所不喜[3]者为病。病者素不应食,而反暴思之,必发热也。(16)

【词注】

[1]有得:指五脏得其所宜之气、之味、之时,则以助脏气而祛病。

[2]所恶:指五脏所厌恶之气。如心恶热、肺恶寒、肝恶风、脾恶湿、肾恶燥。

[3]所不喜:指五脏之所禁,如心痛禁温食热衣;脾病禁温食饱食,湿地濡衣;肺病禁寒饮,寒衣;肾病禁热食、温灸。

【释义】

本条是论述护理原则。五脏疾病的性质是不同的,因而适应病情的饮食居处也是不同的。病人的所得、所恶、所不喜,要随疾病的性质不同而变化。如病人脾胃虚寒,适合病人的饮食是以热熟易消化的食物为好,温暖的居处,又服温补脾胃的药物,则脾胃虚寒能够治愈。反之,给病人以生冷黏滑不易消化的食物,寒冷潮湿不良的居处,加以苦寒伤胃气的药物,有此所恶和所不喜则使疾病有异常变化,医生亦不可不加小心。如病人素不应食,而突然反暴食之,是乃病邪之气,变其脏气使然,故食之则适以助病气而增发热。

【原文】

　夫诸病在脏,欲攻之,当随其所得[1]而攻之,如渴者,与猪苓汤,余皆仿此。(17)

【词注】

[1]所得:指无形之邪,入结于脏必有所得之物。

【释义】

本条是举例说明随其所得而攻之的道理。病在脏腑,如水、血、痰、食之实邪皆可攻下以去,然当随其所得之邪,如渴者,水与热得,而热结在水,故用猪苓汤利其水而热亦除矣。

【结语】

本篇提出"治未病"重要治略思想,治未病的关键,既病防病要掌握疾病的传变规律,能掌握这一规律,就可以控制病势的发展。另外,也要掌握治疗虚证的"补""助""调"这三种方法,和"补不足,损有余"的治病大法。

科学的论述构成生命的基本元素是五常,生命存在的条件是风气。因此说,人与自然息息相关。不正常的气候,能影响人体而发生疾病,关键还决定于正气的强弱。如五脏元真通畅,人既安和,病则无由入其腠理。关于病因分类方面,也有内生、外中和其他方面。

然后还论述了疾病的预防、病因、病机、诊断和护理原则等内容。在治疗方面,提出了卒疾与痼疾同时存在的治疗,应当先活卒疾,后治痼疾。表里同病,急者先治的原则。充分体现张仲景辨证论治思想的原则性和灵活性。

本篇条文虽不多,但是一些原则性的提示,这在全书具有纲领性的意义。

痉湿暍病脉证治第二

【提示】

本篇是论述痉、湿、暍三病的辨证论治。篇中共有条文 27 条,载方 11 首。其中第 1~10 条为痉病的总论,说明了痉病的病因、病理、脉证、分类以及治疗原则和转归。第 11~13 条则为痉病的各论,对痉病的辨证论治进行了阐述。第 14~19 条乃是湿病的总论,说明了湿病的病因、病理与症状,以及治疗原则和转归;第 20~24 条则为湿病的各论,对湿病的辨证论治进行了阐述。第 25~27 条阐述暍病的脉证、治疗法则和方证。由于痉、湿、暍三病均为感受风寒湿暑之邪而与太阳表证有关,故合为一篇加以论述。

痉病是以项背强急,口噤不开,甚至角弓反张为主症的病证;湿病是以关节不利、身体肿痛为主症的病证;暍,又名伤暑,而以发热恶寒、口渴身疼为主症的病证。

【原文】

太阳病,发热无汗,反恶寒者,名曰刚痉①(一作:痓[1],余同)。(1)

【校勘】

①痓:据赵开美本改为"痉"。

【词注】

[1]痉:《说文》:强直也。《广韵》:风,强病也。

【释义】

本条是论述刚痉的辨证。"刚痉"由太阳中风重感于寒,外寒闭塞营卫,故出现恶寒、无汗、头疼、发热、脉浮而紧等症。风寒之邪滞郁经脉,经脉气血不利,则出现筋脉紧急的项背强急、口噤不开等症。因其无汗,故称"刚痉"。考《甲乙经·卷七》无"反"字为是。

【原文】

太阳病,发热汗出,而不恶寒,名曰柔痉。(2)

【释义】

本条是论述柔痉的辨证。"柔痉"由太阳中风,风邪化热,热伤血脉,筋无所荣,故颈项强急,甚则反张。太阳中风,卫强荣弱,正邪相争,表气不固,出现发热、汗出、头疼,而不恶寒,脉浮缓等症。刚、柔二痉的区别,"刚痉"为表实无汗,"柔痉"为表虚有汗。外感风寒引起痉病,一方面为风寒邪气客于太阳经脉;另一方面为平素阴血虚少,感邪之后容易化燥伤阴,阴血不濡,筋脉拘急则成痉。

【原文】

太阳病,发热脉沉而细者,名曰痉,为难治。(3)

【释义】

本条是论述痉病的预后。太阳病为表证,表证则发热。其脉浮,方为应病。今脉沉而细,是太阳证而见少阴之脉。此时,如见项背强直的证候则名曰痉。因正虚不能胜邪,故为难治。何哉?此证若发散在表之邪气,可损伤少阴精血;若补养精血之虚,又恐碍太阳之表,而恐有留邪之弊。

【原文】

太阳病,发汗太多,因致痉。(4)

【释义】

本条是论述误汗成痉。太阳病,属于表证,应发汗解表,而以微似汗出者为得法。若太阳病发汗太多,则必耗伤阴血,阴血先虚,不能濡养筋脉,则可发生项背强直的痉病。

【原文】

夫风病,下之则痉,复发汗必拘急。(5)

【释义】

本条是论述误下成痉。因外感风邪,入里化热,热蒸汗出;津液已伤,又误下伤阴,营血更弱,不能濡养筋脉,则使筋脉拘急,形成痉病。复发汗,更伤阴血阳气,阴阳两虚,则更不能温润,引起四肢筋脉拘挛强急而成痉。

【原文】

疮家虽身疼痛,不可发汗,汗出则痉。(6)

【释义】

本条是论述久患疮疡的病人气血已伤,而误汗成痉之理。患疮疡的病人,虽有表证,亦不可发汗解表。因为疮家津血已经亏损,此时虽有身体疼痛的表证,为伤寒挟虚,故不能发汗。如发汗解表,则重伤津液,筋脉失去津血的濡养,因而发生痉病。

【原文】

病者,身热足寒,颈项强急,恶寒,时头热,面赤目赤,独头动摇,卒口噤,背反张者,痉病也。若发其汗者,寒湿相得,其表益虚,即恶寒甚。发其汗已,其脉如蛇(一云:其脉浛浛)。(7)

【释义】

本条论痉病的主症及汗后的脉证反映。痉病不离乎表,故身热恶寒。痉为风强病,而筋脉受之,故口噤、头项强、背反张而筋脉拘急。《黄帝内经》说"诸暴强直皆属于风",故头热、足寒、面目赤头动摇,反映了风阳上行而又抖动,此痉病之主症,不可不知也。此证若发其汗,汗沾衣被变化为湿,又与外寒之气,相搏不懈,则卫阳以汗出而益虚,寒邪得湿而转增,故恶寒为甚。

【原文】

暴腹胀大者,为欲解,脉如故;反伏弦者,痉。(8)

【释义】

本条继上文言痉脉本直,汗后则风解而湿仍存,故脉不直而曲如蛇行之状。魏荔彤云:"风去不与湿相丽,则湿邪无所依着,必顺其下坠之性,而入腹作胀矣。风寒外解,而湿下行,所以为欲解也。如是诊之,其脉必浮而不沉,缓而不弦矣。乃其脉如故,而反加伏弦,知其邪内连太阴,里病转增,而表病不除,乃痉病诸证中之一变也。"

【原文】

夫痉脉,按之紧如弦,直上下行(一作:筑筑而弦)。(9)

【释义】

本条是论述痉病的主脉。痉病是重感风寒湿邪,邪气外束,筋脉强急,气血由内向外而抵抗有力,故见脉弦紧劲急,直上下行。

【原文】

痉病有灸疮,难治。(10)

【释义】

本条是论述痉病有灸疮的预后情况。病人灸后成疮,一则流失津液,津血已经亏损;二则火热内盛,经穴不闭,再感风寒,成为痉病。本病若用发汗解表,又恐热伤阴血,更助风燥;若用泻下实热之法,更虑内伤阴液,汗下皆不可为,故曰难治。

【原文】

太阳病,其证备,身体强,几几然[1]脉反沉迟,此为痉。栝楼桂枝汤主之。(11)

栝楼桂枝汤方:

栝楼根二两,桂枝三两,芍药三两,甘草二两,生姜三两,大枣十二枚。

上六味,以水九升,煮取三升,分温三服,取微汗。汗不出,食顷,歠热粥发之。

【词注】

[1]几几然:背强连颈,拘急不伸之状。

【释义】

本条是论述痉病的辨证论治。太阳病,其证备,指太阳之脉,自足上行,循背至头顶,凡所过之处,而为拘紧强急以成痉。如风邪居表,则脉必浮数。此证虽身体强几几,而脉反沉迟,沉迟之脉,乃津液不足而荣卫不利,故筋脉失于濡润,是以作痉。

治用栝楼桂枝汤。方中栝楼根清热生津,柔润筋脉,通行经气;桂枝利卫通阳;芍药和营敛阴;甘草、生姜、大枣则能健脾气,和营卫,使经气流畅,筋燥得润,而痉病自愈。

【原文】

太阳病,无汗,而小便反少,气上冲胸,口噤不得语,欲作刚痉,葛根汤主之。(12)

葛根汤方:

葛根四两,麻黄三两(去节),桂枝二两(去皮),芍药二两,甘草二两(炙),生姜三两,大枣十二枚。

上七味,㕮咀,以水七升,先煮麻黄、葛根,减二升,去沫,内诸药,煮取三升,去滓,温服一升,覆取微似汗,不须歠粥。余如桂枝汤法将息及禁忌。

【释义】

本条是论述刚痉的辨证论治。刚痉是重感风寒湿邪,卫阳闭郁,营阴郁滞,正邪交争,故见发热、恶寒、无汗、头疼、身疼、脉浮紧等症。太阳病无汗,湿邪闭郁胸中,气机不得通利,故小便反少。里气既不能外达,又不能下行,势必逆上冲胸,故胸满。湿热闭郁胸中,损伤津液,不能滋润筋脉,敛口噤不得语。如斯则可知刚痉即将发作。

治以葛根汤开泄腠理、发汗祛邪、滋养津液、舒缓筋脉。方中葛根能透达表邪,启胃气而生津液、滋润筋脉、舒缓强急;麻黄,配桂枝生姜外散风寒,以开玄府之闭塞;芍药、甘草、大枣和营生津,以缓拘急。

【原文】

痉为病(一本痉字上有刚字),胸满口噤,卧不着席,脚挛急,必齘齿[1],可与大承气汤。(13)

大承气汤方：

大黄四两（酒洗），厚朴半斤（炙，去皮），枳实五枚（炙），芒硝三合。

上四味，以水一斗，先煮二物，取五升，去滓，内大黄。煮取二升，去滓；内芒硝，更上火微一二沸，分温再服，得下止服。

【词注】

[1]齘齿：齘(xiè，谢)，俗称咬牙。

【释义】

本条是论述实热痉的辨证施治。肠胃实热积滞，壅盛郁塞，所以胸腹胀满。燥热劫烁津液，不能濡养筋脉，筋脉强急，故角弓反张，卧不着席，四肢挛急。阳明热盛，变燥化风，掣动筋脉，故口噤，齘齿。

本证为痉病实热重证，可与大承气汤，急下存阴，通腑泄热。方中大黄、芒硝泄其实热；枳实、厚朴破其壅塞。本方峻泻肠胃实热积滞，则阴可复，而津液可存，痉强之症可以缓解。

【原文】

太阳病，关节疼痛而烦[1]，脉沉而细（一作：缓）者，此名湿痹（《玉函》云：中湿）。湿痹之候，小便不利，大便反快，但当利其小便。（14）

【词注】

[1]疼痛而烦：疼得很重的意思。

【释义】

本条是论述湿痹的证治原则。湿邪伤于太阳之表，而见一身关节烦疼；若脉浮细者，为湿在于外，应当用汗解之。若其人小便不利，而大便反痛快，脉又沉细者，病名叫"湿痹"，湿痹忌汗，而应利其小便，以使湿邪得去。

【原文】

湿家之为病，一身尽疼（一云：疼烦），发热，身色如熏黄也。（15）

【释义】

本条是论湿郁发黄的辨证。湿家之为病：湿盛于外者，阳必郁于内，湿盛于外，则一身尽疼，阳郁于内，则发热，湿热郁于肌肉之间，则身色如烟之熏黄而带黑。

【原文】

湿家，其人但头汗出，背强，欲得被覆向火，若下之早则哕，或胸满，小便不利（一云：利），舌上如胎[1]者，以丹田[2]有热，胸上有寒，渴欲得饮而不能饮，则口燥烦也。（16）

【词注】

[1]胎：此处指苔。

[2]丹田：是道家内丹术丹成呈现之处，炼丹时意守之处。

【释义】

本条是论述湿家误下的变证。湿家头汗出，为上有湿下有热，蒸而使然，非阳明内实之热，蒸而上越之比。背强者，乃湿家重着之强，非风寒拘急之强。欲覆被向火，乃湿盛伤阳，阳受伤则恶寒。此证如误以阳旺内热上越之头汗而误下之，则湿从寒化；如寒邪入于肺，则胸满；寒邪入于胃，则为哕；寒邪入于膀胱，则气化不行，而小便不利，至于舌上白滑之苔，乃误下而热陷于下，寒聚于上之故。胸中有寒，则不欲饮，下有热，而口中干燥，此乃为津液不化之咎。

【原文】

湿家,下之,额上汗出,微喘,小便利(一云:不利)者死;若下利不止者,亦死。(17)

【释义】

本条亦论湿家误下的死证。湿家误下变证百出,至其甚者,而又有死证,医者亦不可不知。湿家如邪在表当发汗,邪在里当利小便,苟非湿热蕴结成实,则未可用之。如误用,则无的放矢,必先伤正气,额上汗出微喘,乃重伤阳气,孤阳上越,故额上汗出而微喘;若脾阳大伤,清阳不升,则下利不止,此乃阴阳离决之象,其预后不抱乐观。若其人小便利者,而见于下后额汗而喘,反映了阳离而上行,阴孤而下走,故亦主死。

【原文】

风湿相搏,一身尽疼痛,法当汗出而解,值天阴雨不止,医云:此可发汗。汗之病不愈者,何也? 盖发其汗,汗大出者,但风气去,湿气在,是故不愈也。若治风湿者,发其汗,但微微似欲出汗[1]者,风湿俱去也。(18)

【词注】

[1]似欲出汗:似,当续字解,微续汗出之意。

【释义】

本条是论述风湿病的治疗原则。外感风湿,困于肌肤,流走关节,气血运行不畅,故一身疼痛。此证当以汗法而散风湿之邪,则其病可愈。假如正值天气阴雨不止,湿气较盛之时,则发汗法便无效,为什么? 由于天气阴雨不止,天、人之湿必重。风为阳邪,容易表散,而湿为阴邪,难以骤除,故发汗风气虽去而湿邪仍在,其病不愈。治风湿之法,应该温阳解表,使阳气伸展,营卫流行,微似汗出,则散漫黏滞之邪,方能缓缓排出体外。

【原文】

湿家病,身疼发热,面黄而喘,头痛鼻塞而烦,其脉大,自能饮食,腹中和,无病,病在头中寒湿,故鼻塞,内药[1]鼻中则愈(《脉经》云:病人喘,而无"湿家病"以下至"而喘"十一字)。(19)

【词注】

[1]内药:内,读纳。

【释义】

本条是论述头中寒湿的证治。雾露之湿为清邪,伤于身半之上,湿邪外束,故头疼、鼻塞、上半身疼。寒湿外束,肺气上逆,则喘;湿邪弥漫,扰于心中,故心发烦;其人面黄而身不黄,为湿在上之候。正邪相争,阳气向外,故发热、脉大。腹中和为无病,故自能饮食,可知湿邪此时并未传里。治宜宣散寒湿、通利气机。如用瓜蒂为细末,擦鼻流出黄水,可使阳气宣利,透出在上寒湿,则诸证可愈。

【原文】

湿家,身烦疼,可与麻黄加术汤发其汗为宜,慎不可以火攻之。(20)

麻黄加术汤方:

麻黄三两(去节),桂枝二两(去皮),甘草一两(炙),杏仁七十个(去皮尖),白术四两。

上五味,以水九升,先煮麻黄,减二升,去上沫,内诸药,煮取二升半,去滓,温服八合,复取微似汗。

【释义】

本条是论述寒湿在表的证治。平素湿盛的人,又外感风寒湿邪,邪留肌肉,卫阳被郁,故见恶寒、发热、无汗、身体疼痛剧烈、不得安静等症。

治以麻黄加术汤。麻黄汤散风寒湿邪;麻黄得白术,虽发汗而不致过汗。白术得麻黄,能行表里之湿,适合病情,取其微微汗出而解。如用火攻发汗,则大汗淋漓,风寒虽去,湿邪仍在,病不能除。或火热内攻,湿热相合,可能引起湿热内郁之黄疸。或火热内盛,迫血妄行,而为衄血等变证,应加注意。

【原文】

病者一身尽疼,发热,日晡所[1]剧者,名风湿。此病伤于汗出当风,或久伤取冷所致也。可与麻黄杏仁薏苡甘草汤。(21)

麻黄杏仁薏苡甘草汤方:

麻黄半两(去节,汤泡),甘草一两(炙),薏苡仁半两,杏仁十个(去皮尖,炒)。

上剉麻豆大,每服四钱匕,水盏半,煮八分,去滓,温服,有微汗,避风。

【词注】

[1]日晡所:指下午两点钟到六点钟的时间。

【释义】

本条是论述风湿在表的证治。病人出汗时感受了风寒,或长时间贪凉感受寒湿,汗液留于皮内,变成湿邪,留着肌腠,以致全身疼痛发热。在日晡时,为阳明主气,当其旺时,正邪相搏则症状加剧。

治以麻黄杏仁薏苡甘草汤。方中麻黄散寒湿;杏仁利肺气以助治节;薏苡仁利湿健脾;甘草和中胜湿。

【原文】

风湿,脉浮身重、汗出恶风者,防己黄芪汤主之。(22)

防己黄芪汤方:

防己一两,甘草半两(炒),白术七钱半,黄芪一两一分(去芦)。

上剉麻豆大,每抄五钱匕,生姜四片,大枣一枚,水盏半,煎八分,去滓,温服,良久再服。喘者加麻黄半两,胃中不和者加芍药三分,气上冲者加桂枝三分,下有沉寒者加细辛三分。服后当如虫行皮中,从腰下如冰,后坐被上,又以一被绕腰以下,温令微汗,差。

【释义】

本条是论述风湿表虚的辨证论治。风湿伤于肌表,故脉浮身重;卫阳素虚,而不固表,故汗出恶风。

治以防己黄芪汤,益卫气以祛湿邪。方中防己宣肺散风,通行经络,驱散湿滞;黄芪甘温挟虚,固秘卫阳止汗。黄芪合防己,又能善行肌表之水气;白术、甘草健脾化湿,扶正祛邪;生姜、大枣调和营卫,以胜湿邪。方后自注有风湿闭塞肺气之喘者,加麻黄宣散风湿;湿邪困于脾胃作痛者,加芍药和脾气,利血脉止痛;水湿聚于下焦而又上冲者,加桂枝下气温化水湿之邪;寒湿凝聚而痹不通者,加细辛以散陈寒与痼冷。

【原文】

伤寒八九日，风湿相搏，身体疼烦，不能自转侧，不呕不渴，脉浮虚而涩者，桂枝附子汤主之；若大便坚，小便自利者，去桂加白术汤主之。(23)

桂枝附子汤方：

桂枝四两(去皮)，生姜三两(切)，附子三枚(炮，去皮，破八片)，甘草二两(炙)，大枣十二枚(擘)。

上五味，以水六升，煮取二升，去滓，分温三服。

白术附子汤方：

白术二两，附子一枚半(炮，去皮)，甘草一两(炙)，生姜一两半(切)，大枣六枚。

上五味，以水三升，煮取一升，去滓，分温三服。一服觉身痹，半日许再服，三服都尽，其人如冒状，勿怪，即是术附并走皮中逐水气，未得除故耳。

【释义】

本条是论述风湿兼阳虚的证治。外感风寒湿邪，八九日不解，邪仍在表，故脉浮；其人不呕不渴，反映邪未传少阳、阳明而未入里。风寒湿三气杂至合而为病，如留于肌表，风湿邪胜，表阳复虚，故脉浮而按之虚；湿盛痹着气血不利，故脉又涩；身体疼烦，不能自转侧，湿留关节之候。

治宜桂枝附子汤，温经助阳，以散寒湿。方中桂枝散风寒，温通经络，温化湿邪；附子温阳化湿，温经通痹；生姜散风寒湿邪；甘草、大枣补脾胃，而调和营卫。

服桂枝附子汤后，阳气通达，气化已行，湿邪减少，故见大便已实，小便通利。宜用白术附子汤，即桂枝附子汤去桂枝加白术而成，以奏温经复脉，行化表湿之功。

服白术附子汤第一服时，可出现周身如痹，反映药力已行，再服，以至三服都尽，其人头目如冒而似眩瞑，不用责怪，这是附子与白术的药力逐除水湿之邪未尽的表现。

【原文】

风湿相搏，骨节疼烦，掣痛不得屈伸，近之则痛剧，汗出短气，小便不利，恶风不欲去衣，或身微肿者，甘草附子汤主之。(24)

甘草附子汤方：

甘草二两(炙)，附子二枚(炮，去皮)，白术二两，桂枝四两(去皮)。

上四味，以水六升，煮取三升，去滓，温服一升，日三服，初服得微汗则解，能食，汗出复烦者，服五合。恐一升多者，服六七合为妙。

【释义】

本条是论述风湿病阳气虚的辨证论治。病人感受风寒湿邪，三邪盛于关节体表，而阳气复虚，故见骨节疼痛，而又掣痛不得屈伸，近之则痛剧；阳虚不能固表则汗出短气；寒湿盛阳不化，故又小便不利，恶风不欲去衣，或身微肿，此乃阳虚而邪气盛的反映。

治宜甘草附子汤，助阳温经，益气化湿。方中甘草、白术健脾化湿；附子、桂枝温阳通气，宣行营卫，化湿散风。本方扶正祛邪，补中有发，温阳益气，对风湿性心脏病起到正邪兼顾的作用。

【原文】

太阳中暍[1]，发热恶寒，身重而疼痛，其脉弦细芤迟，小便已，洒洒然毛耸，手

足逆冷，小有劳，身即热，口开，前板齿燥，若发其汗，则其恶寒甚；加温针则发热甚；数下之则淋甚。(25)

【词注】

[1]中暍：即中暑。

【释义】

本条论述中暑的证治特点。中暑是有季节性的，古人说：先夏至为病温，后夏至为病暑。夏天伤于暑邪，暑热则耗阴伤气，故见口开喘息、门齿干燥、发热、心烦、口渴、汗出等症。或者由于暑热而又乘凉饮冷，反使寒邪伤于外，湿伤于中，故又见发热、恶寒、呕吐、泄泻、身重而且疼痛等症。卫阳不达于四肢，故手足厥冷。暑热伤气则脉芤，暑热伤阴则脉细；寒伤于外则脉弦紧，寒湿伤于中则脉迟，此证如言其脉则有弦细芤迟之变。本病既有寒伤于外，而又阳气内虚，若发其汗，则阳气外散，故恶寒更甚；本病寒湿伤中，而又有阴气虚，若更加温针则伤阴分而发热甚。本病湿伤于中，又有津液亏耗，若再下之，则津液内竭，必小便混浊涩痛。本病属于伤暑之病，阳气已虚，动则阳气浮于外，故小有劳，身即发热。小便已，膀胱之气不支，卫阳更感不足，故形寒毫毛耸立。

【原文】

太阳中热者，暍是也，汗出恶寒，身热而渴，白虎加人参汤主之。(26)

白虎人参汤方：

知母六两，石膏一斤(碎)，甘草二两，粳米六合，人参三两。

上五味，以水一斗，煮米熟汤成，去滓，温服一升，日三服。

【释义】

本条是论述中暑的证治。夏天感受暑热邪气，伤气耗阴，暑热炽盛，故身热、汗出、恶寒。暑热伤阴，故见口渴、心烦、尿赤。

治以白虎加人参汤，清热解暑、益气生津。方中石膏清表里之热；知母滋阴清热；甘草、粳米益胃生津；人参则补气生津、保元固本。

【原文】

太阳中暍，身热疼重，而脉微弱，此以夏月伤冷水，水行皮中所致也。一物瓜蒂汤主之。(27)

一物瓜蒂汤方：

瓜蒂二十个。

上剉，以水一升，煮取五合，去滓，顿服。

【释义】

本条是论述暑病挟湿的辨证论治。病人中于暑热，邪在太阳之表，故身发热；又伤冷水（或饮或浴），水行皮中，故身疼；中暑伤气，气伤而虚，故脉微弱。治用瓜蒂散，治身面四肢浮肿，散皮肤中水气，苦以泄之法也。

【结语】

本篇论述痉、湿、暍三病的辨证论治。痉病的成因，为外感风寒邪气，又津液不足，不能滋润筋脉所致。症状以项背强急、口噤不开，甚至角弓反张为主。脉象按之紧如弦，直上下行。痉病辨证应分刚痉、柔痉、实热痉三种；刚痉为表实无汗，故用葛根汤；柔痉为表虚有汗，则用桂枝加葛根汤；若脉反沉迟者则用栝楼桂枝汤。实热痉为阳明热燥伤津，宜用大承气汤。

湿病成因,为外感风寒湿邪,症状以身体疼重,骨节烦疼为主。湿病的辨证:表实无汗者,用麻黄加术汤;日晡所剧疼痛者,用麻杏薏甘汤;表虚汗出者,用防己黄芪汤;如寒湿盛胜而阳气微者,当选用桂枝附子汤、白术附子汤、甘草附子汤以助阳气化寒湿,正邪兼顾为宜。总的说来,在治湿方中,有以发汗去邪为主;有以温通经络、利关节止痛为主;有以温阳利湿、开痹化凝等治法为主,如能从结合临床出发,很有实践意义。

喝即暑病,暑病的辨证可分暑热和暑湿两类。本篇对暑病的气阴两伤以及暑中兼有寒湿等证进行了分析,并举出了治疗的方法,较为全面。

百合狐惑阴阳毒病脉证并治第三

【提示】

本篇是论述百合、狐惑、阴阳毒三种病的辨证论治。篇中共有条文 15 条,载方 12 首。其中第一条为百合病的总论,阐述百合病发病机理、脉证和转归。第 2 ~ 9 条是论百合病的证治和各种变证的治法。第 10 ~ 13 条则是阐述狐惑病的辨证和方药。第 14 ~ 15 两条则叙述了阴阳毒的证治。本篇所论的三种疾病,皆由热病传变而来。其症状表现有类似之处,如百合病的"常默默,欲卧不能卧",和狐惑病的"默默欲眠,目不得闭,卧起不安"等症相似。狐惑病有蚀于喉的病变,而阴阳毒病,也有咽喉疼痛之症。所以三病合于一篇讨论,以资鉴别分析。

百合病可发生在温热病之后,或由情志不遂,引起阴虚内热,精神恍惚、饮食和行动失常、口苦、尿赤、脉微数等症。

狐惑病是因湿热之毒蕴结于里所引起的疾患。有目赤、咽喉和前后阴腐蚀等症。由于本证古名狐惑病。后世医家则称为"疳",分为牙疳和下疳。

阴阳毒是阴毒病和阳毒病的总称。因疫毒之邪,蕴于血脉而成。阴毒有面目青、身痛如被杖、咽喉痛等症;阳毒有面赤斑斑如锦文、咽痛、吐脓血等症。由于阴阳毒是感受疫疠毒邪,故有一定的传染性。

【原文】

论曰:百合病者,百脉一宗[1],悉致其病也。意欲食,复不能食,常默默,欲卧不能卧,欲行不能行,饮食或有美时,或有不用闻食臭时,如寒无寒,如热无热,口苦,小便赤,诸药不能治,得药则剧吐利,如有神灵[2]者,身形如和[3],其脉微数。

每溺时头痛者,六十日乃愈;若溺时头不痛,淅然者,四十日愈;若溺快然,但头眩者,二十日愈。其证或未病而预见,或病四五日而出,或病二十日,或一月微见者,各随证治之。(1)

【词注】

[1]百脉一宗:指人之血脉,分之则为百脉,合之则为一宗。百脉朝宗于肺,故百脉不可注,而可注其肺。

[2]如有神灵:指百合病诸药不能治,得药则剧吐利,全是恍惚不定,去来不可凭,如有(像似)神灵所为。

[3]身形如和:从患者的身体上观察,也没有显著病态,好像没有什么病。

【释义】

本条论述百合病的病因、病机、症状和预后。百合病是由心血肺阴两虚,阴虚内热引起的疾病。是因热病之后,阴血未复,余热未尽,消烁津液;或因平素思虑伤心、情志不遂、郁结化火、耗津烁液,而使心血肺阴两伤,阴虚内热,则百脉俱受其累,以致百脉不和,症状百出,故曰:"百脉一宗,悉致其病也。"

由于心血肺阴亏损,虚热内盛,热邪散漫,未归于一经,而游走于百脉。脉朝于肺而系于心,心神失慧,而有意欲食,复不能食,欲卧不能卧,欲行不能行等似是而非,全是恍惚去来不可为凭之象。唯口苦、小便赤、脉微数三症,则反映了内有邪热不解。若其人每溺时而头痛者,此乃热邪之甚者,必俟 60 日之久,使阴气复而病则愈;若溺时头不痛,而渐渐然畏恶风寒者,则病势稍浅,必等 40 日方愈;若溺时快然,但头眩者,则邪更浅,不过 20 日便可愈。此证每见于热病之后,也有或未病而预见;或先见,或后见等不同,应各随其证而治之。

至于溺时而头痛等的病机:因肺有通调水道,下输膀胱的功用,膀胱经脉行于脊背,上行至头项,入络脑。溺时阳气下泄,不上充于头,故见头痛。此为阳气衰弱,病情较重,故曰“六十日乃愈”;如溺时头不痛,淅然者,为阳气下泄,卫阳虚弱,不能温暖肌表,病情较轻,故曰“四十日愈”;如溺时快然,头眩者,为阳气稍虚之头眩,乃病情之最轻者,故曰“二十日愈”。如上所述,百合病因病情的轻重不同,症状也不相同,病愈亦长短不一。至于 20 日、40 日、60 日,乃大约之数,不可拘泥。

【原文】

百合病发汗后者,百合知母汤主之。(2)

百合知母汤方:

百合七枚(擘),知母三两(切)。

上先以水洗百合,渍一宿,当白沫出,去其水,更以泉水二升,煎取一升,去滓;别以泉水二升,煎知母,取一升,去滓;后合和,煎取一升五合,分温再服。

【释义】

本条论述百合病误用汗法后的证治。百合病有如寒无寒、如热无热等症。医生误认为是表实证,而发其汗,汗后伤津,心血肺阴而更虚,则虚热加重,故出现心烦、口渴等症。

治以百合知母汤,养阴清热、润燥除烦。方中百合清心润肺、益气安神;知母清热除烦、养阴止渴;配泉水清热利尿、导热下行。三药相合,以奏养阴除热之功。

【原文】

百合病,下之后者,滑石代赭汤主之。(3)

滑石代赭汤方:

百合七枚(擘),滑石三两(碎,绵裹),代赭石如弹丸大一枚(碎,绵裹)。

上先以水洗百合,渍一宿,当白沫出,去其水,更以泉水二升,煎取一升,去滓;别以泉水二升煎滑石、代赭,取一升,去滓,后合和重煎,取一升五合,分温服。

【释义】

本条论述百合病误用下法后的证治。百合病有意欲食,复不能食,口苦,尿赤,脉微数等症。医生误认为是里实证,而反下之,以致津液更伤,内热加重,故常见小便短赤而涩。又因苦寒泄下之品,伤其胃气,故胃气上逆而致哕。

治以滑石代赭汤,滋阴清热、和胃降逆。方中百合滋润心肺、益气安神;滑石清热利尿,代赭石和胃降逆;配泉水引热下行。

【原文】

百合病吐之后者,百合鸡子汤主之。(4)

百合鸡子汤方:

百合七枚(擘),鸡子黄一枚。

上先以水洗百合,渍一宿,当白沫出,去其水,更以泉水二升,煎取一升,去滓,内鸡子黄,搅匀,煎五分,温服。

【释义】

本条论述百合病误用吐法后的证治。百合病有不欲闻食臭等症。医生误认为宿食停滞，而用吐法，更损肺胃之阴，且扰胃之和降之气，则虚烦不安，而胃中不和。

治以百合鸡子汤，养阴润燥除烦，方中百合滋养肺胃之阴，清热除烦；鸡子黄养阴润燥，安五脏之气，能除虚烦；泉水养阴泄热。

【原文】

百合病，不经吐、下、发汗，病形如初者，百合地黄汤主之。（5）

百合地黄汤方：

百合七枚（擘），生地黄汁一升。

上以水洗百合，渍一宿，当白沫出，去其水，更以泉水二升，煎取一升，去滓，内地黄汁，煎取一升五合，分温再服，中病勿更服，大便常如漆。

【释义】

本条论述百合病未经汗、吐、下的正治之法。百合病由于心血肺阴两虚，阴虚内热，邪气流于百脉，而成百合病。

治以百合地黄汤，养心血滋肺阴、凉血清热。方中百合养肺阴、清虚热；生地黄益营凉血、滋水降火、调和血脉；泉水利小便、泄虚热。三药相合，使阴气充，热邪去，百脉调和，病可自愈。

【原文】

百合病一月不解，变成渴者，百合洗方主之。（6）

百合洗方：

上以百合一升，以水一斗，渍之一宿，以洗身，洗已，食煮饼[1]，勿以盐豉[2]也。

【词注】

[1]煮饼：原小麦粉制成的熟饼。

[2]勿以盐豉：不加盐和豆豉。

【释义】

本条是论百合病变证的治法。由于心肺阴虚内热，一月不解，阴津亏损，虚火亢盛，故见口渴，只用百合地黄汤，药力不足，配用百合洗方，以百合渍水洗身。外洗皮表，其气通肺，以清肺热。内服外洗，共收养阴清热之效。洗已汗出而胃知饥，则食以煮饼，益气养津，清热止渴。勿以盐豉佐食，恐其味咸伤血耗津增热而变渴。

【原文】

百合病，渴不差者，栝楼牡蛎散主之。（7）

栝楼牡蛎散方：

栝楼根，牡蛎（熬）等分。

上为细末，饮服方寸匕，日三服。

【释义】

本条又论述百合病渴而不差的治法。上述之百合病，若服百合地黄汤及百合洗法，而其渴仍不差者，此为热伤津液之所致。可用栝楼牡蛎散治之。

栝楼牡蛎散方，有生津止渴，收敛浮热的作用。方中栝楼根气凉性润，启发脾阴，上承津液，而止口渴；牡蛎则敛摄在上之阳热，开散凝滞水饮。以上二味，一升一降，使其阴阳调和，口渴自解。

【原文】

百合病变发热者(一作:发寒热),百合滑石散主之。(8)

百合滑石散方:

百合一两(炙),滑石三两。

上为散,饮服方寸匕,日三服,当微利者止服,热则除。

【释义】

本条三论百合病变发热证的治法。由于心血肺阴两虚,虚热游走百脉无定,气血乱于表,故如寒无寒,如热无热。变发热者,为虚热郁结,热郁于上,气行不畅,湿郁于下,湿热相合,故发热、口苦、脉数、尿赤。

治以百合滑石散,滋阴清热、利湿通郁。方中百合滋阴济阳、清润心肺;滑石利水、渗湿以解热。以上二味,一为滋阴润燥,而去在上之虚热;一为滑利水道,而通在下之湿郁,津液通济,其热可清。

【原文】

百合病见于阴者,以阳法救之;见于阳者,以阴法救之。见阳攻阴,复发其汗,此为逆;见阴攻阳,乃复下之,此亦为逆。(9)

【释义】

本条论述百合病的治疗顺逆。百合病是由于心血肺阴两虚,阴虚生热,内热耗损阴气,然病见于阴,甚必及阳,故其症状有见于阴和见于阳之分,如见于阳则常默然、欲卧、不能行、如寒、无热、不能食,不用闻食臭;见于阴,则意欲食、饮食或有美时、无寒、如热、不能卧、欲行、口苦、脉微数、小便赤。

治疗之法,不外用阴和阳,用阳和阴,使其阴阳平秘则病愈。

若医误用发汗之法,则更伤其阳。故曰"此为逆"。同样,若误用攻下之法,则更伤其阴,故曰"见阴攻阳,乃复下之,此亦为逆"。由此可见,百合病治疗方法是见阳救阴,见阴救阳,以调和阴阳,恢复阴阳平衡状态,则病自愈。

【原文】

狐惑[1]之为病,状如伤寒[2],默默欲眠,目不得闭,卧起不安。蚀[3]于喉为惑,蚀于阴为狐,不欲饮食,恶闻食臭,其面目乍赤、乍黑、乍白,蚀于上部则声喝[4](一作:嗄),甘草泻心汤主之。(10)

甘草泻心汤方:

甘草四两,黄芩、人参、干姜各三两,黄连一两,大枣十二枚,半夏半升。

上七味,水一斗,煮取六升,去滓再煎,温服一升,日三服。

【词注】

[1]狐惑:狐惑是本病的症状,或出现在咽喉,或在前明,或在后阴,疑惑乱不定。

[2]状如伤寒:发热恶寒如同伤寒之证。

[3]蚀:是指腐蚀。

[4]声喝(yè,夜):是指声音嘶哑,或作嗄,两字相同。

【释义】

本条是论述狐惑病的症状及治疗。本病是因湿热久蕴而生虫,且蒸腐气血,内损心肺,外伤咽喉,咽喉腐蚀糜烂,则声音嘶哑,名叫"惑"病;若内损肝肾,虫蚀前后二阴,阴部腐蚀溃烂,而叫"狐"病。若内伤脾胃,运化失常,故不欲饮食,恶闻食臭。湿热内困心神,故默默欲眠,目不得闭,而卧起不安。湿热为病,热上蒸,故其面目乍赤;湿上遏,故其面目乍黑;湿热下行,则面目乍白。

治疗之法,上蚀于喉的,应宜清热解毒,泄心扶正,治用甘草泻心汤。方以甘草扶正解毒;配以黄芩、黄连清热而燥湿;干姜、半夏辛燥行气以化湿;人参、大枣补中健运,以运湿。诸药相合,乃调中焦阴阳,而使脾气健运,湿毒自化,则其证可解。

【原文】

蚀于下部则咽干,苦参汤洗之。(11)

苦参汤方:

苦参一升,以水一斗,煎取七升,去滓,熏洗,日三服。

【释义】

本条是论述狐惑病蚀于前阴的外治法。湿热腐蚀于下,则前阴苦痒,甚或溃烂;湿热循经上熏咽喉,故咽干。

治以苦参汤,熏洗患处。苦参清热燥湿,解毒杀虫,更治前阴虫痒溃烂之疾。

【原文】

蚀于肛者,雄黄熏之。(12)

雄黄熏方:

雄黄。

上一味为末,筒瓦二枚合之,烧,向肛熏之。

《脉经》云:病人或从呼吸上蚀其咽,或从下焦蚀其肛阴。蚀上为惑,蚀下为狐,狐惑病者,猪苓散主之。

【释义】

本条是论狐病蚀于肛门的治法。由于湿热生虫,蚀于后阴,作痒作痛,肛门溃烂。此证包括现代的"白塞综合征",如前阴破损者,可用珍珠粉敷之。治以雄黄熏法。雄黄有解毒除湿杀虫的功效。此方亦治寸白虫(蛲虫),在临床上用之有效。

【原文】

病者脉数,无热[1]微烦,默默但欲卧,汗出。初得之三四日,目赤如鸠[2]眼,七八日,目四眦[3](一本此有"黄"字)黑;若能食者,脓已成也。赤小豆当归散主之。(13)

赤小豆当归散方:

赤小豆三升(浸,令芽出,曝干),当归三两。

上二味,杵为散,浆水服方寸匕,日三服。

【词注】

[1]无热:谓无寒热,是无表证的互词。

[2]鸠:鸟名,俗称斑鸠,其目色赤。

[3]四眦:指两眼内外眦。

【释义】

本条论述狐惑病成脓的证治。病者无热,表示病不在表。由于湿热内盛,困扰心神,则脉数,微烦,默默但欲卧;湿热外蒸,腠理开泄,故汗出;湿热郁于血分,蓄热不去,随肝经上注于目,则目赤如鸠眼;若湿热壅遏,日久不解,蒸腐血肉而化脓,故目四眦黑;化脓之时,病势局限,对脾胃影响较轻,所以病人能食。

治以赤小豆当归散,清热解毒、活血化脓。方中赤小豆渗湿清热,解毒排脓,以散恶血;当归活血养血、去腐生新;浆水清凉解热。三药同用,脓除毒解,热退湿化,其病可愈。

本证的化脓部位,可在喉部、阴部、肛门,或大肠下端,或眼球前房积脓。

关于初得之三四日和七八日的时间,皆是约略之数,可不必拘泥,仍以病证变化为准。

【原文】

阳毒之为病,面赤斑斑如锦文[1],咽喉痛,唾脓血。五日可治,七日不可治,升麻鳖甲汤主之。(14)

升麻鳖甲汤方:

升麻二两,当归一两,蜀椒一两(炒去汗),甘草二两,鳖甲手指大一片(炙),雄黄半两(研)。

上六味,以水四升,煮取一升,顿服之,老小再服[2],取汗(《肘后》《千金方》:阳毒用升麻汤,无鳖甲,有桂;阴毒用甘草汤,无雄黄)。

【词注】

[1]锦文:有彩色花纹的丝织品。

[2]老小再服:老人和小孩,分两次服。

【释义】

本条论述阳毒的证治。阳毒是因感受天地疫疠火毒之气,火毒内蕴,扰于营血,血热行于皮下,故面赤斑斑如锦文;火毒上灼咽喉,则咽喉疼痛;火毒蒸腐胸膈气血,血肉腐败,而吐脓血。如上可知,本证病势凶险,应在邪气未盛,正气不衰,易于治疗之时治之。若待正虚邪盛,则较为难治,故曰"五日可治,七日不可治"。

治以升麻鳖甲汤,清热解毒、活血排脓。方中升麻、甘草清热解毒,可治时气疫疠之喉痛;当归、鳖甲活血凉血、散瘀排脓、养阴清热;雄黄辛温,散瘀解毒;蜀椒温中止痛;雄黄、蜀椒均为温热之品,可助升麻、甘草解毒之力,又能助鳖甲、当归散瘀排脓之功。诸药合用,热除毒解,阳毒可愈。

【原文】

阴毒之为病,面目青,身痛如被杖[1],咽喉痛。五日可治,七日不可治,升麻鳖甲汤去雄黄、蜀椒主之。(15)

【词注】

[1]身痛如被杖:身痛好似被木杖击打的一样。

【释义】

本条论述阴毒的证治。阴毒是感受天地疫疠阴阳之气,毒邪固结于里,血瘀凝滞,经脉阻塞不通,故面目色青;经脉阻塞,血流不通,则身痛如被杖;疫疠毒邪结于咽喉,故咽喉疼痛。"五日可治,七日不可治",其义同前。

治以升麻鳖甲汤去雄黄、蜀椒,解毒化瘀驱邪。

【结语】

本篇论述百合病、狐惑病、阴阳毒各病的病因、病机、证候、治疗方药。

百合病的病机为心肺阴血两虚,阴虚生热,病气游走百脉,症状百出而捉摸不定。治疗应纵滋养心肺阴血,清除虚热而为法,故以百合地黄汤为代表方。本病因有误治和变证的不同,因而在治疗上亦有所不同。如误汗之后,用百合知母汤治之;误下之后,用滑石代赭汤治之;误吐之后,用百合鸡子黄汤治之。若百合病变渴者,用百合洗方治之;若渴不差者,则用栝楼牡蛎散治之;若变发热者,则用百合滑石散治之。

狐惑病的病机是湿热生虫,腐蚀气血而引起的疾患,治以清热解毒,化湿扶正为主。若虫蚀于上部叫作"惑",则声嗄,用甘草泻心汤治之;蚀于前阴的叫作"狐",则因黏膜溃破,可用苦参汤洗之;蚀于后阴,用雄黄熏之;若狐惑成脓,目眦黑而能食,用赤小豆当归散,清热解毒,活血化脓。

阴阳毒的病因是感受天地疫疠毒气所致,有传染性。两者均有咽喉痛,但阳毒以面赤斑斑如锦纹,吐脓血为主症,用升麻鳖甲汤清热解毒、活血排脓,阴毒以面目色青,身痛如被杖为主症,用升麻鳖甲汤去雄黄、蜀椒,解毒散瘀。

疟病脉证并治第四

【提示】

　　本篇是论述疟病的辨证论治,并根据疟病的不同症状,将疟病分为瘅疟、温疟、牡疟三种类型,并且指出疟病日久不愈,可以形成癥瘕和疟母。篇中共有条文5条,载方6首,其中包括附方3首。本篇中第1、3条阐述疟病的脉证、病机,以及辨证和治疗原则。第2、4、5条为疟病的证治和方药。

　　疟病的病变部位虽在半表半里,但往往挟有伏邪为病,故与一般的少阳病证有所不同,所以治疗也不一样。如一般的少阳病,则禁用汗吐下三法,而疟疾的治疗可以用汗吐下三法治疗。

【原文】

　　师曰:疟脉自弦,弦数者多热,弦迟者多寒。弦小紧[1]者下之差[2],弦迟者可温之,弦紧者可发汗、针灸也,浮大者可吐之,弦数者风发[3]也,以饮食消息[4]止之。(1)

【词注】

　　[1]弦小紧:是指脉形弦细,而又紧急有力。

　　[2]差:同瘥。指病愈的意思。

　　[3]风发:《外台秘要》作“风疾”。“风”与“疾”,或为传抄之误。“疾”字易解,符合疟疾起病急,变化快,有如风邪的特点。

　　[4]饮食消息:调理、调配饮食。

【释义】

　　本条论述疟病的辨证论治。疟病是邪伏少阳之半表半里部位,若邪入里与阴相争则恶寒;若外出与阳相争则发热,故有寒热往来之症。疟邪病于少阳,少阳脉弦,所以,疟脉也脉弦。此外,由于病人体质的差异,化寒化热亦有所不同。故弦数者多见有热;脉弦迟者,则多见有寒。因此,在治疗上也应有所区别,不能混而不分,如疟脉弦而小紧,紧主里主实,是疟病兼有饮食积滞之邪。治宜泄下胃肠之积;若疟脉弦而迟,为疟病兼见寒邪的反映,则可用温中散寒之法;若疟脉弦紧而不弦细的,是疟病兼有风寒之邪,宜用针灸之法;若疟病脉见浮大,知其邪在高位,可以吐而越之,而因势利导,若脉弦而数,乃疟病阳热内盛,可用清热之法治之;若阳热内盛,则阴伤动风,而成“风发”之变,可从饮食方面酌情调理。

　　本条的特点是从脉象以论病,以及因证制宜的各种设想和治法,寓有凭脉辨证的意义。

【原文】

　　病疟,以月一日发,当以十五日愈;设不差,当月尽解;如其不差,当如何?师曰:此结为癥瘕[1],名曰疟母[2],急治之,宜鳖甲煎丸。(2)

　　鳖甲煎丸方:

　　鳖甲十二分(炙),乌扇三分(烧),黄芩三分,柴胡六分,鼠妇三分(熬),干姜三分,大黄三分,芍药五分,桂枝三分,葶苈一分(熬),石韦三分(去毛),厚朴三分,牡丹五分(去心),瞿麦二分,紫葳三分,半夏一分,人参一分,䗪虫五分(熬),阿胶三分(炙),蜂巢四分(熬),赤硝十二分,蜣螂六分(熬),桃仁二分。

上二十三味,为末,取煅灶下灰一斗,清酒一斛五斗,浸灰,候酒尽一半,着鳖甲于中,煮令泛烂如胶漆,绞取汁,内诸药,煎为丸如梧子大,空心服七丸,日三服。(《千金方》用鳖甲十二片,又有海藻三分,大戟一分,䗪虫五分,无鼠妇、赤硝二味,以鳖甲煎和诸药为丸)

【词注】

[1]癥瘕:腹部有形或无形的积块,形坚不变的叫"癥",或聚或散的叫"瘕"。

[2]疟母:病名。指疟疾日久不愈,左胁下结有积块者。

【释义】

本条是论述疟母的证治。病疟以月计之,一日而发,当15天愈。何以见之?以五日为一候,三候为一气,一气为15天。人受气于天,而息息相通,所以,天气更,则人身之气亦更,更而气旺,则不受邪而自愈。设病不愈,当月尽则解,乃是又更一旺气。如是,已更二气,而其病仍不愈者,此乃疟邪不衰,内与肝脾气血搏结,形成癥瘕,而名曰疟母。母者老也,言疟有形而势已甚,故当急治以消其癥。如拖延日久,则正衰邪实而无能为力矣。治用鳖甲煎丸。

治以鳖甲煎丸活血破瘀、调和营卫。方中鳖甲入肝,软坚消结、除邪养正,合煅灶灰浸酒以祛瘀消积而为主药;大黄、芒硝、桃仁、桂枝泄血中之热,破瘀血、通气滞;蜣螂、䗪虫、蜂巢协助硝黄桃仁而消坚破瘀;紫葳、牡丹活血行血,以去血中伏热;乌扇、葶苈开痹利肺,合石韦、瞿麦以清利湿热之结;人参、阿胶、芍药补气养血,扶正以和营卫;柴胡、黄芩、桂枝、干姜、半夏、厚朴理肝胆之气,调治寒热而运化痰湿。诸药相配,活瘀消癥,攻补兼施,寒热并调,共奏消癥散瘕,驱除疟邪。

【原文】

师曰:阴气[1]孤绝,阳气[2]独发,则热而少气烦冤[3],手足热而欲呕,名曰瘅疟。若但热不寒者,邪气内藏于心,外舍[4]分肉[5]之间,令人消铄[6]肌肉。(3)

【词注】

[1]阴气:指津液精血等物质。

[2]阳气:指邪热与机能亢盛而言。

[3]烦冤:胸中烦闷不舒。

[4]外舍:邪气藏留于外。

[5]分肉:一指皮内近骨之肉,与骨分者;一指肌肉,前人称肌肉外层为白肉,内层为赤肉,赤白相分,称分肉。

[6]消铄:肌肉夺叫消,热邪伤叫铄,铄同烁。消铄,指消耗。

【释义】

本条论述瘅疟的病因、症状和病理变化。疟病,一般指定时的或冷或热症状,此乃正邪往来相争的一种反映。由于疟邪内蕴于心,外舍分肉之间,内外邪热亢盛,耗阴灼津,消烁肌肉,手足发热。热伤正气,则少气而烦冤。热伤胃阴,胃中不安,故欲呕吐。阴气亏损,阳气独盛,故但热无寒,名曰"瘅疟",瘅,热也。故俗称"热疟"。

本证治疗,师不出方,医家推荐可用白虎加人参汤或竹叶石膏汤。或用梨汁、甘蔗汁甘寒以养阴。

【原文】

温疟者,其脉如平,身无寒但热,骨节疼烦,时呕,白虎加桂枝汤主之。(4)

白虎加桂枝汤方:

知母六两,甘草二两(炙),石膏一斤,粳米二合,桂枝三两(去皮)。

上剉,每五钱,水一盏半,煎至八分,去滓,温服,汗出愈。

【释义】

本条论述温疟的证治。此证温热内蕴,热盛千里,故身无寒而但热。热伤于胃,其气上逆,则时时作呕。热邪内伏,腠理不固,复感外寒,而留于关节,故关节疼烦。"其脉如平",指温疟之脉而不弦,其脉而如平也。本证是疟热内盛,兼见表寒,为热多寒少之温疟,以资与瘅疟互相区别。

治以白虎加桂枝汤,内则清热生津,外则解表散寒。内热清则呕止;表寒散则骨节疼烦愈。

温疟和瘅疟均属热盛之证,但又有区别。温疟是里热兼外寒留于关节,以身热时呕,骨节疼烦为主,故用白虎加桂枝汤清内热、解表邪。瘅疟是阴气孤绝,阳气独发,以但热无寒,少气烦冤,手足发热欲呕,消烁肌肉为主,故用白虎加人参汤或竹叶石膏汤清热益气生津。由此可知,温疟病情较轻,瘅疟则较重。另外,白虎加桂枝汤方后注有"温服,汗出愈",可以理解,温疟虽然热甚,但多无汗,或者汗出不彻,表邪尚未宣透,这是与瘅疟的不同之处。

【原文】

疟多寒者,名曰牡疟[1],蜀漆散主之。(5)

蜀漆散方:

蜀漆(烧去腥),云母(烧二日夜),龙骨等分。

上三味,杵为散,未发前以浆水服半钱。温疟加蜀漆半分,临发时服一钱匕(一方云母作云实)。

【词注】

[1]牡疟:《外台秘要》引《伤寒论》作"牝疟"。《医方考》说:"牝,阴也。无阳之名,故多寒为牝疟。"

【释义】

本条论述牡疟的证治。此疟少热多寒,因无形之寒气挟有形之痰饮,伏于心间,阳气不能外透于肌表,故热少寒多,或但寒无热,心阳被遏,称为牡疟。

治以蜀漆散,祛痰截疟,助阳扶正。方中蜀漆祛痰截疟,涌吐痰浊而发越阳气,为治疟的主药;龙骨镇静安神、收敛津液,以制蜀漆上越之猛;云母性温,祛痰化湿;浆水和胃,又助蜀漆以吐顽痰。诸药相因,驱逐阴邪,宣发阳气,则牡疟可愈。

服用本方时,在病发之前(1~2小时)用浆水服药。如服之过早则达不到疗效,服药过迟则疟又发作,而更加躁扰,故服药在未发前为恰好。另外,为了减轻、避免服药后的呕吐,可以把蜀漆醋制或水炒为好。

【附《外台秘要》方原文】

牡蛎汤:治牡疟。

牡蛎四两(熬),麻黄四两(去节),甘草二两,蜀漆三两。

上四味,以水八升,先煮蜀漆、麻黄,去上沫,得六升,内诸药,煮取二升,温服一升。若吐,则勿更服。

【释义】

本方尤在泾说"此系宋孙奇等所附,盖布蜀漆散之意,而外攻之力较猛矣"。赵氏说"牡蛎软坚消结,麻黄非独散寒,且可发越阳气,使通于外。结散阳通,其病自愈"。

【附《外台秘要》方原文】

柴胡去半夏加栝楼汤:治疟病发渴者,亦治劳疟[1]。

柴胡八两,人参、黄芩、甘草各三两,栝楼根四两,生姜二两,大枣十二枚。

上七味,以水一斗二升,煮取六升,去滓,再煎取三升,温服一升,日二服。

【词注】

[1]劳疟:疟病日久不愈,而正气伤者,称"劳疟"。

【释义】

本条是论述用柴胡去半夏加栝楼根汤易治疟病发渴和劳疟日久不愈的治疗方法。徐忠可认为:"疟邪亦在半表半里,故人而与阴争则寒,出而与阳争则热,此少阳之象也……所以小柴胡亦为治疟主方。渴以半夏易栝楼根,亦治少阳成法也。攻补兼施,故亦主劳疟。"方中柴胡、黄芩和解少阳,而透邪清热;人参、甘草、生姜、大枣补脾生津,调和营卫,护正拒邪;栝楼根生津润燥、清热止渴。因本方有补养气阴的作用,故又可治日久不愈的"劳疟"。

【附《外台秘要》方原文】

柴胡桂姜汤:治疟寒多微有热,或但寒不热(服一剂如神)。

柴胡半斤,桂枝三两(去皮),干姜二两,栝楼根四两,黄芩三两,牡蛎二两(熬),甘草二两(炙)。

上七味,以水一斗二升,煮取六升,去滓,再煎取三升,温服一升,日三服。初服微烦,复服汗出便愈。

【释义】

疟病者,夏伤暑热,营阴被损,又与秋日感受凉风,卫阳被伤有关。营卫两伤,阴阳失调,故寒多热少,或但寒无热。

治以柴胡桂姜汤。桂枝和太阳之表;干姜温太阴之里;栝楼根生津滋液,软坚和阴,柴胡疏利肝胆,以解少阳之邪;黄芩清胆以肃三焦之热,甘草和中,而调和阴阳。本方服后微烦是阳复的机转,为药已中病。复服汗出则三焦通达,气行津布自愈。

【结语】

本篇论述了疟病的脉证、病机和治疗。将疟病的辨证分为瘅疟、温疟、牡疟、疟母、寒湿疟、劳疟、营卫两伤疟。如但热不寒的瘅疟,宜清热生津,用白虎加人参汤或竹叶石膏汤治之;热多寒少的温疟,宜清热生津、解散表邪,用白虎加桂枝汤治之;寒多热少的牡疟,宜祛痰通阳,用蜀漆散主之;疟病经久不愈,深入血络,结成癥瘕的叫"疟母",治宜活血化瘀、调和营卫,用鳖甲煎丸主之;若牡疟兼寒湿甚者,可用牡蛎汤,发越郁结之阳,祛痰而消饮;疟病发渴,或久成"劳疟",可用柴胡去半夏加栝楼汤,补脾生津、解热润燥;疟病营卫两伤、寒多热少,或但寒不热,可用柴胡桂姜汤,温通阳气、气化津液、调和肝脾。

中风历节病脉证并治第五

【提示】

本篇是论述中风、历节等十余种疾病的辨证论治。其中重点论述了中风和历节病的证治,也论述了瘾疹、胸满短气、瘫痫、狂、头风、脚气、风痱、眩晕、厉风气等病的辨证论治。篇中共有条文10条,载方12首,其中包括附方5首。本篇1~3条为中风病的发病机理、脉证和鉴别诊断。第4~7条,以及第9条阐述历节病的病机、脉证。第8~9条则论历节病的有关证治。其他如风痱等几种病证的证治在附方中分别叙述。由于中风、历节等十余种疾病,多属风邪或湿邪引起的疾患,多有四肢不能正常活动的病证,故合为一篇讨论。

中风病又名卒中,因外感风邪,或因发病急骤,病证多端,有风性善行而数变的特征,故称中风病。症状多见突然昏倒,不省人事,然后出现半身不遂,口眼㖞斜等症。关于中风病的病因,有外风、内风、虚风等分。外风是指风寒燥火等邪从外侵入以后,或动内风,或助痰火。或痹经络,而成中风病证。内风如是痰火内发,因火热既能动风,又能炼液成痰,痹阻脉络,而成中风之病。虚风是指血虚生风,或脉络空虚,风邪乘虚而入,留着为痹,乃成中风之病。中风的病机,是经络血脉痹阻,气血不能畅行,筋脉失养,故有半身不遂,口眼㖞斜等症。至于痹证是指风寒湿三气杂至,痹于肌肉或关节,症状有肌肉关节疼痛、重着、麻木等。

历节病多见疼痛遍历关节,病势发展较速。病因先有肝肾不足,而后风寒湿邪侵入机体,留于关节,发生关节肿大疼痛等。

【原文】

夫风之为病[1],当半身不遂[2],或但臂不遂者,此为痹[3]。脉微而数,中风使然。(1)

【词注】

[1]风之为病:指杂病范围的中风病。

[2]半身不遂:指患者或左或右一侧肢体不能随意运动。

[3]痹:痹者,闭也。此指风寒湿侵犯人体,使经络气血闭阻不通,出现关节肌肉疼痛、肢体活动不利的病证。

【释义】

本条是论述中风病的脉证及与痹证的鉴别。中风病当以半身不遂为主症,是患者或左或右一侧肢体不能随意运动。如果只有一侧手臂不能随意运动者,则为痹证。痹者,闭也。风寒湿三气杂至合而为痹。脉微为气血不足,是正虚的反映,数为病邪有余,是邪实之象,说明中风是因气血不足,外邪诱发为病。"脉微而数,中风使然",阐释了"夫风之为病,当半身不遂"的机理。

【原文】

寸口[1]脉浮而紧,紧则为寒,浮则为虚,寒虚相搏,邪在皮肤。浮者血虚,络脉空虚,贼邪不泻[2],或左或右,邪气反缓,正气即急,正气引邪,㖞僻不遂[3]。邪在于络,肌肤不仁;邪在于经,即重不胜[4];邪入于腑,即不识人;邪入于脏,舌即难

言,口吐涎。(2)

【词注】

[1]寸口:指左右两手寸关尺脉。

[2]贼邪不泻:贼邪,指伤害人体的邪气,如风邪、寒邪等。不泻,指邪气留于经络血脉,而不能排出。

[3]喎(wāi,歪)僻(pì,辟)不遂:指口眼喎斜,不能随意运动。

[4]重不胜:指肢体重滞,不易举动,但较不遂为轻。

【释义】

本条是论述中风的病因、病机及辨证方法。由于气行脉外,血行脉中,阴血亏损,阳气独亢,外似盛而内实虚,故此脉浮主络脉空虚,风寒之邪,乘虚侵袭,紧则为寒。由于正虚不能抗邪外出,故贼邪留而不泄。受邪之侧,脉络气血受伤则经络缓而不用,故面肌松弛、运动无力。不邪之处即受正气支配的一侧,则正气独治而紧急;于是,正气引邪,则面肌反见拘急,故出现喎僻不遂。

中风的辨证,病变较轻者,是邪中络脉,营气不能运行于肌表,以致肌肤麻木不仁。病变较重者,是邪中经脉,经脉阻滞,气血不能运行于肢体,以致肢体重滞不易举动。病势更重,是邪中于腑,胃腑不能输泄,湿浊郁蒸,神失清灵,故不识人。病势最重,是邪中于脏,邪气归心,乱其神明,故舌纵难言,津液失摄,口中吐涎。

【原文】

侯氏黑散:治大风[1],四肢烦重,心中恶寒不足者(《外台》治风癫)。

菊花四十分,白术十分,细辛三分,茯苓三分,牡蛎三分,桔梗八分,防风十分,人参三分,矾石三分,黄芩五分,当归三分,干姜三分,芎䓖三分,桂枝三分。

上十四味,杵为散,酒服方寸匕,日一服。初服二十日,温酒调服,禁一切鱼肉大蒜,常宜冷食,六十日止,即药积在腹中不下也,热食即下矣,冷食自能助药力。

【词注】

[1]大风:古代证候名称。

【释义】

本方是论述中风挟寒的证治准则。由于病人气血亏损,虚阳上越,阳热炼液为痰,所以常见面红、眩晕、昏迷。又感大风寒邪,阻滞经脉阳气,故四肢烦重、半身不遂。阳气不足,风寒邪气向内,渐欲凌心,故心中恶寒不足。

治以侯氏黑散,清肝化痰、养血祛风。方中菊花、牡蛎、黄芩清肝潜阳;桔梗涤痰通络,矾石排除痰垢,以治眩晕昏迷;人参、茯苓、当归、川芎、白术、干姜温补脾胃、补气养血、活血通络;防风、桂枝、细辛散风寒邪气、温通阳气,治四肢烦重、半身不遂等症。

【原文】

寸口脉迟而缓,迟则为寒,缓则为虚。荣缓则为亡血[1],卫缓则为中风。邪气中经,则身痒而瘾疹[2],心气不足[3],邪气入中[4],则胸满而短气。(3)

【词注】

[1]亡血:亡是亡失,血是营血。

[2]瘾疹:即风疹块等一类疾患,因风湿郁于肌表所引起。又可解为时发时止的皮疹。

[3]心气不足:指心之气血不足。

[4]入中:指风邪内入,伤中心肺。

【释义】

本条是论述瘾疹和胸满两种风病的辨证。由于营血不足,脉至而无力,故曰"缓则为虚""为亡血"。由于卫气不足,气之行不及,故曰"迟则为寒",营卫两虚易受外邪,则为中风。此乃邪中浅表,而尚未中经。若风邪中经,则气血欲行不能行,汗湿欲透不得透,风湿郁在皮表,可发生风疹,而身体奇痒。若心气不足,风邪乘虚内传心肺,使胸中气机不利,则胸胁胀满而短气。

【原文】

风引汤:除热瘫痫[1]。

大黄、干姜、龙骨各四两,桂枝三两,甘草、牡蛎各二两,寒水石、滑石、赤石脂、白石脂、紫石英、石膏各六两。

上十二味,杵,粗筛,以韦囊[2]盛之。取三指撮,井花水三升,煮三沸,温服一升(治大人风引,少小惊痫瘈疭,日数十发,医所不疗,除热方。巢氏云:脚气宜风引汤)。

【词注】

[1]瘫痫:瘫是指半身不遂,痫是指癫痫病。

[2]韦囊:古代用皮革制成的药袋。

【释义】

本方是论述风邪内进,火热内生,五脏阳亢病风的辨证论治。由于风热内侵,或盛怒不止,脏气亢甚,血热进心,上逆于头,故面红、目赤、神志不清。气血不行于四肢,故瘫痪不能运动。热伤阴血,不能滋养筋脉,故抽搐。热盛则炼液成痰,故见惊风癫痫。

凡是五脏火热炽盛,血热上升,引起中风瘫痪、癫痫、小儿惊风等病。皆可用风引汤,清热降火、镇惊熄风。方中大黄、桂枝,泄血分实热,引血下行,通行血脉,为除热瘫痫的主药;滑石、石膏、寒水石、紫石英、赤石脂、白石脂潜阳下行,清金伐木,利湿解热;龙骨、牡蛎镇惊安神,固敛肝肾;干姜、甘草温暖脾胃、和中益气,且佐诸石之寒。

【原文】

防己地黄汤:治病如狂状,妄行[1],独语[2]不休,无寒热,其脉浮。

防己一分,桂枝三分,防风三分,甘草二分。

上四味,以酒一杯,渍之一宿,绞取汁,生地黄二斤,咬咀[3],蒸之如斗米饭久;以铜器盛其汁,更绞地黄汁,和分再服。

【词注】

[1]妄行:指行为反常。

[2]独语:独自一人,胡言乱语。

[3]咬咀:把药切碎。

【释义】

本方是论述血虚火盛的风病辨证论治。由于心肝阴血亏损,不能滋潜风阳,形成肝风上扰,而心火炽盛。风热上扰,神志不清,故病如狂状,而脉来浮大。又因风升而气涌,气涌而痰逆,痰浊上聚于心,则精神错乱,故独语不休。身无寒热,不见表证,脉浮,是阳气外盛之象。

治用防己地黄汤,滋阴降火、养血熄风、透表通络。方中生地黄汁,用量最大,补阴血、益五脏、养血熄风、滋阴降火;桂枝、防风、防己透表散热,通络去滞,甘草益阴泄火。

【原文】

头风摩散方:

大附子一枚(炮),盐等分。

上二味为散,沐了[1],以方寸匕,已摩疾上[2],令药力行。

【词注】

[1]沐了:洗完头。

[2]已摩疾上:已,作只字解。只摩于患病部位上。

【释义】

本方是论头风的外治法。由于气血虚弱、脉络涩滞、风寒之邪袭于头面,经络引急、凝涩不通,故多见偏头作疼,或兼口眼㖞斜等症。

治以头风摩散。先用温水沐洗患处,再用散药摩其患处。方中附子辛热力雄,以散风寒之热,又能温通血脉,以缓经络拘急;食盐咸寒,渗透络脉,引邪外出。

【原文】

寸口脉沉而弱,沉即主骨,弱即主筋,沉即为肾,弱即为肝,汗出入水中。如水伤心[1],历节黄汗[2]出,故曰历节。(4)

【词注】

[1]如水伤心:如果水湿之邪伤了心和血脉。

[2]黄汗:指历节病关节部位溢出的黄色汗;或关节局部的黄色渗出液,与黄汗病的黄汗遍及全身者不同。

【释义】

本条是论述历节的病因、病机和脉证。历节病人,肝血肾气不足,肝血虚血脉弱,筋脉不强,肾气虚则脉沉,骨骼不坚。筋骨不强的病人,在汗出腠理开泄之时,又入水中,寒湿内侵,伤及血脉,浸淫筋骨,流入关节,气血不能运行,郁为湿热,故周身关节皆痛,痛处肿大,溢出黄水,故名历节。

【原文】

趺阳脉[1]浮而滑,滑则谷气实,浮则汗自出。(5)

【词注】

[1]趺阳脉:是指足背动脉,足阳明胃经冲阳穴。可候胃气的变化。

【释义】

本条是论述饮酒之人胃有湿热,容易外感寒湿成为历节病。由于酒湿之邪在胃,使谷气不消而成实,所以脉滑。内热外蒸而腠理开泄,故脉又见浮。浮主热,胃热则汗自出。若汗出入水中,或汗出当风,寒湿内侵,郁为湿热,可以成为历节病。

【原文】

少阴脉[1]浮而弱,弱则血不足,浮则为风,风血相搏,即疼痛如掣。(6)

【词注】

[1]少阴脉:手少阴脉在神门穴,可以候心气。足少阴脉在太溪穴,可以候肾气。

【释义】

本条是论述血气虚弱,风邪外侵历节病的病机。由于血气不足,故少阴脉弱风邪乘虚而入,故少阴脉浮。风邪袭人,他热耗伤营血,不能营养筋骨,筋脉躁急,故关节抽掣疼痛,不得屈伸。

本证治法,当以养血活血、清散风热为主。

【原文】

盛人[1]脉涩小,短气,自汗出,历节疼,不可屈伸,此皆饮酒汗出当风所致。(7)

【词注】

[1]盛人:指身体肥胖的人。

【释义】

本条是论述历节病的病因和病机。病人阳气不足,湿气较盛,所以短气。阳气不固,所以自汗出。汗出则腠理空虚,又饮酒出汗,腠理大开,风邪侵入,与湿邪相合,流入关节,阻碍气血运行,所以脉涩小,关节疼痛不可屈伸。

【原文】

诸肢节疼痛,身体魁羸[1],脚肿如脱[2],头眩短气,温温欲吐[3],桂枝芍药知母汤主之。(8)

桂枝芍药知母汤方:

桂枝四两,芍药三两,甘草二两,麻黄二两,生姜五两,白术五两,知母四两,防风四两,附子二枚(炮)。

上九味,以水七升,煮取二升,温服七合,日三服。

【词注】

[1]魁羸:指身体瘦弱,《脉经》作"魁瘰",是形容关节肿大之状。

[2]脚肿如脱,指两脚肿大,如脱离身体的样子。

[3]温温欲吐:泛恶欲吐不吐的形状。

【释义】

本条是论述风湿历节的辨证论治。风寒湿邪侵入机体,邪留关节,痹阻阳气,气血不畅,故肢节肿大疼痛;湿阻中阳,故温温欲吐;流注下焦,故脚肿如脱;若湿热上蒸而耗气伤阴,故头目眩晕,而短气。至于身体魁羸,乃为耗气伤阴正虚之候。

治以桂枝芍药知母汤,温阳行痹、驱除风寒湿三邪。方中桂枝、麻黄发散风寒之邪;白术去湿;附子敞寒;防风散风;生姜、甘草和中止吐;芍药、知母滋阴清热,以御燥药伤阴之偏。

【原文】

味酸则伤筋,筋伤则缓,名曰泄[1]。咸则伤骨,骨伤则痿,名曰枯[2]。枯泄相搏,名曰断泄[3]。营气不通,卫不独行,营卫俱微,三焦无所御,四属[4]断绝,身体羸瘦,独足肿大,黄汗出,胫冷,假令发热,便为历节也。(9)

【词注】

[1]泄:是指筋伤弛缓不收。

[2]枯:指骨伤痿软不任。

[3]断泄:指肾精枯竭,肝血虚少,则生气不续,谓之"断泄"。

[4]四属:指四肢,或指皮、肉、脂、髓而言。

【释义】

本条是论述过食酸咸,内伤肝肾所致的历节病。人食五味,可以养人,如味有偏嗜,或有不及,则可以致病。如过食酸则伤肝、伤筋,筋伤则弛缓不用,不能随意运动,所谓之"泄";过食咸则伤肾、伤骨,骨伤则痿弱不能行立,所以谓之"枯"。过食酸咸味,损伤肝肾,则精竭血虚,谓之"断泄"。肝肾俱伤,气血亦因之而衰弱,营卫气血不能治于三焦,则肢体得不到营养,而日渐羸瘦。湿浊流注于下,所以两脚肿大,关节疼痛,疼处渗出黄汗,为湿郁发热,属于历节病。

若全身黄汗出、肿胀、胫冷,无痛楚,是为黄汗病。这是作者自注之词,以资与历节鉴别。

【原文】

病历节不可屈伸,疼痛,乌头汤主之。(10)

乌头汤方:治脚气疼痛,不可屈伸。

麻黄、芍药、黄芪各三两,甘草三两(炙),川乌五枚(㕮咀,以蜜二升,煎取一升,即出乌头)。

上五味,㕮咀四味,以水三升,煮取一升,去滓,内蜜煎中,更煎之,服七合,不知,尽服之。

【释义】

本条是论述寒湿历节的辨证论治。由于寒湿侵袭于关节,凝结不去,阻碍气血,所以关节疼痛,强急不可屈伸。寒邪为病,故脉象沉紧。

治以乌头汤散寒止痛。乌头(制)峻猛有毒,祛风湿,驱寒止痛,用时必须掌握剂量及用法,因该药有剧毒,需要久煎4~6小时,药汁不麻口舌,方能服用。方中麻黄发散风寒之邪;芍药、甘草缓解拘急,通络和阴;黄芪益气扶正,以补卫虚。然乌头辛热有毒,又恐难以驾驭,故用白蜜同煎,以缓其毒性,使邪去而不伤正。本方能使寒湿凝滞之邪,微微汗出而解,为峻药缓用之法。

【原文】

矾石汤:治脚气冲心。

矾石二两。

上一味,以浆水一斗五升,煎三五沸,浸脚良。

【释义】

本方指出脚气冲心的辨证论治。人之阳气虚弱,不能运化水湿,水湿毒气伤于下,留滞不去,郁蒸成热,上冲于心,下肢肿大,麻痹不仁,屈伸不利,而心悸不安。

治以矾石汤。矾石酸涩性燥,能却水收湿解毒,毒解湿收,则不冲心,脚肿自消。

【附方原文】

《古今录验》续命汤:治中风痱[1],身体不能自收持,口不能言,冒昧[2]不知痛处,或拘急不得转侧(姚云:与大续命同。兼治妇人产后去血者及老人小儿)。

麻黄、桂枝、当归、人参、石膏、干姜、甘草各三两,芎藭一两,杏仁十四枚。

上九味,以水一斗,煮取四升,温服一升,当小汗,薄覆脊,凭几坐,汗出则愈,不汗更服,无所禁,勿当风。并治但伏不得卧,咳逆上气,面目浮肿。

【词注】

[1]痱:是指四肢不痛,废而不收。无论偏废、全废都称痱。

[2]冒昧:指精神恍恍惚惚,郁冒蒙昧。

【释义】

本方是论述中风偏枯的辨证论治。因为营血素虚,风寒侵入,痹阻营卫,营卫不能行于外,所以身体不能自持,或拘急不得转侧,营卫不得行于内,故冒昧不知痛处,口不能言。

治以续命汤散邪补虚。方中麻黄、桂枝散风寒,行营卫;石膏、杏仁清肃肺气,肺气宣达则使营卫畅行内外;人参、甘草、当归、川芎补气养血、遁调营卫;干姜温胃以助药力。

【附方原文】

《千金》三黄汤:治中风手足拘急,百节疼痛,烦热[1]心乱,恶寒,经日不欲饮食。

麻黄五分,独活四分,细辛二分,黄芪二分,黄芩三分。

上五味,以水六升,煮取二升,分温三服。一服小汗,二服大汗。心热加大黄二分,腹满加枳实一枚,气逆加人参三分,悸加牡蛎三分,渴加栝楼根三分,先有寒加附子一枚。

【词注】

[1]烦热:指胃肠实热积滞。

【释义】

本方是论述中风偏枯,风寒深入,郁而化热的证治。病人营卫素虚,外感风寒邪气,故恶寒、手足拘急、百节疼痛。风寒外闭,阳气内郁而化热,则烦热心乱,经日不欲饮食。

治以三黄汤,散寒清热、益补卫虚。方中麻黄、独活、细辛散深入之风寒湿邪,温经络行营卫;黄芩清热燥湿;黄芪补卫气以杜风邪。

方后注有心热、腹满、气逆、悸、渴等症的治法。由于湿热内郁,胃肠内有实热积滞,所以常见腹满、便秘或见大便黏滞而臭。故加大黄泄实热,加枳实行气消满。湿热郁于胃,胃气上逆,加人参补脾胃之气,以运化湿浊而降逆气。郁而化热,心热则悸,故加牡蛎安神;肺胃有热阴气伤,加栝楼根养阴清热、清肃肺气;素有阳虚不温,不御风寒者,则加附子温肾通阳,随症加减,不拘一格。

【附方原文】

《近效方》术附汤:治风虚头重眩,苦极,不知食味,暖肌补中,益精气。

白术二两,附子一枚半(炮,去皮),甘草一两(炙)。

上三味,剉,每五钱匕,姜五片,枣一枚,水盏半,煎七分,去滓,温服。

【释义】

本方是论述中风入脏,脾肾两虚的证治。由于肾阳不足,寒湿阴邪乘之,邪气上趁,故头重眩苦极。脾肾阳虚,不能运化水谷精微,浊阴之气停于中,故不知食味。

治以术附汤温暖脾肾。方中附子温暖肾阳,恢复阳和之气,驱散阴寒蚀气;白术、甘草、生姜、大枣温暖脾胃,温散寒湿,恢复脾运之机,借化阴浊之邪。

考此证若用轻扬之品,可能引起虚阳上越;若用清疏之鼎,可能引起肿寒湿停;若用重镇之品,可能引起脾虚下陷。古人立术附一法,温暖脾肾,恢复阳和之气,用治头重苦眩,以示要略之妙。

【附方原文】

崔氏八味丸:治脚气上入,少腹不仁。

干地黄八两,山茱萸、薯蓣各四两,泽泻、茯苓、牡丹皮各三两,桂枝、附子(炮)各一两。

上八味,末之,炼蜜和丸,梧子大,酒下十五丸,日再服。

【释义】

本方是论述脚气病的辨证论治。由于肾阳虚弱,不能运化水湿,水湿毒气侵犯于下,随经而上,聚于少腹,故少腹麻木不仁。

治以八味丸,温补肾气,助其气化之权,则阳生湿化,脚气自愈。

【附方原文】

《千金方》越婢加术汤:治肉极[1],热则身体津脱,腠理开,汗大泄,厉风气[2],下焦脚弱。

麻黄六两,石膏半斤,生姜三两,甘草二两,白术四两,大枣十五枚。

上六味,以水六升,先煮麻黄,去上沫,内诸药,煮取三升,分温三服。恶风加附子一枚,炮。

【词注】

[1]肉极:是指肌肉极其消瘦而言。

[2]厉风气:古代证候名,可能为近代麻风之病。

【释义】

本方是论述风气入营,大汗消瘦的证治。风湿邪气侵于肌表,风气入营,气浮化热,肌肉热极汗多,津脱表虚,腠理不固,汗泄不已,津脱血少,营血不行予下焦,故脚弱。风入营为"厉风气"之变。

治以越婢加术汤,清热散风、调和营卫。方中麻黄解散风湿;石膏清热;白术、甘草健肺生津;生姜、大枣调和营卫。本方治汗多而用麻黄,因有白术之补,石膏之清,以制其敌而成其治。若汗大泄而有恶风寒症,要防其亡阳,可加炮附子助阳固表。

【结语】

本篇重点论述中风和厉节两病的病因、病机、症状及治法。中风病的病因,有外因诱发,气血两虚,肝阳上亢,痰浊内发。病机是经脉血气痹阻。辨证当分中络、中经、中腑、中脏,更要详审虚、实、寒、热、痰。还论述了风寒在头的头风病,风湿在皮表的瘾疹,风邪中膈的胸满短气症和风热入营的厉风气等病的辨证论治。中风病的治疗,若属气血亏损,虚阳上越,痰浊与风寒痹阻阳气的,可用侯氏黑散,清肺化痰,和血散风;若属五脏火热炽盛,血热上逆的惊风、瘫痪、癫痫等病,可用风引汤,清热降火、镇惊熄风;若属阴血亏损,肝风心火上扰的狂妄等症,可用防己地黄汤,滋阴降火、养血熄风;若属风湿在上的中风或偏头痛,可外用头风摩散,温散风寒湿邪;若属血虚外寒的中风偏枯,或风痹等症,可用续命汤散邪补虚;若中风偏枯,风寒深入,郁而化热,可用三黄汤散寒清热补卫气;若晨风寒入脏,脾肾阳虚,头重眩而不知昧的,可用术附汤,温暖脾肾;若风气入营,大汗消瘦的"厉风气",可用越婢加术汤,清热散风,调和营卫。仅从侯氏黑散、风引汤两张方子的意义,已展示了中风病治外风,治痰火,治血痹,补阴血的治略思想。

关于厉节病的病因,内因方面有肝肾不足,气血两虚,外因方面有汗出入水中,饮酒当风等。但当外邪入侵后,正邪相争,可以寒化,又可热化。在辨证方面,就可分风湿与寒湿两类。桂枝芍药知母汤治疗风湿历节而兼热;乌头汤治疗寒湿历节而偏虚。以上两方,已扼要地指出了历节病寒热虚实的辨证方法和治疗原则。

与历节病相近的脚气病,有属于阳虚,水湿毒气侵于下的,可用八味丸,温肾化湿;若属温热脚气,上冲于心的,可用矾石汤外洗,解毒收湿,亦能收功。

血痹虚劳病脉证并治第六

【提示】

本篇是论述血痹和虚劳两病的辨证论治。本篇共有条文 18 条,载方 9 首,其中附方 2 首。篇中第 1~2 条是论血痹病的发病机理、脉证、治法和方药。从第 3~7 条,以及第 10~12 条是论虚劳病的脉证、发病原因和机理,可作为本篇虚劳病的总论,以下的条文则阐述虚劳病的证治和方药。由于血痹和虚劳两种疾病,都是虚证,故合为一篇论述。

血痹是以肌肉麻痹为主症,多因气血不足,感受外邪所引起。血痹证除肢体局部麻木外,往往亦有酸胀和微疼的感觉。它和痹证的筋骨肢体疼痛迥然有别。

虚劳是慢性的衰弱疾患,包括气虚、血虚、阴虚、阳虚和阴阳两虚等一切证候而言。本篇是以脏腑经络气血阴阳虚损的发病机制为立论根据,并提出了治肾虚调节阴阳,治脾虚调节气血的重要治略思想。

【原文】

问曰:血痹病从何得之? 师曰:夫尊荣人[1],骨弱肌肤盛,重因疲劳汗出,卧不时动摇,加被微风,遂得之。但以脉自微涩,在寸口、关上小紧,宜针引阳气,令脉和紧去则愈。(1)

【词注】

[1]尊荣人:指养尊处优的人。

【释义】

本条是论述血痹病的病因、病机与治疗方法。凡尊荣人,则养尊处优,好逸恶劳,多食肥甘,而肌肉丰盛,不事劳动则筋骨脆弱,以致肝肾虚弱。阳虚则寸口脉微,血虚则寸口脉涩。阳气虚,血行不畅,重因疲劳则汗出,汗出后,体气愈疲,因而嗜卧,卧中不时动摇,此时加被微风遂得之,则风寒外束,风与血相搏,则阳气痹阻,血行不畅,故关脉小紧,紧为邪客,微涩为气血不利,治用针刺法,引动阳气。阳气行则邪去,邪去脉和而不紧,则血痹自愈。

【原文】

血痹,阴阳俱微,寸口关上微,尺中小紧,外证身体不仁,如风痹状,黄芪桂枝五物汤主之。(2)

黄芪桂枝五物汤方:

黄芪三两,芍药三两,桂枝三两,生姜六两,大枣十二枚。

上五味,以水六升,煮取二升,温服七合,日三服(一方有人参)。

【释义】

本条是论述血痹病的辨证论治。由于营卫气血俱虚、阳气不足、阴血涩滞,又感风寒,故见肢体麻木不仁,即谓之血痹。阳气不足,寸关脉微。外感风寒,故尺中脉小紧,血痹之证以肌肉麻痹为主,如邪重者,亦可发生疼痛,故曰"如风痹状",而实非风痹之关节流窜疼痛之症。

血痹治疗,可用黄芪桂枝五物汤。方中黄芪益卫气之行;桂枝温经通阳,协黄芪达表,温通血脉;芍药通血脉,而养阴血;生姜、大枣散风寒、补营血、调和营卫。此节与上节合看其义始备,其方即桂枝汤,妙在以黄芪易甘草,倍用生姜载黄芪走表之法。

【原文】

夫男子平人[1],脉大为劳,极虚亦为劳。(3)

【词注】

[1]平人:一般指健康的人。此指外形好像无病,其实内脏气血已经虚损之人。

【释义】

本条是论述虚劳病的变化,有阴阳两种病情。虚劳病人阳气不足,阴血亏损,则有阴虚而阳气外浮之机,故见脉浮大按之无力。又有阴阳气血不足,阳气衰惫之象,故轻取则脉象软,重取则脉无力。脉大与脉极虚,都是虚劳病的脉象特点,说明肾精损则阴不配阳,故脉大;脾气损则中气不足,故脉虚。先后天阴阳气血亏损是虚劳病辨证论治的纲领。

【原文】

男子面色薄[1]者,主渴及亡血,卒喘悸[2],脉浮者,里虚也。(4)

【词注】

[1]面色薄:指面色白而无华,为血虚不能上荣于面所致。

[2]卒喘悸:卒,同猝。卒喘悸,指病人稍事活动,突然发生气喘心悸。

【释义】

本条是论述虚劳病的辨证。由于心肾阴血不足,血气少而不荣于面,则望之浅白,面色无华,谓之"面色薄"。上条重则论脉,此条重则论色,合而观之,以见虚劳为病色脉之诊。血气不足,必然津液匮乏,故见口渴,以及亡失血液,所以,面色薄也。如其人卒然发生气喘心悸,诊其脉而浮于外,便知其里之虚。夫气虚则喘;血少则悸,而脉又按之无力,如是色、脉、症结合分析,故知其证为虚劳。

【原文】

男子脉虚沉弦,无寒热,短气里急,小便不利,面色白,时目瞑[1],兼衄,少腹满,此为劳使之然。(5)

【词注】

[1]目瞑:即目眩。指头目眩晕、视物不清。

【释义】

本条是论述阴阳两虚的虚劳病。由于肾中真阳不足、精血内虚,故脉虚沉弦。肾虚不能纳气,则呼吸短气。阳虚不能温煦,则腹中拘急。肾阳虚不能气化津液,则小便不利,少腹胀满。肝血虚,则面色白而无华。阴虚不潜,阳热上扰,则目瞑兼衄。

【原文】

劳之为病,其脉浮大,手足烦,春夏剧,秋冬瘥,阴寒精自出,酸削不能行[1]。(6)

【词注】

[1]酸削不能行:指两腿酸软无力,行走困难。

【释义】

本条是论述虚劳与四时气候的关系。肾精虚损,虚阳浮于外,所以见脉浮大。阴虚生内热,故手足烦热。春夏木火炎盛,阳气外浮,阴气内伤,故病加剧。秋冬金水相生,阴气得助,阳气内藏,故证候得瘥。但是,秋冬阴寒盛阳气衰,阳虚失于固涩,可能精液清冷而自出。精虚则肾虚,肾虚则骨弱,故两腿酸痛如削,不能行走。

【原文】

男子脉浮弱而涩,为无子,精气清冷(一作:冷)。(7)

【释义】

本条是论述肾阳不足的虚劳病。由脉浮弱而涩推论病情,可知涩为精血衰少,弱为肾阳不足,浮为虚阳不潜,精气不敛。肾之阴阳精气不足,故精气清冷,所以无子。本证阴阳精气交亏,有阴无阳不能生,有阳无阴不能长,是为"精气清冷"之意。

【原文】

夫失精家[1],少腹弦急,阴头寒[2],目眩(一作:目眶痛)发落,脉极虚芤迟,为清谷,亡血失精;脉得诸芤动微紧,男子失精,女子梦交[3],桂枝加龙骨牡蛎汤主之。(8)

桂枝加龙骨牡蛎汤方(《小品》云:虚羸浮热汗出者,除桂,加白薇、附子各三分,故曰二加龙骨汤):

桂枝、芍药、生姜各三两,甘草二两,大枣十二枚,龙骨、牡蛎各三两。

上七味,以水七升,煮取三升,分温三服。

【词注】

[1]失精家:指经常遗精、滑精亡失精液的人。

[2]阴头寒:指前阴冷。

[3]梦交:指做性交的梦。

【释义】

本条是论述阴阳两虚的辨证论治。久患失精病的人,由于肾阴耗损太过,阴虚及阳,肾阳亦虚,阳气不能温煦下焦,气化不利;阴寒凝结,故少腹弦急,阴头寒冷,下利清谷,亡血失精,脉象极虚芤迟。病久精衰血少,故目眩发落。以上脉证,多属元阳衰惫,但也有阳气微浮之象,如脉芤亡血。脉得芤动微紧,芤动说明心火相火浮而不守,微紧说明阴寒凝结之象仍然存在,故见男子失精,女子梦交与少腹弦急等症。

本证属阴阳两虚,而见元阳衰惫和阳气浮动两种病证。用助阳之法,则有动火之害,如用养阴之法,则又有增寒之弊,故仲景从调和阴阳入手,而用桂枝加龙骨牡蛎汤,调谐阴阳,交通心肾。方中桂枝温通阳气;芍药敛阴缓急;生姜健胃而散阴寒;甘草益中气;大枣补阴血;又加龙骨潜阳,牡蛎敛阴,安臂宁心,固摄精气。务使阴阳相互维系,阳固阴守,则失精自效。

【原文】

天雄散方:

天雄三两(炮),白术八两,桂枝六两,龙骨三两。

上四味,杵为散,酒服半钱匕,日三服,不知,稍增之。

【释义】

本方指出虚劳病的治法。天雄散方,以温补阳气为主,收敛精气为佐。方中天雄助阳暖水脏,补腰膝,调血脉,利皮肤;桂枝温通阳气;白术健脾化湿;龙骨收敛精气。本方治疗五劳七伤,阳痿遗精等症,而以白术开源,龙骨节流,天雄固本,三法合一,方意突出。

【原文】

男子平人,脉虚弱细微者,喜盗汗[1]也。(9)

【词注】

[1]喜盗汗:喜,作经常解,睡则汗出,醒则汗收,称为盗汗。

【释义】

本条是论述阴阳气血俱虚的脉象和盗汗之症。脉象虚细而微弱,是为不足之脉,可知为阴阳气血不足之证。阳气虚而不能固表,阴血虚则不能内守,故容易发生盗汗。盗汗,睡而汗出,阳加于阴,而阴虚不守之证。

【原文】

人年五六十,其病脉大者,痹侠背行[1],若肠鸣、马刀侠瘿[2]者,皆为劳得之。(10)

【词注】

[1]痹侠背行:侠,同夹。指背后脊柱两旁有麻痹感。

[2]马刀侠瘿:即颈腋部淋巴结核。结核物生于腋下,名马刀。呈长形故名。生于颈旁,名侠瘿。瘿,同缨,缨帽而有带,结于项旁。此处结核,叫"侠瘿"。

【释义】

本条是论述三种虚劳病的辨证。病人五六十岁而精气衰少,虚阳外浮,虚火上炎,故脉大而中软。卫阳不足,督脉气衰,则脊柱两旁而有麻木痹阻之感;气虚而陷,则肠鸣矢气;或者阴虚阳郁,痰核结于腋下,如"马刀"形,称为马刀。结于颈旁,称为侠瘿。以上三种病,都是属于虚劳病的范畴。

【原文】

脉沉小迟,名脱气[1],其人疾行则喘喝[2],手足逆寒,腹满,甚则溏泄,食不消化也。(11)

【词注】

[1]脱气:阳气虚寒欲脱。

[2]喘喝:张口气喘。

【释义】

本条是论述脾肾阳气亏损的虚劳证。脉来沉小而迟,是脾肾阳气亏损的征象,故名曰脱气。肾阳虚不能纳气,急行则喝喝而喘。肾阳虚,不能温暖四肢,则手足逆寒。肾阳不足,脾阳又衰,脾胃运化功能不足,则饮食不能消化,故见腹满、溏泄等症。肾阳虚则生机衰弱,脾阳虚则气血来源不足,是一种难于恢复的虚劳病,故名"脱气",以喻其甚。

【原文】

脉弦而大,弦则为减,大则为芤,减则为寒,芤则为虚,虚寒相搏,此名为革。妇人则半产漏下,男子则亡血失精。(12)

【释义】

本条是论述脉见芤革主亡血失精。正如陈修园所注:脉轻按则弦而重按刚大,弦则为阳微而迟减;大则为中盛而中芤;减则阳不自振为诸寒;芤则阴不守中为中虚。虚寒相搏,此名为革。革脉不易明,以弦减芤虚二脉形容之,则不易明者明矣。得此脉者,刚正气不足,气血虚寒,妇人则主不能安胎而半产,不能调经而漏下;男子不能统血则亡血,不能藏精则必失精。

【原文】

虚劳里急,悸,衄,腹中痛,梦失精,四肢酸疼,手足烦热,咽干口燥,小建中汤主之。(13)

小建中汤方:

桂枝三两（去皮），甘草三两（炙），大枣十二枚，芍药六两，生姜三两，胶饴一升。

上六味，以水七升，煮取三升，去滓，内胶饴，更上微火消解，温服一升，日三服（呕家不可用建中汤，以甜故也）。

（《千金》疗男女因积冷气滞，或大病后不复常，若四肢沉重，骨肉酸疼，吸吸少气，行动喘乏，胸满气急，腰背强痛，心中虚悸，咽干唇燥，面体少色，或饮食无味，胁肋腹胀，头重不举，多卧少起，甚者积年，轻者百日，渐致瘦弱，五脏气竭，则难可复常，六脉俱不足，虚寒乏气，少腹拘急，羸瘠百病，名曰黄芪建中汤，又有人参二两）

【释义】

本条是论述脾胃阴阳两虚的辨证论治。脾胃衰弱，阴血阳气来源不足，可发生元阳衰惫，虚阳上浮和营养不足三种病情，表现出阴阳失调，寒热错杂的证象。如偏于寒的，阳气不能温煦，阴血不能濡养内脏，则为里急腹中痛。如偏于热的，阴虚内热、虚阳浮动，则为手足烦热、咽干口燥、衄血、多梦失精。如气血虚少不能濡养肌肉，则为四肢酸疼；血不养心，则为心悸。

由上可知，在阴阳失调的病情中，补阴则碍阳，补阳必损阴，只有用甘温之剂以恢复脾胃的运化功能，脾胃运化正常，则阴阳气血来源充足，则阴阳平衡，营卫和调，而寒热错杂诸症状自然消失。用小建中汤是本治劳以甘之旨，使其温补脾胃，以滋生化之源，内调气血，外调营卫，则阴阳自在其中。方中桂枝辛温通行阳气，温中散寒；饴糖味甘而厚，缓急止疼，合芍药酸甘以化阴，合桂枝辛甘以化阳；芍药味酸，收敛阴血，养荣平肝；甘草甘平，调中益气；大枣补脾滋液；生姜健胃理气。此方调营卫、和阴阳，为何名以建中？曰：中者脾胃也，营卫生成于水谷，而水谷转输于脾胃，故中气立则营卫流行，而不失治疗之意。

【原文】

虚劳里急，诸不足，黄芪建中汤主之（于小建中汤内，加黄芪一两半，余依上法。气短胸满者，加生姜，腹满者去枣加茯苓一两半，及疗肺虚损不足，补气加半夏三两）。（14）

【释义】

本条承上条论述阴阳两虚而卫气偏虚的辨证论治。上述之脾胃两虚，营卫气血来源不足，若气虚为甚，形成里虚脉急腹痛，以及眩悸喘喝、失精亡血等，而又见倦怠少气，自汗恶风等症可用黄芪建中汤治疗。

黄芪建中汤，即小建中汤加黄芪，以补脾肺之气，而有益气生津，补气固表止汗之功。

若因阳气不能温煦，肺中寒凝气滞，聚湿生痰，引起气短胸满等症，则加生姜散饮化痰以理气；若痰湿停于肺中，肺气不降，而生咳逆，则加半夏降逆涤痰；若寒湿凝于脾胃，运化失常，引起腹满，而小便不利，则加茯苓渗湿，以利小便。去大枣之甘，以防其滞腻。本方亦治胃与十二指肠溃疡，如辨证得法，效果颇著。

【原文】

虚劳腰痛，少腹拘急，小便不利者，八味肾气丸主之（方见妇人杂病中）。（15）

【释义】

本条论述肾之阴阳双虚的辨证论治。肾之阴阳两虚，则阴不濡，而阳不煦，气血虚空，故少腹拘急,腰痛膝软,肢冷畏寒。肾与膀胱为表里,若阳不足,则气化无权,故小便为之不利。方用八味肾气丸,补阴之虚以生气,助阳之弱以化阴,阳生阴化,气化乃行,则诸症自愈。

【原文】

虚劳诸不足,风气百疾,薯蓣丸主之。(16)

薯蓣丸方:

薯蓣三十分,当归、桂枝、曲、干地黄、豆黄卷各十分,甘草二十八分,人参七分,芎劳、芍药、白术、麦门冬、杏仁各六分,柴胡、桔梗、茯苓各五分,阿胶七分,干姜三分,白蔹二分,防风六分,大枣百枚(为膏)。

上二十一味,末之,炼蜜和丸,如弹子大,空腹酒服一丸,一百丸为剂。

【释义】

本条论述气血两虚又感风邪的辨证论治。虚劳病人,由于脾胃虚弱,气血不足,则易被风邪所袭,因而肺气闭郁,则心中郁烦,腰酸骨节烦疼;风邪扰于上,则头晕目眩;脾胃虚弱,则食少不化;气血虚损,故少气乏力、羸瘦、惊悸失眠。本证若单纯补益气血则有恋邪于里之弊,若单纯攻邪则又有伤正之虑,必以正邪兼顾之法,才能祛邪而不伤正,扶正而不留邪。薯蓣丸,君以薯蓣健脾益阴,治在扶正;臣以人参、茯苓、白术、甘草、生姜、大枣佐薯蓣健脾以益气;当归、川芎、芍药、干地黄、麦门冬、阿胶养血而滋阴;配以柴胡、桂枝、防风,祛风而散邪;桔梗、杏仁、白蔹则利肺开郁,以行治节;佐以黄豆卷、神曲运脾气行药力,有补而不腻之功。

【原文】

虚劳虚烦不得眠,酸枣汤主之。(17)

酸枣汤方:

酸枣仁二升,甘草一两,知母二两,茯苓二两,芎劳二两(《深师》有生姜二两)。

上五味,以水八升,煮酸枣仁,得六升,内诸药,煮取三升,分温三服。

【释义】

本条是论述虚烦不眠的证治。《素问·五脏生成篇》说:"人卧血归于肝。"肝藏血,由于肝血不足,血燥生热,热扰于心,心神不宁,故心烦而不得眠,治以酸枣汤。

酸枣汤方以酸枣仁养肝血、安心神,必须重用,先煎;知母清热润燥,以除烦热;川芎调肝养血解郁;茯苓宁心安神,甘草补脾和中,调和诸药。诸药配伍,有养血安神,清热除烦之功。

【按语】

据人民卫生出版社1963年版《金匮要略方论》记载:原文和方名酸枣汤,无误。后世医家及教材称酸枣仁汤,即是本方。

【原文】

五劳虚极羸瘦[1],腹满不能饮食,食伤、忧伤、饮伤、房室伤、饥伤、劳伤、经络营卫气伤,内有干血,肌肤甲错,两目黯黑[2],缓中补虚,大黄蟅虫丸主之。(18)

大黄蟅虫丸方:

大黄十分(蒸),黄芩二两,甘草三两,桃仁一升,杏仁一升,芍药四两,干地黄十两,干漆一两,虻虫一升,水蛭百枚,蛴螬一升,蟅虫半升。

上十二味,末之,炼蜜和丸小豆大,酒饮服五丸,日三服。

【词注】

[1]羸瘦:身体肌肉消瘦无力。

[2]两目黯黑:有两种解释。一,两眼呈黑暗色;二,两眼视物发黑。应以前解为得体。

【释义】

本条是论述虚劳内有瘀血的辨证论治。由于食伤、忧伤、饮伤、房室伤、饥伤、劳伤、经络荣卫伤,而劳热煎熬,使经络营卫气血运行不畅,以致内有干血,肌肤不润而如鳞甲之交错;内有干血,气血不能上荣,故两目之色黯黑,瘀血聚于少腹,则少腹硬满,痛而不移,《金匮要略直解》:"此节单指干血而言。夫人或因七情,或因饮食,或因房劳,皆令正气内伤,血脉凝积,致有干血积于中,而虚羸见于外也。血积则不能以濡肌肤,故肌肤甲错,不能以营于目,则两目黯黑。与大黄䗪虫丸以下干血,干血去,则邪除正旺矣,是以谓之缓中补虚,非大黄䗪虫丸能缓中补虚也。"

【附方原文】

《千金翼》炙甘草汤(一云:复脉汤):治虚劳不足,汗出而闷,脉结悸,行动如常,不出百日,危急者,十一日死。

甘草四两(炙),桂枝、生姜各三两,麦门冬半升,麻仁半升,人参、阿胶各二两,大枣三十枚,生地黄一斤。

上九味,以酒七升,水八升,先煮八味,取三升,去滓,内胶消尽,温服一升,日三服。

【释义】

本方是论述气血两虚脉结心悸的辨证论治。脾胃虚弱、气血两虚、血脉不养心;心虚则血行不畅,故脉见结代,而心见动悸。血脉虚燥,不能濡养,故失眠盗汗、咽干口燥、身体瘦弱,大便则干。心血不足、血气不畅,故见胸闷。

治以炙甘草汤,补阴血、通阳气。方中炙甘草益气补中,为和中总司,而化生气血,复脉之本;人参、大枣补气益胃,使气血化生有源;桂枝配甘草通心阳;生姜配白酒通血脉;生地、阿胶、麦门冬、麻仁补心血、养心阴、充养血脉。炙甘草汤两补阴血阳气,使心气复而心阳通,心血足而血脉充,则诸症自愈。

【附方原文】

《肘后》獭肝散:治冷劳[1],又主鬼疰[2]一门相染。

獭肝一具。

炙干末之,水服方寸匕,日三服。

【词注】

[1]冷劳:即指寒性虚劳证。

[2]鬼疰:是指有传染性的痨病。

【释义】

本方指出虚劳痨病的证治。痨虫传染于体内,耗竭阳气,损伤阴血。阳气虚弱,故病人食少,倦怠乏力。阴血亏损,故潮热、女子血干经闭。津液不润,故音哑。

本方用獭肝一具,炙干为末,内服。獭肝性温,温阳化阴,可杀痨虫,而治冷痨。

【结语】

本篇是论述由于气血虚损的血痹与虚劳两种疾病。血痹病是由于营卫不足,感受风邪,血行涩滞所引起。症状以肢体局部麻痹为主。可用针刺疗法和黄芪桂枝五物汤,通阳行痹则愈。

虚劳病是由于气血阴阳虚损,正气不足,阴阳失调所引起。至于虚劳的性质,可分为三种:一,元阳衰惫的,则多偏于寒证;二,若虚阳上浮的,则多偏于热证;三,气血不能涵养五脏的,则多见五脏不足之证。虚劳病治疗原则:阴虚的养阴以配阳;阳虚的助阳以配阴;血虚的补血,气虚的补气;若干血成劳,外羸而内实,大黄䗪虫丸缓中止痛、补虚活瘀;若气血两虚、中气不立、阴阳不和,难于调理的,可用小建中汤,补脾胃之气、化生血液、缓急止痛,调和阴阳;若阴阳两虚,而心肾不交,则用桂枝加龙骨牡蛎汤调节阴阳,收敛精气。其他如天雄散之补阳;酸枣仁汤之补血;八味肾气丸,阴阳两补;薯蓣丸之正邪兼顾,黄芪建中汤,治虚劳里急;炙甘草汤,治心悸脉结;獭肝散治冷痨等,究其治疗宗旨,皆是"后天之治本血气,先天之治法阴阳"而已。

肺痿肺痈咳嗽上气病脉证并治第七

【提示】

本篇是论述肺痿、肺痈、咳嗽上气的辨证论治。篇中共有条文 15 条,载方 16 首,其中包括附方六首。从第 1～2 条为全篇的总论,阐述了肺痿、肺痈、咳嗽上气的成因、病理变化、脉证、治则与转归。第 5 条、第 10 条是专论肺痿的脉证治法;第 6～9 条是专论咳嗽上气的脉证与治法;第 13、14 两条则是论述肺胀的证治;第 11、12、15 三条是论肺痈的脉证与治法。由于这三种病证,都与肺病有关,故合为一篇讨论。

肺痿是肺脏气津不足、肺叶枯萎的病变,然有寒热之分:热性肺萎是肺热气燥,津伤不布,则肺成痿;寒性肺萎是肺寒津凝,气不布津,而成肺痿。肺痿的主要证候表现为咳嗽、咳吐涎沫等症。

肺痈,是火毒之邪,由气而血伤肺成痈,多属实证。其主要证候,多为咳嗽胸痛,吐脓液浊痰为主。

咳嗽上气,即是咳嗽气喘,亦有虚实之分。肺胀是饮邪填塞肺中,咳喘上逆,不能平卧,喉中或有痰鸣声为其特点。

肺痿、肺痈、咳嗽上气三种病证,都关系于肺,轻者使肺气不利而发生咳嗽;重者由气及血,而发生胸痛、咳吐脓血。

【原文】

问曰:热在上焦者,因咳为肺痿[1],肺痿之病,何从得之? 师曰:或从汗出,或从呕吐,或从消渴[2],小便利数,或从便难,又被快药[3]下利,重亡津液,故得之。曰:寸口[4]脉数,其人咳,口中反有浊唾涎沫[5]者何? 师曰:为肺痿之病。若口中辟辟燥[6],咳即胸中隐隐痛,脉反滑数,此为肺痈[7],咳唾脓血。脉数虚者为肺痿,数实者为肺痈。(1)

【词注】

[1]肺痿:病名,肺脏阴液灼伤,气不化津,如草木之萎而不荣,以致出现咳嗽、吐浊唾沫等症状。或因肺中冷,津液不布而成痿。

[2]消渴:病名,最早见于《素问·奇病论》:"肥者令人内热,甘者令人中满,故其气上溢,转为消渴。"是指内热消耗津液,以口渴多饮为主要症状的一类疾病。

[3]快药:指峻烈的攻下药。

[4]寸口:指两手寸口六部脉。

[5]浊唾涎沫:浊唾是浓稠痰,涎沫是稀饮。

[6]辟辟燥:辟辟,口中干燥状。是肺痈火热之毒上熏于口所致。

[7]肺痈:病名,以咳嗽、胸痛、吐腥臭脓痰等为主症。

【释义】

本条是论述肺痿、肺痈的病因、证候和鉴别诊断。肺痿病的成因,由于汗出太多;或呕吐频作而伤胃液;或因消渴而津液不滋;或小便利数,而下伤津液;或大便秘结,燥热伤津;或因攻下过度,而重伤津液,如此种种,不一而足。总之,津伤则阴虚,阴虚则生热,热灼肺叶,肺燥火盛,则寸口脉数,热炼津液而为痰,故口中反有浊唾涎沫。

肺痈病是由于湿热火毒聚于肺,壅塞不通,腐肉化脓,故咳唾脓血。邪热在肺,津液不布,则口中干燥;热壅于肺,血脉不利,则胸中隐隐作痛。

肺痿病是燥热伤阴,故脉来虚数。肺痈病是痰热壅塞,故脉数实有力。

【原文】

问曰:病咳逆,脉之,何以知此为肺痈? 当有脓血,吐之则死,其脉何类? 师曰:寸口脉微[1]而数,微则为风,数则为热;微则汗出,数则恶寒。风中于卫,呼气不入;热过[2]于荣,吸而不出;风伤皮毛,热伤血脉;风舍于肺,其人则咳,口干喘满,咽燥不渴,多唾浊沫[3],时时振寒[4]。热之所过,血为之凝滞,蓄结痈脓,吐如米粥。始萌可救[5],脓成则死。(2)

【词注】

[1]脉微:沉取则微而不显,非微弱之谓,意思可作浮字理解。

[2]过:作"至"或"入"字解。

[3]浊沫:"浊唾涎沫"的简称。

[4]振寒:恶寒而身体振动。即寒战。

[5]始萌可救:病邪在萌芽时可以挽救。

【释义】

本条是论述肺痈的病因及其病理变化。肺痈的形成,可以分为三个阶段:一,风热之邪始伤于卫;二,风热之邪,内舍于肺,凡此犹属邪浅病轻,尚未成为肺痈,故易于治疗,其预后也是良好;三,风热火毒内传荣分,而壅结于肺,邪深病重,则成为肺痈,脓成而不易治疗,其预后则较差。

寸口脉微而数,微,此处指沉取无力,乃浮脉之象,为风中于卫;数脉为热,主热在于内。微为风,风性疏泄则汗出;数为热,内热而外风则反恶寒。风伤于卫,气得风而浮,则吸气不入,故气则呼利而吸难;热过于荣,血得热而壅,则气亦因之不伸,故气吸而不出,此证风伤皮毛虽浅,而热伤血脉则深。风邪从卫入荣,而内舍于肺,结而不散,则使肺气不利而作咳。肺热而壅,则口干喘满;因热在血中,故咽燥而不渴;热邪必逼肺之津液不布,故多唾浊沫;热盛于里而反时时振寒,由是热之所过,则血为之凝滞,蓄结于肺叶而为痈脓,故吐如米粥之脓样物。

【原文】

上气[1],面浮肿,肩息[2],共脉浮大,不治;又加利,尤甚。(3)

【词注】

[1]上气:指气喘。

[2]肩息:指呼吸摇肩,气息困难之状。

【释义】

本条是论述正虚气脱的上气证。上气面浮肿,摇肩呼吸,气有升而无降。切其脉浮大无根,反映肾不纳气,元阳之根已拔,故为不治。又加下利,则阳脱于上,阴脱于下,离决之象见,故尤甚焉。

【原文】

上气,喘而躁者,属肺胀,欲作风水,发汗则愈。(4)

【释义】

本条是论述外寒内饮的上气证。由于风寒外束,肺失宣降,水饮内停,肺气壅闭,气机不利,故肺气胀满,上逆而喘,烦躁不安。本证肺气壅闭,不能通调水道,水湿溢于肌表,可能成为风水。肺胀病因,主要是风寒外束,水饮内积,若发汗散风寒,则肺气通畅,肃降得宜,水饮可以解除,而诸症自减。

【原文】

肺痿吐涎沫而不咳者,其人不渴,必遗尿、小便数。所以然者,以上虚不能制下[1]故也。此为肺中冷,必眩,多涎唾,甘草干姜汤以温之。若服汤已[2]渴者,属消渴。(5)

甘草干姜汤方:

甘草四两(炙),干姜二两(炮)。

上㕮咀,以水三升,煮取一升五合,去滓,分温再服。

【词注】

[1]不能制下:指肺气不能制约下焦。

[2]服汤已:已,当完了讲。

【释义】

本条是论述虚寒肺痿的辨证论治。虚寒肺痿,因于上焦阳虚,肺中寒冷,气虚不能敷布津液于诸经,所以多吐涎沫。其人不咳不渴,必遗尿,而且,小便亦经常频数,这是上虚不能摄下的证候特点。由于上焦阳气不足,又必见头眩之症。

治以甘草干姜汤温肺气,行津液,制约下焦之阴水。方用甘草、干姜辛甘化阳,以温肺寒。温则润,能行津液,而利阳气,气利则津达,肺得其养,则肺不痿。方有理中之意,具有振中阳,补土暖金之法。

若服甘草干姜汤后,而反口渴者,说明此证已属消渴,则按消渴病治之,不在此例。

本条说明虚寒肺痿的治疗要温肺益气,待阳气复,而津液敷布,则唾证自愈,而肺痿可复。

【选注】

《医宗金鉴》:"肺中冷,则其人必不渴,遗尿小便数,头眩多涎唾。所以然者,以上焦阳虚,不能制约下焦阴水,下焦之水泛上而唾涎沫,用甘草干姜汤以温散肺之寒饮也。"

【原文】

咳而上气,喉中水鸡[1]声,射干麻黄汤主之。(6)

射干麻黄汤方:

射干十三枚(一法三两),麻黄四两,生姜四两,细辛、紫菀、款冬花各三两,五味子半升,大枣七枚,半夏八枚(一法半升)(大者,洗)。

上九味,以水一斗二升,先煮麻黄两沸,去上沫,内诸药,煮取三升,分温三服。

【词注】

[1]水鸡:即田鸡。水鸡声,是形容哮喘的痰鸣声连绵不绝。

【释义】

本条是论述寒饮咳喘的辨证论治。外受风寒,闭塞肺气,水饮内发,痰阻其气,气触其痰,故咳嗽喘急,喉中连连如水鸡之鸣。

治以射干麻黄汤散寒宣肺,开气道之痹。方中麻黄、细辛温经散寒,开肺化饮;款冬、紫菀温肺止咳;半夏、生姜涤痰降逆;射干开利咽喉气道;五味子酸收肺气,以监麻黄、细辛之散;大枣安中扶虚,调和诸药。

【原文】

咳逆上气,时时唾浊,但坐不得眠,皂荚丸主之。(7)

皂荚丸方:

皂荚八两(刮去皮,用酥炙[1])。

上一味,末之,蜜丸梧子大,以枣膏和汤服三丸,日三夜一服。

【词注】

[1]酥炙:酥即牛羊乳中提制出的油,亦称黄油或酥油。酥炙即将皂荚用酥油炙过,使其酥脆易研,并可缓其烈性。

【释义】

本条是论述痰浊咳喘的辨证论治。由于上焦有热,煎熬津液,形成稠黏的浊痰,阻碍气道,肺金不能肃降,故咳嗽气喘,时时吐出浊痰。痰浊壅盛,吐之不尽,卧则痰上而阻气,呼吸不利,故但坐而不得眠。

本证之痰浊有胶固不拔之势,如不迅速扫除,则痰壅气闭,使人闷绝。治以皂荚丸;皂荚涤痰去垢,扫除痰浊,其力最猛;故饮用枣膏,使其安胃补脾。用蜜为丸者,以制药悍也;又有生津润肺之效。俾涤痰破结而又不伤正,为制方之旨。辨证眼目,在于"但坐、吐浊"四字。

【原文】

咳而脉浮者,厚朴麻黄汤主之。(8)

厚朴麻黄汤方:

厚朴五两,麻黄四两,石膏如鸡子大,杏仁半升,半夏半升,干姜二两,细辛二两,小麦一升,五味子半升。

上九味,以水一斗二升,先煮小麦熟,去滓,内诸药,煮取三升,温服一升,日三服。

【释义】

本条以脉测证,有外寒与内饮之异,故其治法亦各不同。夫咳而脉浮,则表邪居多,邪在肺家气分,故小青龙汤去桂枝、芍药、甘草三味,而加厚朴、杏仁利肺以理气;石膏以清热;小麦养心和胃,以扶正气。本方是为有制之师,用药极为巧妙。

【原文】

脉沉者,泽漆汤主之。(9)

泽漆汤方:

半夏半升,紫参五两(一作:紫菀),泽漆三斤(以东流水五斗,煮取一斗五升),生姜五两,白前五两,甘草、黄芩、人参、桂枝各三两。

上九味,㕮咀,内泽漆汁中,煮取五升,温服五合,至夜尽。

【释义】

本条继上文而言若咳而脉沉,则里邪居多,为水饮羁縻于肺而不出也。治用泽漆汤逐水通阳,止咳平喘。方中泽漆逐水,消痰之力为猛;桂枝通阳,温化水气;紫菀、白前温肺,止咳平喘;生姜、半夏健胃涤痰,散饮;黄芩清肺,除水饮郁生之热;人参、甘草扶正健脾,运化水湿。本方先煎泽漆,汤成之后入诸药,取其逐饮为先,领诸药而治咳逆之气。

【原文】

大逆[1]上气,咽喉不利,止逆下气者,麦门冬汤主之。(10)

麦门冬汤方：

麦门冬七升,半夏一升,人参二两,甘草二两,粳米三合,大枣十二枚。

上六味,以水一斗二升,煮取六升,温服一升,日三夜一服。

【词注】

[1]大逆:大为火。"火逆"为津虚火炎,虽咳逆而无痰涎。

【释义】

本条是论述虚火上炎的咳喘证治。肺胃津液耗损,燥火内盛,虚火上炎,肺中燥热而不得滋润,故见咳逆上气,脉来虚数等症。阴液虚少,不润咽喉,故咽喉燥痒不利,或咽中如有物梗,口干欲得凉润,其舌光红少苔。

治以麦门冬汤,清养肺胃,止逆下气。方中重用麦门冬,滋养肺胃之阴液,清降肺胃之虚火;半夏用量极少,为麦门冬七分之一,则降逆开结,而疏通津液流行之道;用人参、粳米、甘草、大枣益气养胃,生津润燥。脾胃健运,津液充足,上承于肺,虚火自敛,咳逆上气等症亦可随之消解。此条与泽漆汤治水饮凝结之咳逆相比,而有水咳、火逆之分,并引申下文肺痈之实喘,而又不同矣。文法前后比较,读者须知。

【按语】

据人民卫生出版社1963年记载:大逆上气,无误。大逆道家注本,改为"火逆",误也。考仲景书中,凡云火逆者,指温针火灸之逆,与本条文义不符,故仍作大逆为是。

【原文】

肺痈,喘不得卧,葶苈大枣泻肺汤主之。(11)

葶苈大枣泻肺汤方：

葶苈(熬[1]令黄色,捣丸如弹子大),大枣十二枚。

上先以水三升,煮枣,取二升,去枣,内葶苈,煮取一升,顿服。

【词注】

[1]熬:当炒字解。

【释义】

本条是论述肺痈在将成未成之初,邪气壅于肺的辨证论治。由于肺痈初起,风热病毒,被唾涎沫,壅滞于肺,阻碍气机,因而咳喘不能平卧,甚或胸中隐隐作痛。

治以葶苈大枣泻肺汤,乘其始萌一击而去。方中葶苈苦寒滑利,开泄肺气,泄水逐痰;佐以大枣之甘以和药力,而有安胃补脾、补正生津、调和药性的作用。

【原文】

咳而胸满,振寒,脉数,咽干不渴,时出浊唾腥臭,久久吐脓如米粥者,为肺痈,桔梗汤主之。(12)

桔梗汤方(亦治血痹)：

桔梗一两,甘草二两。

上二味,以水三升,煮取一升,分温再服,则吐脓血也。

【释义】

本条是论述肺痈已经成脓的证治。由于肺痈日久,腐血为脓,故时出浊唾腥臭,或久久吐脓如米粥样的,叫作肺痈。毒热郁于里,而使皮表不固,故脉数而振寒。湿热郁于肺络,肺气不利,故咳而胸满。毒热壅于肺的血分,故咽干而不渴。

治以桔梗汤,为治肺痈之主方,此病为风热所壅,故以桔梗开结排脓;热聚成毒,故用甘草清热解毒。甘草倍于桔梗,其力似乎太缓,实为痈脓已成,正伤毒溃之治法。

【原文】

咳而上气,此为肺胀,其人喘,目如脱状[1],脉浮大者,越婢加半夏汤主之。(13)

越婢加半夏汤方:

麻黄六两,石膏半斤,生姜三两,大枣十五枚,甘草二两,半夏半升。

上六味,以水六升,先煮麻黄,去上沫,内诸药,煮取三升,分温三服。

【词解】

[1]目如脱状:因咳逆喘甚,目睛胀实,如欲脱出之状。

【释义】

本条是论述热饮"肺胀"的证治。由于外感风热,水饮内发,内外合邪,热饮上蒸,填塞肺中,肺气胀满,故咳嗽上气,喘急不得息;喘甚则两目鼓出,而欲脱状。其脉浮大者,为风邪热饮盛于表里,而不解也。

治宜越婢加半夏汤。用麻黄、生姜攻外宣肺,发越水气;石膏清肺中之热,以降肺气;半夏降逆化痰;大枣健脾补中,调和诸药。

【原文】

肺胀,咳而上气,烦躁而喘,脉浮者,心下有水,小青龙加石膏汤主之。(14)

小青龙加石膏汤方(《千金》证治同,外更加胁下痛引缺盆):

麻黄、芍药、桂枝、细辛、甘草、干姜各三两,五味子、半夏各半升,石膏二两。

上九味,以水一斗,先煮麻黄,去上沫,内诸药,煮取三升,强人服一升,羸者减之,日三服,小儿服四合。

【释义】

本条是论述痰饮挟热的"肺胀"证治。由于外感风寒,寒饮内发,内外合邪,郁而生热,故咳而上气,烦躁而喘。脉浮,指此证为风饮,与肺痈证不同。

治以小青龙加石膏汤,外散寒饮,内清烦热介于越婢汤、大青龙汤之间,寒温并进,两不相碍。

《金匮要略浅注》:"心下有水,咳而上气,以小青龙汤为君剂,然烦躁则挟有热邪,故加石膏,参用大青龙之例,寒热并进,两不相碍。石膏宜生用,研末,加倍用之方效。"

【附方原文】

《外台》炙甘草汤:治肺痿涎唾多,心中温温液液[1]者(方见虚劳中)。

【词注】

[1]心中温温液液:温温液液,指泛恶欲吐之意。心中温温液液,即心中时常作呕。

【释义】

本方指出凉燥肺痿的辨证论治。由于凉燥伤肺,肺虚气乏,不能敷布津液而四达,反聚而成涎,故涎唾多。肺气虚乏,津液不能流布,化成痰涎,积于膻中,故心中温温液液。

治以炙甘草汤,温润肺气,以行津液。方中人参、炙甘草、生姜、大枣温补脾肺,双补气阴,温润肺气;桂枝温通阳气以行津液;麦门冬、生地黄、麻仁、阿胶滋补阴血,润肺滋燥。

【附方原文】

《千金》甘草汤:

甘草。

上一味,以水三升,煮减半,分温三服。

【释义】

本方是凉燥肺痿的治法。由于凉燥之气伤于肺,肺叶枯萎,不能敷布津液,故涎唾多。肺痿不能流布津液,津液化为痰涎,积于膻中,故心中温温液液。治用甘草一味,健脾消饮,生津润燥,清肺胃虚热,解毒扶正,故可疗肺痿疾患。

《金匮要略论注》:"肺痿之热由于虚,则不可直攻,故以生甘草之甘寒频频呷之,热自渐化也。"

【附方原文】

《千金》生姜甘草汤:治肺痿咳唾,涎沫不止,咽燥而渴。

生姜五两,人参三两,甘草四两,大枣十五枚。

上四味,以水七升,煮取三升,分温三服。

【释义】

本方之治是由于脾胃中虚,则使水寒不运,反阻津液不能上滋,以致肺叶枯萎,故吐唾涎沫不止。胸咽干槁无液以滋,则咽燥而渴。

治宜生姜甘草汤,培土生金,滋津润燥。方中人参、甘草、大枣补脾气,化生津液,润枯泽槁;生姜辛散温通,而暖中宫布散津液。

【附方原文】

《千金》桂枝去芍药加皂荚汤:治肺痿吐涎沫。

桂枝、生姜各三两,甘草二两,大枣十枚,皂荚一枚(去皮子,炙焦)。

上五味,以水七升,微微火煮取三升,分温三服。

【释义】

本方是论述气不致津的肺痿证治。由于气寒不温,胸阳不布,而使肺津枯槁,因而成痿。此证吐涎沫,则非无津液,乃是虽得津液而不能收摄与分布耳。

治宜桂枝去芍药加皂荚汤,方中甘草、生姜、大枣温补心肺阳气,而有生津润燥、散寒温肺的功效;桂枝温通胸肺,宣行营卫,和皂荚利涎通窍,以除浊痰。

【附方原文】

《外台》桔梗白散:治咳而胸满,振寒,脉数,咽干不渴,时出浊唾腥臭,久久吐脓如米粥者,为肺痈。

桔梗、贝母各三分,巴豆一分(去皮,熬,研如脂)。

上三味,为散,强人饮服半钱匕,羸者减之。病在膈上者,吐脓血;膈下者泻出;若下多不止,饮冷水一杯则定。

【释义】

本方是论述湿热火毒肺痈的辨证论治。由于寒痰冷饮壅滞于肺,日久化热而腐溃气血,则见胸满隐痛,咳嗽吐黄痰腥臭,久久吐脓如米粥,成为肺痈。脓成于内,毒气外见,则振寒脉数,寒痰之邪,使津液不布,则咽干不渴。

治以桔梗白散泻痰排脓。方中贝母开胸中之郁结,以利巴豆之峻攻,而急破其脓,驱毒外出;桔梗开提肺气,载药上行,以驱尽胸肺之毒。

【附方原文】

《千金》苇茎汤:治咳有微热,烦满,胸中甲错,是为肺痈。

苇茎二升,薏苡仁半升,桃仁五十枚,瓜瓣半升。

上四味,以水一斗,先煮苇茎得五升,去滓,内诸药,煮取二升,服一升,再服,当吐如脓。

【释义】

本方是论述肺痈的辨证论治。由于湿热内结,痰热瘀血郁结肺中,故咳嗽微热、烦满、吐腥臭黄痰脓血。气滞血凝在肺,不能荣养肌肤,故胸部皮肤粗糙如鳞状。治宜苇茎汤,方中苇茎清肺泄热,利肺滑痰;薏苡仁利湿排脓,清肃肺经毒脓;冬瓜子清化热结,涤脓血浊痰;桃仁活血祛瘀,泻血分热毒。

【原文】

肺痈胸满胀,一身面目浮肿,鼻塞清涕出,不闻香臭酸辛,咳逆上气,喘鸣迫塞,葶苈大枣泻肺汤主之。(15)

(方见上。三日一剂,可至三四剂,此先服小青龙汤一剂,乃进。小青龙汤方见咳嗽门中)

【释义】

本条是论述湿热壅塞于肺成痈,而脓未成的辨证论治。由于痰热火毒,浊唾涎沫,壅塞于肺,气机被阻,故胸满而胀,喘鸣迫塞;肺气壅塞,通调水道失职,则水气泛滥,故一身面目浮肿。肺气不利,不摄津液,故鼻塞流涕,不闻香臭。

葶苈大枣泻肺汤方解见前。

【结语】

本篇论述肺痿、肺痈以及咳嗽上气的辨证论治。肺痿有虚热与虚寒两种类型。虚热肺痿可用麦门冬汤,养胃润肺,并清虚火。虚寒肺痿先用甘草干姜汤,温肺复气,以约下焦,而布津液。

肺痈要辨脓成与未成,未成脓时,可用葶苈大枣泻肺汤,开泄肺气。若已成脓,时间已久,用桔梗汤,排脓解毒而不伤正。至于《千金》苇茎汤,为清泻肺热,兼有逐痰排脓解痈作用,对于肺痈的脓成与未成均可应用。

咳嗽上气有寒热虚实之分:虚火上炎的咳喘,可用麦门冬汤清养肺胃,止逆下气;痰浊壅盛的咳喘,可用皂荚丸涤痰去垢;外寒内饮的咳喘,可用射干麻黄汤散寒开痹化饮;寒饮上迫的咳喘,可用厚朴麻黄汤温散寒邪,降气化饮;水饮内停的实性咳喘,可用泽漆汤逐水气,止咳平喘。

肺气胀满是因痰饮郁肺而引起。要辨清寒饮与热饮的不同。如热饮填塞肺中,可用越婢加半夏汤,宣肺泄热,降逆平喘;寒饮壅肺,内挟有烦热,可用小青龙加石膏汤,外散寒邪,内清热邪。

奔豚气病脉证治第八

【提示】

本篇是论述奔豚气病的辨证论治。本篇中的条文共有 4 条,载方 3 首。其中第 1 条为奔豚气病的总论,阐述了本病的发病机理和症状。第 2 ~ 4 条则为奔豚气病的辨证论治。

奔豚气是指气从少腹上冲咽喉的一种突然发作性疾病。因气冲而急,有似豚之奔跑,故称为奔豚气病。这种病,有因肝而成,或因肾而发等不同。它的证候,以"气从少腹,上冲咽喉,发作欲死,复还止"为其临床特征。

奔豚气病多因惊发激动肝肾之气上冲而成;抑或血不养肝而肝气上冲,以及心阳上虚,水寒之气上犯之所致。

【原文】

师曰:病有奔豚,有吐脓,有惊怖[1],有火邪[2],此四部病,皆从惊发得之。师曰:奔豚病,从少腹起,上冲咽喉,发作欲死,复还止,皆从惊恐得之。(1)

【词注】

[1]惊怖:即是因惊恐等情志刺激而引起的病变。

[2]火邪:即因误用烧针、火灸等火攻治法而引起的病变。

【释义】

本条论述奔豚气、吐脓、惊怖、火邪四部病,都从惊发得之。惊,由于精神突然受到刺激,两心先受病,心受病若引起肾之水寒之气上凌,则成奔豚气病;若心受病,而及于胃,胃从少阴之火化,则生内痈,而发生"吐脓";若心病而肝风得少阴之火热而煽动,则可发生"惊怖";若心病生火,而肾水不能上济,则心火无制而旺,则成"火邪"。由此可见,以上四部病,是皆从惊发得之。然本文论奔豚气病为主,吐脓等症则是连类发病。

惊恐之变,如思虑易伤心神,恐惧易伤肾志等。神志受伤,则心和肾两脏同病,心火不能下温肾水,肾水不能上滋心火,则心肾水火失调,而下焦水邪之气,则可从少腹如豚之奔,直上冲咽喉,而成奔豚病。奔豚之气上乘于心,则见心惊胆怯,心中烦乱;奔豚气上冲于中,则有腹中胀满,或气满支心,温温欲吐等症。奔豚病发作之时,其人有恐怖之感,故有"发作欲死"的记载。随着冲气的下退,而症状也逐渐消失,恢复如常,故曰"复还止"。

本篇第 1 条,说明奔豚病有因肝因肾的不同,本条文的精神主要侧重于肾邪上冲之证。

【原文】

奔豚气上冲胸,腹痛,往来寒热,奔豚汤主之。(2)

奔豚汤方

甘草、芎䓖、当归各二两,半夏四两,黄芩二两,生葛五两,芍药二两,生姜四两,甘李根白皮一升。

上九味,以水二斗,煮取五升,温服一升,日三,夜一服。

【释义】

本条论述肝气上逆而作奔豚的证治。由于情志不舒,肝气郁结,化热而动,其气上冲,故为气上冲胸;肝气犯胃,胃气郁滞不通,故见腹痛;肝胆相为表里,肝气为病,则使少阳之气拂郁,故见往来寒热。

治以奔豚汤,疏肝清热,降逆止痛。方中重用甘李根白皮清热降逆;葛根、黄芩清火平肝;川芎、当归、芍药调肝和血;而芍药、甘草相合又可缓急止痛;生姜、半夏和胃降逆,诸药相配,使肝气调达,则冲气自降,诸症即愈。

本证是肝郁化热引起的奔豚气病,方中重用甘李根白皮清肝火,降冲逆。然甘李根白皮,有催吐作用,故不宜多用。

【原文】

发汗后,烧针令其汗,针处被寒,核起而赤者,必发奔豚,气从少腹上至心,灸其核上各一壮[1],与桂枝加桂汤主之。(3)

桂枝加桂汤方:

桂枝五两,芍药三两,甘草二两(炙),生姜三两,大枣十二枚。

上五味,以水七升,微火煮取三升,去滓,温服一升。

【词注】

[1]一壮:是指每烧艾炷一枚,名为一壮。

【释义】

本条是论述阳气虚弱,阴寒上冲之奔豚病的证治。因太阳病,发汗不解,又用烧针再发其汗,以致腠理大开,卫阳不固,风寒外入多针处被寒,寒凝血脉,瘀结针孔,故见核起而赤的红硬结块。由于一汗再汗,心阳必虚,内外阴寒相援,故可上凌心阳,而发为气从少腹上冲至心,重则发作欲死。

治以艾炷,外灸其核,温散阴寒;内服桂枝加桂汤,外散寒邪,内泄阴气。方中重用桂枝,助心阳以散阴寒,平冲降逆。本证内外两法同治,共奏温阳散寒,降逆平冲,调和营卫的作用。

【原文】

发汗后,脐下悸[1]者,欲作奔豚,茯苓桂枝甘草大枣汤主之。(4)

茯苓桂枝甘草大枣汤方:

茯苓半斤,甘草二两(炙),大枣十五枚,桂枝四两。

上四味,以甘澜水一斗,先煮茯苓,减二升,内诸药,煮取三升,去滓,温服一升,日三服(甘澜水法:取水二斗,置大盆内,以杓扬之,水上有珠子五六千颗相遂,取用之)。

【词注】

[1]脐下悸:指肚脐以下有筑筑跳动的感觉。

【释义】

本条是论述心阳不足,水饮内动,欲作奔豚气的证治,由于下焦素有水饮停留,复感风寒,发汗过多,内伤心阳,心阳不能下温肾水,水气欲往上冲,水与气搏,所以脐下筑筑而动悸,此乃欲作奔豚之兆。

治以苓桂甘枣汤,温阳利水,培土渗湿。本方以茯苓、桂枝为主药,温阳化水,交通心肾,泄降冲逆;甘草、大枣和中益气、培土制水。诸药相配,共奏温阳下气,培土伐水之功。

本方与桂枝加桂汤证同属阳虚阴乘所致的奔豚病,两者区别,在于有无水饮。桂枝加桂汤证是汗后阳虚,阴气乘虚而上冲,故重用桂枝,温阳下气;苓桂枣甘汤证则是汗后阳虚,水饮内动而引起,故重用茯苓,健脾利水。

【结语】

　　本篇论述了奔豚病的症状、病机与治疗。奔豚病因肝郁化热上冲,宜用奔豚汤类,疏肝清热、降逆平冲;因阳虚阴寒上逆,治以桂枝加桂汤,温阳降逆、散寒消阴;因阳虚水饮内动,则用桂甘枣汤,温阳利水、下气止悸。

胸痹心痛短气病脉证治第九

【提示】

本篇是论述胸痹、心痛的辨证论治,因短气是胸痹、心痛的并发症,故一并论及。篇中共有条文9条,载方10首,其中包括附方一首。本篇第1~2条阐述胸痹、心痛的发病机理,以及虚实两证的鉴别,故为胸痹、心痛的总论。第3~7条阐述了胸痹的主症与代表方剂,还讨论了胸痹的兼证。第8~9条则叙述了心痛的证治。胸痹与心痛在病位上有偏上、偏下之分,然病变的部位皆在心胸,又可同时发病。至于短气一症,在两证之中,有其内在联系故合成一篇讨论。

胸痹既是证候名,又是病位和病机的概括。由于阳气微弱、阴寒内盛,引起胸中阳气闭塞不通,出现胸痛掣背为主的症状特点,故称之为胸痹。

心痛是指胃脘疼痛证。其病机是因阳虚阴盛,气机不通之所致。

短气是指呼吸短促似喘的症状,其病因多属痰饮湿浊阻碍气机的实证;而少气则多为气不足息,是心肺气虚之证。本篇所论的短气多为胸痹、心痛的伴发症。

【原文】

师曰:夫脉当取太过[1]不及[2],阳微阴弦,即胸痹而痛,所以然者,责其极虚也。今阳虚知在上焦,所以胸痹心痛者,以其阴弦故也。(1)

【词注】

[1]太过:脉盛于正常脉,谓之太过,主邪气实。

[2]不及:脉弱于正常脉,谓之不及,主正气虚。

【释义】

本条论述胸痹心痛之病皆由虚处容邪,可从其脉象而溯其病源。由于胸中阳气不振,卫气不行,故关前之寸脉微;微为阳微,谓阳气之不及。若寸脉与尺脉相比,而关后之阴脉则见弦,弦为阴弦,谓阴气之太过。于是,阴邪乘于阳位,即胸痹而心痛。

"所以然者"以下,是作者自注句,说明此证责其上焦阳气极虚,虚则无以为胜邪之本,然究其所以胸痹心痛者,以其阴中之弦,乃阴中之寒邪乘上焦之虚而为痹痛,是虚为致邪之因,而弦则是邪客之象也。

【原文】

平人[1],无寒热,短气[2]不足以息[3]者,实也。(2)

【词注】

[1]平人:此指外形无病状或自觉无疾者,并非指健康人。

[2]短气:是指呼吸虽数而不相续,似喘不摇肩,似呻吟无痛。

[3]不足以息:即呼吸不利,胸中憋闷不畅,不敷机体之需状。

【释义】

本条继上条而言,亦有不从虚得病,而指出实邪之证,与上条对比。"平人",没有感受外邪,亦无寒热,突然气急短促、呼吸不利的,一般属于实证。本证多因痰饮湿浊、阻滞胸中、升降气机不利,故胸膈痞塞短气,不足以息。此与上条胸痹本虚标实的短气证不同。

【原文】

胸痹之病,喘息咳唾,胸背痛,短气,寸口脉沉而迟,关上小紧数,栝楼薤白白酒汤[1]主之。(3)

栝楼薤白白酒汤方:

栝楼实一枚(捣),薤白半斤,白酒七升。

上三味,同煮,取二升,分温再服。

【词注】

[1]白酒:一名清酒,又称米酒。

【释义】

本条论述胸痹的证治。胸背居于上,今胸阳不振,阴寒困郁于里,则阴来搏阳,而有喘息咳唾;呼吸之间不相续则短气;胸阳不振,寒邪塞其前后阴阳之位,则胸背疼痛。更审其脉,则寸口之阳脉沉而迟,即上所言阳微之意,关上之阴脉小紧数,即上所言阴弦之意,由尺上溢于关,为阴乘阳位。

治以栝楼薤白白酒汤,通阳散寒、豁痰下气。方中栝楼开散胸中痰结,通行经络血脉之滞;薤白辛温通阳,散结化痰、行气止痛;白酒轻扬温通、消阴散寒,载药上行。以上诸药合用,使胸中阳气宣畅、寒浊消散、胸痹则愈。

【原文】

胸痹,不得卧[1],心痛彻背[2]者,栝楼薤白半夏汤主之。(4)

栝楼薤白半夏汤方:

栝楼实一枚(捣),薤白三两,半夏半斤,白酒一斗。

上四味,同煮,取四升,温服一升,日三服。

【词注】

[1]不得卧:有不得平卧和不能卧寐两种意义。

[2]心痛彻背:“彻,通也。”“彻,达也”。即心胸前疼痛,通达到后背。

【释义】

本条论述痰浊闭塞胸痹的证治。胸痹是以喘息咳唾、胸背痛、短气为主症。由于胸阳不振、寒饮停滞、肺中气机不畅,则喘息咳唾,而致不得平卧。寒浊阻碍气机,故心痛彻背。

治以栝楼薤白半夏汤,通阳散结、逐饮降逆。方中以栝楼薤白白酒汤通阳气多散痰结,而除胸痹;加半夏逐饮降逆,亦可通阴阳,使人安卧而眠。

【原文】

胸痹心中痞[1]留,气结在胸,胸满,胁下逆抢心[2],枳实薤白桂枝汤主之,人参汤亦主之。(5)

枳实薤白桂枝汤方:

枳实四枚,厚朴四两,薤白半斤,桂枝一两,栝楼一枚(捣)。

上五味,以水五升,先煮枳实、厚朴,取二升,去滓,内诸药,煮数沸,分温三服。

人参汤方:

人参、甘草、干姜、白术各三两。

上四味,以水八升,煮取三升,温服一升,日三服。

【词注】

[1]心中痞:即心中感觉憋闷。

[2]胁下逆抢心:指胁下气逆上冲心胸。抢心:突然,劫夺之意。

【释义】

本条论述胸痹病势之剧者,即胸痹更加心中痞,客气留结不去。除胸痹证外,又见胸满、胁下之气又逆而抢夺于心,此证由胸及心而牵及胁下,为留、为结、为逆、为抢,反映了阴邪之横行无忌,所以治用枳实薤白桂枝汤,通阳散结、降逆平冲。方中栝楼、薤白通阳散结、豁痰下气,温通血脉;枳实、厚朴泄其痞满,以降冲逆之气;桂枝通阳下气,开滞塞之寒,而降冲逆之气。诸药相配,使阳通结散,而诸证可愈。此方为挞伐邪气而设。若因正气不支,而中焦虚寒为甚,大气不转,阴寒闭塞,故见心下痞满,倦怠无力,语音低微,四肢逆冷,脉沉细等症,则治用人参汤,补中温阳,以治寒湿之邪。方中人参、白术、甘草甘温补气健脾;干姜辛温,暖中焦,去寒邪,散痞除结。诸药相配,使中焦阳气开发,痞气能散,胸满则消,胸痹可愈,此即塞因塞用之法。

【原文】

胸痹,胸中气塞,短气,茯苓杏仁甘草汤主之,橘枳姜汤亦主之。(6)

茯苓杏仁甘草汤方:

茯苓三两,杏仁五十个,甘草一两。

上三味,以水一斗,煮取五升,温服一升,日三服,不差,更服。

橘枳姜汤方:

橘皮一斤,枳实三两,生姜半斤。

上三味,以水五升,煮取二升,分温再服(《肘后》《千金》云:治胸痹,胸中愊愊如满,噎塞,习习如痒,喉中涩,唾燥沫)。

【释义】

本条继上条论述胸痹证亦有病势之稍缓者,其证候则为胸中时觉气之阻塞,息之出入亦觉不流利而短气。此水气滞而为病,若盛于气者则短气,治以茯苓杏仁甘草汤,使水利则气顺矣。若气盛于水者,则胸中气塞,可用橘枳姜汤,使其气开则痹可通而病可愈。胸痹之病,有挟水挟气之异,故亦不可不知。

橘枳姜汤,温通降逆、散水行气。方中橘皮理脾肺之气机;枳实消痞下气;生姜辛温散水、降逆和胃。诸药相合,使脾胃升降得宜,痹散气行,气塞可通,痞满、气短可消。

茯苓杏仁甘草汤,有宣肺化饮之功。方中茯苓,渗湿利水、疏通肺气;杏仁利肺气,以祛痰湿;甘草和中扶正。三药相合,使水饮去,而肺气利,诸证可除。

橘枳姜汤证,病变在胃,偏于食滞气郁;茯苓杏仁甘草汤证,病变在肺,偏于水饮气塞。

【原文】

胸痹缓急[1]者,薏苡附子散主之。(7)

薏苡附子散方:

薏苡仁十五两,大附子十枚(炮)。

上二味,杵为散,服方寸匕,日三服。

【词注】

[1]缓急:是一个偏义复词,应着眼于"急"。意即缓解胸痹急性发作之疼痛。

【释义】

本条论述胸痹急痛证的治法。由于阳气衰微,阴寒痰湿壅盛。阳气不伸,胸阳痹塞,故胸中痛剧;阳气不达四肢,故见四肢厥冷。

治以薏苡附子散,温阳化湿,开痹以缓急痛。方中薏苡通络利湿、开结缓急,炮附子温阳通络,以散阴寒。二药相须,温阳开痹,阳气伸则痛缓。因为病情急迫,故用散剂,取其药力迅速而收效极快。此方有缓解血脉拘急和扶阳抑阴之效。

【原文】

心中[1]痞,诸逆[2]心悬痛[3],桂枝生姜枳实汤主之。(8)

桂枝生姜枳实汤方:

桂枝、生姜各三两,枳实五枚。

上三味,以水六升,煮取三升,分温三服。

【词注】

[1]心中:指胃脘部。

[2]诸逆:是指胃中水饮寒邪向上冲逆。

[3]心悬痛:如空中悬物,动摇而痛。又心痛于上而不下,故叫悬痛。

【释义】

本条论述寒饮气逆的心痛证治。因阳气不足,寒邪留于胃,痞塞郁滞,气机不畅,故心下痞;阴寒之邪向上冲逆,则心痛如悬而不下。

治以桂枝生姜枳实汤,温阳散寒、化饮降逆。方中桂枝、生姜通阳散寒、温化水饮,以平冲逆;枳实开结下气,可降冲逆。三药相使,共奏温通阳气、化饮散痞、降逆止痛之功。

本条与第5条皆见心中痞、气上逆证。第5条是胸痹见心中痞、气上逆。因此,在治疗上用栝楼薤白开其胸痹,用桂枝、枳实、厚朴通阳、散痞、下气。本条是单纯的寒饮心中痞和心悬痛,故不用栝楼、薤白,而用桂枝、枳实、生姜温阳化饮,降冲下气。

本条与第6条橘枳姜汤仅一味药不同,第6条橘皮、生姜、枳实专于理气;本条以桂枝加强温阳降逆之力。可见,前者是胸中气塞较甚,本条则以寒饮上逆之心痛为主。

【原文】

心痛彻背,背痛彻心,乌头赤石脂丸主之。(9)

乌头赤石脂丸方:

蜀椒一两(一法二分),乌头一分(炮),附子半两(炮,一法一分),干姜一两(一法一分),赤石脂一两(一法二分)。

上五味,末之,蜜丸如梧子大,先食服一丸,日三服,不知,稍加服。

【释义】

本条论述阴寒痼结心痛的证治。由于阳气衰微,阴寒痼结,经脉凝滞不通,心痛彻背,背痛彻心,痛无休止,而四肢厥冷,脉来沉紧。

治以乌头赤石脂丸,温阳化阴,开结止痛。方中乌头、附子、干姜、蜀椒大辛大热,温阳散寒,开结行痹,通经脉而止疼痛;赤石脂收敛心阳,安定心气。

【附方原文】

九痛丸:治九种心痛。

附子三两(炮),生狼牙一两(炙),巴豆一两(去皮心,熬[1],研如脂),人参、干姜、吴茱萸各一两。

上六味，末之，炼蜜丸如梧子大，酒下，强人初服三丸，日三服；弱者二丸。兼治卒中恶，腹胀痛，口不能言。又治连年积冷，流注心胸痛，并冷肿上气，落马坠车血疾等，皆主之。忌口如常法。

【词注】

[1] 熬：此作炒字解。

【释义】

本条是论九种心痛的治法。九种心痛，即虫心痛、注心痛、风心痛、悸心痛、食心痛、饮心痛、冷心痛、热心痛、去来心痛。由于积聚、痰饮、结血、虫注、寒冷、中恶、跌打损伤等原因，而使阳气不足，瘀血饮浊久留，痼结于胸，痹塞不通，则心胸疼痛。

治以九痛丸，温阳散寒、开结解疼。方中附子、干姜、吴茱萸温阳散寒、消散胸中痼结；狼毒燥湿杀虫，祛除痰饮；巴豆驱逐积聚，峻泻痰血凝结；人参补中益气。诸药相配，使冷结消散，阳气得伸，而瘀结去，则心胸诸证自除。

九痛丸是温热之剂，能温散阴寒邪气，故可兼治卒中阴寒恶邪引起的腹胀痛，口不能言等症；或兼治阴寒浊气，痼结于内，浊气上逆引起的心胸疼痛，冷冲上气者。本方又可温散瘀血，缓解疼痛，故可治落马坠车之瘀血作痛等症。

【结语】

本篇所论胸痹心痛的病因，是由阳微阴盛、阳气痹塞引起的胸痹心痛。因此，在治疗上，均以温通阳气，驱散寒邪为基本原则，可用栝楼薤白白酒汤，通阳散结、豁痰下气；若痰饮较重，兼又不得卧寐，心痛彻背证者，则用栝楼薤白半夏汤，通阳散结、蠲饮降逆；兼见心下痞气、胸满、胁下逆抢心等气结实证者，用枳实薤白桂枝汤，通阳散结、降逆平冲；中焦阳虚而寒湿不化者，用人参汤，补中温阳、运化水湿；如兼有寒浊郁滞、气塞、短气，病在脾者，用橘枳姜汤，温通理脾、散水行气；病在肺而短气者，用茯苓杏仁甘草汤，宣肺化饮；如胸痛急剧者，则用薏苡附子散，温阳化湿、开痹缓痛。心痛兼寒饮在胃，心中痞，诸逆心悬痛者，用桂枝生姜枳实汤，温阳散寒、化饮降逆；若阴寒痼结、心痛彻背、背痛彻心者，用乌头赤石脂丸，温阳化阴、固阳充正而使邪不得居；多种寒结心痛，则可用九痛丸，温阳散寒、开结解痛。

腹满寒疝宿食病脉证治第十

【提示】

本篇是论述腹满、寒疝、宿食三种病证的辨证论治。篇中的条文共有 26 条、载方 15 首，包括附方 3 首。在本篇的条文中，从第 1～8 条，是阐述腹满的病理机制、脉证、虚实的鉴别、误治的变证，以及治疗原则等，可视为腹满的总论。第 9～10 条，则是腹满的辨证论治的具体分析。第 17～20 条，是论寒疝的方证，以及寒疝可下的脉证。第 21～26 条，是论宿食的脉证和方药。由于腹满、寒疝、宿食三种病证均有腹部胀满或疼痛的证候，所以合为一篇论述。

腹满是腹中胀满，可出现在许多不同的疾病之中，所以，其病机比较复杂。本篇的腹满可概括为两大类：一为热证、实证，其病变多在于胃；一为寒证、虚证，其病变多在于脾。

寒疝，是阴寒腹痛的病变。王冰注《素问·大奇论》中曰："疝者，寒气结聚之所为也"。所以，前人认为，凡风寒之气攻冲作痛的，或寒积高起如山的，均称之为疝，与后人所说的疝气内容有所不同。

宿食，是指胃肠中有凝结的食物，停滞不消，经宿不化的一种病变，古人叫"宿食"，现多称为食积。

【原文】

跌阳[1]脉微弦，法当腹满，不满者必便难[2]，两胠[3]疼痛，此虚寒从下上也，当以温药服之。(1)

【词注】

[1]跌阳：又名冲阳。为三部脉(人迎、寸口、跌阳)切脉部位之一。属足阳明胃，位于足背胫前动脉搏动处，以候脾胃病变。

[2]便难：指大便秘结。

[3]胠：胠(qū，区)，胁，王泳注：胁上也。《说文》腋下也。

【释义】

本条是论述虚寒性腹满和寒疝的病因、脉证和治疗原则。跌阳脉以候胃病，若"脉微而弦"，微则中阳不足，弦属阴盛有寒。以阴加阳，脾胃受之，则为腹满。腹满者，寒凝而气结也。假若不见腹满，而阴寒之邪旁攻胠胁，寒凝津不下达，则可出现大便难和两胠疼痛的症状。这种寒邪为病是因阳虚而寒从下上攻所致，和中焦之寒不同，故当服之温药以去其寒。

【原文】

病者腹满，按之不痛为虚，痛者为实，可下之。舌黄未下者，下之黄自去。(2)

【释义】

本条是辨证腹满一证有虚实之分，应通过腹诊和舌诊来辨别是虚证或是实证。虚寒腹满，是因脾经虚寒，气虚不运，寒湿内生所致。因无宿食，燥屎等有形之邪，所以腹虽满而按之不痛。实邪的腹满，因胃肠有宿食、燥屎积滞不去，使腑气阻塞不通，故腹满按之而疼痛。若胃肠积滞化热，浊热得以熏蒸，则舌苔必然黄厚，反之，若虚寒性腹满，则舌苔必不发黄为辨。治疗之法，有黄苔之腹满，当用泄下实热之法。

【原文】

腹满时减,复如故,此为寒,当与温药。(3)

【释义】

本条是论述虚寒腹满的症状和治疗原则。由于脾胃虚寒,运化功能失调,虚寒之气相搏而胀满。若腹中得温,寒气消散,胀满即可减轻。若虚寒之邪又聚,而腹满如故。如此反复发作,故曰"腹满时减,复如故"。由于虚寒引起的胀满,可用温中理脾之法,温煦中阳,散其阴寒,则腹满自除。

【原文】

病者痿黄,燥而不渴,胸中寒实而利不止者,死。(4)

【释义】

本条是论述腹满的危重之证。由于脾胃阳虚,运化功能减弱,气血资源不足,肌肤不得润,故面色燥黄。此证是寒非热,故口不渴;中阳虚衰,不得温运水湿,水湿阴邪壅结于胸,阴盛阳微,阴不得阳,故其人躁动不安。有躁无烦是谓阴躁,若再见下利不止,则为阳气衰败,中气不固之象。正虚邪实,顾此失彼,则难于治疗,故曰"死"。

【原文】

寸口脉弦者,即胁下拘急而痛,其人啬啬[1]恶寒也。(5)

【词注】

[1]啬啬:啬(sè,色),怕冷貌。

【释义】

本条针对趺阳脉微弦,提出寸口脉弦的不同病变。两者虽然皆主寒,但趺阳主胃病,从内而生,从下而上;寸口则主病从外至,而主荣卫不和,故同属阴邪而有内外之别。在内者则大便难,在外者则啬啬恶寒。治以散寒之法。

【原文】

夫中寒家[1],喜欠[2],其人清涕出,发热色和[3]者,善嚏。(6)

【词注】

[1]中寒家:"中"读平声,即素体虚寒的人。

[2]欠:即打呵欠。《灵枢·口问》:"阴阳相引故善欠。"

[3]色和:面色正常。

【释义】

本条是论述喜欠、善嚏的病证鉴别。欠的发生,多为素体虚寒而阳气不足之人,寒气内盛,阳气被抑,阳欲上而阴引之,是以作"欠",嚏的发生是外感风寒,阴欲入阳拒之则嚏,而兼有鼻流清涕。嚏则阳气振奋,能外出驱寒,故发热而色和。所以说,喜呵欠者,内有阴寒,阴引阳入所致,善嚏者,为外中寒邪,阳气外出所致。

【原文】

中寒,其人下利,以里虚也,欲嚏不能,此人肚中寒(一云:痛)。(7)

【释义】

本条是论述里虚中寒的病证。本证因中阳素虚,卫外无能,复感外寒,直侵中焦,阴寒凝聚脾胃,阳虚不得驱寒外出,故欲嚏不能;中阳不运,因而下利。所以说,这是中阳虚弱,腹中寒不能拒邪外出的里虚证。

【原文】

夫瘦人绕脐痛,必有风冷,谷气不行[1],而反下之,其气必冲,不冲者,心下则痞也。(8)

【词注】

[1]谷气不行:指谷食不能消化,寓有大便不通畅的证候在内。

【释义】

本条是论述里虚寒证及误下后的变证。本证是中焦虚寒,生化竭乏,气虚来源不足,日久则形体瘦弱。又感风寒邪气,伤于脾胃,脾胃运化被阻,寒凝气结,故大便不通而绕脐疼痛。若误认此证为燥实大不便,妄用苦寒之品攻之,此时谷气虽行,大便得通,但风冷玄邪未除而阳气更伤。若兼伤下焦阳气,不能制伏阴寒,则其气必冲;若伤中焦阳气,使阴寒之气不化痞于心下,而成心下痞,成心痞则气不上冲。

【原文】

病腹满,发热十日,脉浮而数,饮食如故,厚朴七物汤主之。(9)

厚朴七物汤方:

厚朴半斤,甘草、大黄各三两,大枣十枚,枳实五枚,桂枝二两,生姜五两。

上七味,以水一斗,煮取四升,温服八合,日三服。呕者加半夏五合,下利去大黄,寒多者加生姜至半斤。

【释义】

本条是论述腹满兼表证的治法。由于外感风寒化热,十余日不解,邪热在表,所以脉浮而数。热伤津液,肠中实热内结,故见腹满,大便虽硬未至于燥屎程度,则饮食如故。

本证是腹满兼见表热,里证重于表证,治宜厚朴七物汤,泄满散热,表里同解。本方即小承气汤合桂枝汤去芍药而成。以小承气汤峻泻肠中;实热积滞,则腹满可去;以桂枝汤调和营卫,解散表热。因腹满不痛,故去芍药。此方泄满除热,为七里三表之治。

本证若见呕者,胃中亦有实热,胃逆于上,可加半夏降逆止呕。若下利者,可去大黄,以免重伤肠胃之气。如寒盛者,则增生姜之剂量以散风寒表邪。

【原文】

腹中寒气,雷鸣切痛,胸胁逆满,呕吐,附子粳米汤主之。(10)

附子粳米汤方:

附子一枚(炮),半夏半升,甘草一两,大枣十枚,粳米半升。

上五味,以水八升,煮米熟,汤成,去滓,温服一升,日三服。

【释义】

本条是论述中阳虚衰,寒气久盛的腹痛证治。本病是由阳气虚衰,寒邪内盛,则腹中雷鸣。阴寒收引拘急,所以腹中切痛。寒气向上冲逆,故见胸胁逆满、呕吐。脉象可见弦紧,舌苔每见白滑。

本证治宜附子粳米汤,温阳以散寒气,降逆且止疼痛。方中附子温暖阳气、驱散寒湿;粳米、甘草、大枣缓中止痛、补虚助正;半夏辛开降逆止呕;粳米滋液安胃。诸药相伍,以使阳气振奋,浊阴之邪下降,中州之气健运,则其痛可止。

【原文】

痛而闭[1]者,厚朴三物汤主之。(11)

厚朴三物汤方:

厚朴八两,大黄四两,枳实五枚。

上三味,以水一斗二升,先煮二味,取五升,内大黄,煮取三升,温服一升,以利为度。

【词注】

[1]闭:指大便不通。

【释义】

本条是论述腹满疼痛而大便秘结的证治。由于胃肠实热积滞,闭阻不通,气滞不行,所以腹满疼痛而大便秘结。

治宜厚朴三物汤,行气通便。厚朴三物汤与小承气汤药味相同,唯小承气汤意在荡积攻实,故以大黄为君;厚朴三物汤意在行气泄满,则以厚朴为主。方中厚朴行气消满;大黄、枳实泻热导滞。三药相等,使实热积滞消除,腑气得以通畅,则诸症自解。

【原文】

按之心下满痛者,此为实也,当下之,宜大柴胡汤。(12)

大柴胡汤方:

柴胡半斤,黄芩三两,芍药三两,半夏半升(洗),枳实四枚(炙),大黄二两,大枣十二枚,生姜五两。

上八味,以水一斗二升,煮取六升,去滓,再煎,温服一升,日三服。

【释义】

本条是论述满痛在于心下,病属少阳、阳明的证治。本病因少阳气郁、阳明热结、胆胃积滞、壅塞不通,故按之心下满痛。"此为实也",是自注句,意在言外,而大便秘结不通,抑或下利黏秽,里急后重等症自在言外。故当以大柴胡汤下之。

方中柴胡、黄芩疏肝理气兼清胆热;芍药平胆止疼;大黄、枳实泻胃中实热积滞;半夏和胃消痞满;大枣、生姜调和脾胃。诸药相合,以解少阳阳明两经之实邪。

厚朴三物汤证与大柴胡汤证不同。本证痛在心下,病属少阳兼阳明,故治宜和解少阳,泄阳明热积为主。厚朴三物汤证,痛闭在腹,病在肠中实热积滞,故治以行气泄满为主。

【原文】

腹满不减,减不足言,当须下之,宜大承气汤(方见前病中)。(13)

【释义】

本条是论述腹满里实重证的证治。本病因肠中燥屎与气滞内结、实积化热、闭塞不通,所以腹满不得减轻。即使腹满减轻,亦是微乎其微,故谓"减不足言"。重申腹满不减为里实重证,与腹满时减的虚寒证完全不同。

本证急当下之,治以大承气汤峻下通便、行气泄满。方中大黄苦寒泄热,荡涤肠胃实热积滞;以芒硝咸寒软坚润燥、泻热通便;枳实苦微寒,下降破气、散结消痞;厚朴苦温,行气除湿。四味同用,共奏峻下热结之功。

【原文】

心胸中大寒痛,呕不能饮食,腹中寒,上冲皮起,出见有头足,上下痛而不可触近,大建中汤主之。(14)

大建中汤方

蜀椒二合（去汗），干姜四两，人参二两。

上三味，以水四升，煮取二升，去滓，内胶饴一升，微火煎取一升半，分温再服，如一炊顷，可饮粥二升，后更服，当一日食糜，温覆之。

【释义】

本条论述虚寒腹痛的证治。本病因脾胃阳衰，中焦寒盛，阴寒上阻心胸，则心胸中大寒痛，阴寒之气冲逆于胃，则呕不能食；寒气攻冲于腹，所以腹皮高起，出现似有头足的包块；经脉寒凝拘挛，故上下疼痛而不可触近。

由于本病是中焦阳虚阴盛，阴寒凝结经络，血脉拘挛作痛的虚寒腹痛证，故又可见手足逆冷，脉沉伏等症。治用大建中汤温中散寒，缓急止痛。方中蜀椒、干姜温中散寒，干姜与蜀椒同用，温阳散寒力强而猛，使中焦阳气恢复，寒气消散，则疼痛可除；人参、饴糖温补脾胃，荣养血脉，缓解拘急疼痛。诸药相合，以使中气建立，阳气温和，阴寒消散，血脉不滞，则诸症自愈。

服后一炊顷，令其饮粥者，亦是温养中焦之气，以助药力而去寒邪之意。

【原文】

胁下偏痛，发热，其脉紧弦，此寒也，以温药下之。宜大黄附子汤。（15）

大黄附子汤方：

大黄三两，附子三枚（炮），细辛二两。

上三味，以水五升，煮取二升，分温三服，若强人煮取二升半，分温三服，服后如人行四五里，进一服。

【释义】

本条论述寒邪结于胁下的证治。本病是因寒凝肝胆部位，故胁下一侧偏痛。发热，乃是阳气被郁所致。若其脉弦紧的，"此寒也"，是自注句，说明此证属寒而非热，治当以温药下之，用大黄附子汤，温阳通便而止痛。方中附子温经祛寒；细辛散寒止痛；大黄泻下通便。诸药相配，共奏祛寒开结、通便止痛之功。

【原文】

寒气厥逆，赤丸主之。（16）

赤丸方：

茯苓四两，半夏四两（洗，一方用桂），乌头二两（炮），细辛一两（《千金》作人参）。

上四味，末之，内真朱[1]为色，炼蜜丸如麻子大，先食酒饮下三丸，日再夜一服，不知，稍增之，以知为度。

【词注】

[1]真朱：朱砂的别名。

【释义】

本条是论述阴寒痰湿之邪气上逆心胃的证治。然述证简略，以方补正，当有呕吐、厥冷、心悸等症。赤丸有温阳止痛、降逆除痰之功。方中乌头、细辛温阳散寒而止痛；茯苓、半夏温化痰湿，以治心悸；朱砂重镇安神，以护心胸正气。诸药相合，则阳复阴散，厥逆之症可解。《雷公药性赋》认为，乌头反半夏，不能同用，此处仲景两药并用，相辅相成，且用量较小，而又以蜜制其悍，故可获良效。

【原文】

腹痛，脉弦而紧，弦则卫气不行，即恶寒；紧则不欲食，邪正相搏，即为寒疝。

寒疝绕脐痛,若发则白津[1]出,手足厥冷,其脉沉弦者,大乌头煎主之。(17)

大乌头煎方:

乌头大者五枚(熬,去皮,不吹咀)。

上以水三升,煮取一升,去滓,内蜜二升,煎令水气尽,取二升,强人服七合,弱人服五合。不差,明日更服,不可一日再服。

【词注】

[1]白津:为白汗之误。指剧烈疼痛所出的冷汗。

【释义】

本条论述寒疝的病机、证候和治法。本病由于寒结于内,聚而不散,犯寒即发,谓之寒疝。此证初起,腹满而脉弦紧。弦紧脉皆属阴,但弦之阴从内生,紧乏阴从外得。弦则卫气不行即恶寒,阴出而痹在外之阳;紧则不欲食,阴入而痹其胃内之阳。卫阳与胃阳两衰,而内寒与外寒交盛,于是,阴反无畏而上冲,阳反不治而下伏,则谓"邪正相搏,即为寒疝。寒疝绕脐痛"。若发作之时,而阴寒内动,疼痛剧烈,而使人汗出,手足厥冷;若并见沉紧之脉,则沉主里,紧主寒、主痛、主实,故急以大乌头煎散寒破结以救阳气。乌头大辛大热有毒,散沉寒痼冷而止疼痛;佐白蜜以监乌头之毒烈,且润燥养血,并能缓急止痛而延长疗效。方后注云:"强人服七合,弱人服五合""不可一日再服",可知本方药力峻烈,理宜慎用。

【原文】

寒疝腹中痛,及胁痛里急者,当归生姜羊肉汤主之。(18)

当归生姜羊肉汤方:

当归三两,生姜五两,羊肉一斤。

上三味,以水八升,煮取三升,温服七合,日三服。若寒多者,加生姜成一斤;痛多而呕者,加橘皮二两,白术一两。加生姜者,亦加水五升,煮取三升二合,服之。

【释义】

本条论述血虚寒疝的证治。病起于肝血虚而寒邪内凝,故腹中痛及胁痛里急,"里急"指腹、胁疼痛有拘急之象。根据临床所见往往出现两目视力降低。

治宜当归生姜羊肉汤,采用精不足者补之以味的理论,故用味厚之羊肉以温补肝血,配当归以润肝血之急;重用生姜温中散寒止痛。方后注云:"寒多者,加生姜成一斤"为温散阴寒也。"痛多而呕",乃肝气上逆犯胃所致,故加橘皮,白术理气和胃为宜。

凡寒疝疼痛,必有血脉不和之变,故大乌头煎润之以白蜜,本方治之以革肉,其药虽异,而理则不殊。

【原文】

寒疝腹中痛,逆冷,手足不仁,若身疼痛,灸刺诸药不能治,抵当乌头桂枝汤主之。(19)

乌头桂枝汤方:

乌头。

上一味,以蜜二斤,煎减半,去滓,以桂枝汤五合解之,令得一升后,初服二合,不知,即服三合,又不知,复加至五合。其知者,如醉状,得吐者,为中病。

桂枝汤方:

桂枝三两(去皮),芍药三两,甘草二两(炙),生姜三两,大枣十二枚。

上五味,剉,以水七升,微火煮取三升,去滓。

【释义】

本条论述寒疝兼有表证的证治。寒疝由于阳虚不温,阴寒内结,则腹中疼痛;阳虚不煦,气血不温,则四肢逆冷而麻木不仁;此时,若寒客体表,则身体疼痛。此证表里皆寒而内外皆痛,故灸刺诸药不能治,只有用抵当乌头桂枝汤方能奏效。

本方即乌头煎合桂枝汤。乌头煎重于温里,温阳散寒而治腹痛;桂枝汤解表散寒,调和营卫而止身痛。表里寒邪俱解,则手足不仁、逆冷等症可愈。必须指出的是乌头的毒性很大,宜小量试服,无反应者,方可增量。服后如醉酒状或恶心呕吐,是药已中病的反应。如果发现药后呼吸急迫,心跳加快而有歇止以及头痛等症,为中毒反映,要立刻停药,急服绿豆汤或黑豆甘草汤以解其毒。

【原文】

其脉数而紧,乃弦,状如弓弦,按之不移。脉数弦者,当下其寒;脉紧大而迟者,必心下坚;脉大而紧者,阳中有阴,可下之。(20)

【释义】

本条论述寒疝当下的脉候。"脉数而紧,乃弦",数者,急迫也;紧者,有力也。数紧同见,乃为弦而有力之脉,故按之挺直不移,状如弓弦。此脉主阴寒内结肠胃,阳气起而与争,阳气在外,阴寒在内,阳中有阴,故脉来数弦。宜用温下之剂,驱除阴寒,而无须温散。

"脉紧大而迟者",是因寒实之邪凝聚肠胃,而痼结更甚,则心下痞硬,故脉来紧迟。若阳气起而驱寒,则脉大而紧,为阳中有阴,可以用温下之法。

弦紧是寒疝的主脉,脉来弦紧兼见数、大或迟,皆为寒结可下之证,如用大黄附子汤法等。

【附方原文】

《外台》乌头汤:治寒疝腹中绞痛,贼风入攻五脏,拘急,不得转侧,发作有时,使人阴缩,手足厥逆(方见前"寒湿历节"中)。

【释义】

本条论述寒疝表里寒盛的治法。即前面所说的乌头桂枝汤证。本证为阴寒凝聚腹中,经脉挛痉,故腹中绞痛;风寒乘虚而入,急速内犯,入攻五脏,故拘急不得转侧;阳虚阴盛,不能温养四肢,则手足厥逆;寒主收引,故阴缩。近人门纯德氏用此方治寒性脉管炎而疼痛难忍者,服之效应如神。

【附方原文】

《外台》柴胡桂枝汤方:治心腹卒中痛者。

柴胡四两,黄芩、人参、芍药、桂枝、生姜各一两半,甘草一两,半夏二合半,大枣六枚。

上九味,以水六升,煮取三升,温服一升,日三服。

【释义】

本条论述表邪挟内热腹痛的证治。本证因外感风寒,内传少阳,气血不得通畅,肝胆疏泄失利,气郁化热,故心腹疼痛。

治以小柴胡汤和解少阳,清热开郁;用桂枝汤调和营卫,解散风寒。二方相合以奏缓急止痛,和里解表之功。

【附方原文】

《外台》走马汤[1]:治中恶[2],心痛腹胀,大便不通。

巴豆二枚(去皮心,熬),杏仁二枚。

上二味,以绵缠,捶令碎,热汤二合,捻取白汁饮之,当下,老小量之。通治飞尸鬼击病。

【词注】

[1]走马汤:形容病情急速和药效急速,捷如奔马,故名。

[2]中恶:病名。俗称绞肠痧。有忽然扑倒、精神错乱、颜面发黑、心腹痛、胀满、大便不通等症。有吐血、衄血症状的,称"鬼击";有喘咳气息急迫症状的,称"飞尸";见有腹脐绞痛,上冲心胸胀闷的,则称"寒疝"。

【释义】

本方论述腹痛大便不通的证治。中恶之证,因臭秽恶毒之气从口鼻而入于心肺,气血不行,肠胃脏腑被寒浊秽毒壅塞,所以胸胁腹内绞急切痛,欲吐不吐,欲泻不泻,为寒实施结,升降受阻之证。

治宜走马汤,速攻寒实,以开闭塞。方中巴豆为大热大毒,峻猛之品,急泻毒邪之结;佐以杏仁开利肺气,又利大肠之闭。二药相配,使毒邪或从大便排出,或从口呼出,或吐泻交作,而使其病可愈。

【原文】

问曰:人病有宿食,何以别之?师曰:寸口脉浮而大,按之反涩,尺中亦微而涩,故知有宿食,大承气汤主之。(21)

【释义】

本条从脉象的变化论述宿食的证治。宿食多因饮食不节,食积不化,滞阻中焦而成。宿食积滞,谷气内盛,壅塞于中,胃气上逆,故寸口脉浮而大,宿食壅遏脾胃,中焦气机不畅,所以按之脉涩;食滞久郁,脾胃不能运化,糟粕停于大肠,下焦气血不得宣通,故尺中脉微而涩。

本证治应通泻胃肠,消食导滞,如大承气汤法。

【原文】

脉数而滑者,实也,此有宿食,下之愈,宜大承气汤。(22)

【释义】

本条是论述宿食初停的证治。饮食不节,谷气郁滞肠胃,郁而化热,故脉数;食阻肠道,滞而能通,营卫充实而抗邪,脉来流利如珠从指下而过,故见脉滑。脉数而滑者,为宿食初滞不久,当以大承气汤下之。

【原文】

下利不欲食者,有宿食也,当下之,宜大承气汤(方见前"痉病"中)。(23)

【释义】

本条论述宿食下利的证治。饮食太过,壅遏于胃肠,失其运化之能,则下利。虽利,但胃中食滞不得出,故下利而又不欲食。

治以大承气汤去其宿食,恢复脾胃升降之机则愈。

以上三条论述宿食证治。21条言"大承气汤主之"是肯定之语。因积滞已久,不用攻之,则虑其正虚。22条是宿食初停不久,病情较轻,虽可下之,但不一定用重剂,故用大承气汤加一"宜"字,表示有斟酌余地。23条是宿食下利,虽下利而宿食未净,尚无虚象,宜大承气汤攻下宿食。

【原文】

宿食在上脘,当吐之,宜瓜蒂散。(24)

瓜蒂散方:

瓜蒂一分(熬黄),赤小豆一分(煮)。

上二味,杵为散,以香豉七合煮取汁,和散一钱匕,温服之。不吐者,少加之,以快吐为度而止(亡血及虚者,不可与之)。

【释义】

本条是论述宿食在上脘的证治。宿食积滞在于上脘,可见胸脘痞闷、胀痛,欲吐而不能出等证。

宜有瓜蒂散因势利导,使邪从上而越之。方中瓜蒂味苦,涌吐实邪;赤小豆味酸性泄,此为酸苦涌泻之治,又佐以香豉,宣开胸脘郁结。服药后快吐即停服。本方为实邪郁上脘而设,然药性悍易伤正气,所以亡血及虚人,不可与之。总之,宿食在上宜吐,在中宜消,在下宜泻,三法已立,因证而施。

【原文】

脉紧如转索无常者,有宿食也。(25)

【释义】

本条论述宿食的脉象。脉紧如转索无常者,是形容脉同绳索转动之状,来往有力,左右弹人之手。主宿食不化,停积于中,正邪相搏,则脉紧张有力。

【原文】

脉紧,头痛风寒,腹中有宿食不化也(一云:寸口脉紧)。(26)

【释义】

本条论述宿食与外感风寒的鉴别。外感风寒和宿食都有脉紧、头痛等症。宿食头痛,是因食积不化,郁滞于中,清阳不升,浊气上乘,故见头痛。又有胸痞、恶心厌食、腹痛等症。外感风寒头痛,是由风寒外束太阳之经,又有发热、恶寒等症。食滞脉紧,如转索无常。风寒外束,脉紧而浮。一为食滞,一为外感,综合脉证,可以鉴别。

【结语】

腹满有寒热虚实的不同,故治法亦有所别。如里实、气滞不通的腹满,宜行气除满,用厚朴三物汤主之;若见腹满急剧不减,宜峻下通便,行气除满,大承气汤主之;腹满若兼表证,宜解表除满,表里同治,厚朴七物汤主之;心下满兼有少阳证者,宜和解少阳,兼泄阳明热结,大柴胡汤主之;寒实结滞,胁下偏痛,在于一侧的,宜温下寒结,大黄附子汤主之;若脾胃阳虚,阴寒内盛,腹中雷鸣切痛者,宜温阳散寒、降逆止痛,附子粳米汤主之;脾胃阳衰,中焦寒盛,上冲皮起见有头足,痛而不可触近者,宜温中散寒、缓急解痉,大建中汤主之;脾肾阳虚、水湿内停,以厥逆为主的,宜温阳止痛、降逆除湿,赤丸主之。

寒疝因血虚有寒,腹痛、胁痛里急的,宜温补血液、兼散寒气,当归生姜羊肉汤主之;若阴寒内结,绕脐疼痛,痛剧则自汗和手足厥冷的,宜驱寒止痛,大乌头煎主之;若表里皆寒,有腹中痛、逆冷、手足不仁和身痛等症的,宜驱散阴寒、调和营卫,乌头桂枝汤主之。

附方三首:有表里皆寒,贼风内入,即用乌头桂枝汤,温里解表、散寒止痛;表邪兼见内热郁结,宜用柴胡桂枝汤,清热开郁、解散表邪;若寒浊秽毒壅塞于里的寒结证,可用走马汤,攻逐寒实邪气。

宿食在上脘,常见胸脘痞闷,泛泛欲吐的,可用瓜蒂散,因势利导,吐其宿食;宿食在下,常见腹痛等证者,可用大承气汤,泻下积滞。

五脏风寒积聚病脉证并治第十一

【提示】

本篇论述了五脏为病的证治,用以体现五脏为核心的辨证方法。其中既有中风、中寒等邪伤脏,又有气血阴阳不和的病机。至于五脏的死脉论述,反映了人以胃气为本的思想。篇中还论述了三焦为病与积聚等病。

本篇中共有条文20条,载方2首。其中第1~3条论肺中风、中寒证和真脏脉象。第4~7条论肝中风、中寒证、真脏脉象和肝着的证治。第8~12论心中风、中寒证、真脏脉象和癫狂证。第13~15条论脾中风、真脏脉象和脾约的证治。第16~17条论肾着的证治和真脏脉象。第18~19条则论三焦病变。第20条是论积聚肇气的脉证。本篇条文虽只20条,但内容极为丰富,可供我们学习和研究。

【原文】

肺中[1]风者,口燥而喘,身运[2]而重,冒[3]而肿胀。(1)

【词注】

[1]中:zhòng,仲。

[2]身运:指身体运转动摇。

[3]冒:指头目眩冒。

【释义】

本条是论述肺中风的辨证。由于风热伤肺,热灼津液,津枯不行,肺气壅滞,津不上承,气不下降,故口燥而喘。肺之清肃之令不行,浊阴不降,故时作昏冒。肺主一身之气,肺气不治,故身运而重。肺气不能通调水道,下输膀胱,水气外溢,故身体肿胀。

【原文】

肺中寒,吐浊涕。(2)

【释义】

本条是论述肺中寒的辨证。由于寒邪伤中于肺,肺受阴寒之邪,则津液凝聚不行,故时吐痰涎浊涕。

【原文】

肺死脏[1],浮之虚,按之弱如葱叶,下无根者,死。(3)

【词注】

[1]肺死脏:指肺气将绝死而出现一种真脏脉。真脏脉,即无胃气的死脉。

【释义】

本条是论述肺脏将死的脉候。肺脏将死,肺气将绝,脏真涣散;阳浮于上,故浮取脉虚,沉取弱如葱叶,中空无根者,为肺气已败,故主死。

【原文】

肝中风者,头目瞤[1],两胁痛,行常伛[2],令人嗜甘。(4)

【词注】

[1] 瞤：动也。

[2] 行常伛：经常曲背而行。

【释义】

本条是论述肝中风的辨证。由于风热之邪，中于肝经，而使肝血不能滋润，以致风阳上旋，故头目瞤动。

另外肝之经脉失养，所以两胁作痛，而行则曲背不能伸直。肝经躁急，求助于味，故喜食甘味，以缓肝血之急。

【原文】

肝中寒者，两臂不举，舌本[1]燥，喜太息，胸中痛，不得转侧，食则吐而汗出也（《脉经》《千金》云：时盗汗，咳，食已吐其汁）。（5）

【词注】

[1] 舌本：舌根。

【释义】

本条是论述肝中寒的辨证。由于阴寒之邪，客于肝经，以致筋脉收引拘急，所以两臂不能上举。肝寒凝滞，气郁而不条达，故喜太息，以及胸中痛，而身体不得转侧。

肝病传胃，胃气失于和降，则食而作吐，吐则汗出。肝寒郁结，津液不行，不能上濡，因肝脉上连舌本，所以舌本干燥。

【原文】

肝死脏，浮之弱，按之如索不来[1]，或曲如蛇行[2]者，死。（6）

【词注】

[1] 如索不来：沉取脉象如绳索，郁阻坚劲，有伏而不起，劲而不柔之象。

[2] 曲如蛇行：脉象如蛇行，弯曲之状，虽左右奔引，而不能上行，亦伏且劲之意。

【释义】

本条是论述肝脏将死的真脏脉候。由于肝之阴血大伤，真气将散，故脉浮取而弱，沉取按之如索不来。脉委屈不前，或曲如蛇行而无柔和之胃气，故曰死。

【原文】

肝着，其人常欲蹈其胸上，先未苦时，但欲饮热，旋覆花汤主之（臣亿等校诸本旋覆花汤，皆同）。（7）

【释义】

本条是论述肝着的辨证论治。由于气郁寒凝，胸胁脉络郁滞，则着而不行，可见胸胁痞闷，或见胀痛不休。若此时以足蹈其胸上，或以手按摩之，可使凝滞的气血暂得舒展，而减轻疼痛。此病先未苦时，但欲饮热为舒，此热能胜寒，而有利于气血之行也。

治宜旋覆花汤，下气散结、活血通络。方中旋覆花成温，下气散结，舒肝利肺；葱白通胸中之阳气；新绛现无，可用茜草根、红花代替，有活血化瘀之功。本方能使血络畅行、阳气通利，则瘀血去，而肝着可愈。

【原文】

心中风者，翕翕[1]发热，不能起，心中饥，食即呕吐。（8）

【词注】

[1] 翕翕：鸟羽闭合之状，用以形容发热在表的情况。一解为鸟羽开合的形状。

【释义】

本条是论述心中风的辨证。由于心经有热,复中风邪,风热相合,而向外发泄,所以翕翕发热。风热伤气,则无力起床活动。风热壅于上,热伤胃阴,故又心中饥而不能食,食入则助热而气逆即吐。

【原文】

心中寒者,其人苦病心如啖蒜状[1],剧者心痛彻背,背痛彻心,譬如蛊注[2],其脉浮者,自吐乃愈。(9)

【词注】

[1]心如啖蒜状:心里难受好像吃蒜后心中嘈杂而辣。

[2]蛊注:据称古时南方有养蛊之术,人被其害,则叫"蛊注"。

【释义】

本条是论述心中寒的辨证。由于心中于寒,寒凝脉络,阳气闭结,心火被郁,欲越而不得越,故心中有灼辣感,而如啖蒜之状。如病情进一步加剧,则胸阳为阴寒痹阻尤甚,故见心痛彻背,背痛彻心,譬如像似蛊注那样的痛苦。如其人脉浮者,主阳气能伸,将拒邪外出,而自吐乃愈。

【原文】

心伤者,其人劳倦,即头面赤而下重,心中痛而自烦,发热,当脐跳,其脉弦,此为心脏伤所致也。(10)

【释义】

本条是论述心经气血损伤的辨证。心伤由于心经气血损伤于内,故稍有劳倦,心阳即浮于上而不能下周,故症见头面赤。而下身反沉重;血虚不养于心,热动于中,故心中痛而发烦。心阳浮动于上,则不能镇搬下焦之阴与水寒之气,水气蠢蠢欲试,故而当脐跳动,其脉则弦。弦,主阴、主水也。

【原文】

心死脏,浮之实,如麻豆[1],按之益躁疾者,死。(11)

【词注】

[1]麻豆:麻当动词解,即如手指丸捻麻豆。

【释义】

本条论述心脏将死的脉候。因为心血枯竭,心阳脉动,血脉失去温润和调之象,所以脉浮取坚硬躁急,如手丸麻豆。而按之益躁急不宁的,为阴气已绝,故主死。

【原文】

邪哭[1]使魂魄不安者,血气少也。血气少者,属于心,心气虚者,其人则畏,合目欲眠,梦远行而精神离散,魂魄妄行。阴气衰者为癫,阳气衰者为狂。(12)

【词注】

[1]邪哭:指无故悲伤而哭。

【释义】

本条是论述血气虚少的辨证。气血虚少,血不养心,魂魄不安,则其人悲泣如邪哭,并时常发生恐怖情绪。精神离散,合目欲眠,多梦远行。若气血虚少,经久不愈,以致阴气衰者可以转变为癫;阳气衰者亦可转变为狂。盖必正气先虚而后邪入为病也。

【原文】

脾中风者,翕翕发热,形如醉人,腹中烦重[1],皮目眴眴而短气。(13)

【词注】

[1]烦重:心烦而腹重,一解为腹重为甚。

【释义】

本条是论脾中风的辨证。由于脾经风热,运化失职,阻滞气机,故腹中烦重。风热外束,散翕翕发热,面色红如醉酒状。风主动,故皮目为之眴动而短气。

【原文】

脾死脏,浮之大坚,按之如覆杯洁洁[1],状如摇者,死(臣乙等详五脏各有中风中寒,今脾只载中风,肾中风、中寒俱不载者,以古文简乱极多,去古既远,无文可以补缀也)。(14)

【词注】

[1]按之如覆杯洁洁:形容脉象中空,如复空杯,其中绝无涓滴之水。

【释义】

本条是论述脾脏将死的脉候。脾胃气绝,不能运化水谷,饮食停聚,故脉浮取大坚。脾胃气散,阴津全无,故脉重按中空,而且躁疾不宁如摇者,故主死。

【原文】

趺阳脉浮而涩,浮则胃气强,涩则小便数,浮涩相搏,大便则坚,其脾为约[1],麻子仁丸主之。(15)

麻子仁丸方:

麻子仁二升,芍药半斤,枳实一斤,大黄一斤,厚朴一尺,杏仁一升。

上六味,末之,炼蜜和丸梧子大,饮服十丸,日三,以知为度。

【词注】

[1]约:当约束讲。

【释义】

本条是论述脾约的辨证论治。由于胃气强盛,故趺阳脉浮。脾脏津液不足,故趺阳脉涩滞而不流利。胃气强,伤于脾,脾阴弱,能食而不能运化,津液不能敷布,不能还入胃中,而反被迫下渗,则小便反数。胃燥而脾阴不濡,故大便难。胃强而脾弱,这是脾约证的病理特点。

治以麻子仁丸,泄热润燥,利气通便。方中大黄泄热通便,治胃气之强;芍药、麻子仁滋阴润燥,治脾阴之弱;枳实、厚朴理脾肺之气,以行津液;杏仁润燥,而利肺气,以通幽导便。

【原文】

肾着[1]之病,其人身体重,腰中冷,如坐水中,形如水状,反不渴,小便自利,饮食如故,病属下焦,身劳汗出,衣(一作:表)里冷湿,久久得之,腰以下冷痛,腹重如带五千钱,甘姜苓术汤主之。(16)

甘草干姜茯苓白术汤方:

甘草、白术各二两,干姜、茯苓各四两。

上四味,以水五升,煮取三升,分温三服,腰中即温。

【词注】

[1]肾着:病名。由寒湿附着肾区腰部所致。

【释义】

本条是论述肾着的证治。肾被寒湿之邪滞着为病,由于身劳汗出,腠理开泄,衣里冷湿,寒湿之邪因而留着于肾之外腑,所以腰中冷痛,其状如坐水中,或腰肿如水状,身体重沉,腹重如带五千钱。其人"反不渴,小便自利,饮食如故",是说明此病为寒湿所着,滞而不去,是湿非水,而与水证鉴别。

本证是寒湿留着于腰部,病不在于肾之本脏,治宜甘姜苓术汤,温中散湿、健脾利水。方中干姜、甘草温中散寒,以补脾阳之衰;茯苓、白术驱湿外出,健脾以胜湿,俾正气旺而寒湿去,则肾着之病可愈。

【原文】

肾死脏,浮之坚,按之乱如转丸,益下入尺中者,死。(17)

【释义】

本条是论述肾死脏的脉候。肾阴亏竭,真气不固,浮动于外,势将外脱,故脉浮取坚实,按之乱如转丸,有躁动不柔,下于尺部更为明显。此为肾之真脏脉现,故死。

【原文】

问曰:三焦竭部,上焦竭善噫[1],何谓也? 师曰:上焦受中焦气未和,不能消谷,故能噫耳;下焦竭,即遗溺失便。其气不和,不能自禁制,不须治,久则愈。(18)

【词注】

[1]噫:嗳气。

【释义】

本条是论述三焦气不和的辨证。三焦各部所属的脏腑生理机能衰退,如上焦心肺的机能衰退,而反出现嗳出食气的中焦症状,其原因为上焦心肺功能衰退,气化失常,中焦脾胃精微之气,不能上达,陈腐之气聚于中焦,故中焦不能消化水谷,经常嗳出食气。下焦肾、膀胱以及大小肠机能衰退,不能制约二便,或遗尿或大便失禁。但由于上焦心肺功能衰退,其气不和,荣不能内守,卫不能外固,下焦不能制约二便,出现遗尿,或大便失禁。本证不须治疗下焦,须待上焦心肺正气恢复,荣卫之气调和则愈。

上焦受气于中焦,下焦受气于上焦,中焦受气于下焦,三焦是相互作用,相互维系的。三焦发病,是相互影响,相互传变的。如上焦心肺的气血不和,可以引起中焦发病。上焦心肺血气不和,也可引起下焦发病。在治疗过程中,调和上焦心肺之血气,使五脏元真通畅,既能治疗中焦善噫,又能治疗下焦遗尿失便。在辨证过程中,要看其整体,考虑疾病的传变,认清疾病的局部和整体的关系,才能制订出全面的治略原则。

【原文】

师曰:热在上焦者,因咳为肺痿;热在中焦者,则为坚;热在下焦者,则尿血,亦令淋秘不通。大肠有寒者,多鹜[1]溏;有热者,便肠垢;小肠有寒者,其人下重便血,有热者,必痔。(19)

【词注】

[1]鹜:水鸟,其粪溏而不成形。又说鸭一名鹜。

【释义】

本条是论述三焦的辨证。热在上焦,肺热燥火内盛,耗伤肺阴,肺叶不润,则为燥咳肺痿。热在中焦,脾胃热盛,伤津耗液不润大肠,故大便燥实坚硬。热在下焦,肾与膀胱热盛,迫血妄行,则为尿血。煎熬尿液,故尿少而赤疼,或热炼为砂淋、石淋与尿闭等症。

大肠有寒,水谷不分,则水粪杂下而为鹜溏。大肠有热,燥伤肠液,涩滞不行,称为肠垢,故大便脓血,黏滞而臭。小肠有寒,阳不化阴,湿浊停留,故下重便血。小肠有热,热向下注,蓄于肛门,则为痔。

【原文】

问曰:病有积、有聚,有槃气[1],何谓也? 师曰:积者,脏病也,终不移;聚者,腑病也,发作有时,辗转痛移,为可治;槃气者,胁下痛,按之则愈,复发,为槃气。诸积大法,脉来细而附骨者,乃积也。寸口,积在胸中;微出寸口,积在喉中;关上,积在脐旁;上关上,积在心下;微下关,积在少腹;尺中,积在气冲;脉出左,积在左;脉出右,积在右;脉两出,积在中央。各以其部处之。(20)

【词注】

[1]槃气:槃(xīn,欣),《千金要方》作"谷",槃气系食气,指饮食所伤而引起的病证。

【释义】

本条是论述积聚槃气的辨证。并说明积聚的脉诊。积病在脏,由于气郁血瘀,阴凝积结在脏,所以形成痞块,推之不移,痛有定处。聚病在腑,由于气郁而滞,感寒而聚,偏聚于腑,所以痛无定处,发作有时,推之能移。聚病其根不深,较积病易治。槃气即食积之病,由于脾胃宿食停滞,胃壅肝郁,所以恶心嗳气,腹满胁痛,按之则气血流畅,疼痛缓和,但不久又气壅肝郁,胁下疼痛。

诊断积病的重要方法,脉来细而附骨,就是积病。因为气郁血瘀,阴凝积结在脏,所以气血荣卫不能上行而外达,脉来细而沉,好像附在骨上。可以根据脉沉细出现的部位,诊断积病的部位。如寸口脉沉细,积病在胸中;寸口微上脉沉细,积病喉中;关位脉沉细,积病在脐旁;关位微上脉沉细,积病在心下;关脉微下脉沉细,积病在少腹;尺部脉沉细,积病在气冲;沉细脉象在左脉出现,积病在身体左侧;沉细脉象在右脉出现,积病在身体右侧;沉细脉象在左右两侧出现,积病在中央。治疗积病的立法处方,要根据不同部位,用不同的方法。

【结语】

本篇主要是论述五脏风寒积累的辨证方法。所谓中风,代表阳证、实证。中寒代表阴证、虚证。可知风和寒是代表两类不同性质的疾病。五脏之风寒和真脏脉,说明在脏病病机辨证过程中,一要辨准疾病的部位,二要辨清疾病的性质,三要辨明疾病的程度。

也论述肝着、肾着、脾约三种病的辨证论治的方法。肝着非只肝病,是肝脉肺络郁滞之病,故治以旋覆花汤,活血通络、下气散结。肾着非只肾病,是寒湿留着于腰部,故治以甘姜苓术汤温中散湿、健脾利水。脾约非只脾病,是胃强约束脾阴之病,故治以麻子仁丸泄胃热、滋脾阴。以上三病的辨证论治,说明要掌握辨证论治的一般规律,也要掌握辨证论治的特殊规律。

论述三焦病证,说明上中下三焦相互为用、彼此制约、平衡协调的关系。积者脏病,聚者腑病。

痰饮咳嗽病脉证并治第十二

【提示】

本篇共有条文41条,载方19首,包括附方1首。篇中从第1～15条,皆有论而无方,重点论述了痰饮的分类,证候特点以及治疗原则等,故可视为本篇的总论。从第16～32条,基本上是有论有方,针对痰、悬、溢、支、留诸饮进行了辨证论治,并指出了痰饮病的脉诊和预后,故可视为本篇的各论。本篇论证精辟,是古今论治痰饮病的佳作。

【原文】

问曰:夫饮有四,何谓也? 师曰:有痰饮[1],有悬饮[2],有溢饮[3],有支饮[4]。(1)

【词注】

[1]痰饮:痰饮又称淡饮,形容清稀流动之状。此指狭义的痰饮,为四饮之一。

[2]悬饮:指水饮留于胁下,如同悬挂之物而不上不下,偏于一侧。

[3]溢饮:指水饮泛溢于外。

[4]支饮:指水饮结于心下两边,如树枝旁出,又解为支撑上逆之状。

【释义】

本条是论述痰饮病分类。由于水饮停留的部位不同和主症不同,所以又分痰饮、悬饮、溢饮、支饮等四种类型。

【原文】

问曰:四饮何以为异? 师曰:其人素盛今瘦[1],水走肠间,沥沥有声[2],谓之痰饮;饮后水流在胁下,咳唾引痛,谓之悬饮;饮水流行,归于四肢,当汗出而不汗出,身体疼重,谓之溢饮;咳逆倚息[3],短气不得卧,其形如肿,谓之支饮。(2)

【词注】

[1]素盛今瘦:指未病之前,身体丰满,已病之后,则身体消瘦。

[2]沥沥有声:水饮在肠内流动时所发出的声音,同“辘辘有声”。

[3]咳逆倚息:指咳嗽气逆不得平卧,只能倚物坐息。

【释义】

本条是论述四饮的病机和主症。痰饮病是由于脾胃虚弱,不能运化精微,肺气不能敷布津液,而使饮食精微变成痰饮,若下流肠间,所以沥沥有声可闻。饮食精微化为痰饮,不得充养肢体,所以日渐消瘦。

悬饮病是由于水饮形成以后,停留积聚在胁下,气机升降不利,所以咳唾时牵引胁肋疼痛。

溢饮是由于水饮形成之后,停积于内,泛溢于四肢体表,故身体疼痛而沉重。水邪郁滞,表闭不开,故不汗出。

支饮是水饮停留在心下的胸膈,水气凌肺,气失宣降,而咳逆倚息,不能平卧,气逆于上,饮停不化,故形如水肿。

【原文】

水在心[1]，心下坚筑[2]，短气，恶水不欲饮。（3）

【词注】

[1]水在心：水，指水饮。在心，指水饮影响于心。

[2]心下坚筑：指心下痞坚，而又筑筑惕惕悸动不安。

【释义】

本条是论述水饮影响于心的辨证。水饮形成之后，停于心下，聚而动荡，上凌于心，内搏阳气，故心下坚筑。饮邪遏阻心阳，宗气滞而不畅，故见短气。阴寒凝聚，水饮内停，故恶水，不欲饮。

【原文】

水在肺，吐涎沫，欲饮水。（4）

【释义】

本条是论述水饮影响于肺的辨证。水饮形成之后，饮邪射肺，肺气激动水饮，水随气泛，故上吐涎沫。由于多吐涎沫，耗损津液，故又口干欲饮。

【原文】

水在脾，少气身重。（5）

【释义】

本条是论述水饮影响于脾的辨证。水饮形成之后，饮邪困脾，中阳不运，混浊不化，停于肢体，故身重。脾不运化，则气血不足，故少气倦怠。

【原文】

水在肝，胁下支满[1]，嚏而痛。（6）

【词注】

[1]支满：支撑胀满。

【释义】

本条是论述水饮影响于肝的辨证。水饮形成之后，饮邪侵肝，肝气不利。经络不畅，故胁下支撑胀满，上注于肺，嚏时引胁内痛。

【原文】

水在肾，心下悸。（7）

【释义】

本条论述水饮影响于肾的辨证。水饮形成之后，饮邪犯肾，肾不主水，水饮上逆，水气凌心，故心下悸动。

【原文】

夫心下有留饮，其人背寒冷如手大。（8）

【释义】

本条是论述留饮的辨证。水饮形成之后，饮邪留于心下，困阻心阳，则使阳气不布，不能温暖背部的心俞，故病人背寒冷如手大。

【原文】

留饮者，胁下痛引缺盆，咳嗽则辄已（一作：转甚）。（9）

【释义】

本条是论述留饮的辨证。饮成之后，若留于胁下，肝络闭阻，壅塞不通，阻碍阴阳升降之机,故胁下痛引缺盆。咳嗽之时,气满更甚,故咳嗽则胁痛加重。

【原文】

胸中有留饮,其人短气而渴,四肢历节痛,脉沉者,有留饮。(10)

【释义】

本条论述胸中留饮的两种变化。水饮停留在胸中,压抑肺气,故其人短气。肺气不利,气不布津,故又口渴。

饮邪留于胸中,渐渐增多,又流于四肢,而使关节气血痹着不通,则四肢历节疼痛。凡有留饮,必滞于气,故其脉沉。沉脉主气郁,又主水结,故可一脉两断。

【原文】

膈上病痰,满喘咳吐,发则寒热,背痛腰疼,目泣自出[1],其人振振身瞤剧[2],必有伏饮[3]。(11)

【词注】

[1]目泣自出:指痰喘剧咳,气逆而甚,则使眼泪自出。

[2]振振身瞤剧:形容咳时身体颤动振振而摇,坐立不稳之状。

[3]伏饮:水饮潜伏于内,而有巢囊,不易治愈。

【释义】

本条是论述膈上伏饮的辨证。膈上有伏饮,又外感风寒,闭塞肺气,则使伏饮加重,饮邪射肺,故胸肺胀满,喘息咳嗽,呕吐痰涎,咳喘胀满,肺气不胜其扰,则目泣自出。风寒束于外,水饮动于中,阳气不得宣通,故发热恶寒,背痛腰疼,身体振摄甚瞤动而剧。

【原文】

夫病人饮水多,必暴喘满,凡食少饮多,水停心下,甚者则悸,微者短气。脉双弦[1]者寒也,皆大下后喜虚;脉偏弦[2]者,饮也。(12)

【词注】

[1]脉双弦:是指两手寸口脉俱弦。

[2]偏弦:是指一手寸口脉弦。

【释义】

本条是论述痰饮的病因和辨证。由于食少饮多,水液内停,聚而为饮,水饮上逆于肺,故轻微者,仅见短气。重者暴发喘满。水饮重者,停于心下,上凌于心,故心悸。痰饮之邪多停留于一处,故常见一侧脉弦。脉双弦者,阴气盛也,为寒疝之疾。又往往由于大下之后,脾胃虚寒,导致全身虚寒,则脉双弦。

【原文】

肺饮不弦,但苦喘短气。(13)

【释义】

本条是论述肺饮的辨证。由于肺气不化,不能通调水道,水饮之邪上停于肺,肺气受阻而不利,故"但苦喘短气"。肾阳尚能温和,又无风寒外束,仅有肺中微饮,故脉来不弦。

【原文】

支饮亦喘而不能卧,加短气,其脉平[1]也。(14)

【词注】

[1]脉平:谓平和之脉。

【释义】

本条是论述支饮的辨证。支饮轻证,未伤脉络,故其脉平。饮邪支撑,上附于肺,肺气不能宣降,故短气,喘而不能卧。

【原文】

病痰饮者,当以温药和之。(15)

【释义】

本条是论述痰饮病的治疗大法。痰饮的形成,是由于胃虚,不能游溢精气,上输于脾。脾虚不能散精,上归于肺。肺虚不能通调水道,下输膀胱。肾阳虚弱,不能化气行水。水精不能四布,水湿停留,积为水饮。水饮多在肺、脾、肾所虚之处停留为患。总之,人体内水液流行因虚而停,因寒而凝,聚成痰饮,病变多端。治宜温药和之,温药可化水饮为气,可使水气流行,水饮消散,津液布迭,以致和平。用温药暖脾胃,可以运化;温暖肺气,可以通调水道;温暖肾阳,可以化气,则水液按其常度流行,不停不聚,痰饮无由而生。

痰饮病为阳不化阴,本虚标实之病。若久用温补,则滞腻而不去;若久用燥热,则结而不散;若久用寒凉,则饮凝越多;若久用泻下,水饮虽可暂去,而脏腑俱虚,导致饮去复聚。故痰饮病的重要治疗大法,是当以温药和之。至于寒凉补泻等法,可暂用一时,实非长久之计。仲景提出治以温药和之的原则,治缓而力专,正邪兼顾,是耐人寻味的。

【原文】

心下有痰饮,胸胁支满,目眩,苓桂术甘汤主之。(16)

茯苓桂枝白术甘草汤方:

茯苓四两,桂枝、白术各三两,甘草二两。

上四味,以水六升,煮取三升,分温三服,小便则利。

【释义】

本条是论述痰饮的证治。由于心胸之阳气不振,不能温化水饮,而脾胃虚弱,又不能运化水湿,痰饮之邪留于心下不去,所以胸胁支满。饮邪上犯,清阳不升,所以头目眩晕。

治以苓桂术甘汤,温阳化气、健脾利水。方中桂枝温阳,化气行水;白术健脾运湿;甘草和中益气;茯苓淡渗利水,通畅三焦。本方温暖心脾之阳,以化水饮之邪,是用温药治饮的代表方。

【原文】

夫短气有微饮[1],当从小便去之,苓桂术甘汤主之(方见前)。肾气丸亦主之。(17)

【词注】

[1]微饮:是指轻微的痰饮。

【释义】

本条论述痰饮病的辨证论治。由于阳虚而不能化气行水,心脾气弱,不能运化水湿,而使微饮内留,妨碍升降之机,所以常有短气之症。用苓桂术甘汤,温化中焦,使水邪从小便排出。若为肾阳虚弱,不能温阳化气,小腹拘急不仁,而小便不利,或见畏寒肢冷,用肾气丸温养肾气,以助气化,而利水消饮。痰饮的由来多是肺、脾、肾的气化不及所致,然治疗方法,应有侧重。苓桂术甘汤是侧重于脾,而肾气丸则是侧重于肾。

【原文】

病者脉伏,其人欲自利[1],利反快[2],虽利,心下续坚满,此为留饮欲去故也。

甘遂半夏汤主之。(18)

甘遂半夏汤方:

甘遂大者三枚,半夏十二枚(以水一升,煮取半升,去滓),芍药五枚,甘草如指大一枚(炙)(一本作无)。

上四味,以水二升,煮取半升,去滓,以蜜半升,和药汁煎取八合,顿服之。

【词注】

[1]欲自利:病人未经攻下而欲要下利。

[2]利反快:是指下利之后,病人感觉症状轻快。

【释义】

本条论述留饮的证治。留饮,指饮邪留于心下不解,饮留则气滞而脉道不利,故脉则伏。若正气拒饮欲从下去,故其人欲自利,因利则心下坚满而反快,可知饮有下解之势。但留饮已有巢穴可据,不能得下即去,故又心下续坚满。治宜因势利导,采通因通用之法,以甘遂半夏汤泻下而除。方中甘遂攻逐水饮,通利二便;半夏散结除痰;芍药敛阴液,去水气;白蜜、甘草缓中解毒,安中和胃。甘草与甘遂相反,合而用之,可增加攻逐水饮的功效。

【原文】

脉浮而细滑,伤饮[1]。(19)

【词注】

[1]伤饮:指被饮所伤。

【释义】

本条论初伤于饮的脉象。此证区外证未解,若饮水过多,水气不行。在中则心下必悸;在下小便不利,必苦里急。脉浮主表有邪,细而滑则主内伤于饮。

【原文】

脉弦数,有寒饮,冬夏难治。(20)

【释义】

本条论述寒饮冬夏难治之脉。由于寒饮内停,故脉弦。寒饮久郁,郁阳化热,故脉数。冬季寒冷,饮邪加重,欲温其寒,不利于热;夏季炎热,郁热加重,欲清其热,不利于饮。故曰:冬夏难治。

【原文】

脉沉而弦者,悬饮内痛[1]。(21)

【词注】

[1]内痛:指胁内疼痛。

【释义】

本条论述悬饮的脉证。悬饮结在胁下,胁主里,故脉沉,弦主饮,故脉沉而弦。悬饮在胁,困郁脉络,故胁内有牵引性疼痛。

【原文】

病悬饮者,十枣汤主之。(22)

十枣汤方:

芫花(熬),甘遂、大戟各等分。

上三味,捣筛,以水一升五合,先煮肥大枣 10 枚,取八合,去滓,内药末,强人服一钱匕,羸人服半钱,平旦温服之;不下者,明日更加半钱。得快下后,糜粥自养。

【释义】

本条论述悬饮的治法。饮邪结实,僻于胁下,故用十枣汤破结逐水。方中大戟泄脏腑水湿;芫花散水饮结聚;甘遂泄经络水湿;大枣十枚,调和诸药,缓解药毒,使峻下之后不伤正气。大戟、芫花、甘遂3药为末,每服2～3克,一日一次,清晨空腹,浓煎枣汤调下。

【原文】

病溢饮者,当发其汗,大青龙汤主之,小青龙汤亦主之。(23)

大青龙汤方:

麻黄六两(去节),桂枝二两(去皮),甘草二两(炙),杏仁四十个(去皮尖),生姜三两,大枣十二枚,石膏如鸡子大(碎)。

上七味,以水九升,先煮麻黄,减二升,去上沫,内诸药,煮取三升,去滓,温服一升,取微似汗,汗多者温粉粉之。

小青龙汤方:

麻黄三两(去节),芍药三两,五味子半升,干姜三两,甘草三两(炙),细辛三两,桂枝三两(去皮),半夏半升(汤洗)。

上八味,以水一斗,先煮麻黄,减二升,去上沫,内诸药,煮取三升,去滓,温服一升。

【释义】

本条是论溢饮的证治。水饮之邪不散,若外溢于肌表四肢,郁遏荣卫之气,故身体疼重而无汗。饮邪停留体表,故当发其汗,使水饮从汗而解。

大青龙汤治溢饮而兼热证,小青龙汤治溢饮而兼寒证。大青龙汤方用麻黄汤的麻黄、桂枝、杏仁、甘草发汗宣肺,以散水气;生姜、大枣调和脾胃,而利营卫;石膏清解阳郁之热。小青龙汤方用麻黄、桂枝发汗散饮,宣肺行津;干姜、细辛、半夏温中化饮,散寒降逆;五味子收敛肺气;芍药敛阴护正;甘草和药守中。大青龙汤治溢饮,而兼烦躁;小青龙汤治溢饮而兼咳喘。

【原文】

膈间支饮,其人喘满,心下痞坚,面色黧黑[1],其脉沉紧,得之数十日,医吐下之不愈,木防己汤主之;虚者[2]即愈,实者[3]三日复发,复与不愈者,宜木防己汤去石膏加茯苓芒硝汤主之。(24)

木防己汤方:

木防己三两,石膏十二枚(如鸡子大),桂枝二两,人参四两。

上四味,以水六升,煮取二升,分温再服。

木防己汤去石膏加茯苓芒硝汤方:

木防己、桂枝各二两,芒硝三合,人参、茯苓各四两。

上五味,以水六升,煮取二升,去滓,内芒硝,再微煎,分温再服,微利则愈。

【词注】

[1]面色黧黑:是指面色黑兼黄。

[2]虚者:指心下痞坚变为柔软。

[3]实者:是指心下仍然痞坚,病根未去。

【释义】

本条是论述支饮的证治。膈间有支饮,水饮上逆于肺,故咳喘胸满。饮邪聚结于中,故心下痞坚。寒饮凝聚于里,阳气不得外达,营卫运行不利,故面色黧黑;水饮内结,故脉沉紧。本证得之数十日之久,医见心下痞,而用吐下之法不愈。此为支饮在于膈间,虚实皆有,病情复杂。

治用木防己汤,行水散结、补虚消痞。方中木防己辛温,通结气、散留饮;桂枝温通经脉、温化水饮;石膏清除伏郁之阳热;人参补肺脾之气,恢复久病吐下之虚损。四药合用,可以温化水饮、消散痞坚、降逆平喘、扶正补虚。

服木防己汤之后,痞坚消散,变成柔软,为病已愈。若药后心下仍然痞坚,几日后复发,再用本方不愈者,可用木防己汤去石膏加茯苓芒硝汤。本方加芒硝者,软坚以破凝结之邪;加茯苓者,行水化饮,导水下行;去石膏者,避其气寒而尽防己、桂枝温通之用。

【原文】

心下有支饮,其人苦冒眩[1],泽泻汤主之。(25)

泽泻汤方:

泽泻五两,白术二两。

上二味,以水二升,煮取一升,分温再服。

【词注】

[1]冒眩:冒,阴浊蔽住清阳。眩,目中生黑花,而有眩晕之意。

【释义】

本条是论述支饮发生眩冒的证治。由于脾胃虚弱,不能运化水湿,饮邪停于心下,上乘清阳之位,所以头目昏冒,痛苦已极。

治以泽泻汤,健脾行饮、消阴通阳。方中白术健脾益气、运化水湿、升清降浊;泽泻利水消饮、降浊消阴。

【原文】

支饮胸满者,厚朴大黄汤主之。(26)

厚朴大黄汤方:

厚朴一尺,大黄六两,枳实四枚。

上三味,以水五升,煮取二升,分温再服。

【释义】

本条是论述支饮胸满的证治。痰饮结聚,郁而化热,饮热郁蒸,散漫胸间,所以胸满,若饮热郁于胃肠,胃肠气滞不通,故腹满疼痛。

本证为支饮,又挟有湿热蕴结于胸腹,故治以厚朴大黄汤,理气散满,疏导胃肠。方中厚朴降气;枳实理气,开滞消痞;大黄之量最重,泻胃肠之滞热,泄水饮有形之邪气。本方以枳实、厚朴利气行饮,推荡向下,又用大黄疏导胃肠,泻下两去,可收痰饮湿满并治之功。

【原文】

支饮不得息,葶苈大枣泻肺汤主之(方见肺痈篇中)。(27)

【释义】

本条是论述支饮不得息的证治。支饮阻于胸膈,肺气不利、痰涎壅塞,则胸满咳喘、呼吸困难。

治以葶苈大枣泻肺汤,专泻肺气,而逐痰饮。方中葶苈子泄肺下气、破水逐饮,令肺气通降,则气行水降;大枣安中,补气血、益津液,以杜泻下之虚,本方泻肺治水,虽峻而不伤正。

【原文】

呕家本渴,渴者为欲解,今反不渴,心下有支饮故也,小半夏汤主之(《千金》云:小半夏加茯苓汤)。(28)

小半夏汤方:

半夏一升,生姜半斤。

上二味,以水七升,煮取一升半,分温再服。

【释义】

本条论述支饮呕吐的证治。胃有饮邪,气不和降,则呕吐。若饮邪吐尽,胃阳得复,故口渴。口渴为饮邪已去,胃气已复,故曰"渴者为欲解"。若呕吐不尽,饮邪仍在胃中,而胃阳不复,故口不渴。此为心下有支饮,故治宜小半夏汤。方中生姜辛散走窜,温化寒凝、消散水饮,饮去则胃和呕止;半夏涤痰行水、降逆止呕。

【原文】

腹满,口舌干燥,此肠间有水气,己椒苈黄丸主之。(29)

防己椒目葶苈大黄丸方:

防己、椒目、葶苈(熬)、大黄各一两。

上四味,末之,蜜丸如梧子大,先食饮服一丸,日三服,稍增,口中有津液,渴者加芒硝半两。

【释义】

本条论述肠间有水气的证治,由于脾胃不能运化水湿,肺气不能通调水道,水饮停滞,走于肠间,故腹中胀满,而沥沥有声可闻。水走肠间,津液不能上承,所以口干舌燥。

治以己椒苈黄丸,分消水饮,导邪下出。方中防己宣通肺气,通调水道,下利水湿;葶苈子泻肺下气,使水气下行;椒目利水逐饮;大黄通利大便,攻逐实邪从大便而出。本方能通利水道,攻坚决壅,前后分消,则诸证自愈。方后自注云:"日三服,稍增,口中有津液,渴者加芒硝半两。"说明运化通调之职,稍有恢复,故口中有津液。但水饮结聚未去,加芒硝以破水饮结聚。

【原文】

卒呕吐[1],心下痞,膈间有水,眩悸[2]者,小半夏加茯苓汤主之。(30)

小半夏加茯苓汤方:

半夏一升,生姜半斤,茯苓三两(一法四两)。

上三味,以水七升,煮取一升五合,分温再服。

【词注】

[1]卒呕吐:突然呕吐。

[2]眩悸:指头昏目眩、心悸不安。

【释义】

本条论述痰饮眩悸的证治。饮邪停于胃中,故心下作痞;水饮之气上逆,故卒然呕吐。水饮上逆,凌于心则悸。水邪蔽于清阳,则头目眩晕。

治以小半夏加茯苓汤,行水散痞,引水下行。方中生姜、半夏温化寒凝、衍水散饮,降逆止呕;茯苓健脾益气、渗利水湿、导水下行,而有降浊升清之功。

【原文】

假令瘦人[1]，脐下有悸[2]，吐涎沫而癫眩[3]，此水也，五苓散主之。(31)

五苓散方：

泽泻一两一分，猪苓三分(去皮)，茯苓三分，白术三分，桂枝二分(去皮)。

上五味，为末，白饮服方寸匕，日三服，多饮暖水，汗出愈。

【词注】

[1]瘦人：是指其人素盛今瘦而言。

[2]脐下有悸：水气相搏于下，故脐下悸动。

[3]癫眩：癫同颠，指病人头目眩晕。因可令人昏冒扑地，所以称癫眩。

【释义】

本条论述痰饮上逆的证治。水饮积于下焦，其人小便不利，则水无去路，反逆而上行。若水气相搏，始于脐下，则脐下悸动。水气上冲于胃，故呕吐涎沫；水气上冒清阳，故头目眩晕。

治宜五苓散化气利水。方中白术健脾、运化水湿；茯苓健脾利肺、渗利水湿；桂枝温通阳气，以化水湿；猪苓、泽泻利膀胱之气，引水邪下出。

【附方原文】

《外台》茯苓饮：治心胸中有停痰宿水[1]，自吐出水后，心胸间虚，气满不能食，消痰气，令能食。

茯苓、人参、白术各三两，枳实二两，橘皮二两，生姜四两。

上六味，水六升，煮取一升八合，分温三服，如人行八九里进之。

【词注】

[1]宿水：指素有水邪。

【释义】

本方示痰饮有治本之法。胃气与水邪相搏，胃气拒水于外，故自吐水液。水邪虽去，而心胸间虚弱，不能行气化水，故气满不能食。本证治法，必须补脾消饮、攻补兼施。若不消痰气，令能食，同时治疗，则旧饮去而新饮又聚，呕吐又发，循环往复，病久不愈。

治以茯苓饮，健脾益胃、行水化饮。方中人参、白术温补脾胃、令人能食；茯苓、生姜温通化饮、淡渗利湿，可消痰气；陈皮、枳实行气、运化水湿，使水液不停不聚，则痰饮可愈。

【原文】

咳家其脉弦，为有水，十枣汤主之(方见前)。(32)

【释义】

本条论述痰饮侵肺的证治。痰饮形成之后，水停膈间，上犯入肺，故经常咳嗽短气，脉来端直以长如张弓之弦，乃饮邪凝结之候。

治以十枣汤，攻逐水饮。饮去则咳嗽自愈。

【原文】

夫有支饮家，咳烦，胸中痛者，不卒死[1]，至一百日、一岁，宜十枣汤(方见前)。(33)

【词注】

[1]不卒死：指不能马上死亡。

【释义】

本条论述支饮久咳的证治。由于支饮久留膈上，饮邪结实，胸阳被郁，故胸中疼痛。支饮溃入肺中,故久咳不已。

久病支饮,阳气痹于胸,饮邪塞于肺,心肺俱病,若不卒死,可延至百日或一年。此证要服十枣汤以拔饮邪之根,如不用十枣汤则病不能去,终无愈期,而预后不良。

【原文】

久咳数岁,其脉弱者可治,实大数者死,其脉虚者必苦冒,其人本有支饮在胸中故也,治属饮家。(34)

【释义】

本条论述支饮久咳的预后。由于脾肺虚弱,津液化为痰饮,支饮停于胸中,肺气不利,故久咳数岁,缠绵不愈。病久正衰,故脉来虚弱。因顺合病情为可治;若饮邪盛而正气不支,脉来实大数者,则为脉证不顺,故其预后不良。若饮证脉虚,为阳虚有饮,头必苦眩。"其人本有支饮在胸中故也"为自注句,以说明眩冒的病是支饮。治属饮家而以苓桂术甘汤之法意在言外。

【原文】

咳逆倚息,不得卧,小青龙汤主之(方见上)。(35)

【释义】

本条论述支饮咳嗽的证治。寒饮内伏于胸膈,又因风寒外束,卫气闭塞,内饮外寒,壅塞肺气,故咳嗽,痰多白沫,气逆倚息而不得卧。

治以小青龙汤发散风寒、温中化饮、利痰降逆。

【原文】

青龙汤下已[1],多唾[2]口燥,寸脉沉,尺脉微,手足厥逆,气从小腹上冲胸咽,手足痹,其面翕热如醉状[3],因复下流阴股[4],小便难,时复冒者,与茯苓桂枝五味甘草汤,治其气冲。(36)

茯苓桂枝五味甘草汤方:

茯苓四两,桂枝四两(去皮),甘草三两(炙),五味子半升。

上四味,以水八升,煮取三升,去滓,分温三服。

【词注】

[1]下已:是已服下小青龙汤。

[2]多唾:吐出很多黏稠痰浊。

[3]面翕热如醉状:是指面红而热,如醉酒之状。

[4]下流阴股:是指虚火冲气下流到两腿的内侧。

【释义】

本条是论述服小青龙汤后引动冲气的变证和救治。病人膈上有支饮,而肾气素虚,故寸脉沉,尺脉微。服小青龙汤后,饮气稍平,但辛温发散之品损伤阴液,扰动阳气,虚阳上越,随冲任之脉上冲胸咽,故气从少腹上冲胸咽,而口中干燥。阳虚不化,痰浊内生,故多唾稠痰。下元本虚又因发散而上浮,故其面翕热如醉状。冲气上及而复下流阴股,膀胱水液无气以化,故小便难。阳气虚弱,不能温暖四肢,故手足厥逆,麻木如痹。冲弋往返,扰动痰饮,痰饮阻碍升清降浊,故时复眩晕。

治以桂苓五味甘草汤,扶阳敛冲以固肾气。方中桂枝扶心肾之阳,平冲降逆;茯苓化湿利水,偕桂枝可平冲逆之气;甘草补脾,配桂枝以补心阳之虚;五味子收敛冲气,潜阳于下。

【原文】

冲气即低,而反更咳,胸满者,用桂苓五味甘草汤去桂加干姜、细辛,以治其咳

满。(37)

苓甘五味姜辛汤方:

茯苓四两,甘草、干姜、细辛各三两,五味子半升。

上五味,以水八升,煮取三升,去滓,温服半升,日三。

【释义】

本条论述冲气平后,咳饮又作的治法。服桂苓五味甘草汤后,冲气已止。但膈上支饮又聚,壅闭肺气,故胸满,咳嗽又作。

治以苓甘五味姜辛汤,温肺化饮、敛气止咳。于苓桂方中加干姜上温肺寒,运化津液,断其生痰之源;细辛温散寒饮之结;五味子收敛肺气,又有茯苓利水消饮;桂枝通阳降冲、温化胸肺水之邪。

【原文】

咳满即止,而更复渴,冲气复发者,以细辛、干姜为热药也;服之当遂渴,而渴反止者,为支饮也;支饮者,法当冒,冒者必呕,呕者复内半夏,以去其水。(38)

桂苓五味甘草去桂加干姜细辛半夏汤方:

茯苓四两,甘草、细辛、干姜各二两,五味子、半夏各半升。

上六味,以水八升,煮取三升,去滓,温服半升,日三。

【释义】

本条在上条的基础上,论述冲气与饮逆的鉴别及饮逆的辨证论治。服苓甘五味姜辛汤后,可能有两种病情,一为支饮减轻,咳嗽、胸满已止。但细辛、干姜温散之品,而能下扰虚阳,虚火随冲任上冲至胸咽,上损津液,故口燥而渴。治以桂苓五味甘草汤,摄纳虚阳、平冲降逆。另一种病情为支饮上逆,反不渴。由于肺脾气虚,形成水饮,支饮留于胸膈,饮邪上乘清阳之位,故冒。饮邪犯胃,故呕吐清水痰涎。支饮不得降泄,逆冲于上,故冒者必呕。治以苓甘五味姜辛汤加半夏,温化寒饮、温散水气、行气降逆,饮逆之症可愈。

【原文】

水去呕止,其人形肿者,加杏仁主之;其证应内麻黄,以其人遂痹,故不内之。若逆而内之者,必厥。所以然者,以其人血虚,麻黄发其阳故也。(39)

苓甘五味加姜辛半夏杏仁汤方:

茯苓四两,甘草三两,五味子半升,干姜三两,细辛三两,半夏半升,杏仁半升(去皮尖)。

上七味,以水一斗,煮取三升,去滓,温服半升,日三。

【释义】

本条是承上条,论水去呕止,其人形肿的治法。服苓甘五味姜辛汤加半夏以后,胃中饮邪得以降泄,故呕吐清水痰涎、眩冒等症已除。由于膈上支饮未除,肺失通调之常,经络之脉涩滞不畅,气滞水停,水饮溢于体表,故其人形肿。治以苓甘五味姜辛汤加半夏、杏仁。于前方中加杏仁一味,开降肺气,饮散水下,肺气疏通,气行水行,则肿可去。本方为散寒化饮、温中利肺之剂。

肺失通调之常,饮邪溢于体表,用麻黄宣肺利气、发汗行水,符合道理,但不符合病情。因为麻黄能发越阳气,可以引起四肢厥冷,又可引起冲气上逆等症,故以不用为是。

【原文】

若面热如醉,此为胃热上冲熏其面,加大黄以利之。(40)

苓甘五味加姜辛半杏大黄汤方:

茯苓四两,甘草三两,五味子半升,干姜三两,细辛三两,半夏半升,杏仁半升,大黄三两。

上八味,以水一斗,煮取三升,去滓,温服半升,日三。

【释义】

本条承上条论述痰饮挟胃热上冲于面的证治。服苓甘五味姜辛汤加半夏、杏仁等方,温化水饮,通调水道,水饮能去。若温化水饮,水气不行,湿郁生热,积于胃肠,故有胃热亢盛,热气熏蒸,面红而热如醉酒状。

治以苓甘五味姜辛汤加半夏、杏仁、大黄。于前方中又加一味大黄,泄胃肠实热,引热下行,涤荡胃肠中的湿热饮邪,从大便而下。故曰:加大黄以利之。

【原文】

先渴后呕,为水停心下,此属饮家,小半夏茯苓汤主之(方见前)。(41)

【释义】

本条论述痰饮呕吐的证治。由于脾虚不能运化,肺虚不能通调水道,水饮停于中,津液不能敷布于上,所以口渴饮水。饮后水停于胃,水气上逆,则呕吐清水痰涎。

治宜小半夏茯苓汤,温化水饮,降逆止呕。方中生姜温胃散饮,输布津液;半夏涤痰、降逆止呕;茯苓利水行饮。三药共成温和之法,使旧饮能去,新饮不生,痰饮可愈。

【结语】

本篇论述痰饮的病因、病机、症状及治法。痰饮的成因为脾阳虚不能运化,肺气虚不能通调,肾阳虚不能温化等。治疗原则是当以温药和之为法。

痰饮的辨证,主要分四种类型:痰饮、悬饮、溢饮、支饮。若饮邪阻于脾肺,而胸胁支满,目眩者,可用苓桂术甘汤补心健脾、利肺行水;若微饮不去,短气而心悸者,可用苓桂术甘汤;下肢寒冷,小便不利,可用肾气丸温养肾气,俾气化一行,则微饮可去。若痰饮成实,留面不行,心下坚满者,或悬饮结于胁下者,可用甘遂半夏汤和十枣汤攻逐水饮。若溢饮溢于肌表,身体疼重,有发热心烦等症,可用大青龙汤,发散水气、清除郁热。有寒饮咳喘者,可用小青龙汤,发散水气、温中化饮。

支饮在胸膈,若支流旁出,拒于心下,支撑上逆,病变复杂。有膈间变饮,咳喘胸满,心下痞坚者,可用木防己汤;有心下支饮,其人苦冒眩者,可用泽泻汤;有支饮胸腹胀满者,可用厚朴大黄汤;有支饮壅肺不得息者,可用葶苈大枣泻肺汤;有支饮溢于胃,呕吐清水痰涎者,可用小半夏汤;有支饮入肺,胸阳被郁,咳嗽心烦,胸中痛,有猝死之险者,急用十枣汤攻逐水饮。

痰饮邪气,有走于肠间、膈间、脐下、胃中等部位,可选用己椒苈黄丸、小半夏加茯苓汤、五苓散,以去其水饮为主。

支饮在膈上,留伏已久,病情较为复杂,在治法上,具体地论述了观其脉证,随证应变的治疗原则。如用小青龙汤内温外散,若引动冲气,则有桂苓五味甘草汤之治;又有冲气即低,肺饮复动的苓甘五味姜辛汤,为化饮敛阳之法;以及饮气上逆,昏冒呕吐的苓甘五味姜辛汤加半夏,降逆止呕之法;有水去呕止,气滞水停,其人形肿者,可用苓甘五味姜辛汤加半夏、杏仁,利肺行三焦之治;也有胃中热气上熏其面,面红如醉状的苓甘五味加姜辛半杏大黄汤,引胃热下行。总之,仲景设法御变,因证用药,不拘一格,能于其中,举一反三,心领神会,则庶几近之矣。

消渴小便不利淋病脉证并治第十三

【提示】

本篇是论述消渴、小便不利和淋病的辨证论治。篇中共有条文 13 条,载方 6 首。其中第 1、2 条阐述了消渴的病机、脉证。第 3、6、12 条是论消渴的证治和方药。第 4、5、13 条是论小便不利兼有消渴的证治和方药。第 10、12 条则论小便不利的证治和方药。第 7、8、9 条阐述了淋病的脉证和治疗原则。由于消渴、小便不利和淋病的病变部位都和肾与膀胱有关,主要症状是消渴和小便不利方面的变化,故合为一篇论述。

消渴病,指其人口渴能饮,饮水能消,即水入不足以制火,而反为火所消的病变。然亦有由于津液内凝,变而为水,水蓄于下,则小便亦可出现的消渴证。两者不同,以资鉴别。消渴病可分为上、中、下三种。上消则在于肺,中消则在于胃,下消则在于肾。上消在肺,则口干舌燥,而渴欲饮水;中消在胃,热盛而燥,则消谷善饥而多食为突出;下消在肾气虚寒冷,不能蒸水化气,则有多饮多尿之变。

小便不利,是一个证候,它可以出现于很多的疾病之中。举例而言,如肾阳虚的气化不行;或少腹有瘀血,郁而化热,或脾肾两虚,气化不利等原因,皆能引起小便的不利。

淋病是以小便淋漓涩痛为主症,多与下焦蓄热有关。

【原文】

厥阴之为病,消渴,气上冲心[①],心中疼热,饥而不欲食,食即吐,下之不肯止[②]。(1)

【校勘】

①据《伤寒论·辨厥阴病脉证并治》,"冲心"作"撞心"。

②"不肯止"作"利不止"。

【释义】

本条是论述消渴病的辨证。厥阴肝为风木之脏,中见少阳相火,为阴中之阳脏,若风郁火燔之为病,脏燥求救于水,则为消渴。火生于木,肝气通于心,故气上冲心,心中疼热。胃受木克而求救于食,则知饥;然胃虚未复,故胃腑虚热,饥而不欲食。如强予食则随肝气上冲,故食后即吐,有蛔则随吐而出,此乃厥阴消渴证外兼之证。此证与"二阳结谓之消"病机不同,故彼则可下,此则禁下,若误下厥阴,则徒伤脾胃,而下利不肯止。

【原文】

寸口脉浮而迟,浮即为虚,迟即为劳,虚则卫气不足,劳则荣气竭。趺阳脉浮而数,浮即为气,数即消谷而大坚(一作:紧)。气盛则溲数,溲数即坚,坚数相搏,即为消渴。(2)

【释义】

本条论述消渴病的病机构成。消渴病的原因很多,本条的消渴由于营虚的燥热和胃气的热盛引起津液不滋,形成消渴的病理机制。

营血虚竭,则不能充盈血脉;血少则不能滋灌全身,故脉来迟涩,反映荣虚的一方面。营血虚竭,则燥热内生,进而更耗阴伤气,而使卫气不足。阳虚气浮,故脉浮而无力。阴血虚少,阳气浮动,燥热内生,势必形成消渴病变。

胃气热盛,则消谷善饥,脉浮而数。胃热伤阴,不润肠道,故大便坚硬。胃热伤津,燥热炽盛于肺,故胸膈躁烦,而口干多饮。脾不能运化水湿,敷布津液,反被胃之燥热所逼,偏渗于下,而故小便则频数;小便频数,则大便必坚,即为消渴之病。

【原文】

　男子[1]消渴,小便反多,以饮一斗,小便一斗,肾气丸主之(方见妇人杂病中)。(3)

【词注】

[1]男子:冠以"男子"二字,是指此病多由房劳而起,肾虚所致。

【释义】

本条论述下消的证治。由于肾阴虚少,肾阳衰弱,不能蒸腾津液以上润,又不能摄水,以固州都,故多饮多尿,饮一溲一。

治以肾气丸,温阳化气,滋阴生津。方中干地黄、山药、山茱萸、泽泻、丹皮、茯苓滋阴润燥,补益真阴;附子、桂枝温暖肾阳,蒸水化气,施化四布,则津液升而小便缩,以上诸症,自可消除。

【原文】

　脉浮,小便不利,微热消渴者,宜利小便,发汗,五苓散主之。(4)

【释义】

本条论述太阳膀胱表里皆病,而水蓄于下,津液不化的证治。由于外感风寒,表邪不解,故脉浮,身有微热,太阳之气不利,而使水气不化,则小便不利;津液不能上润,故消渴能饮。

治以五苓散,解表利水化气,方中桂枝疏风解肌,温化水液;茯苓、白术调畅三焦,渗利水湿;猪苓、泽泻利水。诸药使表解热除而气化通畅,小便一利,则诸症可愈。

【原文】

　渴欲饮水,水入则吐者,名曰水逆,五苓散主之。(5)

【释义】

本条在上一条基础上而水邪上逆形成呕吐的仍以五苓散为主。

【原文】

　渴欲饮水不止者,文蛤散主之。(6)

文蛤散方:

文蛤五两。

上一味,杵为散,以沸汤五合,和服方寸匕。

【释义】

本条是论述阴虚燥热消渴的辨证论治。由于肾阴虚少,虚火上炎,移热于肺,肺燥阴伤,故饮水不止。虽然渴饮不止,但犹不能以制燥渴,故其人饮水不止。治以文蛤散,益水行水以治消渴。文蛤咸凉,有润下退火、益水行水之功,故治上消的渴饮。

此条接五苓散证之后,亦行水化气,调治津液之法,此条与《伤寒论》的文蛤散证,可以对比。

【原文】

　淋之为病,小便如粟状,小腹弦急,痛引脐中。(7)

【释义】

本条论述淋病的辨证。淋之为病,小便短而频数,尿出如粟米状。此乃湿热之邪煎熬膀胱津液,结成固体物质,小者如沙、如米,阻塞尿道,使尿液通行不畅,故尿灼热、疼痛、淋漓不快、小腹拘急而痛引脐中。

【原文】

趺阳脉数,胃中有热,即消谷引食,大便必坚,小便即数。(8)

【释义】

本条论述胃热下注转成淋病的病机。由于胃中有热,故消谷善饥,趺阳脉数。胃热伤津,不润肠道,故大便必坚。胃热伤津,津液不布,膀胱水少而热,故尿黄量少而频数,则形成热淋。

【原文】

淋家不可发汗,发汗则必便血。(9)

【释义】

本条是论述淋病禁用汗法。淋病多为肾阴虚而膀胱热,津液自是不足,虽有证亦不可发汗。若发阴虚有热之汗,更夺其津液,则使阳热之邪更重,若热甚迫血妄行,则有血便等症发生。

【原文】

小便不利者,有水气,其人若渴,栝楼瞿麦丸主之。(10)

栝楼瞿麦丸方:

栝楼根二两,茯苓、薯蓣各三两,附子一枚(炮),瞿麦一两。

上五味,末之,炼蜜丸梧子大,饮服三丸,日三服;不知,增至七八丸,以小便利、腹中温为知。

【释义】

本条论述气化不行,小便不利的证治。由于肾阳不足,气化无权,水气不行,故小便不利。气化不行,小便不利,则生寒,故腹中冷。肾阳虚弱,不能蒸化,津不上承,故其人苦渴。

本证为下寒上燥之证,单纯温阳,则上焦热燥更甚,单纯滋阴润燥,则又碍于肾阳之虚,故以栝楼瞿麦丸,清上焦之热,补中焦之虚,妙在加附子一枚,振作肾气,以为诸药之帅。方后注云"腹中温"三字,为治疗之眼目,此方亦肾气丸之变化。

【原文】

小便不利,蒲灰散主之,滑石白鱼散、茯苓戎盐汤并主之。(11)

蒲灰散方:

蒲灰七分,滑石三分。

上二味,杵为散,饮服方寸匕,日三服。

滑石白鱼散方:

滑石二分,乱发二分(烧),白鱼二分。

上三味,杵为散,饮服半钱匕,日三服。

茯苓戎盐汤方:

茯苓半斤,白术二两,戎盐弹丸大一枚。

上三味,先将茯苓、白术煎成,入戎盐,再煎,分温三服。

【释义】

本条论述小便不利的三种辨证论治方法。蒲灰散适用于湿热郁于下焦,少腹瘀血,气郁血瘀,郁热更重,引起尿赤而少、小便不利、尿道疼痛、少腹急疼等症。蒲灰散有化瘀止血、清热利湿之功。方中蒲灰化瘀止血、凉血消肿;滑石清热利湿、利窍止疼。

滑石白鱼散适用于少腹瘀血,阻碍气血运行,湿邪化热,引起小腹胀痛,小便不利,尿黄赤或有血尿等症。滑石白鱼散有散瘀止血、清热利湿之功。方中乱发烧炭消瘀止血、通利关窍;白鱼理血脉、行水气;滑石清热利湿。

茯苓戎盐汤适用于脾肾两虚,气化不利,湿热聚于下焦,引起的小腹胀满,小便不利,尿后余沥不尽等症。茯苓戎盐汤有温肾健脾、渗利水湿之功。方中茯苓健脾利肺、渗水行湿;戎盐补益肾气、通络利水、除阴水、清湿热;白术补脾制水。

【原文】

渴欲饮水,口干舌燥者,白虎加人参汤主之(方见中暍中)。(12)

【释义】

本条论述热盛伤津消渴病的证治。由于肺胃热盛,热能伤气,亦能伤津,气虚不能化津,津亏无以上承,所以渴欲饮水,口干舌燥。水入能够滋润,但热盛能消,故口干舌燥不解,此即上消之证。

治以白虎加人参汤,清热生津止渴。方中石膏、知母清热降火,清解肺胃大热;甘草、粳米益胃生津;人参补脾肺之气,气足则生津止渴。

【原文】

脉浮,发热,渴欲饮水,小便不利者,猪苓汤主之。(13)

猪苓汤方:

猪苓(去皮),茯苓、阿胶、滑石、泽泻各一两。

上五味,以水四升,先煮四味,取二升,去滓,内胶烊消,温服七合,日三服。

【释义】

本条论述肺胃阴伤小便不利的辨证论治。由于胃热阴伤,不能润燥,肺热津伤,不能通调水道,水气停留,水热互结,故脉浮发热,渴欲饮水,小便不利。

治以猪苓汤滋阴益血、渗利水湿。方中茯苓健脾生津、渗利水湿;阿胶补阴以生津;猪苓、泽泻、滑石利水清热。

【结语】

本篇论述消渴病的病因病机,有肺胃津伤、胃热及肾虚等方面。在辨证论治上,提出肾虚消渴病,用肾气丸温暖肾阳。水湿痰饮内停的消渴证,用五苓散温化水湿。阴虚燥热者,用文蛤散益水制水;肺胃热盛者,用白虎加人参汤清热益气生津以止渴。

小便不利的辨证论治,因气化不行者,用五苓散温化水湿;肺胃热盛、水热互结者,用猪苓汤渗利水湿;上热下寒者,用栝楼瞿麦丸温阳行水、生津润燥;少腹瘀血者,用蒲灰散或滑石白鱼散消瘀利水;脾肾两虚者,用茯苓戎盐汤补虚利水。

淋病的辨证,可分肾阴虚火旺和胃热伤津等。以上方剂,可以辨证选用。

水气病脉证并治第十四

【提示】

本篇是论述水气病和黄汗病的辨证论治。本篇共有条文 32 条,载方 9 首(其中有方无药 1 首),附方 1 首。篇中第 1～4 条、第 6～12 条阐述了水气病的分类、脉证、发病机理等。第 13～17 条阐述了五脏之水的证候。第 18、21 条指出水肿病的治疗原则,以及误治后的辨证和治法。第 10、20 条是论血分病引起水肿的脉证、血分病与气分病的鉴别。第 22、23 条是论风水的方证。第 24～27 条是论皮水的方证。第 5、25 条是论里水的方证。第 26 条则论正水、风水与虚胀的鉴别,以及正水与风水的方证。第 28、29 条是论黄汗病的脉证和方药。第 30～32 条是论气分病的发病机理、脉证、辨证与方药等。

水气病,即水肿病。水气病的病机主要是肺、脾、肾三脏的通调,运化和气化功能失调,而水湿停留,聚为水肿。水气病,是指水不化气,气不化津,聚而为肿的病证而言。治疗水气大法有三:发汗、利水、逐水。也就是《黄帝内经》的"开鬼门,洁净府"的治疗原则。水肿病有四种类型:风水、皮水、正水、石水。至于五脏水气,可列入正水、石水之类。

黄汗病的主症是汗液色黄,病机是湿郁在表、湿热交蒸所致,治疗以调和营卫为主。另外,本篇还论述了血分病和气分病,可与水气病鉴别。

【原文】

师曰:病有风水,有皮水,有正水,有石水,有黄汗。风水,其脉自浮,外证骨节疼痛,恶风;皮水,其脉亦浮,外证胕肿[1],按之没指,不恶风,其腹如鼓,不渴,当发其汗;正水,其脉沉迟,外证自喘;石水,其脉自沉,外证腹满,不喘,黄汗,其脉沉迟,身发热,胸满,四肢头面肿,久不愈,必致痈脓。(1)

【词注】

[1]胕肿:即浮肿。

【释义】

本条是论述风水、皮水、正水、石水、黄汗的症状和病机。水气病是水肿症的总称。细分起来,又有风水、皮水、正水、石水和黄汗五类,兹分如下:

风水,是出于风邪侵袭肌表,故脉浮而恶风。风邪使肺气不宣,则不能通调水道,而使水气停滞,留于体表、四肢、关节,故头面浮肿,而骨节疼痛。

皮水,是由于脾阳虚,不能运化水湿,湿邪阻滞中焦,故腹满如鼓状。肺气虚则不能通调,以致水湿停滞皮中,故下肢踝部浮肿,按之没指,水性润下故也。脾阳虽虚而不甚,阳气尚能外达,水湿由里外溢,津液上承,故口不渴,而脉亦浮。虽无恶风等表证,但水湿有外溢之趋势,故因势利导,可发其汗,使水从皮肤排出,则皮水可立消。

正水,是出于脾肾阳虚,不能气化,蒸发水湿之邪,水停于里,故腹满,而脉沉迟。若水气外溢,则作浮肿。水气上逆而作喘,水在下则小便不利。盖水气之邪变动不居,而泛滥成灾,亦勿怪其然。

石水,是由于肾阳虚衰,不能温化水湿,水气结于少腹,故腹满如石,脉沉。水聚于下,未及于肺,故不喘。若水气波及肝区,可见胁下胀痛。

黄汗,是由于脾阳虚,不能运化水湿,水湿内郁,故其脉沉迟。湿郁化热,湿热流于肌肤,故身热、四肢头面肿。湿热入营,邪热郁蒸,汗出色黄,故名"黄汗"。湿热上蒸,肺气不畅,故胸中满闷。若本病日久不愈,湿热外蒸,郁滞不透,腐肉化脓,可导致痈肿浸淫流脓。

【原文】

脉浮而洪,浮则为风,洪则为气。风气相搏,风强则为隐疹[1],身体为痒,痒为泄风[2],久为痂癞[3];气强则为水,难以俯仰。风气相击,身体洪肿[4],汗出乃愈,恶风则虚,此为风水;不恶风者,小便通利,上焦有寒,其口多涎,此为黄汗。(2)

【词注】

[1]隐疹:即瘾疹。指皮肤上的小血疹。

[2]泄风:风邪外泄于表,瘙痒不止的证名。

[3]痂癞:是结痂的痼疾。指疥疮类的皮肤病。因搔抓而结痂,瘾疹长久不愈,疹子相互融合状如痂癞。

[4]洪肿:洪,大水之称,指全身浮肿严重。

【释义】

本条是论述风水的病机以及风水为病的特点。风水卫气强是由于外感风邪而内有水气,故脉浮而洪。浮为风,故恶风;洪为热盛,故洪则为气。风气相搏,风强伤卫,则为瘾疹,而遍身瘙痒。风热燥血,则瘙痒不止,搔破结痂,遍及全身而形如癞;气强则卫受邪,而表闭气郁,不能行水,故身体洪肿,难以俯仰。

本证由于风邪闭郁肌表,内热外蒸,水停为肿。故用发汗解表法,使风热与水皆从皮表排出。

黄汗,为脾虚不运化水湿,湿郁化热,侵入营分,热邪郁蒸而汗出色黄。无表证,故不恶风。下焦无病,故小便通利。肺脾虚上焦不能敷布津液,故其口多涎。口多涎的病机,可理解为寒邪,又可理解为痰饮。夫肺脾者太阴也,肺脾之气羁绊,而湿邪久留,此黄汗之所由也。

【原文】

寸口脉沉滑者,中有水气,面目肿大,有热,名曰风水;视人之目窠[1]上微拥[2],如蚕新卧起状,其颈脉[3]动,时时咳,按其手足上,陷而不起者,风水。(3)

【词注】

[1]目窠:即眼睑。

[2]微拥:即微肿。

[3]颈脉:指颈侧人迎脉。

【释义】

本条是论述风水的辨证。水气较甚的风水病,是由于肺中有水气,故寸口脉沉,又外感风邪,闭郁肺气,郁而化热,热动水生,脉则流利充实,故脉滑。水热上壅,聚于头面,故发热面目肿大,目窠上微拥如蚕状,或像睡眠后刚起床之状,颈脉跳动。水气阻于肺,故时时咳嗽,水气溢于四肢,故手足肿,按之陷而不起。

本证为水气较甚的风水病,且有郁热,病势发展很快,应及早治疗。

【原文】

太阳病[1],脉浮而紧,法当骨节疼痛,反不疼,身体反重而酸,其人不渴,汗出即愈,此为风水。恶寒者,此为极虚,发汗得之。渴而不恶寒者,此为皮水,身肿而冷,状如周痹[2]。胸中窒,不能食,反聚痛,暮躁不得眠,此为黄汗,痛在骨节。咳而喘,不渴者,此为脾胀[3],其状如肿,发汗即愈。然诸病此者,渴而下利,小便数者,皆不可发汗。(4)

【词注】

[1]太阳病:指足太阳经表受邪。

[2]周痹:病名,痹之一种,其症疼痛,偏于一侧,能上下游走,而左右则不移动为其特点。

[3]脾胀:应作肺胀。

【释义】

本条是论述风水、皮水、黄汗、肺胀的辨证和治疗原则。风水病是由于肺气不能通调水道,内有水湿,又外感风寒,风寒闭塞,湿邪在于肌表,故脉浮而紧,身体重而痰,头面体表水肿。寒湿在肌表,未入关节,故骨节反而不疼。寒湿之病,在肺与肌表,脾气尚能输布津液,故其人反不渴。此为风水,用发汗解表法,可去在表之风寒湿邪。发汗之后,损伤阳气,阳气极虚,故恶寒。

皮水病是由于脾阳虚不能运化水湿,水湿阻滞于中,里水外溢,肺气通调无力,水湿留于皮中,而为皮水。脾虚湿停,津液不能上承,故口渴。此类皮水,病在肺脾,故无表证。

黄汗病是由于脾虚不运,水湿郁而化热,湿热上蒸,气机不畅,故胸中窒息,暮躁不得眠。湿热上蒸,郁于营分,欲透不透,故汗出色黄。汗出伤阳,故身冷;湿郁而身肿,聚而不行则痛,而状如周痹。脾气虚弱,故不能食。

肺胀是由于外感寒湿,闭塞肺气,寒水内动,故咳而喘息,口不渴。寒湿闭于肌表,故其形如肿,而骨节疼痛。用发汗解表法,散风寒邪、宣通肺气,则诸症自愈。

以上风水、皮水、黄汗、肺胀症,症状虽有不同,但病机则同,所以都可用解表法治之。如果见渴而下利,小便频数,则为体内津液已伤。如再用汗法,则津液必然枯竭,故曰:皆不可发汗。

【原文】

里水[1]者,一身面目黄肿[2];其脉沉,小便不利,故令病水,假如小便自利,此亡津液,故令渴也,越婢加术汤主之(方见中风)。(5)

【词注】

[1]里水:水从里积而溢于外。

[2]黄肿:与皮水相同。水在皮内,色黄肿胀。

【释义】

本条是论述脾肺气虚,内有郁热的辨证论治。由于脾胃虚弱,不能运化水湿,水停于里,故脉沉。肺气不宣,不能通调水道,下输膀胱,故小便不利。水湿既不能下行,又不能外达,郁滞化热,泛于肌表,故一身面目黄肿。

治宜越婢加术汤,宣肺健脾,利水清热。方中白术、甘草、生姜、大枣健脾化湿,调和营卫;麻黄宣肺通调水道,以利小便;石膏清泄郁热,以退黄肿。

"越婢加术汤主之"七字,接"故令病水"句下,此为倒装句。假如小便自利,为肺气尚能通调水道,而下输膀胱,汗多则伤液,此亡津液,故令渴也。治宜健脾运化水湿,输布津液为主,不宜再用越婢加术汤发汗,恐亡津液。

【原文】

趺阳脉[1]当伏,今反紧,本自有寒,疝瘕[2],腹中痛,医反下之,下之即胸满短

气。（6）

【词注】

[1]趺阳脉:指足背太冲穴动脉,以候胃气安危。

[2]疝瘕:疝是睾丸痛连少腹,抽引急痛。瘕是腹中包块,或聚或散,没有固定形位。

【释义】

本条论有兼宿痰而致水气的脉证。趺阳脉本不当伏,若因水气伏而脉亦当伏。今反紧,紧则为寒,此因其人有寒,疝瘕腹中痛。医不温其寒,而反下之,阳气重伤,即胸满短气,而水病大作。

【原文】

趺阳脉当伏,今反数,本自有热,消谷,小便数,今反不利,此欲作水。（7）

【释义】

本条论述水气挟热,与上条水气挟寒互相对应。两条应对照分析,以加强辨证思维。趺阳胃脉,本不当伏,今因水气内伏,故脉亦伏。若不伏而反数,为本自有热,热则消谷,而小便数多,此乃热迫津液偏渗,而大便则成燥。若其人小便反不利,则为热不化燥,而下与水结。则为欲作"水气"之变。

【原文】

寸口脉浮而迟,浮脉则热,迟脉则潜[1],热潜相搏,名曰沉[2];趺阳脉浮而数,浮脉即热,数脉即止[3],热止相搏,名曰伏[4];沉伏相搏,名曰水;沉则络脉虚,伏则小便难,虚难相搏,水走皮肤,即为水矣。（8）

【词注】

[1]潜:气潜于下。

[2]沉:元气沉而不举。

[3]止:水谷精微停止于中,不能运化。

[4]伏:潜伏不升。

【释义】

本条是以脉象带病机,而论水气病发生之理。寸口脉浮而迟,浮为阳则主热,迟为阴则主潜。热而潜,则热有内伏之势,而不能发于外,名曰沉;热而止,则热有留滞之象,而不能运行,故曰伏;热留于内而不行,则水气因之而蓄,故曰:"沉伏相搏,名曰水。"热留于内,则气不外行,而络脉虚;热止于中,则阳不化而小便难,以不化之水,而走不行之气,则水走皮肤,而成水肿。此条以潜、沉、伏、止以言水;以浮、数以言热。夫水与热结,而又小便不利,则水肿自可难免。此条为热而感水者身肿。

【原文】

寸口脉弦而紧,弦则卫气不行,即恶寒,水不沾流[1],走于肠间。少阴脉紧而沉,紧则为痛,沉则为水,小便即难。（9）

【词注】

[1]水不沾流:指水不流溢。

【释义】

本条是论水气的病机。水气病在将成未成之际,其脉在上寸口脉弦而紧。紧为寒,弦则卫气为寒邪所结而不行。卫气不行,则阳气无以肥腠理,司开关。今藩篱不固,因而恶寒;卫阳不行,则水液不沾,流走于肠间,遂横流于肌肤肢体为肿。此言水病之初成,责在卫阳之虚,以寸口主卫气也。总在寒从外得,阳气被抑,而生水气之证。若脉得诸沉,沉为水结,当责有水,若其人身肿重,则与脉沉相应,故小便难等,为水已成。此言水病之既成,责在肾阳,以少阴主水,肾阳虚则聚水而成肿也。

【原文】

脉得诸沉,当责有水,身体肿重,水病脉出[1]者死。(10)

【词注】

[1]脉出:水病应脉沉,如徒然暴出,反映真气离根脱散于外。

【释义】

本条是从脉象论述水气病的预后。沉为水脉,沉潜为水之象,主阴经之病,故当责有水,而身体肿重。若水病脉沉而陡然脉出,则脉证相反,为根气已散,故预后不良。

【原文】

夫水病人,目下有卧蚕[1],面目鲜泽[2],脉伏,其人消渴,病水腹大,小便不利,其脉沉绝[3]者,有水,可下之。(11)

【词注】

[1]目下有卧蚕:形容下眼胞水肿的形状。

[2]鲜泽:新鲜而光亮。

[3]沉绝:脉沉之甚,而近于绝。

【释义】

本条是辨水气脉证以及可下之法。病水之人,水盛而土弛,故目下有形如卧蚕而拥起。水之明亮,故面目鲜泽。沉为水脉,水阻气滞,故沉极则伏。水气为邪,必津液不布,故消渴能饮。水为有形之邪,聚于中则腹大,凡腹大而水无路,故小便必不利。水气如此之重,故脉沉绝。陈修园说:"诊其脉则为无阳,审其势则为有水力。故可逐水,水势减轻,再议他法。"

【原文】

问曰:病下利后,渴饮水,小便不利,腹满因肿者,何也? 答曰:此法当病水,若小便自利及汗出者,自当愈。(12)

【释义】

本条是论述下利后,渴饮水而有两种转机。病因下利后,而渴欲饮,若因津少者,饮水后,朝阳自和必自愈。若小便不利,则水有入而无出,积于腹中,而为腹满。腹既满矣,则水气横流,因而水肿。究其然者,以下利后而脾气伤,气伤则水不行,又因饮水过多,而无路可消,则势必然矣。若其人小便自利,及汗出者,则三焦表里通达,则水何从而生。

【原文】

心水者,其身重而少气,不得卧,烦而躁,其人阴肿。(13)

【释义】

以下诸条论述五脏水气为病,本条是论心水的辨证。由于寒水内停,水气上凌,因郁心阳,心火郁于上,故烦躁。心火耗伤心气,心气不足,寒湿有余,故身重短气,不得卧。寒水停于下焦,溢于肌表,心火不能下交于肾,水湿不去,故阴肿。

【原文】

肝水者,其腹大,不能自转侧,胁下腹痛,时时津液微生[1],小便续通[2]。(14)

【词注】

[1]时时津液微生:口中常常生出一点津液。

［2］小便续通：小便有时不利，有时续通。

【释义】

本条是论述肝水的辨证。由于寒水内停，水侵肝络，气机被阻，故胁下腹痛。肝之疏泄功能失常，肝气时而上冲，时而下降，水液随肝气上升，则时时津液微生；水液随肝气下降，则小便续通。肝病伤脾，不能运化水湿，所以腹部胀大。

【原文】

肺水者，其身肿，小便难，时时鸭溏[1]。（15）

【词注】

［1］鸭溏：大便中水粪混杂，有如鸭溏，又称鹜溏。

【释义】

本条是论述肺水的辨证。由于寒水内停，水迫于肺，肺气不行，不能通调水道，下输膀胱，故小便难。水溢肌表，故其身肿。水走大肠，故大便如鸭溏。

【原文】

脾水者，其腹大，四肢苦重，津液不生，但苦少气，小便难。（16）

【释义】

本条是论述脾水的辨证。由于寒水内停，湿困脾胃，脾失转输之常，不能升清降浊，水湿聚于中，流于四肢，故其腹大，四肢苦重。脾为湿困，津液不生，气亦不足，故口渴，少气。脾不散精于肺，肺不通调水道以行决渎，故小便难。

【原文】

肾水者，其腹大，脐肿，腰痛，不得溺，阴下湿如牛鼻上汗，其足逆冷，面反瘦。（17）

【释义】

本条是论述肾水的辨证。由于水寒盛于下，肾阳衰弱，不能温化水气，寒水增多，故其腹大，脐肿，腰痛。肾气不化，故不得溺，水气渗溢于前阴，故阴下冷湿，如牛鼻上汗。阳虚不温，故其足逆冷。肾阳虚，不能温暖脾胃，不能上会于头面，故面反瘦。

【原文】

师曰：诸有水者，腰以下肿，当利小便；腰以上肿，当发汗乃愈。（18）

【释义】

本条是论述水气病的治疗法则。腰以上肿，多因风寒湿邪，侵于肌表，闭郁阳气，水湿停留而成。故治宜宣通肺气、发汗散邪，使肌表之水从汗液排出。腰以下肿，多因阳气衰弱，不能化气，水液凝聚，溢于肌表而成。故治宜化气行水，渗利水湿，使腰以下之水从小便排出。

水之去路有二，在表者发汗，在里专渗利，因势利导，使水气迅速而去。但临床所见，也有腰以上肿，而渗于里；腰以下肿，而溢于表，以致成为肺气不开、肾气不降、大气不转，发汗去其表邪，又要兼用渗利，使在里之水可以尽去；腰以下肿，既要渗利，又要兼开其肺，使上窍通而下窍利，则水气才能尽去。本条以发汗、利水为治水两大法门，以下又有温阳化气、健脾化湿、调和营卫、益气固表、行气散结、温经通阳等法，可称丰富多彩。

【原文】

师曰：寸口脉沉而迟，沉则为水，迟则为寒，寒水相搏，趺阳脉伏，水谷不化，脾气衰则鹜溏，胃气衰则身肿；少阳脉[1]卑[2]，少阴脉细，男子则小便不利，妇人则经水不通，经为血，血不利则为水，名曰血分[3]。（19）

【词注】

[1]少阳脉:此指手少阳三焦经的"和髎"穴。在耳门之前上方,于耳郭根前,鬓发后缘处动脉应手。另有一种注解,右手尺脾为卑阴中之少阳。

[2]脉卑:脉卑而弱,表示气血不足。

[3]血分:妇女月经先停止,然后发生水肿病的名称。

【释义】

本条是论述水气病的病机,兼论妇人血不利的血分证。寸口脉以候肺气。由于肺之阳气虚弱,血脉运行不及,故寸口脉迟。肺气不能通调,水气逐渐凝聚,寒水内盛,阳气不能外达,故脉沉。阳虚水盛,溢于肌表形成水肿。

趺阳脉以候胃气。由于中阳衰微,故趺阳脉潜伏于里。脾胃衰弱,则水谷不化,脾衰而清气不升,故为鹜溏;胃衰外寒,浊阴不降,故水湿外溢而为身肿。

少阳脉以候三焦。由于三焦气弱血少,故少阳卑。三焦决渎功能失常,故男子则小便不利,可以发展成为水肿。

少阴脉以候肾。由于妇人下焦寒邪凝结,脉道壅塞,故脉细。寒邪客于胞门,血寒而凝,故女子经水不通。经的来源是血,血行不利,渗出脉外而为水,月经不调可以形成水气病,故名曰"血分"。

【原文】

问曰:病有血分、水分,何也?师曰:经水前断,后病水,名曰血分,此病难治;先病水,后经水断,名曰水分,此病易治。何以故?去水,其经自下。(20)

【释义】

本条是论述因经水断而病的"血分"和因水而病及血的"水分"。所谓血分,是由于经水前断,经血渗出脉外而为水。经水先断的原因:一为血脉壅塞不通,经水渗而为水,水湿外溢,身体四肢皆肿。又为脾胃亏损,不能运化水谷精微,血少而为经闭,水停而为水气。因血而病为水气,属瘀血者难化,属血虚者难补,故曰:此病难治。

所谓水分,是由于先病水肿,水湿壅闭,经脉不畅,后经水断。治宜行水散湿,水去则经自通,其病可愈,故曰:此病易治。

【原文】

问曰:病者苦水[1],面目身体四肢皆肿,小便不利,脉之[2]不言水,反言胸中痛,气上冲咽,状如炙肉,当微咳喘。审如[3]师言,其脉何类?(21)

师曰:寸口脉沉而紧,沉为水,紧为寒,沉紧相搏,结在关元[4],始时当微,年盛不觉。阳衰之候,荣卫相干,阳损阴盛,结寒微动,肾气上冲,喉咽塞噎,胁下急痛。医以为留饮而大下之,气击[5]不去,其病不除。后重吐之,胃家虚烦,咽燥欲饮水,小便不利,水谷不化,面目手足浮肿;又与葶苈丸下水,当时如小差,食饮过度,肿复如前,胸胁苦痛,象若奔豚,其水扬溢,则浮咳[6]喘逆。当先攻击冲气,令止,乃治咳,咳止,其喘自差。先治新病,病当在后。(21)

【词注】

[1]苦水:苦,指程度重;水,指水气病。

[2]脉之:诊病人之脉。

[3]审如:审,深入的观察;如,确实如此。

[4]关元:指脐下三寸部位。

[5]气击:肾气向上冲击。

[6]浮咳:水气上浮入肺而咳。

【释义】

本条是论述水气病的传变和辨证论治。有的水气病人,面目身体四肢水肿、小便不利。老师诊脉之后,不谈水气,却说病人有胸中痛,气上冲咽,咽中感觉如有炙肉,有轻微咳喘。学生经过深入的观察,确实如此,老师怎样从脉象判断出来的?

老师的判断如下:由于寒水早已结于关元,有寒故脉紧,有水故脉沉。年轻阳气盛,寒水微弱,故不觉。中年乏后,肾阳衰弱,寒水已盛,阴寒闭塞,营卫不通,寒水动而向上,又随肾气上冲,故见喉咽塞噎,胁下急痛。医生误认为是留饮病,而用下法,结果上冲之气既不能降,寒水又不能除。医生若用温暖肾阳、驱散寒水之法,则病无不去;医生又用吐法,损伤脾胃,胃阴虚少,故虚热而烦,咽燥欲饮食。脾胃气虚,运化失职,故水谷不化,小便不利。水气内停,故面目手足浮肿。医生没有料到冲气欲作之势,不知脾肾阳虚不能气化以制水本,只知水气内停,用葶苈丸下水,水肿稍见消退;若稍有不慎,如食饮过度,损伤脾胃,水气又起,故肿复如前。积水扬溢,随肾气上冲,水泛胸间,故胸胁苦痛。水气随冲气升浮入肺,故咳嗽喘逆。

本证治疗,应分两步。第一阶段先治新病,因冲气较急,故当先降其冲气,冲气平复,治咳嗽喘逆,咳喘平息之后,再治痼痰。第二阶段,既要温暖肾阳,驱散寒水,又要健脾益胃,恢复运化之职。本条说明,老师认识疾病,既从现在的脉证来认识,又从疾病的形成过程和误治后的变化,深刻地认识疾病。这样才能确定正确的治疗原则和阶段性的处理方法。

【原文】

风水,脉浮身重,汗出恶风者,防己黄芪汤(方见湿病中)主之,腹痛者加芍药。(22)

【释义】

本条是论述风水表虚的证治。由于风邪侵袭肌表,故脉浮。卫气虚不能固表,则汗出恶风。营卫涩水道不利,水留分肉,则身重。

治以防己黄芪汤,疏风益卫,利湿而健脾行水。方中防己散风邪、通腠理;黄芪补卫气、温分肉;白术健脾行湿;生姜散风湿;甘草、大枣调和营卫。腹痛者,为肝脾之血脉不和,故加芍药以调和肝脾。

【原文】

风水,恶风,一身悉肿,脉浮不渴,续自汗出,无大热,越婢汤主之。(23)

越婢汤方:

麻黄六两,石膏半斤,生姜三两,甘草二两,大枣十五枚。

上五味,以水六升,先煮麻黄,去上沫,内诸药,煮取三升,分温三服。恶风者,加附子一枚,炮。风水,加术四两(《古今录验》)。

【释义】

本条是论述风水挟热的证治。由于风邪袭于肌表,故恶风。肺的治节不利,决渎失司,水溢皮肤,故一身悉肿。风客于表,气血向外,故脉浮。病在表,故不渴。风性疏泄,汗出则阳都不甚,故无大热。

治以越婢汤,发散风湿,清解郁热。方中麻黄、生姜发越阳气,宣散水湿;石膏清解郁热;甘草、大枣调和脾胃荣卫。

恶风者,为卫阳虚,则加附子温之。风水加白术补脾以化湿。

【原文】

皮水为病,四肢肿,水气在皮肤中,四肢聂聂[1]动者,防己茯苓汤主之。(24)

防己茯苓汤方:

防己三两,黄芪三两,桂枝三两,茯苓六两,甘草二两。

上五味,以水六升,煮取二升,分温三服。

【词注】

[1]聂聂:如树叶被风吹动之状,这里形容微微抽动。

【释义】

本条是论述皮水气虚的证治。由于脾阳虚弱,水湿内停,里水外溢。肺气不足,通调无力,水湿在皮中停滞,故四肢肿,按之没指。水湿壅遏卫气,气行逐水,水气欲行不行,则四肢聂聂动。

治宜防己茯苓汤,健脾益肺,行水利湿。方中防己、茯苓通行皮表,渗湿利水,导水下行;黄芪、桂枝益气温阳,以助行水化水之力;甘草配黄芪、茯苓,健脾益肺,恢复运化通调之功。

【选注】

《金匮要略心典》:"皮中水气,浸淫四末,而壅遏卫气,气水相逐,则四肢聂聂动也。防己、茯苓善驱水气,桂枝得茯苓,则不发表而反行水,且合黄芪、甘草,助表中之气,以行防己、茯苓之力也。"

【原文】

里水[1],越婢加术汤主之,甘草麻黄汤亦主之。(25)

越婢加术汤方(见上,于内加白术四两,又见脚气中)。

甘草麻黄汤方:

甘草二两,麻黄四两。

上二味,以水五升,先煮麻黄,去上沫,内甘草,煮取三升,温服一升,重覆汗出,不汗再服,慎风寒。

【词注】

[1]里水:即前一身、面目黄肿,脉沉,小便不利之证。

【释义】

本条是论述里水一证两方的治法。里水是由于脾阳虚不能运化水湿,肺气虚不能通调水道,水湿停留,泛于肌表而成。里水湿郁滞化热,一身面目黄肿者,可用越婢加术汤健脾宣肺而清郁热。若水湿停于肌表,无热而身肿者,可用甘草麻黄汤,内助脾气,外散水湿,使腰以上肌表寒水从汗而去。

【原文】

水之为病,其脉沉小,属少阴。浮者为风;无水,虚胀者为气。水,发其汗即已。脉沉者宜麻黄附子汤,浮者宜杏子汤。(26)

麻黄附子汤方:

麻黄三两,甘草二两,附子一枚(炮)。

上三味,以水七升,先煮麻黄,去上沫,内诸药,煮取二升半,温服八分,日三服。

杏子汤方(未见,恐是麻黄杏仁甘草石膏汤)。

【释义】

本条是论述正水、风水与虚胀的鉴别,及正水与风水的治法。正水病由于少阴肾阳不足,不能温化水气,水气停蓄于中,故腹满。水气上逆于肺,故喘息。肾阳不足,故脉沉小。治宜麻黄附子汤。方中麻黄宣肺发汗,祛水平喘;甘草健脾制水;附子温阳化湿。

风水病由于风邪侵袭肌表,故脉浮而恶风。肺失通调之职,水湿停滞,留于体表四肢关节,故头面浮肿、骨节疼痛。治以杏子汤。方中麻黄开宣肺气、散风湿;杏仁开肺气、利水湿;甘草和中。

虚胀病由于肺气郁而不行,气郁而胀。虚胀病无水而有气,故治以补肺行气。

【原文】

厥而皮水者,蒲灰散主治(方见消渴中)。(27)

【释义】

本条是论述内有郁热,阳气不达四肢的辨证论治。由于脾肺气虚,不行津液,故渴。湿热内郁,水气行于皮中,则不恶寒,身肿而冷,状如周痹。水在皮中,痹阻阳气,阳气不达于四肢,故手足厥冷。

治以蒲灰散利水通阳。方中滑石利水泻郁热,郁热一去,阳气可行,生蒲黄炒黑,行瘀通络,利水消肿,阳气通达,诸症可愈。

【原文】

问曰:黄汗之为病,身体肿(一作:重),发热汗出而渴,状如风水,汗沾衣,色正黄如檗汁,脉自沉,何从得之? 师曰:以汗出入水中浴,水从汗孔入得之,宜芪芍桂酒汤主之。(28)

黄芪芍药桂枝苦酒[1]汤方:

黄芪五两,芍药三两,桂枝三两。

上三味,以苦酒一升,水七升,相和,煮取三升,温服一升,当心烦,服至六七日乃解。若心烦不止者,以苦酒阻故也(一方用美酒醯[2]代苦酒)。

【词注】

[1]苦酒:即醋。

[2]醯:酸味之汁液。

【释义】

本条是论述黄汗病的辨证论治。由于汗出入水中,寒水从汗孔侵入,郁遏汗液,水湿留于肌肉经脉,阻碍营卫的运行,卫郁不能行水,故全身水肿;营郁而热,积热成黄,湿热外蒸,故发热汗出,汗沾衣,色正黄如柏汁。气不化津,故口渴。卫阳不利,故脉沉。治以芪芍桂酒汤,调和营卫,畅达气血。方中桂枝温化通行肌表水湿;生黄芪温行卫阳,补益脾肺之气;芍药清营血之热,行营血之郁;苦酒泄营中郁热。

【原文】

黄汗之病,两胫自冷,假令发热,此属历节;食已汗出,又身常暮盗汗出者,此劳气[1]也;若汗出已,反发热者,久久其身必甲错;发热不止者,必生恶疮[2];若身重汗出已,辄轻者,久久必身瞤[3],瞤即胸中痛,又从腰以上必汗出,下无汗,腰髋弛痛[4],如有物在皮中状,剧者不能食,身疼重,烦躁,小便不利,此为黄汗,桂枝加

黄芪汤主之。(29)

　　桂枝加黄芪汤方:

　　桂枝、芍药各三两,甘草二两,生姜三两,大枣十二枚,黄芪二两。

　　上六味,以水八升,煮取三升,温服一升,须臾,饮热稀粥一升余,以助药力,温服取微汗,若不汗,更服。

【词注】

[1]劳气:指劳病热在荣分。

[2]恶疮:即痈脓。

[3]身瞤:身体瞤动。

[4]腰髋弛痛:腰髋部无力而疼痛。

【释义】

　　本条是论述黄汗病的证治,以及黄汗病与历节病,荣气病的鉴别。"假令发热,此属历节",说明历节病是由于风寒湿邪侵入机体,遍历关节,湿邪化热,流入关节,故历节病者身热两足亦热。"食已汗出,又身常暮盗汗出者,此荣气也",说明荣气病是由于气虚表不能固,食后微热则汗出,或阴虚内热而外蒸,常暮卧盗汗出。

　　黄汗病,是由于汗出阳气外发,营阴外泄,营卫不和之时,水气乘虚侵入,阴湿积于下焦,卫阳虚弱,故两胫自冷,腰以下无汗,腰髋弛痛,如有物在皮中状,身疼而重。阳气虚弱,不能温脾,故剧者不能食。不能温阳化气,故小便不利。心火不能下交,独居于上,心火蒸腾,故发热,烦躁,腰以上汗出。若阳气太盛,汗出已反发热者,必然耗损营血,不能濡养皮肤,故其身必甲错。热郁肌肉,腐肉化脓,则生恶疮。若汗出后,湿热减轻,阳气亦虚,待阳气恢复,欲行水气,水气欲行不行,故必身瞤动。上焦湿气不行,下焦阴湿闭塞,气机不畅,故胸中疼痛。

　　本证为阴湿积于下焦,湿热壅于上焦,荣卫之气不能循行上下,阳火独壅于上,积热成黄,故为黄汗病。

　　治以桂枝加黄芪汤,调和营卫。方中桂枝温阳行水;芍药泄心火,敛阴气;桂枝、芍药调和阴阳,升下焦阳气以散寒湿,寒湿一去,心火下交于肾,上下交通,内外畅达;黄芪伸展阳气,固表敛阴,生姜、大枣、甘草调和营卫;饮热稀粥以助药力,取微微汗出,湿邪渐渐散去。

【原文】

　　师曰:寸口脉迟而涩,迟则为寒,涩为血不足;趺阳脉微而迟,微则为气,迟则为寒,寒气不足,则手足逆冷;手足逆冷,则荣卫不利,荣卫不利,则腹满胁鸣相逐;气转膀胱,荣卫俱劳;阳气不通即身冷,阴气不通即骨疼;阳前通则恶寒,阴前通则痹不仁。阴阳相得,其气乃行,大气[1]一转,其气乃散,实则失气,虚则遗尿,名曰气分[2]。(30)

【词注】

[1]大气:指宗气而言。

[2]气分:寒邪病于气分。

【释义】

　　本条是论述气分病的病机和症状,而与血分病对比发现。由于脾胃虚寒,则趺阳脉微而迟。脾阳不暖四肢,则手足逆冷。脾胃虚寒,营卫无源,血寒而少,则寸口脉迟而涩。脾阳虚,血涩少,荣卫不利,寒积中焦不散,则腹满肠鸣相逐,夫肠实便燥则矢气。今营卫劳损俱甚,寒气传于下焦膀胱,与气虚不能收涩,则遗尿。阴寒积于下焦,阳气不通,则身冷、恶寒;阴血不行,则骨节疼痛,肌肤麻痹不仁。

本条所论气寒则凝而不通,因脾胃虚寒则荣卫不利。中焦寒气转甚,可传于下焦,传于肌肉、骨节。治疗原则是温通阳气、补益阴血,使阴阳相得,其气乃行,水谷之气积于胸中者,名曰大气,一旦转流全身,其阴寒之气可以消散,则气分之病可愈。

【原文】

气分,心下坚,大如盘,边如旋杯[1],水饮所作,桂枝去芍药加麻辛附子汤主之。(31)

桂枝去芍药加麻黄细辛附子汤方:

桂枝三两,生姜三两,甘草二两,大枣十二枚,麻黄、细辛各二两,附子一枚(炮)。

上七味,以水七升,煮麻黄,去上沫,内诸药,煮取二升,分温三服,当汗出,如虫行皮中即愈。

【词注】

[1]旋杯:即圆杯。

【释义】

本条是论述心肾阳虚气分病的证治。由于心阳不足,肾阳微弱,阳虚不能温化,心阳不能下,肾阳不得升,阴寒水饮凝聚,积留胃中,则胃脘痞结而坚,以手触之则如盘如杯。阴寒聚于中,常见腹满肠鸣。阳虚不能温暖,常见手足逆冷、身冷、骨节疼痛。

治以桂枝去芍药加麻黄细辛附子汤,温阳散寒、通利气机。方中桂枝温通心阳,温化水湿;附子温暖肾阳,蒸化水气;细辛温经散寒、消散水饮;麻黄宣通肺气、通畅水道;生姜、甘草、大枣温脾和胃、调和营卫。服温药取汗,气机调畅,寒水消散,诸症可除。

【原文】

心下坚,大如盘,边如旋盘,水饮所作,枳术汤主之。(32)

枳术汤方:

枳实七枚,白术二两。

上二味,以水五升,煮取三升,分温三服,腹中软,即当散也。

【释义】

本条是论述脾胃虚弱的气分病证治。由于脾胃虚弱,不能升清降浊,阴寒水饮结聚,留于胃中,故心下坚,大如圆盘。

治宜枳术汤健中消痞。方中白术健中,升清降浊,消散寒水;枳实行气泻水,消坚散痞。

【附方原文】

《外台》防己黄芪汤:治风水,脉浮为在表,其人或头汗出,表无他病,病者但下重,从腰以上为和,腰以下当肿及阴,难以屈伸(方见风湿中)。

【释义】

本方是论述风水在下的证治。由于下焦阳气不振,外感风湿,风水下重上轻。心阳不能向下而郁蒸于上,故脉浮头汗出。头汗出则腰以上风水病和缓。凡水下重,湿从下起,上溢于腹,故腰下沉重,水肿,阴部亦肿,难以屈伸。

本证上轻下重,上有郁热,下有寒水,风少湿多,故用防己黄芪汤,益气除湿,调和营卫。方中防己宣通肺气,通调水道,降气泻火,水去火降,上下皆和;黄芪强卫固表,使汗孔开合正常,可止头汗,可泄水气;黄芪配防己,益气行水,行在下肌表之水气;白术健脾化湿,使脾胃升降得宜,配黄芪而升清阳,合防己而降浊阴;甘草健中化湿,调肺气输布津液;生姜走窜,温阳行水,消散水气,通阳助卫;大枣安中,补脾益阴,生化气血,入血和营,姜枣相配在内调和脾胃,在外和其营卫。

【结语】

本篇详细地论述水气病的病因、病机和辨证论治。水肿形成的机理,是由于肾阳虚不能气化,脾气虚不能运化,肺气虚不能通调,以致水湿之邪不得消散而停聚为病。

水气病的辨证论治,腰以上肿,可用发汗等方法;腰以下肿,可用利小便等方法,因势利导,为其基本治则。因水气停聚部位不同,可分风水、皮水、正水、石水。风水的治疗,善属风水表气已虚的,可用防己黄芪汤益气散湿、健脾行水;风水挟热,可用越婢汤发散风湿、清解郁热;风邪侵袭肌表,有脉浮等表证的风水,可用杏子汤解表开肺、利湿和中。皮水的治疗,若属皮水气虚的,可用防己茯苓汤,健脾益肺、行水利尿;皮水内有郁热,阳气不达四肢,可用蒲灰散;里水气虚郁热者,可用越婢加术汤,健脾利肺、清泄郁热;里水无热者,甘草麻黄汤,补中宣肺。正水的治疗,属阳虚不温的,可用麻黄附子汤,温阳健脾、宣通肺气。石水的治疗,虽无方药,可辨证明确,选用温暖脾肾、疏通肝络之方即可。

黄汗病因湿热郁于心营,积热成黄,汗出色黄而得名。若属水寒郁卫,营分有热的黄汗病,可用芪芍桂酒汤调和营卫,畅达气血;若属阴寒积于下,阳火郁于心而成的黄汗病,可用桂枝加黄芪汤调和营卫,交通上下。黄汗病的治疗,既要以温药调和,又要以黄芪强其卫气。

气分病因阳气虚弱,气机不畅,阴寒结聚,水留胃中而成。若属心肾阳虚,不得升降者,可用桂枝去芍药加麻辛附子汤,温阳散寒,通利气机;若属脾胃虚弱,升降失常者,可用枳术汤健中消痞。

黄疸病脉证并治第十五

【提示】

本篇是论述黄疸病的辨证论治。篇中共有条文 22 条,载方 6 首,附方 2 首。其中第 1 ~ 10 条条论述了黄疸病的病因、病理、证候、分类、辨证和治则。第 11、12 条是论黄疸病的预后情况和治疗上的难易。第 13 ~ 22 条阐述了黄疸病的治疗和方药。

黄疸病是以面目一身黄染,尿色赤黄,或大便灰白为主症。黄疸病又分为湿热发黄、寒湿发黄以及脉浮而黄、火劫而黄、燥结而黄、女劳而黄,以及虚劳发黄等。其中以湿热蕴结,胆汁失常所发生的黄疸,临床较为常见。

根据黄疸不同的发病原因和证候,本篇又分有谷疸、酒疸、女劳疸之名。谷疸,是由脾胃湿热郁蒸,或寒湿郁结所致。酒疸,是因饮酒过度,酒湿内蕴所引起。女劳疸,则是肾劳热在阴分之所致。

在治疗方面,有解表发汗、通利小便、清泻湿热、润燥滋血、调补脾胃的各种方法。

【原文】

寸口脉[1]浮而缓,浮则为风,缓则为痹。痹非中风[2],四肢苦烦,脾色必黄,瘀热以行。(1)

【词注】

[1]寸口脉:在这里是包括两手寸关尺而言。

[2]痹非中风:痹,此指瘀阻不通的病机。强调脉浮而缓,非太阳病中风证。

【释义】

本条是论述黄疸病的发病机理。脉浮则为风,当作有热理解。缓则为痹,当作有湿理解。湿热相合,痹郁于脾,脾主四肢,故四肢苦于热烦。脾土也,土色为黄,故湿热外现,一身尽黄,乃瘀阻之热所致,故曰"瘀热以行"。

【原文】

趺阳脉紧而数,数则为热,热则消谷[1],紧则为寒,食即为满。尺脉浮为伤肾,趺阳脉紧为伤脾,风寒相搏,食谷即眩,谷气不消,胃中苦浊[2],浊气下流,小便不通,阴被其寒,热流膀胱,身体尽黄,名曰谷疸。额上黑,微汗出,手足中热;薄暮[3]即发,膀胱急,小便自利,名曰女劳疸,腹如水状,不治。心中懊恼而热,不能食,时欲吐,名曰酒疸。(2)

【词注】

[1]消谷:是指能食善饥。

[2]苦浊:苦,有甚的意思。浊,指湿邪而言。即胃里的湿热太甚。

[3]薄暮:迫近日暮的时刻。

【释义】

本条是进一步论述黄疸的病机,以及黄疸的分类。谷疸的病机是"趺阳脉浮而数",数为胃中有热,胃热亢盛,故能消谷善饥;紧为脾之寒湿,脾寒则运化不及,能食而不能运,故食后谷留即为腹满。胃热脾寒湿,以致中焦的转输和气化功能失常,而使湿热相搏结于中焦。此时若饮食入胃,反助其热,湿热上蒸,清阳之气不得上升,故出现头眩;水谷不消,湿热蕴郁更重,故胃中苦浊部闭不舒,湿热下注膀胱,膀胱气化受阻,故小便不利,则尿黄而涩少。湿热不能排泄,必然郁滞于内,熏蒸肝胆,迫使胆汁外溢,故成谷疸病证。

"尺脉浮为伤肾,趺阳脉紧为伤脾"是对比女劳疸与谷疸的脉象差异而言。女劳疸是由于肾阴亏损,阴虚火旺,故尺脉见浮。谷疸是因脾停湿邪,化热下注,故而脉紧。

"阴被其寒,热流膀胱"是总结谷疸的病机。寒字当邪字体会,是说阴脏受邪,而热流膀胱的病理过程,也是谷疸发黄的要害。

女劳疸是因房室伤肾,阴虚火旺所致。肾劳而热,黑色上出,犹脾病而黄外见,故额上黑;肾热上行,而气通于心,则微汗出;手足心热,薄暮即发,病在阴面有热也;膀胱急者,为肾热所逼也;小便自利者,与温无关也。此得之女劳,其疸色黑而目不黄,故与酒疸异。若腹如水状,则不但伤阴,阳气亦随之而亡,故曰不治。酒、色伤人,可不慎欤。

酒疸是由饮酒过度,湿热郁蒸中宫,熏灼于心,所以心中懊侬而热。湿热内盛,升清降浊之机受阻,胃气上逆,故不能食,时时恶心欲吐。湿热熏蒸肝胆,胆汁外溢肌表而身黄,故名酒疸。

由上可知,谷疸、酒疸皆因于湿,湿性滞,故小便不利,而女劳疸则因于劳热,无关于湿,故小便自利。

【原文】

阳明病脉迟者,食难用饱[1],饱则发烦,头眩,小便必难,此欲作谷疸;虽下之,腹满如故,所以然者,脉迟故也。(3)

【词注】

[1]食难用饱:指饮食不能过饱。

【释义】

本条是论述阳明湿热欲作谷疸的病证。谷疸多属湿热,故脉来迟缓;湿热阻于中焦,消化不及,故食难用饱;饱则谷气郁滞不化,则见腹满。谷入增热,所以发烦。浊热上蒸,阻遏清阳,故见头眩;湿热下阻,三焦不利,故小便难。湿热既无外出之机,势必阻遏肝胆疏泄,乃为谷疸之由。治当利小便以去湿,不可误用泻下以去实。因无实可下,故虽下之,而腹满如故。此虽言不可下之理,并亦为"虽下之",指出了腹满的误诊。"所以然者,脉迟故也"是自注句,说明脉迟主湿而非燥。

【原文】

夫病酒黄疸,必小便不利,其候心中热,足下热,是其证也。(4)

【释义】

本条论述酒疸的辨证。由于耽嗜酒曲,以致湿热郁于中焦,脾胃不能升清降浊,湿热上蒸,故心中热。湿热下流,膀胱气化受阻,必见小便不利。湿热流注于下,故足下热。湿热不能外泄,郁蒸于内,故发黄。

酒疸的"足下热"与女劳疸的"手足中热",两者颇相近似。酒疸是因湿热下注所致,故兼小便不利。女劳疸是肾虚有热引起,故小便自利。虽两证相近似,但机理不同,须加鉴别。

【原文】

酒黄疸者,或无热,靖言了了[1],腹满,欲吐,鼻燥,其脉浮者先吐之,沉弦者先下之。(5)

【词注】

[1]靖言了了:靖,同静。指语言清晰、神情安静。

【释义】

本条是论述黄疸的证治。由于湿热蕴郁脾胃,气机失常,病变可有在上、在中、在下之分。如果湿热尚未熏蒸于上,则心中无热、心神宁静、语言不乱;如果湿热中阻不行,浊气内聚,又向上逆,则腹满欲吐;湿热耗阴,上熏于肺,则鼻燥。本证为湿热居中,有向上向下之势。若脉浮者,湿邪趋向于上,因势利导,用吐法治之。若脉沉弦者,是湿邪趋向于下,故用下法治之。

本条是通过脉象论述黄疸病的证治方法。正气抗邪有向上向下的自然趋势,治则应因势利导,可收事半功倍之效。条文中有"先吐""先下"之说,言外之意,吐和下尚不能尽除其病,需要再辨证治疗。

【原文】

酒疸,心中热,欲呕者,吐之愈。(6)

【释义】

本条是论述酒疸欲吐的治法。由于湿热内阻中焦,气机不畅,湿热邪气上冲,故心中热欲吐。因湿邪有向上之势,故用吐法,涌出病邪。

【原文】

酒疸下之,久久为黑疸,目青面黑,心中如啖蒜齑状[1],大便正黑,皮肤爪之不仁[2],其脉浮弱,虽黑微黄,故知之。(7)

【词注】

[1]心中如啖蒜齑状:如吃蒜齑样,心中有辛辣的灼热感。

[2]爪之不仁:爪,当动词解,即搔抓皮肤时,对痛痒不敏感。

【释义】

本条论酒疸误治的变证。酒疸尚未成实,而反用下法,下伤脾胃,胃伤则湿热更重,久久则由黄变黑,成为黑疸。黑疸者,血中湿盛而成瘀也,故目青面黑,大便色黑。若湿热互蒸,熏灼中焦,故心中如啖蒜齑状。血瘀则皮肤失禀,则爪之不仁。本病仍是湿热酒疸,故疸色虽黑,而带有微黄,与女劳疸则异。

根据临床观察,凡黄疸日久不退,而湿热甚者,皆能变为黑疸,亦不可不知。

【原文】

师曰:病黄疸,发热烦喘,胸满口燥者,以病发时,火劫其汗,两热所得,然黄家所得,从湿得之。一身尽发热而黄,肚热[1],热在里,当下之。(8)

【词注】

[1]肚热:即腹中热。

【释义】

本条论述用火劫发黄的证治。本病的初期为里有湿热,当用清热利湿之法。若误用火劫发汗以退其黄,则使在里之湿热不得解,反使火邪与郁热相合,则两热相得。邪热上壅,故发热烦喘,胸满口燥,然邪热虽盛,无热则不黄,故曰"然黄家所得,从湿得之",使人"一身尽发热而黄,肚热",此为黄疸的里热实证,故当下之。

【原文】

脉沉,渴欲饮水,小便不利者,皆发黄。(9)

【释义】

本条论述湿热黄疸的辨证。由于湿热郁滞于里,故脉见沉。渴欲饮水,是里有热邪,若热从燥化,则大便必硬;若热从湿化,则小便不利。热郁蒸邪无从外出,势必影响胆液排泄失常,而为黄疸。

【原文】

腹满,舌痿^[1]黄,躁不得睡,属黄家^[2](舌痿疑作身痿)。(10)

【词注】

[1]舌痿:是指舌黄而不红润。

[2]黄家:指平素有黄疸而时时发作的病人。

【释义】

本条论述黄疸病属湿重于热的辨证。脾主腹,脾之脉又连舌本,若腹满舌痿黄,是脾有湿而不散;又躁不得睡,主胃有热而卧不安。湿热相加,病属黄家则何疑之有?

【原文】

黄疸之病,当以十八日为期,治之十日以上瘥,反剧为难治。(11)

【释义】

本条论黄疸的预后。黄疸是因脾湿为病。脾土在自然气候之中,旺于四季之末各18天。所以此18天为脾土之旺日,脾病在其气旺之时则容易治愈,故以18天为期。也就是说,18天之内治疗病势有所减轻,就容易治愈。如果10天之后,病情反加严重,则为邪盛正虚,由急性转为慢性,在治疗上就比较困难。

本条总的精神,说明黄疸的预后,在时间上很为重要。也说明争取及早治疗,以防日久正衰邪盛,难以痊愈之意。

【原文】

疸而渴者,其疸难治;疸而不渴者,其疸可治。发于阴部^[1],其人必呕;阳部^[2],其人振寒而发热也。(12)

【词注】

[1]阴部:指里。

[2]阳部:指表。

【释义】

本条亦论黄疸的预后。黄疸病是湿热郁蒸之证。若疸而渴者,主里热重,热重则湿留,故为难治。反之,疸而不渴者,主里热湿微,湿则无援,故易治愈。发于阴部,阴主里,里病则气逆,故其人必呕。发于阳部,阳主表,表有邪,则其人振寒而发热。

以上12条论述黄疸病的病机、分类、禁忌、预后和治疗原则等,故带有总论意义。

【原文】

谷疸之为病,寒热不食,食即头眩,心胸不安,久久发黄,为谷疸。茵陈蒿汤主之。(13)

茵陈蒿汤方:

茵陈蒿六两,栀子十四枚,大黄二两。

上三味,以水一斗,先煮茵陈,减六升,内二味,煮取三升,去滓,分温三服,小便当利,尿如皂角汁状,色正赤,一宿腹减,黄从小便去也。

【释义】

本条论述湿热谷疸的证治。本证由于脾胃湿热、湿热交蒸、营卫之气、壅塞不利，故发热恶寒、湿困脾胃、不能运化，故不能食。若多进食，助其湿热，湿热内聚，不得下行，故心胸不安。湿热邪气上冲，故食即头眩。湿热阻遏气化，故尿黄而少。湿热无从排泄，持续日久，势必增盛，熏蒸肝胆，胆汁外溢，而成谷疸。

治宜茵陈蒿汤，清利湿热。方中茵陈、栀子清利湿热，导邪下出，从小便而去；大黄泄热破结，使阳明瘀滞之热，从小便排出体外。三药相配，使二便通利，湿热下行，气机复常，诸症可愈。故方后注云"尿如皂角汁状""黄从小便去"。

【原文】

黄家，日晡所发热，而反恶寒，此为女劳得之。膀胱急，少腹满，身尽黄，额上黑，足下热，因作黑疸。其腹胀如水状，大便必黑，时溏，此女劳之病，非水也。腹满者难治，硝石矾石散主之。（14）

硝石矾石散方：

硝石、矾石（烧）等分。

上二味，为散，以大麦粥汁和服方寸匕，日三服。病随大小便去，小便正黄，大便正黑，是候也。

【释义】

本条论述女劳疸兼有血瘀的证治。阳明湿热的黄疸病，是日晡时发热，而女劳疸，日晡时则恶寒，恶寒便知非阳明热证。这是因为女劳伤了肾，肾与膀胱相表里，病及其合，膀胱之气不能温煦于表，故恶寒。肾虚不能气化水府津液，水停于心，故少腹满，膀胱急。少阴阴虚，故足下热，尺脉浮而盗汗。"额上黑"为肾色上出（解见第二条）。此为阴分邪热不解，使瘀血内停，故腹满如水状，瘀血在于肠，故大便黑，时溏。此为女劳疸挟有瘀血之证，是女劳疸的变证。如病至后期，脾肾两败，肾不主水，脾不运化，出现水肿腹胀满，多为预后不良，治疗亦很困难。

治宜硝石矾石散，行瘀清热治疸。方中硝石苦寒入血，软坚逐瘀，清热凉血；矾石消水湿，清热解毒；大麦厚胃益脾，消积进食，以缓硝石之烈。三药相合，共奏消瘀除热之功。

硝石矾石散是治女劳疸兼有瘀血者之要方，但也可治疗其他类型的黄疸病，如张锡纯曰："《金匮》有硝石矾石散，原为治女劳疸之专方，愚恒借之以概治疸证皆效。"又曰"且西人谓有因胆石成黄疸者，而硝石矾石散，又善消胆石。有因钩虫成黄疸者，而硝石矾石散，并善除钩虫"。所以，本方可治各种黄疸病。

【原文】

酒黄疸，心中懊侬，或热痛，栀子大黄汤主之。（15）

栀子大黄汤方：

栀子十四枚，大黄一两，枳实五枚，豉一升。

上四味，以水六升，煮取二升，分温三服。

【释义】

本条是论述酒疸热重于湿的证治。由于饮酒过度，湿热聚于胃中，邪热内盛，上郁于心胸，气机不利，故心中懊侬而成热痛。

治宜栀子大黄汤，清利实热。方中栀子清在上之郁热，屈曲下行，利尿渗湿；大黄泄热破结,以利腑气;豆豉清宣膈上之蕴热;枳实行气消痞。四药相须,消散郁热,清利膈脘,则诸症可解。

本证为邪热偏盛于上,既有心中懊侬,发热疼痛,面目黄色鲜明,又有身热,烦躁不安,大便难,而小便不利等症。

栀子大黄汤的作用,在于清除实热,与茵陈蒿汤作用相似,但同中有异。茵陈蒿汤证是湿热俱盛,并以腹满为主,所以方中用大黄二两,配茵陈通利湿热;栀子大黄汤证为热重于湿,且以心中懊侬为主,因此,方中大黄用一两,配豆豉、栀子泄热除烦。

【原文】

诸病黄家,但利其小便,假令脉浮,当以汗解之,宜桂枝加黄芪汤主之(方见水气病中)。(16)

【释义】

本条论黄疸有表邪的证治。黄疸的病因,多为湿热郁蒸,气化失职,湿热不去而成。治以清利湿热,通利小便,方能达到退黄目的,所以说:诸病黄家,但利其小便。治疗黄疸病,大都如此。但也有内热不盛,表虚挟湿,寒湿外束,阳气不伸,湿邪内郁,而成黄疸。常见脉浮汗甚等症。当以发汗祛邪,解郁退黄为主,可用桂枝加黄芪汤治之。方中以桂枝解表透邪、调和营卫、舒展阳气;黄芪益卫以行表湿,合桂枝汤可为黄疸病的解表剂。桂枝加黄芪汤适用表虚挟湿,内热不重之证。如表实而湿热内盛,则用麻黄连翘赤小豆汤为宜。

【原文】

诸黄,猪膏发煎主之。(17)

猪膏发煎方:

猪膏半斤,乱发如鸡子大三枚。

上二味,和膏中煎之,发消药成,分再服,病从小便出。

【释义】

本条论黄疸伤阴化燥的证治。凡湿邪郁于血分,久而生热,郁蒸气血不利,出现津枯血燥,皮肤黄而晦暗,即为阴黄,治当以猪膏润燥,发灰入血和阴,则黄色可去。

【原文】

黄疸病,茵陈五苓散主之(一本云:茵陈汤及五苓散并主之)。(18)

茵陈五苓散方:

茵陈蒿末十分,五苓散五分(方见痰饮中)。

上二物和,先食饮方寸匕,日三服。

【释义】

本条论述黄疸病湿重于热的证治。由于脾胃湿重热轻,湿郁热阻,上使肺气不得通调,下使膀胱津液不化,故见口渴,小便不利的津液不化之症。

治宜茵陈五苓散,行气利湿,清热退黄。方中茵陈清利湿热而退黄;五苓散化气利水,祛除湿邪。湿除热退,气机通畅,则诸症自解。

【原文】

黄疸腹满,小便不利而赤,自汗出,此为表和里实,当下之,宜大黄硝石汤。(19)

大黄硝石汤方:

大黄、黄檗、硝石各四两,栀子十五枚。

上四味,以水六升,煮取二升,去滓,内硝,更煮取一升,顿服。

【释义】

本条论述黄疸病热盛里实的证治。由于湿热熏蒸脾胃,气机不畅,湿浊内壅,所以腹满。热盛湿阻,故小便不利而赤。"自汗出"为表和无病。此证为表和里实,治当泻下。

治宜大黄硝石汤,清泄实热。方中大黄、硝石攻下瘀热,通便泄热;栀子、黄柏清热燥湿,除湿退黄。诸药相配,清泄三焦实热,使湿热邪气从下泄去,故其病可愈。

本证与栀子大黄汤证,同为邪热偏胜之证。但大黄硝石汤证是里热极盛,病情比大黄栀子汤证更为严重,所以方中苦寒泻泄之力为强。因此,栀子大黄汤证为邪热偏胜之轻证;而大黄硝石汤证是邪热偏胜之重证。

【原文】

黄疸病,小便色不变,欲自利,腹满而喘,不可除热,热除必哕,哕者,小半夏汤主之(方见痰饮中)。(20)

【释义】

本条论黄疸病误治发生变证的治疗方法。由于脾气虚弱,湿多热少,湿浊内聚,脾虚不能温化,故见腹满,欲自利,小便色不变,皮表色淡黄而不枯燥。湿浊上壅,肺气不宣,则为喘逆,本证误用苦寒清泻之品,则损伤胃阳,胃气不降,湿浊不行,凝为痰饮,故上逆作哕,治以小半夏汤,温散寒饮,行郁除满,降逆止哕。俟呕逆停止,再议黄疸之治。

【原文】

诸黄,腹痛而呕者,宜柴胡汤(必小柴胡汤,方见呕吐中)。(21)

【释义】

本条论黄疸病属肝邪犯胃的证治。由于肝旺乘脾,脾胃湿热郁结,蒸郁发热;湿热郁滞胃肠,气机不顺畅,则见腹痛;胃气上逆,则呕。

治以小柴胡汤疏肝清热,健脾和胃,调畅气机,肝脾之气得运,则湿热可去,黄疸、腹痛、呕吐可愈。

本方适用于黄疸病,见胸胁苦满、头晕目眩、脘闷欲吐等症。若加栀子、茵陈清透半交半里之邪,治黄之效更佳。

【原文】

男子黄,小便自利,当与虚劳小建中汤(方见虚劳中)。(22)

【释义】

本条论述虚劳萎黄的证治。本证是由于脾胃虚寒、阴血亏损、阳气不足、阴虚内热、内热熏蒸、阳不温煦、气郁不畅、血不外荣,所以皮色萎黄,水湿尚能下流,故见小便自利。

治以小建中汤,调阴阳、和营卫、健运脾胃、开发生化之源,使气血充足,自能荣养肌肤、温和皮表,则萎黄之色可变。

【附方原文】

瓜蒂汤:治诸黄(方见暍病中)。

【释义】

本方治黄疸湿热凝结于上,而有上逆作呕之症。用瓜蒂汤因势利导,吐而去黄之法。

【附方原文】

《千金》麻黄醇酒汤:治黄疸。

麻黄三两。

上一味,以美清酒五升,煮取二升半,顿服尽。冬月用酒,春月用水煮之。

【释义】

本方治疗湿邪郁于肌肤,卫阳闭阻,表实无汗,热郁于内,而发黄疸。麻黄醇酒汤发散表湿,开郁散热。方中麻黄辛温发汗,亦能利水,使湿热从汗而散,从下而去。醇酒温散,可助麻黄发汗,通行营卫。二药相须,使湿热可去,营卫可通,黄疸则愈。

【结语】

本篇比较全面地论述了黄疸病,并将黄疸病分成谷疸、酒疸、女劳疸三种类型,而湿热黄疸为本篇论述的重点。谷疸证候以食即头眩、心胸不安、脉迟、食难用饱、饱则烦眩等症为主;酒疸证候以心中懊憹、热痛、足下热为主;女劳疸的证候,可见日晡发热而反恶寒,膀胱急,小便自利,额上黑,足下热,大便必黑,时溏。此外,凡因湿热所致的黄疸均有小便不利,而女劳疸与虚劳发黄则小便自利为异。

黄疸病的治疗,无论是谷疸、酒疸、女劳疸,首先要辨证清楚治方无误。如谷疸、酒疸要分清湿胜于热,热胜于湿或湿热俱盛等病情。如湿重者,可用茵陈五苓散,利水渗湿、清热退黄;热重者,可用栀子大黄汤,清利实热,或用大黄硝石汤,清泄实热;湿热俱盛者,可用茵陈蒿汤,清热利湿、通利气机。女劳疸,若兼有瘀血者,治宜硝石矾石散,除浊散瘀。黄疸如脉浮表虚而自汗出者,可用桂枝加黄芪汤;表实无汗者,可用麻黄醇酒汤。黄疸兼有呕逆者,宜用小半夏汤,兼有腹痛呕吐者,可用小柴胡汤。如病邪在上者,宜用吐法,可酌情选用瓜蒂汤。因寒湿发黄者,宜用温中化湿法。萎黄病大肠燥结者,宜用猪膏发煎。虚劳萎黄者,应以小建中汤治之。辨证得法,则效如桴鼓。

惊悸吐衄下血胸满瘀血病脉证并治第十六

【提示】

本篇是论述惊、悸、吐、衄、下血和瘀血等病的辨证论治。至于胸满一证也是瘀血为病的一种反映,故可相提并论。篇中共有条文 17 条,载方 5 首。其中第 1 条是论惊悸的病机和脉诊,第 12、13 条则论惊悸的辨证论治和方药。从第 2 ~ 9 条是论吐、衄、下血的脉证、鉴别、转归和治疗禁忌。第 10 条、11 条是论瘀血的脉证和治法。第 14 ~ 17 条是论吐、衄、下血的证治和方药。由于惊、悸、吐、衄、下血的病机皆与心和血有关,故合为一篇论述。

惊,是惊怖,是触然临之,而神志受惊的一种病证;悸是心内动,筑筑惕惕而不能自主之的一种症状。至于非外界刺激而内生的惊、悸,皆因气血虚弱不能养心,或痰热扰心之所致,两证往往同时存在,故统称之为惊悸证。

吐、衄、下血和瘀血,都是血液之病,从病因讲有寒热虚实之分;从病位论有或上,或中,或下之别,故其治法也应随证而异。

【原文】

寸口脉动而弱,动即为惊,弱则为悸。(1)

【释义】

本条是从脉象论述惊悸的病机。人之心气素虚,则心神内怯,猝遇非常之变,使气乱神荡,因而血气逆乱,则使寸口之脉动乱失序,而发生恐惧惊骇,故曰“动即为惊”。如果气血两亏,则心失所养,而见心悸不安,其脉弱而无力,故曰“弱则为悸”。

惊与悸虽是两证,有外触而发,自内而生之分,从实质上讲,惊与悸都是因于气血虚衰所致,不过有轻重之不同而已。并且,受惊以后亦可发生心悸;心悸时亦可发生惊恐。

【原文】

师曰:尺脉浮,目睛晕黄[1],衄未止,晕黄去,目睛慧了[2],知衄今止。(2)

【词注】

[1]目睛晕黄:具有两义,一为病人目睛之色晕黄不亮;二为目睛视物晕黄不明。

[2]目睛慧了:指由目睛晕黄变为目睛视物清晰。

【释义】

本条是论述衄血证的预后。尺脉以候肾。由于肾阴虚,虚火浮动,故尺脉浮。由此推断,若因肝热上蒸于目,则目睛晕黄。似此虚火上炎,迫血妄行,可发生衄血之证。若衄后而晕黄不去,则热未尽出,故知衄仍未止。反之,若晕黄去,目睛视物慧了的,则知肝肾虚火已敛,阴气已升,故知衄今止。

【原文】

又曰:从春至夏衄者太阳,从秋至冬衄者阳明。(3)

【释义】

本条是从季节气候的变易论述衄血的辨证。手足太阳与手足阳明四经的经脉,皆循行鼻位,故鼻衄与此四经有关。从春至夏,阳气升起,应发布于外。若外感风寒,客于肌表,阳气不能外达,郁而不伸,积于荣分,则迫血上逆而衄血,故曰"从春至夏衄者太阳",以太阳主表故也;从秋至冬,阳气沉降,气应内收,如阴虚内热,内热上炎,迫血上逆而致衄,故曰"从秋至冬衄者阳明",以阳明主里故也。总之,春夏衄血,多属外感病;秋冬衄血,多属内伤病。由此可知,春夏衄血多因外感风寒所致,秋冬衄血多由阴虚内热引起。

【原文】

　衄家不可汗,汗出必额上陷[1],脉紧急,直视不能眴[2],不得眠。(4)

【词注】

[1]额上陷:额上肌肉塌陷不起。

[2]眴(shùn,瞬)。眼球转动之意。

【释义】

　本条是论述衄家误汗后的症状。衄家长期失血,若再发汗,既亡其阴,又伤其阳。阴阳两伤,则血脉空虚,故见额上塌陷,气血虚少,血脉不荣,则失去柔和之象,故血脉紧急;掣引目睛不和,故两目直视而不能附;汗为血液,血虚则不能养心潜阳,以致阳气不敛,故烦躁而不得眠。

【原文】

　病人面无色,无寒热,脉沉弦者,衄;浮弱,手按之绝者,下血;烦咳者,必吐血。(5)

【释义】

　本条是论述内伤出血的几种脉证。"面无血色,无寒热"是本条总纲,概括衄血、下血、吐血等证候而言的。"面无血色"是失血之后,血虚不能上荣,以致面色㿠白。"无寒热"是说没有恶寒发热的表证。衄血、下血、吐血三种失血证,病机不同,脉象亦有所不同。病人脉见沉弦,沉以候肾,弦为肝脉,由于肾虚不能涵养肝木,肝旺气升,血从上逆,则为衄血;如脉见浮弱而按之绝者,夫浮为阳虚,弱为血虚,按之绝而不起,则主虚阳上浮,不能固摄下焦阴血之象。所以出现下血之证。如不见下血,而烦咳为甚者,是虚火扰动心肺,则必致吐血。

【原文】

　夫吐血,咳逆上气,其脉数而有热,不得卧者,死。(6)

【释义】

　本条是论述吐血、咯血等血证的预后诊断。由于阴虚火旺,迫血妄行,故吐血。吐血之后,阴血耗损,阳气独盛,故脉数而有热;虚热熏灼肺金,肺津枯竭,故咳逆上气;阳盛于上,不入于阴,故心烦不得卧。在吐血之后,出现脉数身热,咳逆上气,不得卧等症,是阴血更虚,而阳热更旺的反应。如此。吐血之后则阴血更虚;阳热之邪而越旺,形成阴越虚而阳越亢的恶性因果,其预后则一定是险恶的,故曰"死"。

【原文】

　夫酒客咳者,必致吐血,此因极饮过度所致也。(7)

【释义】

　本条是论述酒客吐血的病机。酒客致咳,热伤肺也。肺被热伤,气不宣降,故咳逆也;久咳不已,必动血甚,故曰"必致吐血",禁酒清肺热则愈。故又曰:"此因极饮过度所致也。"

【原文】

　寸口脉弦而大,弦则为减,大则为芤,减则为寒,芤则为虚,寒虚相击,此名曰革,妇人则半产漏下,男子则亡血。(8)

【释义】

本条是论述虚寒失血的脉象。本条已见于《血痹虚劳病脉证并治第六》篇。脉弦为阳气不足,阳气不足故曰"减";脉大中空为阴血不足,阴血不足故曰"芤"。如此弦芤相合则脉革,革则主阴阳气血皆不足,必然导致阳虚不能固,阴虚不能守,从而引起女子半产漏下与男子亡血失精等病变。

【原文】

亡血不可发其表,汗出则寒栗[1]而振[2]。(9)

【词注】

[1]栗:心里冷叫栗。

[2]振:动也,指身体摇动。

【释义】

本条是论述亡血误汗的变证。本条已见于《伤寒论·太阳篇》。亡血者,血已亡失,若再发汗,到又复伤阳气,阳气虚则恶寒而心栗;全身振振动,如同发颤。

【原文】

病人胸满,唇痿[1],舌青,口燥,但欲漱水,不欲咽,无寒热,脉微大来迟,腹不满,其人言我满,为有瘀血。(10)

【词注】

[1]唇痿:痿,同"萎",指口唇不华枯萎。

【释义】

本条是论述瘀血的脉证。瘀斑留滞,气机不畅,新血不生,血不外荣,故唇痿;瘀血之色见于舌,故舌青;瘀血停留,气不化津,不能上润,故曰燥,但欲漱水,不欲咽。由于瘀血凝滞在下,气塞于上,则脉微大,胸满;瘀血内结于腹部深处,血行不畅,涩而不利,故脉来迟。由于瘀血结于腹部深处,所以望之腹虽不满,但病人却感觉胀满。"脉微大来迟",实质是指脉象虽大,但脉势不足,故往来涩滞不利。

【原文】

病者如热状,烦满,口干燥而渴,其脉反无热,此为阴伏,是瘀血也,当下之。(11)

【释义】

本条是论述瘀血当下之证。本证因瘀血不化,瘀郁化热,故病者如热状。由于热伏阴分,气机不畅,则烦满;瘀血不行,郁热伤阴,津少不润,则口干燥而渴。因本证是瘀血化热,内伏阴分,故其脉反无热。此为阴伏,是瘀血也,当用下法,宜桃核承气汤、抵当丸之类。

【原文】

火邪[1]者,桂枝去芍药加蜀漆牡蛎龙骨救逆汤主之。(12)

桂枝救逆汤方:

桂枝三两(去皮),甘草二两(炙),生姜三两,牡蛎五两(熬),龙骨四两,大枣十二枚,蜀漆三两(洗去腥)。

上为末,以水一斗二升,先煮蜀漆,减二升,内诸药,煮取三升,去滓,温服一升。

【词注】

[1]火邪:指因火劫,如用瓦熨、烧针发汗之法。

【释义】

本条是论火劫致惊的治法。本证为太阳伤寒,医以火法迫劫出汗,以致损伤心阳,阳气不化,津液成痰,迷于心宫,故见烦躁、惊悸不安等症。

本证为心阳虚而痰浊内阻,治宜桂枝去芍药加蜀漆牡蛎龙骨救逆汤,敛阳镇惊、祛痰安神。方中桂枝、甘草扶助心阳;生姜、大枣调和营卫;蜀漆除痰化饮;牡蛎、龙骨收敛神气、安神定志,以治惊狂。诸药相合,使心阳奋起,痰浊消除,则惊止而神安。

【原文】

心下悸者,半夏麻黄丸主之。(13)

半夏麻黄丸方:

半夏、麻黄等分。

上二味,末之,炼蜜和丸小豆大,饮服三丸,日三服。

【释义】

本条是论述寒饮心悸的证治。本病因脾不健运,寒饮内停心下,水气上漫于心,故心下动悸。同时又可有上闭肺气,中停胃中的喘息短气、头晕目眩、呕吐、心下痞等症。

治宜半夏麻黄丸,一宣一降,以蠲饮邪。方中用麻黄宣通肺气,以散水邪;半夏和胃降逆,以蠲寒饮,俾阳气通,饮邪除则心悸可愈。然伏邪为有形之邪,必须抚剿兼施,以使缓缓而去,若操之过急,未有不伤正气者,故以小量丸剂为宜。

痰饮心悸,一般多用桂枝、茯苓通阳利水。本病为寒饮内盛,阳气闭郁之证,故以半夏麻黄丸宣阳蠲饮。由此可知,悸证不只是气血亏损引起,其中也有寒饮之为患。

【原文】

吐血不止者,柏叶汤主之。(14)

柏叶汤方:

柏叶、干姜各三两,艾三把。

上三味,以水五升,取马通汁[1]一升,合煮取一升,分温再服。

【词注】

[1]马通汁:即马溺,以白马者为良。

【释义】

本条是论述吐血不止的证治。本证是因中气虚寒,气不摄血,血不归经而致上溢吐血。"吐血不止"这句话,是指吐血时多时少,时吐时停,持久不止,顽固不愈之意。

治宜柏叶汤,温经止血。方中柏叶止血,其性清肃而降,以制血之上逆;干姜、艾叶温中,暖气以摄血;马通汁育阴止血,能引血下行,且减干姜、艾叶之燥。四药共奏温中摄血止呕的功效。临床上如无马通汁,亦可用童便代替。

【原文】

下血,先便后血,此远血[1]也,黄土汤主之。(15)

黄土汤方(亦主吐血、衄血):

甘草、干地黄、白术、附子(炮)、阿胶、黄芩各三两,灶中黄土半斤。

上七味,以水八升,煮取三升,分温二服。

【词注】

[1]远血:先大便,后出血,血来自直肠以上的部位,离肛门较远,称为远血。

【释义】

本条是论述虚寒下血的证治。本证是因中气虚寒,脾阳不运,气不摄血而成便血。大便下行,气亦下泄,血随之而下,故为先便后血之远血证。中气虚寒,气血来源不足,则面色㿠白,恶寒倦怠,腹痛喜按,舌淡脉弱等症,自在言外。

治宜黄土汤,温脾扶阳补血摄阴。方中灶中黄土,一名伏龙肝,配白术、附子、甘草温中祛寒,健脾统血;阿胶、干地黄养血止血;黄芩清热凉血坚阴,防止温药动血。诸药相合。振奋脾阳,统血循行脉中,则便血自止。

黄土汤与柏叶汤同为中气虚寒不能摄阴的出血证,但病有轻重的不同。柏叶汤证,虚寒较轻,虽出血不止,但未伤正气,仅用干姜温暖中阳即可;而黄土汤证为虚寒较重的出血证,故用附子扶阳以摄阴。

【原文】

下血,先血后便,此近血[1]也,赤小豆当归散主之(方见狐惑中)。(16)

【词注】

[1]近血:先血后便,血来自直肠的部位,离肛门较近,称为近血。

【释义】

本条是论湿热蕴结迫血下行的证治。由于湿热蕴结于大肠,迫血下行,故为先血后便之近血证。出血时,多带脓液,后世亦称脏毒。由于湿热蕴结于中,故大便不畅,而舌苔黄腻,脉弦数等症,亦势必然矣。

治以赤小豆当归散,清利湿热,排脓消肿,活血行瘀,使热除湿祛,下血之证可自止。

【原文】

心气不足[1],吐血、衄血,泻心汤主之。(17)

泻心汤方(亦治霍乱):

大黄二两,黄连、黄芩各一两。

上三味,以水三升,煮取一升,顿服之。

【词注】

[1]心气不足:这里是指心中之阴气不足。

【释义】

本条是论述热盛失血的证治。由于心阴不足,心火亢盛,迫血妄行而上溢,故见吐血、衄血。邪热亢盛,故有心烦不安,面赤舌红,烦渴便秘,脉数等症。

治以泻心汤,清热泻火。方中黄芩、黄连清热降火、泻心经热,心血自宁;大黄苦泻,引血下行,使气火下降,则血静而不妄行。此即前人所说"泻心即泻火,泻火即止血"之意。

【结语】

本篇论述了惊与悸的病情,举出了治疗之法:如桂枝去芍药加蜀漆牡蛎龙骨汤,而有通阳镇惊、祛痰安神的作用,以治火邪之惊狂;半夏麻黄丸,则有宣阳蠲饮的效果,以治疗寒饮凌心之悸。

在失血证中:有柏叶汤温经止血,而治吐血不止;黄土汤温脾摄血,可治远血;赤小豆当归散清利湿热,可治远血;泻心汤清热泻火,治心阴不足心火盛的吐衄。本篇同时亦论述了吐衄、下血的禁忌和预后,以及瘀血的脉证特点。总的来说,治血虽仅有四方,但对血证的病因、病机以及辨证论治的方法,已全面地加以论述,并且写得很有层次,便于掌握。

呕吐哕下利病脉证并治第十七

　　本篇是论述呕吐、哕、下利等病的辨证论治。呕为有声有物;吐为有物无声;哕为无物有声,又称呃逆。呕吐中还包括了"胃反",胃反为幽门不开,食入反出之病。下利则包括了泄泻等疾患。

　　本篇共有条文47条,载方22首(不包括附方),附方2首。在本篇中,从第1~7条是论呕吐病的脉证、发病机理、病理变化以及在治疗上的禁忌,而为本篇呕吐病的总论。第8~21条是论呕吐病的辨证和治法;第22条、23条是论哕证的证治和方药;第24~35条是论下利的病理机制和下利的治疗原则,以及下利病的转归;第36~47条是论下利的辨证和治疗。呕、吐、哕、下利的病证,虽有寒热虚实之不同,并涉及肝肾等脏,但总以脾、胃、大肠、小肠的症状为主,故合为一篇论述。

　　呕、吐、哕、下利如果属于实证、热证的,则病多在胃肠;属于虚证、寒证的,则病多在脾胃。

【原文】

　　夫呕家有痈脓,不可治呕,脓尽自愈。(1)

【释义】

　　本条是论痈脓、呕吐的治法。热毒聚于胃腑,腐肉化脓,胃气上逆,驱脓外出,故见呕吐、痈脓。本证呕是病之标,痈脓是病之本。治病必求其本,故应治其痈脓,使胃中热毒消散,不再化脓,有脓吐出,胃气则安,呕亦可止。如果用止呕药治呕,则热毒不解,脓液内留,病情更加恶化,所以说"不可治呕"。

　　呕吐的病因很多,要进行辨证论治,应求其治呕的原则。所以,第一条就提出痈脓、呕吐,不治呕之标;应治痈脓的根本,可为一锤定音之论。

【原文】

　　先呕却[1]渴者,此为欲解;先渴却呕者,为水停心下,此属饮家;呕家本渴,今反不渴者,以心下有支饮故也,此属支饮。(2)

【词注】

　　[1]却:在这里作"后"字解。

【释义】

　　本条是论停饮呕吐的辨证。水湿停于胃中,胃气上逆,饮邪亦随之而出。若饮去而胃阳复,则口中渴,故知此为欲解。若水饮停于胃中,中焦气化不利,津液不能上承,故亦口渴。但渴而多饮,更助水邪,以致水饮上逆而作呕,故属于饮家。呕家因吐而伤津液,本应口渴,今反不渴者,此乃饮邪停于心下,属于饮邪的呕吐,则为病微而非邪解,故曰:此属支饮。

【原文】

　　问曰:病人脉数,数为热,当消谷引食[1],而反吐者,何也? 师曰:以发其汗,令阳微,膈气虚,脉乃数。数为客热[2],不能消谷,胃中虚冷故也。

　　脉弦者,虚也,胃气无余,朝食暮吐,变为胃反[3];寒在于上,医反下之,今脉反弦,故名曰虚。(3)

【词注】

[1]引食:进食。

[2]客热:暂时性的虚热。

[3]胃反:病名。后世又称为"反胃",又为反复呕吐的总称。

【释义】

本条是论述胃反的病因病机。病人脉数,数为热。胃热,当消谷引食为是。今不但不消谷,而反吐,原因是医生误用辛温发汗之品,损伤胃阳,以致胃中虚冷,其脉必数而无力。这种数脉并非实热或寒实,不能传化水谷而引起的呕吐。而因胃虚寒而胃气不和,故脉数为"客热"。

脉弦主寒,而曰虚者,是因胸膈阳虚在先,而后寒生也。又误用苦寒之品,损伤阳气,以致胃气虚寒更重。阳气不足,不能腐熟水谷,随同寒气上逆,故见朝食暮吐之症。名曰"胃反"。这种误下伤中,虚寒上逆的弦脉,与《痰饮咳嗽病脉证并治第十二》篇中"脉双弦者寒也,皆大下后喜虚"其意相同。

本条是论误用汗下损伤中阳,引起胃反呕吐等证。说明胃中虚寒是构成胃反证的主要病因。食入经久始出,为阳气大虚所致,即使见数脉,弦脉,也为本虚,而不得误认为他证。

【原文】

寸口脉微而数,微则无气,无气则荣虚,荣虚则血不足,血不足则胸中冷[1]。(4)

【词注】

[1]胸中冷:是指上焦和胃气的虚冷。

【释义】

本条是论荣虚血不足,胸中冷的辨证。由于阳气虚弱,故脉微。微则气弱而使营虚,营为血之源,荣虚则血不足,营血虚弱,则大气积于胸中者亦必虚冷,为此,则引起朝食暮吐的胃反证。

本条所论是因胸中冷导致了胃反证。同样,因胃反引起气血来源不足,亦可导致营卫气血俱虚,胸中冷的病证。因此,两者可以互相影响,形成恶性循环,使病情更加严重。

【原文】

趺阳脉浮而涩,浮则为虚,涩则伤脾,脾伤则不磨,朝食暮吐,暮食朝吐,宿谷不化,冬日胃反。脉紧而涩,其病难治。(5)

【释义】

本条是论述胃反证的病机。由于胃阳虚弱,饮食不化,胃气上逆,故脉浮,因此说"浮则为虚"。脾阴损伤,不能运化精微,故脉涩,所以又说"涩则伤脾"。脾胃阴阳两虚,运化功能失常,饮食之后,留于胃腑,不得消磨,宿谷不化,故朝食暮吐,暮食朝吐。

紧脉主寒盛,涩脉为阴血亏损。故脉紧而涩,则寒凝津涩,胃寒不能消谷,则呕吐不纳,脾运不能润泽,则粪干如羊屎。气血虚少,不润肌肤,则羸瘦。本证温阳则伤阴,补阴则损阳,服药则呕吐,故曰:其病难治。

【原文】

病人欲吐者,不可下之。(6)

【释义】

本条是论呕吐的治疗禁忌。病人欲吐,是由于病邪在上,正气有驱邪外出之势。治宜因势利导,顺其病机,而去邪气。若计不出此,而用下法,则逆其病势,反使邪气内陷,加重病情,故曰"不可下之"。

【原文】

哕而腹满,视其前后,知何部不利,利之即愈。(7)

【释义】

本条是论述哕的辨证论治。哕而腹满者,是由于病阻于下而气逆于上,故腹满为本,呕逆为标。辨证当视大小便何部不利。如大便不通,糟粕内积,胃肠实热,故腹满;浊气上逆,则见呕逆。治法当通其大便,使胃气下降,呃逆则愈,可用调胃承气汤。若小便不利,水湿停聚于内,故腹满;湿浊上逆,故又见呃逆。治法当利其小便,使浊气下降,呃逆自解,可用猪苓汤治之。以上二证均指实证而言。如病到后期,因脾胃衰败,胃气将气绝而呃逆,属危重证候,应加注意。

【原文】

呕而胸满者,茱萸汤主之。(8)

茱萸汤方:

吴茱萸一升,人参三两,生姜六两,大枣十二枚。

上四味,以水五升,煮取三升,温服七合,日三服。

【释义】

本条是论述胃寒凝聚呕吐的证治。由于胃阳不足、寒饮凝聚,阴浊散漫于胸间,故胸满。胃气上逆,则呕。

治宜吴茱萸汤,温寒止呕。方中吴茱萸、生姜化浊降逆,温阳散寒;人参、大枣温补中阳。诸药相合,可助阳散寒,温中止呕。

【原文】

干呕,吐涎沫,头痛者,茱萸汤主之(方见前)。(9)

【释义】

本条是论干呕头痛的证治。由于脾胃虚寒,不能升清降浊,寒饮停滞,壅塞胸中,湿浊之气上逆则干呕、吐涎沫;胸中寒浊壅塞,清阳不升,浊阴上冒,故头痛。还可见到胸满、心下痞、舌苔白腻、脉弦滑等症。治以吴茱萸汤温中散寒、降逆止呕定痛。

【原文】

呕而肠鸣,心下痞者,半夏泻心汤主之。(10)

半夏泻心汤方:

半夏半斤(洗),黄芩、干姜、人参各三两,黄连一两,大枣十二枚,甘草三两(炙)。

上七味,以水一斗,煮取六升,去滓,再煮取三升,温服一升,日三服。

【释义】

本条论述寒热错杂的呕吐与心下痞的辨证论治。由于脾胃气虚,升降失序,痰饮内停,塞于中焦,故心下痞;中气痞塞,痰邪上逆则作呕吐;水气下行则肠鸣辘辘有声。本证为上热下寒,中焦痞塞,寒热错杂的呕吐痞证。

治以半夏泻心汤,辛开苦降,扶正弦邪。方中半夏、干姜辛开温散,降浊除痞;黄芩、黄连苦寒降火,泻其结热;人参、甘草、大枣温补中气,以消痞塞之气。此方寒热并用,故能交通阴阳,则诸症可解。

【原文】

干呕而利者,黄芩加半夏生姜汤主之。(11)

黄芩加半夏生姜汤方:

黄芩三两,甘草二两(炙),芍药二两,半夏半升,生姜三两,大枣十二枚。

上六味,以水一斗,煮取三升,去滓,温服一升,日再夜一服。

【释义】

本条是论述干呕兼热利的证治。由于饮食不洁、肝胆不和、热郁胃肠,以致升降失调、胃气上逆,则干呕;邪热下迫,故下利。因是热利,当见大便稠黏或赤白;或伴有发热、腹痛等症。

治宜黄芩加半夏生姜汤和胃降逆、清热止利。方中黄芩、芍药清肝胆之热,使其不灼伤肠液,则下利自止;半夏、生姜和胃降逆,而治干呕;甘草、大枣则调理中气而和诸药。

【原文】

诸呕吐,谷不得下者,小半夏汤主之(方见痰饮中)。(12)

【释义】

本条是论停饮呕吐的证治。由于胃中有停饮,脾胃升降失调,寒饮上逆,故呕吐,谷不得下。饮邪聚结于中焦,故心下痞满。

治宜小半夏汤,蠲饮止呕。小半夏汤有健胃涤痰散饮与调气止呕之功。若本证兼膈间水饮而心下痞与心悸,或清阳不升而有眩冒症,则用小半夏加茯苓汤,以加强渗湿治饮之功。

【原文】

呕吐而病在膈上,后思水者,解,急与之。思水者,猪苓散主之。(13)

猪苓散方:

猪苓、茯苓、白术各等分。

上三味,杵为散,饮服方寸匕,日三服。

【释义】

本条是论述停饮呕吐的调治方法。由于胃中停饮,溢于膈上,故呕吐清水痰涎。呕吐之后,饮去阳复,则口渴饮水,故先呕后渴,为饮邪欲解。由于旧饮方去,胃阳尚未全复,虽渴,只宜少饮,令阳和阴生则愈。若恣意多饮,必伤胃阳,胃虚不能游溢精气,则新饮又生。

治宜猪苓散,利水行津,健脾化湿。方中猪苓利水化饮;白术健脾化湿;茯苓则渗湿利小便。三药相使,则饮停可去,诸症即愈。

【原文】

呕而脉弱,小便复利,身有微热,见厥者,难治。四逆汤主之。(14)

四逆汤方:

附子一枚(生用),干姜一两半,甘草二两(炙)。

上三味,以水三升,煮取一升二合,去滓,分温再服。强人可大附子一枚,干姜三两。

【释义】

本条论述虚寒呕吐的证治。由于脾肾阳衰脉来而弱;阳衰阴盛,胃中阴寒上逆,故见呕吐;脾肾阳衰,气不制水,故小便反多;阳衰不暖四末,故四肢厥冷;阴寒内盛,格阳于外,则身微热。此为阴盛阳衰的危重症,故曰:难治。

治宜四逆汤,回阳救逆、去寒消阴。方中附子温暖肾阳;干姜温中散寒,以降寒逆;甘草健脾和胃,以缓阴气之逆,附子回阳温寒。

【原文】

呕而发热者,小柴胡汤主之。(15)

小柴胡汤方:

柴胡半斤,黄芩三两,人参三两,甘草三两,半夏半升,生姜三两,大枣十二枚。

上七味,以水一斗二升,煮取六升,去滓,再煎取三升,温服一升,日三服。

【释义】

本条论述肝胆不和的呕吐证治。由于邪热郁于肝胆,正邪相争,故见发热,或往来寒热;肝胆之邪犯胃,则使胃气上逆而为呕吐。"呕而发热"在《伤寒论》则有针对"干呕,吐涎沫,头痛者"而不发热的意思。

治宜小柴胡汤疏肝和胃、泻热止呕。方中柴胡透少阳之邪热;黄芩清泄少阳之热;生姜、半夏和胃降逆;甘草、人参、大枣补脾生津、护正驱邪。

【原文】

胃反呕吐者,大半夏汤主之(《千金》云:治胃反不受食,食入即吐。《外台》云:治呕,心下痞硬者)。(16)

大半夏汤方:

半夏二升(洗完用),人参三两,白蜜一升。

上三味,以水一斗二升,和蜜扬之二百四十遍,煮取二升半,温服一升,余分再服。

【释义】

本条论述虚证的胃反,而与下文实证胃反相对比。由于胃虚不降,脾虚不升,宿食不得消化,则朝食暮吐,暮食朝吐,病名曰胃反。因其胃气上逆,故跌阳脉浮;脾虚而阴血虚少,故脉来亦涩。

治宜大半夏汤,补虚安胃,以治呕吐。方中半夏和胃降逆止呕;人参补脾胃之虚,复运化之职;白蜜补虚润燥,使胃气不降而大便畅通。三药相使,有益虚润燥,安胃止呕的功用。

【原文】

食已即吐者,大黄甘草汤主之(《外台》方,又治吐水)。(17)

大黄甘草汤方:

大黄四两,甘草一两。

上二味,以水三升,煮取一升,分温再服。

【释义】

本条是论述实热呕吐的证治。由于胃肠实热,大便秘结不通,胃气不能下降,火热之邪上逆,故食已即吐。由于火邪急迫,故其吐势甚急而不能久待也。

治宜大黄甘草汤,泻热降逆止吐。方中大黄泻肠胃实热积滞、通畅六腑、荡涤肠胃,可降胃气之逆;甘草和胃安中以缓大黄直走下焦,二药相配,则甘草载大黄,以泻胃热,使胃气得降,则呕吐自止。

【原文】

胃反,吐而渴欲饮水者,茯苓泽泻汤主之。(18)

茯苓泽泻汤方(《外台》云:治消渴脉绝,胃反吐食之,有小麦一升):

茯苓半斤,泽泻四两,甘草二两,桂枝二两,白术三两,生姜四两。

上六味,以水一斗,煮取三升,内泽泻,再煮取二升半,温服八合,日三服。

【释义】

本条是论述胃中停水呕吐的证治。由于胃虚停水,水气上逆,故呕吐。脾虚不能运化,津液不能蒸腾上达,故渴欲饮水。因渴复饮,更助饮邪,以致停水愈多,呕吐愈甚。

治宜茯苓泽泻汤,利水行津,以治渴呕。方中茯苓淡渗利水行津;桂枝通阳以布津液;泽泻利水湿之滞,能行水上;白术、甘草健脾扶中,以制水湿之邪;生姜辛散水饮,健胃和中。诸药合用,使气化行而水饮去,胃气平而呕吐愈。

【原文】

吐后,渴欲得水而贪饮者,文蛤汤主之。兼主微风,脉紧,头痛。(19)

文蛤汤方:

文蛤五两,麻黄、甘草、生姜各三两,石膏五两,杏仁五十枚,大枣十二枚。

上七味,以水六升,煮取二升,温服一升,汗出即愈。

【释义】

本条论述呕吐的变证与治法。呕吐之后,伤阴损阳,胃阴伤而阳热内盛,故口渴贪饮。脾阳虚弱,不能运化,水饮复停,若饮停于内,复感风寒,风寒在表,故见头疼,脉紧,身肿等症。

治宜文蛤汤,宣肺利水、散结清热。方中文蛤咸寒,利水消饮;杏仁开肺利水;麻黄、石膏发越水气,透邪于外;甘草、生姜、大枣健脾温胃、化饮生津。诸药相合,使水饮从皮表散去,内热从汗而透出,故方后注云"汗出即愈"。

【原文】

干呕,吐逆,吐涎沫,半夏干姜散主之。(20)

半夏干姜散方:

半夏、干姜各等分。

上二味,杵为散,取方寸匕,浆水一升半,煎取七合,顿服之。

【释义】

本条是论胃寒呕吐的证治。由于胃中寒盛,津液不化,凝为痰涎,胃气上逆,则干呕,吐逆,吐涎沫。

治宜半夏干姜散温胃化饮、降逆止呕。方中半夏化饮止呕;干姜温胃理中,以浆水煎煮,则有调中开胃之效。"顿服之"可使药力集中,取效为速。

【原文】

病人胸中似喘不喘,似呕不呕,似哕不哕,彻心中[1]愦愦然无奈[2]者,生姜半夏汤主之。(21)

生姜半夏汤方:

半夏半升,生姜汁一升。

上二味,以水三升,煮半夏取二升,内生姜汁,煮取一升半,小冷,分四服,日三夜一服,止,停后服。

【词注】

[1]彻心中:当连到心里讲。

[2]愦愦然无奈:愦愦然,指烦乱满闷;无奈,即无可奈何的意思。

【释义】

本条是论正气与寒饮相争的证治。由于寒饮停于中焦,正气起而相争,寒饮上逆于胸,故似呕不呕,似哕不哕;寒饮闭阻胸阳,阳气不得伸展,以致肺气被郁,故似喘非喘;心隔被阻,正气与饮邪相争。故通连到心里愦愦然而无可奈何。

本证乃中焦寒饮上逆于胸中所致,故治宜生姜半夏汤,温寒散饮。本方以生姜汁配半夏,散胃中寒饮,温胸中阳气。使阳气振奋、寒饮消散,诸症则自愈。此方即小半夏汤,而生姜取汁,且重用之。姜汁保持了药的功效,对降逆散结其力为大,为治饮之良药。

生姜半夏汤的服法是"小冷,分四服"。因寒饮结于中焦,拒热药不进,呕吐加剧,故分四服,使量少而易于受纳。又因饮邪内结,难以速去,四服可使药力持久,逐渐消散内结之寒饮。

【原文】

干呕,哕,若手足厥者,橘皮汤主之。(22)

橘皮汤方:

橘皮四两,生姜半斤。

上二味,以水七升,煮取三升,温服一升,下咽即愈。

【释义】

本条是论胃寒呕哕的证治。由于胃寒之气闭阻胸膈,气逆不降,则干呕或哕。中阳被阻,不达四末,则四肢厥冷。

治宜橘皮汤,温胃理气。方中生姜温胃散寒;橘皮理气降逆。两药相合,使寒邪消散,阳气畅通,则呕哕厥冷之证均解。

【原文】

哕逆者,橘皮竹茹汤主之。(23)

橘皮竹茹汤方:

橘皮二斤,竹茹二升,大枣三十个,生姜半斤,甘草五两,人参一两。

上六味,以水一斗,煮取三升,温服一升,日三服。

【释义】

本条是论述虚热哕逆的治法。由于中焦气虚,谷气不宣,郁而化热,虚热上逆,故见哕逆。

治宜橘皮竹茹汤补虚和中,清热降逆。方中橘皮、竹茹,宣畅胃气,清虚热、降逆气;人参、甘草、大枣、生姜补中益气、调胃止呕。诸药相使,以奏补虚安中、和胃降逆之功。本方补中益气之品较多,用量亦大,故本方适用于中气虚而挟有热饮之哕逆。

【原文】

夫六腑气绝于外者,手足寒,上气,脚缩,五脏气绝于内者,利不禁,下甚者,手足不仁。(24)

【释义】

本条承上启下,从脏腑功能的虚衰,阐述呕吐、哕、下利的病机。六腑为阳而主外,以胃为本。故胃阳一衰,则诸腑之气皆衰。胃虚不化水谷,胃气上逆,故呕吐或哕。上焦之气不能来于中焦,宗气为之不足,故上气喘促;下寒不得温煦,寒凝筋脉不能舒张,则两脚缩急。

五脏为阴并主内,肾为诸脏之本。故肾阳微,诸脏之气即弱。肾阳衰微,不能温焙脾胃,则水谷不得腐熟,寒滑下行而不能自主,故利下不禁。下利过甚,由阳及阴,则血痹不行,肢体不得濡养,故手足不仁。

呕吐哕下利诸病的发展,开始在胃肠,先传至脾,后传至肾,这是疾病发展的一般规律。临证时,要掌握疾病传变规律。才能在治疗时,预先防止疾病的传变,而有临床积极意义。

【原文】

下利脉沉弦者,下重;脉大者,为未止;脉微弱数者,为欲自止,虽发热不死。(25)

【释义】

本条是从脉象辨别下利病机的进退状况。本证由于寒湿内侵胃肠,寒湿在里,故脉沉弦。寒温阻滞气机不畅,则下利腹痛,里急后重,故曰"下重";若下利而脉反大的,为邪气不衰,故知下利未止;若下利正邪皆衰,阳气渐复,则脉微弱之中而带数,故知下利将自止,虽有发热之症,亦为正复之征,预后亦是令人高兴的,故曰"虽发热不死"。

【原文】

下利,手足厥冷,无脉者,灸之不温,若脉不还,反微喘者,死。少阴负^[1]跌阳者,为顺也。(26)

【词注】

[1]负:败也。

【释义】

本条是论述下利损伤脾肾的证治和预后。阴寒下利甚重,损伤脾肾,脾肾虚寒,阳随阴脱,故手足厥冷,无脉。当以回阳急救,用艾灸之法,灸其关元,气海而温暖脾肾阳气,以复其脉。如灸后,脉气不复者,为阳气不回。若又见微喘,乃阴气下竭,阳气上脱,阴阳离决之危象。故曰"死";如少阴脉负,跌阳脉胜,为土强水弱,脾胃阳气来复,有胃气者能生,则可转危为安,故曰"为顺"。

【原文】

下利,有微热而渴,脉弱者,今自愈。(27)

【释义】

本条是论述下利病愈的脉证。由于阴寒下利,邪去正衰,故微热而渴,为胃阳来复;又脉来柔弱不实,方为下利自愈之象。

【原文】

下利脉数,有微热汗出,今自愈;设脉紧,为未解。(28)

【释义】

本条是论下利自愈与未解的脉证。由于阴寒下利,邪退正弱,阳气恢复,外达于表,表里俱和,故见脉数,微热汗出,此为自愈之征。假如脉不弱而紧者,为邪势强盛,正气未复,故为未解。

【原文】

下利,脉数而渴者,今自愈;设不差,必清脓血^[1],以有热故也。(29)

【词注】

[1]清脓血:清,圊也。即下利便脓血。

【释义】

本条是论下利发热的两种病情变化。阴寒下利,邪去正衰,阳气未复,故脉数而渴,今自愈。如果阴气未复,阳复太过,内热壅盛,热伤胃肠脉络,则下利脓血。

【原文】

下利,脉反弦,发热身汗者,自愈。(30)

【释义】

本条亦论下利自愈的脉证。虚寒下利是由于阴寒内盛,阳气被郁,而不得伸发,故脉弦。若阳气初升向外伸展,则身热汗出。邪衰阳复,阴阳自和,下利自愈。

【原文】

下利气[1]者,当利其小便。(31)

【词注】

[1]下利气:指泄泻与矢气并见,亦称"气利"。

【释义】

本条是论利气的证治。由于湿热郁滞于胃肠,气机不畅,水谷不化,郁热腐败,故下利而兼矢气。由于湿热阻滞气机,故有小便不利、肠鸣胀满等症。治当利其小便,分利肠中湿热,气化恢复正常,则下利矢气可除。如果中气不足,宜补中利湿以升清阳。

【原文】

下利,寸脉反浮数,尺中自涩者,必清脓血。(32)

【释义】

本条是论热下利脓血的病机。由于湿热熏蒸胃肠,热盛上升,故寸脉浮数。热伤下焦阴血,阴血凝涩不畅,故尺脉涩。下焦浊热而伤阴,故便脓血。本证亦常见下利腹痛,里急后重等症。

【原文】

下利清谷,不可攻其表,汗出必胀满。(33)

【释义】

本条是论虚寒下利的禁忌。由于脾肾虚寒,不能温化水谷,故下利清谷。若误用发汗之法,则阳气益虚,阴寒更重,则腹部胀满,亦常伴有腹痛。所以,脾肾虚寒下利,应忌发汗,恐其损阴伤阳,使病情恶化。

【原文】

下利,脉沉而迟,其人面少赤,身有微热,下利清谷者,必郁冒[1],汗出而解,病人必微厥[2],所以然者,其面戴阳[3],下虚故也。(34)

【词注】

[1]郁冒:头目眩晕。

[2]微厥:四肢微冷。

[3]戴阳:阳气离根而格拒于上的名称。

【释义】

本条是论述脾肾虚寒下利的病机。由于脾肾阳虚、阴寒内盛,故脉沉迟。虚寒不能消谷,故下利清谷;阴寒内盛,格阳于外,虚阳上浮,故其人面少赤,身有微热。若阳气抗邪,与阴寒相争,阳伸而邪却时,则必见郁冒之症,随之汗出而解。由于阳气本虚,抗邪于外,不能达于四末,故手足厥逆。为什么会出现这种情况呢? 人面见戴阳,为肾虚于下,故在作解时,有冒汗的特点。

【原文】

下利后脉绝,手足厥冷。晬时[1]脉还,手足温者生,脉不还者死。(35)

【词注】

［1］晬时：即一昼夜24小时。

【释义】

本条是论述下利重症的病机、转归。脾肾阳虚,下利之后,耗阴损阳,阳随阴脱,津液内竭,故无脉,手足厥冷。经过一昼夜(包括服药在内),若阳气复回,则脉续出,手足温暖,故为生。加脉不返者,则阴阳不续,故主死。

【原文】

下利,腹胀满,身体疼痛者,先温其里,乃攻其表。温里宜四逆汤,攻表宜桂枝汤。(36)

四逆汤方(方见上)。

桂枝汤方:

桂枝三两(去皮),芍药三两,甘草二两(炙),生姜三两,大枣十二枚。

上五味,㕮咀,以水七升,微火煮取三升,去滓,适寒温服一升,服已,须臾,歠稀粥一升,以助药力,温覆令一时许,遍身漐漐微似有汗者益佳,不可令如水淋漓,若一服汗出病差,停后服。

【释义】

本条是论述虚寒下利兼表证的证治。由于脾肾阳虚,阴寒内盛,运化失司,故下利腹胀满;又有风寒侵袭肌表,故身体疼痛。本证为表里皆病。如正气实者,则先解表,而后治里,今正气先虚,里寒为急,故先用四逆汤温其里,待里阳充实以后,则下利自止。然后,用桂枝汤解散表邪,调和营卫。本条说明表里同病,应该分清先后缓急,遵循急者先治,缓者后治的原则。

【原文】

下利三部脉皆平[1],按之心下坚者,急下之,宜大承气汤。(37)

【词注】

［1］三部脉皆平:指寸、关、尺三部脉象不大也不小,不虚亦不实。

【释义】

本条是论述下利属于实邪的脉证。由于肠胃食滞郁结,腑气不畅,积滞郁而不结,亦可出现下利,所谓伤食作泻者是也。如以手按之,其人心坚满不软的,则知宿食内结已成不拔之势,故当急下,以落涤肠胃之实,宜大承气汤。泻其有形之邪,使腑气通顺,则下利之证可除。"三部脉皆平",似有舍脉从证之意。

【原文】

下利脉迟而滑者,实也,利未欲止,急下之,宜大承气汤。(38)

【释义】

本条是论述食积中阻影响肠胃而下利的脉证。由于食积伤胃,积滞中阻,气机不畅,故脉迟而滑,而证为实非虚,故积滞不消,则下利不止,治以急下之法。以大承气汤荡积腐垢,则下利自止,而又预防了利下亡阴之弊。

【原文】

下利,脉反滑者,当有所去,下乃愈,宜大承气汤。(39)

【释义】

本条是论实积下利的脉证。下利最易伤阴损阳,故常见微弱之脉。今反见滑而有力之脉,是有宿食积滞,郁而不消。宜用大承气汤下其实邪,则利可止。

【原文】

下利已差,至其年月日时复发者,以病不尽故也,当下之,宜大承气汤。(40)

大承气汤方(见痉病中)。

【释义】

本条是论下利复发的"休息痢"的证治。本证是痢疾已愈,由于旧积残邪,隐僻肠间,未能根除,又因气候、饮食劳倦等诱因而复发,故曰"至其年月日时复发者,以病不尽故也"。这种痢疾,亦称"休息痢"。治宜大承气汤攻下不尽之邪,方能痊愈。

【原文】

下利谵语者,有燥屎也,小承气汤主之。(41)

小承气汤方:

大黄四两,厚朴二两(炙),枳实大者三枚(炙)。

上三味,以水四升,煮取一升二合,去滓,分温二服(得利则止)。

【释义】

本条是论下利有燥屎的证治。由于胃肠实热积滞,燥屎内结不去,致使下利臭秽黏滞;燥热上蒸,故见谵语。由于阳明实热,故常见心腹坚满,舌苔黄厚干燥,脉滑数等症。治以小承气汤,导滞泻热,去其病根,则谵语与下利等症可除。

【原文】

下利便脓血者,桃花汤主之。(42)

桃花汤方:

赤石脂一斤(一半剉,一半筛末),干姜一两,粳米一升。

上三味,以水七升,煮米令熟,去滓,温七合,内赤石脂末方寸匕,日三服,若一服愈,余勿服。

【释义】

本条是论虚寒下利,下焦不固的证治。由于脾胃虚寒,中阳被伤,气血下陷,下利无度,滑脱不禁,阳伤及阴,血溢于下,故下利脓血。因其证属虚寒,故往往有腹疼喜按,精神萎靡,四肢酸软,舌淡苔白等症。

治宜桃花汤,温寒固脱,以止下利。方中赤石脂,固涩下焦,暖血止利;干姜温中守阳;粳米养胃补虚。诸药相配,以奏温寒固脱,补虚安中之功。

【原文】

热利下重者,白头翁汤主之。(43)

白头翁汤方:

白头翁二两,黄连、黄檗、秦皮各三两。

上四味,以水七升,煮取二升,去滓,温服一升,不愈,更服。

【释义】

本条是论湿热下利的证治。由于肝不疏泄,湿热壅盛,下迫于肠,热伤血络,腐血化热,故下利脓血,血色鲜明,肛门灼热,下重难通,黏滞而臭。因证是湿热为患,故常有身烦脓渴,小便短赤,舌质红,苔黄腻,脉数而滑等症。

治宜白头翁汤,疏肝清热燥湿止利。方中白头翁疏肝清热凉血,解毒治利;秦皮凉肝清热;黄连、黄柏燥湿坚阴。诸药合用,共奏清热燥湿、凉血治利之功。

【原文】

下利后,更烦,按之心下濡者,为虚烦也,栀子豉汤主之。(44)

栀子豉汤方:

栀子十四枚,香豉四合(绵裹)。

上二味,以水四升,先煮栀子,得二升半,内豉,煮取一升半,去滓,分二服,温进一服,得吐则止。

【释义】

本条是论述下利之后的热郁虚烦证治。一般说下利之后,热去正安而不烦。今不然,下利之后而更烦,这反映了胃肠已无滞热,按之而心下濡;热邪蕴郁于膈,然无物可攀缘,故其烦为"虚烦",而非阳明实烦之可比。

治宜栀子豉汤,清热除烦。方中栀子清泄心胸之郁热,解毒除毒;豆豉宣泄在上之热。两药相须,能宣泄郁热,以除虚烦。

【原文】

下利清谷,里寒外热,汗出而厥者,通脉四逆汤主之。(45)

通脉四逆汤方:

附子大者一枚(生用),干姜三两(强人可四两),甘草二两(炙)。

上三味,以水三升,煮取一升二合,去滓,分温再服。

【释义】

本条是论下利阴盛格阳的证治。出于脾肾阳虚,阴寒内盛,水谷不消,则下利清谷;阴盛尚格阳于外,故有身微热、汗出,或面色微赤等症,此为真寒假热之象。由于下利为甚,阴从下渴;外热汗出,则阳从外脱,阴阳之气不能相接,故汗后而厥,或有脉微欲绝等征象。

本证病势比四逆汤证更为严重而且成危笃之势。治宜通脉四逆汤回阳散寒,复脉救逆。本方即四逆汤加倍干姜和附子的剂量。方中皆辛温大热之品,能通阳消阴,以收复亡失之阳气。

【原文】

下利肺痛,紫参汤主之。(46)

紫参汤方:

紫参半斤,甘草三两。

上二味,以水五升,先煮紫参,取二升,内甘草,煮取一升半,分温三服(疑非仲景方)。

【释义】

本条是论下利肺痛的证治。由于湿热浊气郁滞于胃肠,气机不畅,升降失常,湿浊迫于下,则下利;湿热之气上逆,壅塞胸膈,以致呼吸不畅则肺中作痛,肺与大肠相表里,故邪气上下为病有如斯者。

治宜紫参汤清热除湿、行气止痛。方中紫参味苦辛寒,除心腹积聚,胃中热积而通利肠道,甘草和中调气。两药相须,使郁滞消除,气机宣畅,下利肺病可愈。

【原文】

气利,诃梨勒散主之。(47)

诃梨勒散方：

诃梨勒十枚（煨）。

上一味，为散，粥饮和，顿服（疑非仲景方）。

【释义】

本条论虚寒气利的证治。由于中气下陷，肠虚不固，每见矢气时大便可随之而出，故病名为"气利"。

治宜诃梨勒散，温涩固肠，以止气利。方中诃梨勒消化饮食，健脾宽中，涩肠固脱；粥饮和服，则有补益胃肠之功。

本篇31条"下利气者"属于湿热郁滞，肠道气机失于宣畅所致。本证是因气虚不固所引起，一虚一实，病情大异。

【附方原文】

《千金翼》小承气汤：治大便不通；哕，数谵语（方见上）。

【释义】

本条是论胃肠实热的证治。由于胃肠实热熏蒸，燥屎内结，腑气不畅，其气上逆，故见大便不通，哕而频频谵语。治以小承气汤，通腑泄热，腑气通顺，诸症可解。

【附方原文】

《外台》黄芩汤：治干呕下利。

黄芩、人参、干姜各三两，桂枝一两，大枣十二枚，半夏半升。

上六味，以水七升，煮取三升，温分三服。

【释义】

本条是论干呕下利并见的证治。由于中焦虚寒，不能运化水谷，郁结化热，胃气上逆，故干呕；虚寒不固，而见下利。

本证寒热错杂，但虚寒较重，热郁上逆较轻，故治宜黄芩汤温阳益气、清热降逆。方中人参、干姜、大枣、桂枝温中益气、调和脾胃，恢复脾胃升降之机；黄芩清解郁热；半夏降逆止呕。

【结语】

呕吐、哕的病机是胃失和降，胃气上逆所致。在治疗上，当以和胃降逆为主。属于虚寒性呕吐的，应宜温阳散寒，和胃降逆为主。如吴茱萸汤，治寒凝胸膈，寒饮上逆所致的呕吐；半夏干姜散，治中焦阳虚，干呕、吐逆、吐涎沫者；大半夏汤，治脾胃虚寒，不能消化水谷，以致朝食暮吐，暮食朝吐的"胃反"之证；四逆汤，治阴寒内盛，格阳于外而导致的呕吐、脉弱、身有微热、小便利、手足发冷的厥逆证。属于热性的呕吐，治宜清泄热邪，和胃降逆为主。如大黄甘草汤，治胃肠积热上冲的食已即吐证；小柴胡汤，治少阳邪热犯胃引起呕而发热等证；属于水饮停蓄所致的呕吐，应宜温散水饮，和胃降逆为主，如小半夏汤治饮停于胃引起的呕吐证；生姜半夏汤，治寒饮上壅于胸，胸阳被郁，心肺不畅的呕逆证；猪苓散，治水饮上逆胸膈，呕吐、口渴思水者；茯苓泽泻汤，治胃虚停水，呕吐而渴欲饮水者；文蛤汤，治停饮上溢于肺。如属脾寒郁热导致呕吐肠鸣，心下痞者，用半夏泻心汤，辛开苦降，扶正祛邪。胃虚肠热，引起干呕，下利者，可用黄芩加半夏生姜汤，和胃降逆、清热止利。

呕逆之证，如有中焦虚寒、胃气上逆，引起干呕、哕、手足厥冷的，可用橘皮汤，温胃降逆；因胃虚郁热，胃气上逆，引起哕逆者，可用橘皮竹茹汤补虚和中，清热降逆；若见哕而腹满，因湿阻气机，小便不利，则宜利小便；因脾胃实热，气机不畅，大便干燥者，治宜通腑泄热，小承气汤主之。

　　下利证可概括为虚寒、实热、郁滞三种。属于虚寒的,应宜温阳散寒,或回阳救逆。如四逆汤,治阴盛格阳呕吐,下利证;通脉四逆汤,治阴盛格阳,里寒外热之下利证;诃梨勒散,治气虚不固的气利证;桃花汤,治脾胃之寒、下利不禁的便脓血证。属于实热的,以清热止利为主。如热利下重,便脓血者,可用白头翁汤;下利后,余热不尽,而更烦者,可用栀子豉汤。属于实热积滞下利,宜用通腑泄热之法,如大小承气汤类。

疮痈肠痈浸淫病脉证并治第十八

【提示】

本篇是论述疮痈、肠痈、金疮、浸淫疮等疾患的辨证论治。篇中共有条文9条,载方5首。其中第1、2条是论疮痈的脉证,以及疮痈鉴别诊断的方法。第3、4条是论肠痈的脉证,治法和方药。第5、6条是论金疮的脉证与发病机理和方证。第7、8条则论浸淫疮的转归和治法。由于疮痈、肠痈、金疮、浸淫疮均属外科疾患,故合为一篇论述。

疮痈,即痈肿。证候以焮红肿痛为其特点。是因火毒外结,属阳属实,蒸腐血肉,而成痈脓。其病在外,故称疮痈;若痈脓之毒热结于肠内的,则称为肠痈,一名内痈。

浸淫疮,是因湿热之毒,郁于心肺二经,向外发于皮下,形如粟米,瘙痒不止,破则流黄水,浸淫之处,无不溃烂,遍及全身,故称浸淫疮。

金疮,是指肌肉被刀斧等器械所伤,亦有伤后复感毒邪,溃烂成疮,则称为金疮。

【原文】

诸浮数脉,应当发热,而反洒淅恶寒,若有痛处,当发其痈。(1)

【释义】

本条是论述疮痈将发的脉证。由于湿热火毒结聚在里,邪热外蒸,荣卫并热,故脉来浮数。若邪热遏于卫,卫气不能畅行,故见洒淅恶寒。湿热火毒聚于一处,则必蒸腐血肉,故营血瘀腐不通,则成痈。痈毒腐化气血则为脓,是为痈脓之证,故曰:当发其痈。如此可知,脉浮数而恶寒,若无固定痛处的,则为外感;若有固定痛处的,则是痈脓病的先发之证。

【原文】

师曰:诸痈肿,欲知有脓、无脓,以手掩肿上,热者为有脓;不热者为无脓。(2)

【释义】

本条论述通过触诊辨别痈肿有脓无脓的方法。由于营血凝滞,卫气不行,郁结一处,瘀而生热,热胜则腐其血肉,血肉腐败则为脓肿,故以手掩其肿上既热且软,是为有脓。假如郁滞不重,尚未化热,仅是痈肿,故按之不热而且硬,是为无脓之证。

【原文】

肠痈之为病,其身甲错,腹皮急,按之濡如肿状,腹无积聚,身无热,脉数,此为肠内有痈脓,薏苡附子败酱散主之。(3)

薏苡附子败酱散方:

薏苡仁十分,附子二分,败酱五分。

上三味,杵为末,取方寸匕,以水二升,煎减半,顿服,小便当下。

【释义】

本条是论述痈脓已成的证治。由于毒火聚于肠内,而发为肠痈,其身虽无热,而其脉则反数;血气凝滞于里,不得外荣肌肤,故身如鳞甲交错。痈成于内,血涩不流,则气亦滞,遂使腹皮如肿,按之仍软。虽其患在肠胃间,究非腹内有积聚,所以本证与腹内有癥瘕积聚者不同。

治以薏苡附子败酱散,排脓消痈、通阳行阴。方中薏苡仁泻热除湿、排脓利尿;败酱草清热解毒、破瘀排脓;附子辛温,扶阳而行气血津液,故能散结消肿。方后注云"顿服,小便当下",是指服药之后,小便下者,气化则通,气化通则痈肿郁结可开,热毒瘀滞可行,大便泻出污秽之脓血,肠痈渐愈。顿服者,取其药力快捷,速下湿热火毒之意。

【原文】

肠痈者,少腹肿痞,按之即痛,如淋,小便自调,时时发热,自汗出,复恶寒。其脉迟紧者,脓未成,可下之,当有血;脉洪数者,脓已成,不可下也,大黄牡丹汤主之。(4)

大黄牡丹汤方:

大黄四两,牡丹一两,桃仁五十个,瓜子半升,芒硝三合。

上五味,以水六升,煮取一升,去滓,内芒硝,再煎沸,顿服之,有脓当下,如无脓,当下血。

【释义】

本条是论述肠痈脓未成的证治。火毒邪气,郁于肠内,虽聚而成形,然尚未腐肉化脓,故见少腹肿痞。肿痞瘀阻逼及膀胱,故按之即痛如淋,而实非淋,故小便自调。由于毒邪内聚,营卫之气与之相争,故时时发热,自汗出,复恶寒。血热郁滞,结实不通,束敛血脉,故脉迟而紧。此为热伏血瘀,痈脓未成,故可下夺,令其消散。若脉不迟紧,而反洪数的,则热势已成,荣气腐而为脓,故不可下。据临床观察此证下之似亦无害。

治以大黄牡丹汤,泻热逐瘀为主。方中大黄、丹皮、桃仁泻热逐瘀,排除恶血,消散痈肿;瓜子与芒硝,荡积排脓,推陈致新,方后注曰:"顿服之,有脓当下,如无脓,当下血。"说明肠痈不论有脓无脓,凡属实热证者,皆可用荡热行瘀法,使瘀热脓血随大便而去,肠痈可愈。

若邪毒腐肉化脓,毒热之气弥漫不收,正气被伤,故脉洪数。治宜清热解毒,排脓消肿。然慎用攻下之法,以防更伤正气。

【原文】

问曰:寸口脉浮微而涩,法当亡血,若汗出,设不汗者云何? 答曰:若身有疮,被刀斧所伤,亡血故也。(5)

【释义】

本条论述金疮出血的脉证。由于吐血、咯血、自汗、盗汗、遗精等原因,引起阴血亏少,血不流利,故脉则涩。阴血虚而阳气外浮,故又脉浮而微,如法当亡血或汗出伤荣。如不亡血,亦不汗出则为何故? 此因身有疮,或被刀斧所伤,亡失荣血的缘故。

【原文】

病金疮,王不留行散主之。(6)

王不留行散方:

王不留行十分(八月八日采),蒴藋细叶十分(七月七日采),桑东南根白皮十分(三月三日采),甘草十八分,川椒三分(除目及闭口,去汗),黄芩二分,干姜二分,芍药二分,厚朴二分。

上九味,桑根皮以上三味烧灰存性,勿令灰过,各别杵筛,合治之为散,服方寸匕,小疮即粉之,大疮但服之,产后亦可服。如风寒,桑东根勿取之,前三物皆阴干百日。

【释义】

本条是论金疮的治疗方法。金疮是刀斧等金属器械所伤的伤科疾患,由于刀斧创伤,经脉皮肉筋骨断裂,营卫气血不能接续,伤口疼痛,甚至气血溃烂而成疮疡。

治以王不留行散,续绝脉、愈伤口、活血行气、化瘀止痛。方中王不留行活血祛瘀,止血定痛为君药;佐以蒴藋细叶行血通经、消瘀化滞;桑根白皮续绝脉而愈伤口。以上三味烧灰存性,取灰能止血之意。姜、椒、厚朴行气破滞、温通血脉;黄芩、芍药清血热、敛血阴;重用甘草补中生肌,调和诸药,配黄芩清热解毒。本方寒热相合,气血兼顾,既可外敷,亦可内服。内外并用,畅行气血、调和阴阳、生肌长肉。"小疮即粉之",说明肌肤损伤较轻者,外敷即可,无须内服。"大疮但服之",由于损伤较重,应治内而安外,故需内服,或内外并用。"产后亦可服",乃取其散瘀止血、行气活络之功。外感风寒者,去桑根白皮,防其引邪内入也。"前三物皆阴干百日",是指王不留行、蒴藋细叶、桑根白皮,三药不宜曝晒火灸,是存其寒凉之药性之意。

【原文】

排脓散方:

枳实十六枚,芍药六分,桔梗二分。

上三味,杵为散,取鸡子黄一枚,以药散与鸡黄相等,揉和令相得,饮和服之,日一服。

排脓汤方:

甘草二两,桔梗三两,生姜一两,大枣十枚。

上四味,以水三升,煮取一升,温服五合,日再服。

【释义】

以上二方是论疮痈脓已成,正气伤的治法。由于火毒发炎,聚郁一处,气血不畅,热郁血瘀,蒸腐血肉化脓,而伤正气。若阴分伤的,治以排脓散,滋阴活血、行气排脓。方中鸡子黄、芍药滋阴养血、凉血解毒、活血散瘀;枳实、桔梗一升一降,开气行滞,俾大气一转,郁结乃散。诸药相合,可养阴护正,使痈脓外出,热毒可解。若正气伤的,治以排脓汤。方中甘草调中排脓,清热解毒;桔梗开提肺气,大气自转,郁结可散;生姜、大枣辛甘为阳,调和荣卫,扶正达邪。诸药相配,以奏排脓解毒,调中祛邪之功。如此可知,排脓散治痈脓伤血分;排脓汤治痈脓伤气分。但两方均能调其升降之机,消其久瘀之痈,可以概治癌肿日久而毒不能散的病证。

【原文】

浸淫疮,从口流向四肢者,可治;从四肢流来入口者,不可治。(7)

【释义】

本条论述浸淫疮的预后。浸淫疮是由湿热火毒客于肌肤,先痒后痛,搔破流水,浸渍皮肤,淫于全身。若浸淫疮,从四肢流向心口,这是皮肤热毒,经血脉内传于心的反映。病邪由外向内,由轻变重,故为难治。若浸淫疮从口流向四肢,为心经热毒,流散皮肤,病势向外,由重变轻,故可治。

【原文】

浸淫疮,黄连粉主之(方未见)。(8)

【释义】

本条是论浸淫疮的治法。浸淫疮是热毒在心脉、皮肤之病,治以黄连粉方,清热解毒。方中黄连苦寒入心,不论内服外敷,均有清解热毒,凉血燥湿之功。

据临床观察,用黄连、炉甘石等分研细末,麻油调敷,治黄水疮有良效。

【结语】

本篇论述了疮痈、肠痈、浸淫疮、金疮的病因、病机以及治疗方法。薏苡附子败酱散,排脓消肿、振阳消阴,可治肠痈之脓已成,而正气损伤者;大黄牡丹皮汤,泄热逐瘀,可治肠痈之实热,排脓散可治痈肿兼有阴伤之象;排脓汤可治痈脓兼有气伤之证。王不留行散,活血行气、止血定痛,故能治金疮。黄连粉方,清热燥湿、凉血解毒,适用于浸淫疮。

跌蹶手指臂肿转筋阴狐疝蛔虫病脉证并治第十九

【提示】

本篇是论述跌蹶、手指臂肿、转筋、阴狐疝、蛔虫等病的辨证论治。篇中共有条文8条,载方5首(有方无药1首)。其中第1～4条是论跌蹶、手指臂肿、转筋、阴狐疝的证候和方药。第5～8条是论蛔虫病的脉证、发病机理以及治疗方法。本篇以蛔虫病作重点,其他各证较为简略,而这五种病证,皆与足厥阴肝和筋的病变有联系,所以,合为一篇讨论。

"跌蹶",是指跌倒伤足面使人只能向前行,而不能往后退。

"手指臂肿",是指手指与手臂肿动之证。

"转筋",是指臂、脚强直,不能屈伸。

"阴狐疝",是指阴囊偏大偏小,时上时下,或有胀痛,重坠之感。

蛔厥,是由脏寒,蛔动不安,上扰胸膈,引起烦躁不安、呕吐蛔虫、心腹剧痛、呕吐涎沫、手足厥冷之证。

【原文】

师曰:病跌蹶[1],其人但能前,不能却,刺腨[2]入二寸,此太阳经伤也。(1)

【词注】

[1]跌蹶:跌,足背;蹶,颠仆,或挫折。"跌蹶"是因跌倒、颠仆,而伤了足太阳经脉的病证。

[2]腨:指腓肠肌,即小腿肚。

【释义】

本条论述"跌蹶"的病因、症状与治法。师曰:得病因跌蹶而使人但能前行,不能后却。人身经络,阳明行身之前,太阳行身之后,今因"蹶"而伤太阳经气,故出现能前不能后的病变。治法用针刺腨,深二寸,便能自愈。因太阳之经下贯腨内,腨又是阳明经络之所过,乃是太阳阳明交会之处,故刺之以和两经之气血。

【原文】

病人常以手指臂肿动,此人身体瞤瞤者,藜芦甘草汤主之。(2)

藜芦甘草汤方(未见)。

【释义】

本条论述风痰阻络,而成手指臂肿动之症。本病因痰湿凝滞关节则肿,风邪袭伤经络则手指臂动。风痰阻滞经络,阳气起而驱邪,风痰欲去不去,故身体瞤瞤而动。

治以藜芦甘草汤,方佚,想是涌吐风痰之剂。是因势利导,涌吐膈上风痰之法。藜芦涌吐风痰,升举阳气;甘草能解藜芦之毒,而和中养胃。此方使风痰消除,肺中气机畅通,则诸症可愈。

【原文】

转筋之为病,其人臂脚直,脉上下行,微弦。转筋入腹者,鸡屎白散主之。(3)

鸡屎白散方：

鸡屎白。

上一味，为散，取方寸匕，以水六合，和，温服。

【释义】

本条论述转筋的证治。由于湿浊化热动风，热伤阴血，筋脉失养，拘急强直，故其人臂、脚强直，其脉则长直而上下行，微弦。若转筋甚则痛不能忍而入腹，从两足牵引少腹拘急而剧痛，此为肝邪直攻脾脏。

治以鸡屎白散，清热利湿祛风。方中鸡屎白咸寒泻热、通利小便、利湿祛风，使邪气从下而去，则经络气血通畅，筋脉得润，而转筋自愈。

【原文】

阴狐疝气者，偏有小大，时时上下，蜘蛛散主之。（4）

蜘蛛散方：

蜘蛛十四枚（熬焦），桂枝半两。

上二味，为散，取八分一匕，饮和服，日再服，蜜丸亦可。

【释义】

本条论述阴狐疝气的证治。阴狐疝气之证，是因风寒侵袭厥阴肝经所致，故其睾丸或偏左，或偏右而有大有小，病发时则坠而下，病患时则收而上，故发时，时而有上下之变。此证重时则阴囊牵引少腹剧痛。

治以蜘蛛散，温散风寒、通利血气。方中蜘蛛，善于破结通利、去风下气、消散肝经之邪；桂枝辛温，以温散厥阴风寒之邪。风寒散则经脉畅利，诸症可解。方后注云"蜜丸亦可"，以急则用散，缓则用丸之意欤！

【原文】

问曰：病腹痛有虫，其脉何以别之？师曰：腹中痛，其脉当沉，若弦反洪大，故有蛔虫。（5）

【释义】

本条用宾主对比手法，论述蛔虫腹痛的脉证特点。问曰："病腹痛有虫，其脉何以别之？"答曰：腹中痛而因于寒邪侵袭脾气所引起的，其脉则当沉，或见弦；若因蛔虫扰动所引起的腹痛，则脉必不沉不弦。而反见洪大之脉，乃是蛔虫扰动气血，热气外浮之象。同时伴有腹痛时作时止，恶心呕吐，吐涎沫，面生白色虫斑，睡中䶩齿，欲食不化，大便失调，鼻孔奇痒等症。

【原文】

蛔虫之为病，令人吐涎，心痛发作有时，毒药不止[1]，甘草粉蜜汤主之。（6）

甘草粉蜜汤方：

甘草二两，粉一两，蜜四两。

上三味，以水三升，先煮甘草，取二升，去滓，内粉蜜，搅令和，煎如薄粥，温服一升，差即止。

【词注】

[1]毒药不止：《本草经》将药物分成上、中、下三品，下品多毒。毒药不止，是指用过多种驱虫毒药，不能制止。

【释义】

本条论述蛔虫病的证治。蛔虫寄生于肠，扰动不安，若上扰于胃，则廉泉开放，故令人吐涩;蛔动则病,蛔下则止,所以心痛发作有时。此证若用毒药折之,则与虫相恶,而虫不受,故曰:"毒药不止。"

治以甘草粉蜜汤。乃是用甘味药投虫所好于先,继之铅粉杀虫于后。况甘草、白蜜又有养胃和中,缓急止痛,以防铅粉之毒。铅粉毒性甚剧,不宜多服,故方后注云:"差即止。"

本方中的粉,有的注家认为是"米粉",其味甘,性平,有和胃、解毒、缓急的作用。因服杀虫药后,吐涎腹痛不止,胃中不和,胃气已伤,故用米粉,养胃和中、安蛔止痛,待正气恢复,病情缓和,然后再用杀虫药,其说供参考。

【原文】

蛔厥者,当吐蛔,令病者静而复时烦,此为脏寒[1],蛔上入膈,故烦;须臾复止,得食而呕,又烦者,蛔闻食臭出,其人当自吐蛔。(7)

【词注】

[1]脏寒:指肠有寒。

【释义】

本条论述蛔厥的病机。本证是因肠寒胃热,蛔虫避寒就温,窜扰于胃,或钻入胆道,故曰:蛔上入膈。蛔虫因寒而动,胃受蛔扰,故复时烦;若蛔得温则安,故病者安静。如得饮食,蛔闻食臭,出而扰动,故得食则呕,又烦,而呕吐蛔虫。由于腑寒蛔动,腹痛时作,寒热错杂,阴阳之气不相顺接,故手足厥冷。所以,此证亦名蛔厥。

【原文】

蛔厥者,乌梅丸主之。(8)

乌梅丸方:

乌梅三百个,细辛六两,干姜十两,黄连一斤,当归四两,附子六两(炮),川椒四两(去汗),桂枝六两,人参、黄檗各六两。

上十味,异捣筛,合治之,以苦酒渍乌梅一宿,去核,蒸之五升米下,饭熟,捣成泥,和药令相得,内臼中,与蜜杵二千下,丸如梧子大,先食饮服十丸,日三服,稍加至二十丸。禁生、冷、滑、臭等食。

【释义】

本条是论蛔厥的治法。蛔厥是由脏寒蛔动,上入于膈所致的寒热错杂证。

治以乌梅丸,安蛔止厥、调和肝胃。方中乌梅酸温,养肝安胃,蛔得酸则止;附子、干姜、桂枝、川椒、细辛味辣性热,能通阳破阴,并有杀虫作用;黄连、黄柏苦寒清泻心胃之热,以止呕烦,且能驱蛔下行;人参、当归补养气血,以扶正气之虚。本方寒热并用,使脏寒得温,胃热得降,气血调和,脏安蛔下,诸症可解。

【结语】

本篇论述了跌蹶、手指臂肿、转筋、阴狐疝、蛔虫等病证、病机以及方药。

跌蹶病,则用针刺腨部,使气血畅通而病解。手指臂肿因风痰致病,用藜芦甘草汤,涌吐风痰而愈。转筋由风热挟湿为病,用鸡屎白散,利湿清热祛风。阴狐疝,则是寒湿之邪侵袭肝经,故用蜘蛛散,辛温通利,以解其邪。蛔虫病,为心痛吐涎,发作有时,毒药不止者,可用甘草粉蜜汤,投其所好,诱杀蛔虫;至于蛔厥证者,则用乌梅丸,调和阴阳,安胃驱虫。

妇人妊娠病脉证并治第二十

【提示】

本篇是论述妇人妊娠期内一般疾病的辨证论治。内容有妊娠恶阻,妊娠宿有癥病、腹痛、下血、小便难、水气病以及安胎养胎的方法。篇中共有条文 11 条,载方 8 首。其中第 1、2 条是论妊娠的脉证,妊娠有癥病的脉证和方药。第 3、4、5 条是论妊娠腹痛,或腹痛下血并见的证候与治法。第 6 条则论妊娠呕吐的方证。第 7、8 条是论妊娠小便难的辨证和方药。第 9、10、11 条是论妊娠安胎养胎的方药,以及伤胎的治法。

本篇的重点,是论妊娠期内的腹痛和下血。因为妊娠腹痛、下血,均能导致流产,并能影响胎儿的发育。所以,在这方面的论述亦比较具体。

【原文】

师曰:妇人得平脉[1],阴脉小弱,其人渴,不能食,无寒热,名妊娠,桂枝汤主之(方见下利中)。于法六十日当有此证,设有医治逆者,却一月,加吐下者,则绝之[2]。(1)

【词注】

[1]平脉:指和平无病,没有太过不及的脉象。

[2]绝之:停止用药的意思。

【释义】

本条是论述妊娠恶阻的辨证论治。妊娠恶阻,大都在妊娠 60 日左右出现。此时胎元初结,经血归胞养胎,胎气未盛,阴血不足,则尺脉小弱,其人口渴。阴血不足,胎热上逆,则不能饮食而恶心呕吐。寸关脉象平和,身无寒热,知无他病,是妊娠反应,为恶阻现象。

治以桂枝汤滋阴和阳,调和营卫。方中桂枝调阳气;芍药养阴血;生姜、大枣、甘草调和脾胃,滋生气血。

如妇女在断经初期,医生不知是怀孕,认为是经闭不行而误治,在断经一个月,就可出现此证,如更加上吐下泻的,则应当停止服药,细心观察病情变化,以免发生问题。

【原文】

妇人宿有癥病[1],经断未及三月,而得漏下不止,胎动在脐上者,为癥痼害。妊娠六月动者,前三月经水利时,胎。下血者,后断三月,衃[2]也。所以血不止者,其癥不去故也,当下其癥,桂枝茯苓丸主之。(2)

桂枝茯苓丸方:

桂枝、茯苓、牡丹(去心)、桃仁(去皮尖,熬)、芍药各等分。

上五味,末之,炼蜜和丸,如兔屎大,每日食前服一丸,不知,加至三丸。

【词注】

[1]宿有癥病:宿,平素的意思。癥病者,腹腔内痞块,由瘀血停留,隐现腹内,坚硬不移,按之有形可征。

[2]衃：凝结的瘀血，其色紫黑而晦暗。

【释义】

本条是论述妊娠宿有癥病的辨证论治。妇人本有癥病，月经照常来潮，现在经停受孕成胎，经断未到三个月，由于癥病阻于血脉，血不循常道，则漏下不止。癥瘕阻碍血脉运行，则脐上跳动不安。虽病在血分，亦属胎动。因瘀而漏下，故癥积不去，则漏下不会停止，只有下去癥积，血脉正常运行，方可安胎。

治以桂枝茯苓丸，祛瘀化癥。方中桂枝温通血脉；芍药凉血活血；桃仁、丹皮活血化瘀；茯苓健脾以化湿浊，俾血利气畅则瘀消而癥行。然每日食前服一丸，亦慎之至也。

文中"妊娠六月动者，前三月经水利时，胎"说明正常的妊娠胎动。经停六个月有胎动，停经前三个月，经水是正常通利的，此时胎动，则知是妊娠而非病也。

文中"下血者，后断三月，衃也"。说明辨明癥积的依据。停经前三个月，月经就不正常，然后停经三个月，又漏下紫黑的瘀血，如兼见小腹跳动，则是癥积而非妊娠是没有疑问的了。

【原文】

妇人怀娠六七月，脉弦发热，其胎愈胀[1]，腹痛恶寒者，少腹如扇[2]，所以然者，子脏开[3]故也，当以附子汤温其脏（方未见）。（3）

【词注】

[1]其胎愈胀：妊娠末期，常常腹胀，所以叫作"胎胀"。其胎愈胀，指腹胀更加严重。

[2]少腹如扇：扇是动词，指少腹作冷，羽如扇状。

[3]子脏开：子脏，即子宫。开，不敛也。

【释义】

本条是论述妊娠阳虚寒盛腹痛的辨证论治。妇人怀孕六七个月，脉弦发热。有似表证，其胎愈胀而痛，腹部恶寒，甚至少腹阵阵作冷，状如被扇。所以然者，子脏开而不合，而风冷之气乘之，阳虚有寒，故脉见弦。阳虚气浮，故发热。

治以附子汤，温阳散寒、暖宫安胎。方中附子温阳气，散阴寒；人参补元气，振阳气；茯苓、白术健脾生新，补气补血；芍药和血又能敛阴，制附子之燥热，敛外浮之虚阳。

【原文】

师曰：妇人有漏下者；有半产后，因续下血都不绝者；有妊娠下血者。假令妊娠腹中痛，为胞阻[1]，胶艾汤主之。（4）

芎归胶艾汤方（一方加干姜一两。胡洽治妇人胞动，无干姜）：

芎䓖、阿胶、甘草各二两，艾叶、当归各三两，芍药四两，干地黄六两。

上七味，以水五升，清酒三升，合煮取三升，去滓，内胶令消尽，温服一升，日三服，不差，更作。

【词注】

[1]胞阻：证候名，胞中之气血不和，而阻其生化之能。

【释义】

本条是论述妇人三种漏下的辨证论治。妇人下血，其中有三种病证：一为经水淋漓不断的漏下；一为半产后继续下血不止的漏下；一为妊娠胞阻下血的漏下。胞阻病，由于冲任脉虚寒，阻血不能内守，血液下漏，不能入胞以养胎，影响胞胎正常发育，故腹中作痛。妊娠下血，腹中痛，称为胞阻之证。漏下和半产后下血不止的病机，也是由冲任虚寒，阻血不能内守所致。

此三种漏下虽然不同,都可以用胶艾汤补血固经,调其冲任而愈。方中阿胶养血止血;艾叶温经暖胞;当归、川芎、地黄、白芍补血养肝,敛阴益荣,以养胞胎;甘草调和诸药,缓中解急,共奏温暖胞宫,调补冲任之效。

【原文】

妇人怀妊,腹中疠痛[1],当归芍药散主之。(5)

当归芍药散方

当归三两,芍药一斤,茯苓四两,白术四两,泽泻半斤,芎䓖半斤(一作:三两)。

上六味,杵为散,取方寸匕,酒和,日三服。

【词注】

[1]疠痛:疠(xū,需)。疠痛,指腹中绵绵而痛也。

【释义】

本条是论述妊娠腹痛的辨证论治。妇人妊娠肝血虚而脾湿盛,则肝脾气血不和,故腹中拘急而绵绵作痛;湿邪不化则小便不利,下肢浮肿。

治以当归芍药散,养血疏肝,健脾利湿。方中重用芍药,平肝气以安脾胃,配合当归、川芎调肝养血,以和血气;白术健脾燥湿,配合茯苓、泽泻渗湿利水,泄浊退肿。如此,则腹痛止,胎自安。

【原文】

妊娠呕吐不止,干姜人参半夏丸主之。(6)

干姜人参半夏丸方:

干姜、人参各一两,半夏二两。

上三味,末之,以生姜汁糊为丸,如梧子大,饮服十丸,日三服。

【释义】

本条是论述妊娠胃虚寒饮呕吐的辨证论治。由于脾胃虚寒,水液凝滞,蓄为痰饮,浊阴上逆,则呕吐涎沫稀水。饮停中焦,常见脘闷不食,脉弦苔滑等症。

治以干姜人参半夏。方中干姜温中散寒,振奋中阳;人参健脾补正;半夏降逆止呕;生姜汁蠲饮降逆。此方可使中阳得振,寒饮蠲化,胃气顺降,则呕吐自止。

【原文】

妊娠小便难,饮食如故,当归贝母苦参丸主之。(7)

当归贝母苦参丸方(男子加滑石半两):

当归、贝母、苦参各四两。

上三味,末之,炼蜜丸如小豆大,饮服三丸,加至十丸。

【释义】

本条是论述妊娠小便难的辨证论治。妊娠小便难,饮食如故,说明病不在中焦而在下焦。由于妊娠血虚,下焦复有湿热,以致小便困难而不爽利。

治以当归贝母苦参丸。用当归和血润燥;贝母开结解郁;苦参清热利湿。三药合作,则肝疏血利,气开湿行,而小便自利。此方用于临床有意想不到之疗效。

【原文】

妊娠有水气,身重,小便不利,洒淅恶寒,起即头眩,葵子茯苓散主之。(8)

　　葵子茯苓散方：

　　葵子一斤,茯苓三两。

　　上二味,杵为散,饮服方寸匕,日三服,小便利则愈。

　　【释义】

　　本条是论述妊娠水气的辨证论治。妊娠有水气,往往由于怀孕之后,经络血脉不能畅行,气化受阻,所以小便不利。水气内停,溢于肌表,则身体浮肿而重。经络血脉不能畅行,水湿凝滞,阳气不达肌表,则洒淅恶寒。清阳不升,则头眩。辨证关键在于小便不利,切须注意。

　　治以葵子茯苓散通络利水。方中茯苓健脾化气、渗湿通络、利水祛湿;葵子滑窍行水,使水利湿去。葵子茯苓散使脉络畅行,水湿下利,所以小便利,则诸症可愈。

　　【原文】

　　妇人妊娠,宜常服当归散主之。(9)

　　当归散方：

　　当归、黄芩、芍药、芎䓖各一斤,白术半斤。

　　上五味,杵为散,酒饮服方寸匕,日再服。妊娠常服即易产,胎无疾苦,产后百病悉主之。

　　【释义】

　　本条是论述妊娠血虚而内热的养胎方法。妊娠之后,胎夺气血,肝血虚而生内热,脾气虚而生内湿,血虚与湿热交病,则证见身体瘦弱、内热心烦、头晕胸闷、食少恶心、腹痛胎动不安,甚至流产等症。

　　宜常服当归散,养血健脾、清化湿热。方中当归、芍药补肝养血、和血敛阴;川芎理血解郁、调达肝气;白术健脾化湿;黄芩清热坚阴,合奏安胎之效。

　　肝脾两虚之证,非几剂之功,故曰宜常服。

　　【原文】

　　妊娠养胎,白术散主之。(10)

　　白术散方(见《外台》)：

　　白术、芎䓖、蜀椒三分(去汗),牡蛎二分。

　　上四味,杵为散,酒服一钱匕,日三服,夜一服。但苦痛加芍药;心下毒痛倍加芎䓖;心烦吐痛,不能食饮,加细辛一两。半夏大者二十枚,服之后,更以醋浆水[1]服之;若呕,以醋浆水服之,复不解者,小麦汁服之;已后渴者,大麦粥服之。病虽愈,服之勿置。

　　【词注】

　　[1]醋浆水：一名酸浆水,古代饮料,有健胃清热的作用。

　　【释义】

　　本条是论述脾虚寒湿的养胎方法。妊娠之后,胎夺气血,若肝经虚寒而血少,不能养胎,则胎动不安。脾经虚寒而生寒湿,寒湿中阻,则证见心腹时痛,呕吐清水痰涎等症。

　　治以白术散,温暖肝脾、除湿安胎。方中蜀椒温脾暖肝、健胃养胎;川芎舒肝和血;白术健脾化湿;牡蛎敛阴潜阳,能协蜀椒促进肠消化。

　　上证若属肝血涩少,阴血不利,腹内抑屈而苦痛者,则加芍药和其阴血;瘀血阻滞,阴血不能下达胞胎,心下毒痛者,则加川芎破瘀通络,运化胎血下行;若中焦寒湿停留,痰湿郁滞,故胸满心烦、呕吐涎沫、腹痛不能饮食,则加细辛化寒饮,散沉寒痼冷;如呕吐气逆则加半夏健脾化痰、和胃止呕;易用酸浆水和胃止呕。若服后呕不止,改用小麦汁之甘以和胃。若呕吐已止,胃中津液不足,口渴者,则服大麦粥补脾调中、生津止渴。

【原文】

妇人伤胎,怀身腹满,不得小便,从腰以下重,如有水气状。怀身七月,太阴当养不养,此心气实,当刺泻劳宫及关元,小便微利则愈(见《玉函》)。(11)

【释义】

本条是论述怀孕伤胎的辨证论治。妊娠七个月,手太阴肺经应当养胎,但是,心火气实,损伤肺阴肺气,肺不得降,既不能养胎,又不能通调水道,故胎动不安,腹满小便不利,腰以下沉重而肿,如有水气。此证为心火气实,传于肺经,损伤胎气,故不可治肺,法当泻其心气,行其水气。心火降则肺气自行,小便通利则心气可降。用针刺劳宫以泻心气,刺关元以行水气。劳宫、关元二穴,孕妇慎用,深刺强泻可以落堕,故针法宜浅宜轻。

【结语】

本篇是论述妊娠期间疾病的辨证论治。

妊娠呕吐,有阴血不足,胃虚有热者,可用桂枝汤,调和脾胃,生长气血,有胃虚寒饮上逆者,可用干姜人参半夏丸,振奋中阳,蠲化寒饮。妊娠腹痛,有阳虚寒盛者,可用附子汤,温阳散寒,暖宫安胎。若肝脾不调者,可用当归芍药散,养血疏肝,健脾利湿。妊娠下血,有癥积漏下者,可用桂枝茯苓丸,祛瘀化癥,癥害去则其血自止。有冲任虚寒,不能摄血者,可用胶艾汤,补血固经,调其冲任。

妊娠小便不利与小便难二证,小便难多属于气郁血虚,生热化燥,可用当归贝母苦参丸,和血解郁、清热润燥。小便不利多为气化受阻,可用葵子茯苓散,化气通络利水,使小便通利,水有去路,水气自消。

妊娠养胎,有肝血虚少,脾经湿热者,可用当归散,养血健脾、清化湿热。有肝血涩少、脾经寒湿者,可用白术散,温暖肝脾、除湿安胎。养胎大法,重在调理肝脾。因为肝主藏血,血充则可以养胎,脾主化生气血,脾健则气血来源充足,从而达到养胎安胎的目的。

妇人产后病脉证并治第二十一

【提示】

本篇论述妇人产后疾病的辨证论治。产后由于耗津失血,而有三大证:痉病、郁冒、大便难。其次又围绕产后机体特点,论述了腹痛、中风、发热、下利等病的证治。

本篇共有条文 11 条,载方 9 首,附方 2 首。篇中第 1~3 条阐述了产后痉病、郁冒、大便难的发病机理、证候,以及辨证论治和方药。第 4~7 条是论产后瘀血腹痛的脉证、辨证和方药。第 8~9 条则论产后中风的证候和治方。第 10~11 条为产后乳中虚、下利二证的辨证和方药。

【原文】

问曰:新产妇人有三病,一者病痉[1],二者病郁冒[2],三者大便难,何谓也? 师曰:新产血虚,多汗出,喜中风,故令病痉;亡血复汗,寒多,故令郁冒;亡津液,胃燥,故大便难。(1)

【词注】

[1]痉:即痉病。痉(zhì,至)。痉,风病强直也。

[2]郁冒:郁,胸闷不舒;冒,头昏目眩。郁冒即头昏目眩、胸闷不舒。此指妇人产后,阴血亏虚,复感外邪的病证。

【释义】

本条是论述产后痉病、郁冒、大便难的病因、病机。产后伤津亡血最易发生痉病、郁冒、大便难三种疾病。

痉病,是由于产后失血过多,营血虚少,营卫失调,腠理不固,汗出过多,容易感受风邪。阴血虚少,则不能濡养筋脉,复感风邪,则最易化燥伤筋,因而痉挛抽搐等症随之而起,形成痉病。

郁冒,是由于产后失血过多,汗出也多,阴血两虚,容易感受寒邪。寒邪外束则阳气不能外达,阴血虚少则虚阳势必上冲,因而形成郁冒。

大便难,是由于产后失血过多,汗多伤阴,阴血不足,不能濡润大肠,则见大便难。

以上三证的病机,皆为津血两虚所引起,故在治疗上,都必须以照顾津液为主。

【原文】

产妇郁冒,其脉微弱,不能食,大便反坚,但头汗出,所以然者,血虚而厥,厥而必冒,冒家欲解,必大汗出,以血虚下厥,孤阳上出,故头汗出。所以产妇喜汗出者,亡阴血虚,阳气独盛,故当汗出,阴阳乃复。大便坚,呕不能食,小柴胡汤主之(方见呕吐中)。(2)

【释义】

本条是论述产后郁冒与大便难同见的证治。产后失血过多,荣卫失调。腠理不固,既喜汗出,而又恐汗出过多损伤阴液,然最易感受外邪。因虚多而邪少,故其脉微弱而不能食。胃肠津液干涸,故大便反坚。热不能外越,所以身无汗,但头汗出。"所以然者",为自注句,指出血虚而阳厥,厥而必冒。冒家欲解,必大汗出,使郁阳得伸则愈,以是之故,产妇喜汗出,以其荣卫和也,故曰"阴阳乃复",若大便坚,呕不能食,则涉及少阳之证喜呕,故可用小柴胡汤解之。

"冒家欲解,必大汗出",反映血虚亡阴,阳气偏盛,表寒闭郁,孤阳上出之郁冒,必须全身汗出,使其阳气外达而郁解,阳气外出而不上出,所以冒家可解。

治以小柴胡汤,扶正达邪,和利枢机。方中柴胡条达少阳,使清阳之气外达,发散少阳之郁邪;黄芩清泄里热,收敛阳气;半夏、生姜和胃降逆止呕;人参、甘草、大枣扶正达邪,调补脾胃,俾上焦得通,津液得下,胃气因和,则濈然汗出而解。选用小柴胡汤和调之法,有"故当汗出,阴阳乃复"自在其中。

【原文】

病解能食,七八日更发热者,此为胃实,大承气汤主之(方见痉病中)。(3)

【释义】

本条是承上文论述郁冒之病已解,胃和能食,至七八日而又发热,然发热而不恶寒,便知其不在表而在里;又因其能食而更发热,便知非为虚而为实,因食复发热,其大便必硬,其腹亦必痛,故曰"此为胃实",可用大承气汤攻下。

【原文】

产后腹中疞痛,当归生姜羊肉汤主之。并治腹中寒疝,虚劳不足。(4)

当归生姜羊肉汤方(见寒疝中)。

【释义】

本条是论述产后血虚而寒客于腹的证治。产后血虚,客寒阻滞气血,则腹中疞痛。而又喜温喜按为其特点。

治以当归生姜羊肉汤,温中和血,养血补虚,温寒止痛。方中当归补赢,温通血脉;生姜温中散寒;羊肉温补肝血。此方除治血虚受寒,腹中疼痛外,又可治肝血虚寒,而两目视物不清之症。

【原文】

产后腹痛,烦满不得卧,枳实芍药散主之。(5)

枳实芍药散方:

枳实(烧令黑,勿大过)、芍药等分。

上二味,杵为散,服方寸匕,日三服,并主痈脓,以麦粥下之。

【释义】

本条是论述产后气血不畅、腹中作痛的证治。产后气滞血瘀,气血不畅,故而腹痛,腹满,心烦而不得卧。

治以枳实芍药散行气和血,以解除疼痛。方中枳实烧黑入血,行气去瘀,下行破结;芍药通利血脉而止疼痛。枳实、芍药两药相合,能理气调血,破积结止疼痛;用大麦粥送服,和胃气以调气血也。枳实、芍药药少量小,破瘀力弱,故用于瘀血轻证为宜。本方能活血行气,故又有消散痈肿,排除脓毒的作用。

【原文】

师曰:产妇腹痛,法当以枳实芍药散,假令不愈者,此为腹中有干血[1]著脐下,宜下瘀血汤主之。亦主经水不利。(6)

下瘀血汤方:

大黄二两,桃仁二十枚,䗪虫二十枚(熬^[2],去足)。

上三味,末之,炼蜜和为四丸,以酒一升,煎一丸,取八合,顿服之,新血下如豚肝。

【词注】

[1]干血:血液不流,干着一处。

[2]熬:炒。

【释义】

本条继上条论述枳实芍药散证,如服药而不愈,为病重药轻,内有干血,凝结于少腹,疼痛拒按。

治以下瘀血汤,攻坚破积、清热润燥。方中大黄清热破结以逐瘀血;桃仁破血除瘀、润燥解凝;䗪虫性寒,破瘀通络。炼蜜为丸,是缓下之法。用酒煎药,引药入血,而使瘀血排出体外。便色如猪肝,则为药已中病。

【原文】

产后七八日,无太阳证,少腹坚痛,此恶露不尽,不大便,烦躁发热,切脉微实,再倍发热,日晡时烦躁者,不食,食则谵语,至夜即愈,宜大承气汤主之。热在里,结在膀胱也(方见痉病中)。(7)

【释义】

本条是论述产后瘀血内阻,又兼阳明里实的辨证论治。产后七八天,无太阳表证。由于产后阴血虚少,里热炽盛,热结在下焦,热灼瘀血,干血凝着脐下,故少腹坚痛。热灼胃肠,更耗津液,肠胃实热结滞,故大便干燥不通而烦躁、发热。切脉微沉而实,证明胃肠实热已有积滞,到日晡阳明气旺时,病人则更加发热。食入于胃,长气于阳,若不食则已,而食入则助胃热。实热过盛,扰乱神明,故生谵语。至夜晚则阳明之气转衰,其病即稍愈,故热轻而谵语暂停。

治以大承气汤,荡胃肠实热积滞,泻血分之热结。方用大黄泻胃肠积滞,泻血分热结,枳实治痞破结,既能除胃肠胀满,又能通利血气;厚朴理气,消腹中胀满;芒硝咸寒,清热软坚。本证用大承气汤,则胃肠实热去,下焦瘀血行,可收一举两得的效果。

【原文】

产后风,续之数十日不解,头微痛,恶寒,时时有热,心下闷,干呕汗出,虽久,阳旦证续在耳,可与阳旦汤(即桂枝汤,方见下利中)。(8)

【释义】

本条是论述产后中风的辨证施治。产后血虚,荣卫失调,腠理不固,风寒外袭,表证持续数十日不解。卫在外与邪相争,阳气浮动,故时时发热,营被扰而不守,故汗出、恶寒。风寒阻于太阳之经,故头微痛,而时时有热。表邪将入里,故心下闷而干呕。

产后中风时间虽久,若阳旦汤证仍在,可与阳旦汤,解散风寒,调和营卫。方中桂枝温散祛寒,解肌祛风;芍药和营,敛阴收汗;桂枝配芍药,于发汗中而有敛汗之功,桂枝散、芍药收,一散一收,则营卫可调,表邪可解;生姜配桂枝发汗解肌;大枣配芍药滋阴敛荣;甘草性平调和阴阳,调和荣卫。

【原文】

产后中风,发热,面正赤,喘而头痛,竹叶汤主之。(9)

竹叶汤方：

竹叶一把，葛根三两，防风、桔梗、桂枝、人参、甘草各一两，附子一枚（炮），大枣十五枚，生姜五两。

上十味，以水一斗，煮取二升半，分温三服，温覆使汗出。颈项强，用大附子一枚，破之如豆大，煎药扬去沫，呕者，加半夏半升洗。

【释义】

本条是论述产后中风的辨证论治。产后阴血大虚，虚阳上越，故面色正赤，气喘。正气大虚，复感风邪，故头痛、发热。治疗时，若因其外感风邪，单纯用发汗解表，则浮阳易脱；若因其虚阳上越，单纯用滋阴之药，则使表邪不解。

治以竹叶汤，扶正祛邪、表里兼顾。方中竹叶清热降火，折其阳浮之势；葛根生津，滋润筋脉之急；桔梗上浮清肃肺气；防风散风而不燥血：人参、甘草补中益气；生姜、大枣调和营卫；附子、桂枝扶阳驱邪。此为产后中风，正虚邪盛者，而立补正散邪之方。

【原文】

妇人乳中虚，烦乱，呕逆，安中益气，竹皮大丸主之。（10）

竹皮大丸方：

生竹茹二分，石膏二分，桂枝一分，甘草七分，白薇一分。

上五味，末之，枣肉和丸，弹子大，以饮服一丸，日三夜二服。有热者，倍白薇；烦喘者，加柏实一分。

【释义】

本条是论述哺乳期虚热呕逆的证治。妇人在哺乳期中，乳汁去多，中气虚弱，阴血不足，心肝火旺。心虚火动，则烦乱。中气虚热，胃气上逆，则呕逆。

治以竹皮大丸，安中益气，清降缓中。方中竹茹、石膏清热除烦，降逆止呕；白薇凉血，清热除烦；桂枝、甘草辛甘化气，建中补虚；枣肉滋补阴血。若虚火犯肺而烦喘，则加柏实养血润肺。方中甘草用量独多，取其建中补血，益阴泻火，而桂枝用量很少，取其温中化气，通脉舒肝之功，二药之剂量安排确有耐人寻味之处。

【原文】

产后下利虚极，白头翁加甘草阿胶汤主之。（11）

白头翁加甘草阿胶汤方：

白头翁、甘草、阿胶各二两，秦皮、黄连、檗皮各三两。

上六味，以水七升，煮取二升半，内胶令消尽，分温三服。

【释义】

本条是论述产后下利的证治。产后气血两虚，常有面黄乏力，心烦不眠等症；又有湿热积滞胃肠，传导失职，郁遏不解，损伤肠道脉络，常见发热、腹痛、里急后重、下利脓血等症。

治以白头翁加甘草阿胶汤，清热燥湿、缓中养血。方中白头翁、黄柏、黄连、秦皮清热燥湿、凉血解毒、除胃肠湿热而治下利；阿胶滋阴，养血止血；甘草补气建中，缓解黄连、黄柏之苦。为产后下利常用之方。

【附方原文】

《千金》三物黄芩汤：治妇人在草蓐[1]，自发露得风。四肢苦烦热，头痛者，与小柴胡汤；头不痛但烦者，此汤主之。

黄芩一两,苦参二两,干地黄四两。

上三味,以水六升,煮取二升,温服一升,多吐下虫。

【词注】

[1]草蓐:指草席。即临产坐草之时。

【释义】

本方是论述产后发热的证治。产后发热,以感受风寒,邪在少阳,又有湿热病毒,结于下焦,两者临床为最多。

小柴胡汤方证分析:产后阴血两虚,阳气独盛,在未离产所之时,稍有不慎而感受风寒,致邪客少阳在于胁下,正邪纷争,往来寒热,而发热尤甚,手足烦热。邪热上行而头痛。

治宜小柴胡汤和解少阳之邪。方中柴胡疏散少阳经之邪;黄芩能清胆腑蕴热;生姜、半夏调胃止呕;人参、甘草、大枣益气和中、扶正祛邪。本方攻补兼施,扶正退邪,一举两得。

三物黄芩汤方证分析:产后阴血两虚,阳气独盛,在未离产所时,下焦感受湿热病毒,湿热蒸熏,发热尤甚,手足烦热。湿热蕴结于下焦,故无头痛等症。

治宜三物黄芩汤清热燥湿。方中黄芩清热燥湿,降火解毒,除烦热;苦参清热燥湿,利尿杀虫,干地黄补血养阴。本方既能清热燥湿,除温热熏蒸之热,又能补赢养阴,退血虚之热。

【附方原文】

《千金》内补当归建中汤:治妇人产后虚赢[1]不足,腹中刺痛不止,吸吸[2]少气,或苦少腹中急,摩痛引腰背,不能食饮。产后一月日,得服四五剂为善,令人强壮宜。

当归四两,桂枝三两,芍药六两,生姜三两,甘草二两,大枣十二枚。

上六味,以水一斗,煮取三升,分温三服,一日令尽。若大虚,加饴糖六两,汤成内之,于火上暖,令饴消,若去血过多,崩伤内衄不止,加地黄六两,阿胶二两,合八味,汤成内阿胶。若无当归,以芎劳代之,若无生姜,以干姜代之。

【词注】

[1]赢:瘦弱之意。

[2]吸吸:形容呼吸时气少之貌。

【释义】

本方是论述产后腹痛的证治。妇人产后,气血虚少,又有脾胃虚弱,不能生血,血海空虚,则见虚赢不足。脾胃虚弱,则见不能饮食,吸吸少气。气血虚少而不利,不能温润下焦,则见少腹中急,摩痛引腰背。气血不利,进而发展为气滞血瘀,则见腹中刺痛不止。

治以内补当归建中汤。方中当归、芍药补血益阴,以行营气;桂枝温中,通行血气;甘草、饴糖补中扶虚;生姜、大枣以调营卫。此证产后虚赢不足,如单纯滋补阴血则寒凝,单纯温阳则恐劫阴,故用建中补血以和营卫之法。有气血兼顾,而无偏颇之弊。本方加减法,若产后失血过多,或崩伤内衄,阴血大亏,可在方中加地黄、阿胶补血敛阴。

【结语】

本篇论述妇人产后常见疾病的辨证论治。

产后郁冒与大便难兼见,病情较为复杂,内有血虚,外受寒邪,治以小柴胡汤扶正达邪,和利枢机。产后气血虽虚,然有胃家实证,可用大承气汤,荡涤肠胃实热积滞。总之,妇人产后三大证:痉病、郁冒、大便难,在治疗时,既要养血益阴,又要掌握辨证论治,而不拘一格。切勿因虑其虚,墨守成法,而贻误病机,使病情加剧。

产后腹痛有四种常见病情,一是血虚内寒,治宜当归生姜羊肉汤,补血散寒;二是气血不畅,治宜枳实芍药散,行气和血;三是瘀血内停,治宜下瘀血汤,活血化瘀;四是瘀血内阻兼阳明里实证,治宜大承气汤,攻下肠胃积滞,兼泻血分实热。

产后中风,若因风寒外袭,可用阳旦汤调和营卫。若因虚阳上越,复感风邪,可用竹叶汤,扶正祛邪。

此外,本篇用竹皮大丸,安中益气,清降缓中,治疗哺乳期虚热呕逆。用白头翁加甘草阿胶汤,清热燥湿,补中养血,治疗产后热利。总之,产后的辨证论治,既要照顾到产后的特点,又不可拘泥于产后的禁忌。

妇人杂病脉证并治第二十二

【提示】

本篇是论述妇人杂病的辨证论治。在内容上，包括了热入血室、梅核气、脏躁、痞证、瘀血、漏下、腹痛、经水不利、转胞和前阴疾患等十余种疾病。

本篇共有条文 23 条，载方 14 首。篇中第 1～4 条是论热入血室的辨证论治和方药；第 5～7 条是论妇人梅核气、脏躁、痞证的辨证论治和方药；第 8 条是对妇人杂病的病因、病机、临床上的各种变化和证治方法作了纲领性的论述，可视为本篇的总论；第 9 条、第 11 条至第 12 条是论漏下的证治和方药；第 10 条、第 13～15 条是论经水不利的辨证和治法，其中第 13 条是论水与血结的证治；第 16～19 条是论妇人腹痛、转胞的辨证和治法；第 20～22 条是论妇人阴寒、阴中生疮、阴吹等前阴证治；第 23 条是论小儿疳虫蚀齿的治法。

本篇论述妇人杂病的病因，主要有正虚、积冷、结气三个方面的病变。在辨证上，当先分上、中、下三焦的病位；继辨阴阳、寒热、虚实的病性。在治疗上，针对病情，或针或药，有的放矢，才能转危为安。

【原文】

妇人中风七八日，续来寒热，发作有时，经水适断，此为热入血室[1]。其血必结[2]，故使如疟状，发作有时，小柴胡汤主之（方见呕吐中）。（1）

【词注】

[1]热血入室：历代医家见解不一，有的认为是冲脉，有的认为是肝脏，有的认为是子宫。顾名思义，当为血液储留之处。本篇所言，认为血室与经水适来适断有直接关系，此处血室当为子宫（胞宫）。

[2]其血必结：指前文所言之邪热与血相结而致经水不行。

【释义】

本条是论述经水适断、热入血室的辨证论治。太阳中风，为时已七八日之久，若正气抗邪有力，则寒热之邪当解。如果在妇人行经之际，血弱气尽，风热邪气袭入血室，与血相搏，结而不行，故经水适断。热结血室，聚结不散，则正邪纷争，进退于表里之间，故往来寒热，休作有时，而如疟状。热入血室，内系于肝胆，既不可发汗，又不能下夺。故以小柴胡汤，和解内外表里，透达热邪，则血结可散。用之于临床，此方可适当加丹皮、生地、红花之品，其疗效更佳。

【原文】

妇人伤寒发热，经水适来，昼日明了，暮则谵语，如见鬼状[1]者，此为热入血室。治之无犯胃气及上二焦，必自愈。（2）

【词注】

[1]如见鬼状：指精神错乱的幻觉。

【释义】

本条是论述经水适来热入血室的辨证。妇人在患伤寒发热时，经水适时而来，致外邪乘虚袭入血室，而病在血分。其证昼日精神明了，而暮则谵语，所说皆非习见之事，故如见鬼状。

因于经水适来而患病,故可定其证,曰"热入血室"。治之无以下药犯其胃气,以及不可吐,不可汗,恐伤其上、中二焦。如是则可望其愈。宋郭白云认为此证仍与小柴胡汤治疗,可供参考。

【原文】

妇人中风,发热恶寒,经水适来,得七八日,热除,脉迟,身凉和,胸胁满,如结胸状,谵语者,此为热入血室也,当刺期门[1],随其实而取之。(3)

【词注】

[1]期门:穴位名称。在乳下第二肋处,肝经募穴。

【释义】

本条继论肝经瘀热,热入血室的证治。妇人中风,发热恶寒,经水适来,得之七八日,表证已罢,内传入里,故热除身凉,脉不浮而迟。今热邪乘机袭入血室,则热与血结,导致肝胆气机不利,故见胸胁满痛,状如结胸。邪热上扰于心,心主言,故见谵语。治疗方法当刺期门,用泻法以行瘀热则愈。

【原文】

阳明病,下血谵语者,此为热入血室,但头汗出,当刺期门,随其实而泻之。濈[1]然汗出者愈。(4)

【词注】

[1]濈:jí,戢。汗出之貌。

【释义】

本条是论述阳明病热入血室的证治。妇人得阳明热病,中焦热盛,虽不值经期,热邪亦可陷入血室,邪热迫血妄行,故下血、谵语;热上熏头面而不能外越,故但头汗出,而身处无汗。治疗方法,当刺期门,以泻热邪,则肝胆气机得调,周身濈然汗出而愈。

【原文】

妇人咽中如有炙脔[1],半夏厚朴汤主之。(5)

半夏厚朴汤方(《千金》作胸满,心下坚,咽中帖帖,如有炙肉,吐之不出,吞之不下)。

半夏一升,厚朴三两,茯苓四两,生姜五两,干苏叶二两。

上五味,以水七升,煮取四升,分温四服,日三夜一服。

【词注】

[1]炙脔:烤灼的肉块。

【释义】

本条是论述妇人咽中痰凝气滞的证治。本病后人称为"梅核气"。由于情志郁结,气郁化火,炼液成痰,凝于咽喉,自觉咽中如一肉块梗阻其间,吐之不出,咽之不下。兼见精神忧郁,胸闷太息等症。本证不单见于妇人,男子往往也有。

治用半夏厚朴汤,解郁化痰,理气开结。方中紫苏气味芳香,有散郁理气作用;厚朴降气,开凝散结而通利痰气;茯苓行饮化饮,以澄痰本;半夏降气涤痰;生姜温中化饮,以去痰凝,则咽中炙脔之感可除。

【原文】

妇人脏躁,喜悲伤,欲哭,象如神灵所作,数欠伸,甘麦大枣汤主之。(6)

甘草小麦大枣汤方：

甘草三两,小麦一升,大枣十枚。

上三味,以水六升,煮取三升,温分三服,亦补脾气。

【释义】

本条是论述脏躁病的证治。夫六腑为阳,五脏为阴。阳为气,阴为血,若血虚不濡,则生脏躁。其病以心肝为首者,因心生血,而肝藏血。故病则悲伤欲哭,如神灵所作,此为心病反映。至于数欠喜伸,而是肝肾病象。所以然者,血虚不濡,内必关心,阴脏既伤,而穷必及肾。故治疗而用甘药,所以补心肝之血而濡其燥也。

治以甘草小麦大枣汤,滋润五脏之燥。方中甘草、大枣助脾益血,可以滋润五脏,缓和躁急;小麦补养心肝之血,除脏燥之热,敛心气而安神志。

【原文】

妇人吐涎沫,医反下之,心下即痞,当先治其吐涎沫,小青龙汤主之。涎沫止,乃治痞,泻心汤主之。(7)

小青龙汤方(见痰饮中)。

泻心汤(见惊悸中)。

【释义】

本条是论述寒饮误下成痞的先后治法。妇人上焦停有寒饮,又感寒邪,内饮外寒,上迫于肺,故咳吐涎沫。治用小青龙汤以温散寒饮。若医误用苦寒之品攻下,损伤胃气,寒饮凝结,心下气阻而作痞。上寒犹在,故吐涎沫不止。此证若先以泻心汤治痞,则寒邪内传,而寒饮更甚;若先以小青龙汤解散外寒,消除内饮,则痞气无外援,其证易除。故当先治其吐涎沫,小青龙汤主之。涎沫止,转治其痞,而泻心汤为不易之法。

【原文】

妇人之病,因虚、积冷、结气,为诸经水断绝,至有历年,血寒积结胞门[1],寒伤经络,凝坚在上,呕吐涎唾,久成肺痈,形体损分[2];在中盘结,绕脐寒疝;或两胁疼痛,与脏相连;或结热中,痛在关元[3],脉数无疮,肌若鱼鳞,时着男子,非止女身。在下未多,经候不匀[4],令阴掣痛,少腹恶寒;或引腰脊,下根气街[5],气冲急痛,膝胫疼烦,奄忽眩冒[6],状如厥癫[7],或有忧惨,悲伤多嗔[8],此皆带下[9],非有鬼神。久则羸瘦,脉虚多寒,三十六病,千变万端,审脉阴阳,虚实紧弦,行其针药,治危得安,其虽同病,脉各异源,子当辨记,勿谓不然。(8)

【词注】

[1]胞门:子宫。

[2]形体损分:损伤阴分而形体消瘦。

[3]关元:穴名。脐下三寸,为任脉所属,此处泛指下焦。

[4]在下未多,经候不匀:指月经量少,经期不准。

[5]气街:鼠蹊上一寸,又名气冲。

[6]奄忽眩冒:忽然发生头目眩晕。

[7]厥癫:指昏厥癫狂一类疾病。

[8]多嗔:时常发怒。

[9]带下:泛指妇女经带之病。

【释义】

本条是论述妇人杂病的病因、病机和辨证论治原则。第一段说明妇人杂病的病因,主要有虚、积冷、结气三个证候。"虚",为体质虚弱,气虚血少,或阴阳不足,抗病能力薄弱,易感邪气。"积冷",为感受寒邪,凝结不散,积久则坚。"结气",为肝郁气郁,气机不畅,久而气结不通。如果联系一起来讲,就是气虚血少、风冷凝聚、气结不通,而引起月经不调,甚至月经断绝,经过几年,血寒积结在子宫,形成难愈的病根。

第二段说明虚冷结气在上、中、下三焦的病变情况。虚冷结气伤于经络,经络凝滞,结而不通,若结在上焦,使肺不能敷布津液,所以咳吐涎沫,常咳不止,就会形成肺痿证;寒郁日久,则可化热,热毒腐肉化脓,则成为肺痈。肺痿、肺痈,皆能损伤阴分,阴有形,阴伤则形体消瘦。

虚冷结气盘结在中焦,也有寒凝和化热两种可能。寒冷凝聚,气结不通,伤于肝脾经络,盘结肝脾,则绕脐寒疝疼痛;结于肝经,则两胁疼痛,痛连内脏。寒冷结气郁于内,正邪相争,化热于中,热灼血干,形成瘀血,停在少腹,则痛在关元。郁热耗损营血,血枯不荣于外,故脉数发热,尚无疮疡,而见皮肤枯燥,状如鳞甲。这种病变,男子与妇人均可发生。疮疡为湿热火毒聚于一处,腐肉化脓而成。本证为热灼血干,血枯不荣,故尚无疮疡可言。

虚冷结气若在下焦的冲任,由于气虚血少而正气不足、寒冷凝聚、气结不通而邪伤经脉,故证见月经量少,不能畅行,经期不调,前阴掣痛,少腹恶寒等候。寒冷凝聚,牵引腰脊;或下连气街,则可发生冲气急痛,或牵引两腿膝胫疼痛烦闷的现象。

第三段说明"虚冷结气",引起情志方面的各种疾患。虚冷结气,伤于带脉以下的"胞门",则有在上血虚不养和血热上亢的两种不同:血虚不养,阴血不能上濡于头目,故可忽然发生眩冒;血热上亢,是气血郁阻化热,而血热上亢,状如昏厥癫狂等一类疾病;血虚生热进而化燥,则不能润于内脏,故使人烦躁发怒。此皆妇人带下疾患而虚寒积结胞门所致,故其精神有上述之改变,如有鬼神所附。本证经久不愈,则气血不生,故形体消瘦,脉来盛弱。

第四段说明妇人杂病的辨证论治原则。妇人杂病有 36 种,变化多端,极为复杂。在辨证时,要应用切脉等诊断方法,辨别证候的阴阳寒热虚实。在施治时,要根据辨证结果,给予针灸、药物等恰当的治疗,使病人转危为安。"其虽同病",是说明很多疾病病形相近似。由于脉和脉象出现的部位不同,因而疾病的性质和部位也就不同,医生应当认真详加审辨。要掌握这些辨证论治的原则,不要产生无所谓的思想而认为不然。

【原文】

问曰:妇人年五十所,病下利[1]数十日不止,暮即发热,少腹里急,腹满,手掌烦热,唇口干燥,何也? 师曰:此病属带下。何以故? 曾经半产,瘀血在少腹不去。何以知之? 其证唇口干燥,故知之。当以温经汤主之。(9)

温经汤方:

吴茱萸三两,当归、芎䓖、芍药各二两,人参、桂枝、阿胶、牡丹(去心)、生姜、甘草各二两,半夏半升,麦门冬一升(去心)。

上十二味,以水一斗,煮取三升,分温三服。亦主妇人少腹寒,久不受胎,兼取崩中去血,或月水来过多,及至期不来。

【词注】

[1]下利:此指前阴下血。

【释义】

本条是论述瘀血引起崩漏的辨证论治。妇人年已 50 岁左右,此时冲任皆虚,既往又半产,则正气虽虚而少腹瘀血未尽。血寒积结胞门,寒伤经络,血不归经,则腹满里急,崩漏下血数十日不止。夫崩漏则伤血耗阴,阴虚则生内热,故暮即发热,手掌发热而心烦;阴津不能上润,则唇口干燥。

本病为冲任虚寒,少腹瘀血,引起崩漏不止等症。治以温经汤温气濡血、调和冲任。方中吴茱萸、桂枝、生姜温和肝胃,以暖胞门;当归、川芎、芍药、阿胶补血益阴,以补肝胃;丹皮配芍药则凉血退热;麦门冬有润燥续绝、补养心肺之功;人参、甘草则补气扶虚,以开化源;半夏降逆止咳而和胃气。诸药合用,可以暖宫温经,补血去瘀,故亦治妇人少腹积寒,瘀血内停之崩漏下血,月经过多,至期不来,久不受胎等症。

【原文】

带下经水不利,少腹满痛,经一月再见者,土瓜根散主之。(10)

土瓜根散方(阴㿗肿亦主之):

土瓜根、芍药、桂枝、䗪虫各三分。

上四味,杵为散,酒服方寸匕,日三服。

【释义】

本条是论述瘀血经水不利的辨证论治。瘀血停滞,阻碍行经,月经似通不通,欲止不止,故月经虽行而不利,逐利则少腹满痛,按之有硬块,月经不准,而一月再见。

治以土瓜根散,活血通瘀。方中土瓜根通经消瘀血;䗪虫破血开闭;桂枝、芍药温阳益血、通行营卫而调经。

【原文】

寸口脉弦而大,弦则为减,大则为芤,减则为寒,芤则为虚,寒虚相搏,此名曰革。妇人则半产漏下,旋覆花汤主之。(11)

旋覆花汤方:

旋覆花三两,葱十四茎,新绛少许。

上三味,以水三升,煮取一升,顿服之。

【释义】

本条是论半产漏下精血亏损的辨证论治。妇人阴血亏损,引起阳气衰微和虚阳外浮两种病情。阴血亏损,阳气衰微,则阴寒凝固,故脉弦。阴血亏损,虚阳外浮,则阳热外动,故脉芤大。阴寒凝固与虚阳外浮同时存在,脉象弦紧,芤大中空,如按鼓皮,故名曰革。阳气衰微,阳不固阴,阴血不宁,见此脉者,则为妇人半产漏下崩中伤血。

治以旋覆花汤,助气血之生化,行气血之瘀滞,以待生机自复。方中旋覆花理结气、通血脉、调寒热,疏肝助开发之气;葱白温通阳气,而有阳生阴长之义;新绛理血散寒,乃去瘀而新生之旨。

本证大虚难补,因半产漏下之后,而内多挟瘀,故治从肝经入手,助其生化之气,行其气血之滞。而后则补养阴血、温散阴寒。

【原文】

妇人陷经漏下,黑不解[1],胶姜汤主之(臣亿等校诸本无胶姜汤方,想是前妊娠中胶艾汤)。(12)

【词注】

[1]黑不解:指陷下之经水色黑而不解除。

【释义】

本条是论述虚寒漏下的证治。冲任虚寒,新血不生,旧血因寒而凝,败血涩滞而下,故漏下不止,血色黑暗。

治宜胶艾汤,温补冲任,养血止红。方中阿胶养血以止血,去瘀生新;川芎、地黄、芍药、当归和血养肝、去瘀生新;生姜散寒达气,郁者散之,陷者举之;艾叶温经暖胞;甘草则益中补气。

【原文】

妇人少腹满,如敦状[1],小便微难而不渴,生后[2]者,此为水与血,并结在血室也,大黄甘遂汤主之。(13)

大黄甘遂汤方:

大黄四两,甘遂二两,阿胶二两。

上三味,以水三升,煮取一升,顿服之,其血当下。

【词注】

[1]如敦状:敦(duì,对)。古代盛粮食的器具,口底皆锐,腰部硕大突出。

[2]生后:指产后。

【释义】

本条是论述产后水血俱结于血室的辨证论治。产后血室恶露未尽,气血不畅,津液不能入经化血流转上下,而反渗入血室,水与血俱结在血室,故少腹满,形如敦状。血室气血不畅,影响膀胱气化不利,故小便微难。上焦气化如常,故口中不渴。

治用大黄甘遂汤,破血逐水。方中大黄攻瘀血;甘遂逐积水;阿胶补血。瘀浊去后,阴血亦复,正所谓且攻且守之法。

膀胱蓄水,为膀胱气化不行,津液不能上承,亦不能下达,故口渴,小便不利。血室内瘀血停留,气化如常,故小便自利。

【原文】

妇人经水不利下,抵当汤主之(亦治男子膀胱满急,有瘀血者)。(14)

抵当汤方:

水蛭三十个(熬),虻虫三十枚(熬,去翅足),桃仁二十个(去皮尖),大黄三两(酒浸)。

上四味,为末,以水五升,煮取三升,去滓,温服一升。

【释义】

本条是论述经水不利属于瘀血结实的证治。经水不利下,即经闭不行之意。由于瘀血内结,日益增大,阻碍经血,所以经闭不行。瘀血经闭不行,常见少腹硬满,结痛拒按,小便自利,脉沉涩迟等脉证。

治以抵当汤,破血逐瘀。方中水蛭、虻虫攻其瘀;大黄、桃仁下其血。

【原文】

妇人经水闭不利,脏坚癖不止[1],中有干血,下白物[2],矾石丸主之。(15)

矾石丸方:

矾石三分(烧),杏仁一分。

上二味,末之,炼蜜和丸枣核大,内脏中[3],剧者再内之。

【词注】

[1]脏坚癖不止:是指子宫内干血坚结不散。

[2]白物:即白带。

[3]内脏中:内,读纳,即以坐药纳入阴道中。

【释义】

本条是论述湿热白带的证治。由于胞宫内有干血不去,经行不畅,甚至经水闭塞,瘀血内阻,积湿化热,腐败而下,所以淋下白物。

治以矾石丸清热燥湿,而止白带。方中矾石清热燥湿、解毒杀虫、化腐收敛,可止白带;杏仁通利肺气、化湿利水、润燥行血。矾石丸为坐药,纳入阴中,既能清热燥湿而止白带,又能内润干血去坚癖。用此方,白带止,瘀血下,一举两得。如瘀血不下,干血不润,再用活血通经之品,亦易于收效。

【原文】

妇人六十二种风,及腹中血气刺痛,红蓝花酒主之。(16)

红蓝花酒方(疑非仲景方):

红蓝花一两。

上一味,以酒一大升,煎减半,顿服一半,未止,再服。

【释义】

本条是论述风寒气滞血瘀腹痛的辨证论治。多种风寒邪气,袭入腹中,风邪与血气相搏滞于腹中,气血不得流转,脏腑失和,月事闭塞,故腹中血气刺痛。

治宜红蓝花酒,温通气血,气行血开,则风自散,而刺痛自止。

【原文】

妇人腹中诸疾痛,当归芍药散主之。(17)

当归芍药散方(见妊娠中)。

【释义】

本条是论述肝脾不调腹痛的证治。妇人腹中疼痛,多因肝脾不和之所致。如脾虚不化而生湿,湿盛则气阻,肝血不濡,故可引发腹中疼痛。

治宜当归芍药散,补脾渗湿、养血平肝。方中当归养血柔肝;川芎调血疏肝;芍药养血平肝,使肝和而血脉不急,血脉不急则疼止;茯苓、白术健脾化湿;泽泻则利水滋阴,以使脾气健运,湿邪自去,气血畅达,则腹痛等症自愈。

【原文】

妇人腹中痛,小建中汤主之。(18)

小建中汤方(见虚劳中)。

【释义】

本条是论述虚寒腹痛的证治。由于脾胃虚寒,气血来源不足,不能煦濡筋脉,所以腹中绵绵作痛,喜温喜按。临床常见虚烦心悸、面色无华、舌质淡嫩、脉弦而涩。

用小建中汤调和脾胃,建中汤生化气血、气血流畅、温养筋脉,则腹痛等症自止。

【原文】

间曰:妇人病,饮食如故,烦热不得卧,而反倚息[1]者,何也?师曰:此名转胞[2],不得溺也。以胞系了戾[3],故致此病,但利小便则愈,宜肾气丸主之。(19)

肾气丸方：

干地黄八两,薯蓣四两,山茱萸四两,泽泻三两,茯苓三两,牡丹皮三两,桂枝、附子(炮)各一两。

上八味,末之,炼蜜和丸梧子大,酒下十五丸,加至二十五丸,日再服。

【词注】

[1]倚息：以背依物而呼吸,叫"倚息"。

[2]转胞：胞是指膀胱；转是转动,指功能异常。

[3]了戾：扭转不和。

【释义】

本条是论述妇人转胞的辨证论治。因为病不在脾胃,所以饮食如常。由于肾气虚弱,不能温暖膀胱,膀胱虚寒,气化不行,所以不得溺。尿液聚在膀胱不出,常见脐下急痛等症。水气为病而使肾阳不得下潜,所以烦热；肾不纳气,而反倚息不得卧。

【原文】

蛇床子散方：温阴中坐药。(20)

蛇床子仁。

上一味,末之,以白粉少许,和令相得,如枣大,绵裹内之,自然温。

【释义】

本条是论述寒湿带下的辨证论治。由于胞门受寒,阴冷寒湿内停。所以少腹恶寒,阴中作冷,或阴内瘙痒、白带淋漓、阴内疮肿等症。

治宜蛇床子散,温散阴中寒湿。蛇床子仁为细末,以铅粉少许,和令相得,如枣大,绵裹内入阴中。方中蛇床子苦温,暖宫除湿、杀虫止痒；白粉,即铅粉,有燥湿杀虫之功。

【原文】

少阴脉滑而数者,阴中即生疮,阴中蚀疮烂者,狼牙汤洗之。(21)

狼牙汤方：

狼牙三两。

上一味,以水四升,煮取半升,以绵缠筋如茧,浸汤沥阴中,日四遍。

【释义】

本条是论述湿热阴中生疮的证治。湿热蕴于下焦,故少阴脉滑而数,主阴中有伏热。湿热下注、腐蚀糜烂,故阴中生疮而痛痒不止。

治宜狼牙汤洗涤阴中。狼牙草味苦性寒,清热燥湿杀虫。

【原文】

胃气下泄,阴吹而正喧,此谷气之实也,膏发煎导之。(22)

膏发煎方(见黄疸中)。

【释义】

本条是论述阴吹的证治。热滞于肠,腹胀而大便干燥,大便不下,压迫阴道变窄,浊气奔泻于下,发出声音,故叫"阴吹而正喧"。

治以膏发煎,润肠通便、补血和阴。方中猪膏补阴滋燥而滑润大肠；乱发通利关格,以行阴气,升降得宜,则阴吹可止。

【原文】

小儿疳虫蚀齿方(疑非仲景方)：(23)

雄黄、葶苈。

上二味,末之,取腊日猪脂,熔,以槐枝绵裹头四五枚,点药烙之。

【释义】

本方说明小儿疳虫蚀齿的治法。小儿胃肠湿热停留,疳热生虫,虫蚀于齿,名牙疳。虫寄生肠内,耗伤气血,则腹胀消瘦,烦热多汗,名曰疳积。虫下蚀于前后两阴,名蚀疮。

治以小儿疳虫蚀齿方,清热利湿、杀虫。方中雄黄辛苦寒有毒,可解毒疗疮,杀百虫;葶苈子辛苦寒,通利水湿;猪脂炼净而不腐,为解毒杀虫调炼而成膏。

【结语】

本篇论述妇人杂病的病因,主要有正虚、积冷、结气三个方面。气虚血少,寒冷凝聚,气结不通,引起月经断绝,日久则血寒积结在子宫,形成难愈的病根。而且,由此引起上、中、下三焦的很多疾病。关于妇人杂病的病因、病机、三焦辨证、寒化热化、辨证论治原则等内容,要结合全篇内容去进行研究。

关于热入血室的证治。有经水适断之际,风热与血结于血室,可用小柴胡汤清解邪热,透出阴分之邪。有经水适来热入血室,致血分有热,治用小柴胡汤加生地黄、丹皮等药,清透与凉血兼用,必自愈。也有热入血室,胸胁满如结胸状的,可以针刺期门,以泻肝胆瘀热。有阳明热盛,热入血室,下血谵语,但头汗出,也可刺期门疏泄肝经之热。

梅核气,是由于咽中痰凝气结所致,可用半夏厚朴汤解郁化痰。脏躁病,是内脏虚热,燥而不润,精神失养,可用甘草小麦大枣汤,补血以滋脏阴。心下作痞,是由于外寒内饮,误用苦寒攻下,寒饮内结而成。先以小青龙汤散寒消饮,再用甘草泻心汤和中消痞。

若是冲任虚寒,少腹瘀血引起的崩漏,可用温经汤温养血脉,去瘀生新。若瘀血内结而使经水不利,可用土瓜根散活血通瘀。至于半产漏下,精血亏损已极,可用旋覆花汤,助其生化之气,以理未尽之瘀。虚寒漏下不解,可用胶艾汤,温补冲任,以摄经血。若水血同时结于血室,少腹胀满而如敦状者,可用大黄甘遂汤,破血逐水则愈。若瘀血之经闭,可用抵当汤,破血逐瘀通经。

风寒气滞血瘀腹痛,可用红蓝花酒温通气血。肝脾不调之腹痛,可用当归芍药散,调和气血,健脾化湿。虚寒腹痛,可用小建中汤健脾缓急。

湿热白带,可用矾石丸。寒湿白带,可用蛇床子散。妇人转胞,治宜肾气丸。阴中生疮,治宜狼牙汤。阴吹病,可用膏发煎。此篇精神是观其脉证,随证治疗,举一反三,以概其余而已矣。

杂疗方第二十三

【提示】

本篇主要是论述杂病危急证的辨证论治。其内容较为广泛,涉及的病证有十多种。本篇共有条文 16 条,载方 22 首,除第 1、2、4 条是论五脏虚热的治法、伤寒愈后的调治等病外,其他 13 条均论述了各种危急重症、猝死、自缢死、溺死的辨证论治。

本篇中有的条文虽有脱简,其言简难懂,但本篇中有些方剂,至今仍在临床中广泛应用,其疗效颇佳。某些治疗方法,对于指导中医临床急救方面,有很大的实践价值。尤其对猝死、自缢死、溺死等危急症的治疗方法,是中医学治疗急症的宝贵遗产,值得学习和研究。

【原文】

退五脏虚热四时加减柴胡饮子方(1)

冬三月加柴胡八分,白术八分,大腹槟榔四枚(并皮子用),陈皮五分,生姜五分,桔梗七分。

春三月加枳实,减白术(共六味)。

夏三月加生姜三分,枳实五分,甘草三分(共八味)。

秋三月加陈皮三分(共六味)。

上各㕮咀,分为三贴[1],一贴以水三升,煮取二升,分温三服,如人行四五里进一服[2]。如四体壅[3],添甘草少许,每贴分作三小贴,每小贴以水一升,煮取七合,温服,再合滓为另一服,重煮,都成四服(疑非仲景方)。

【词注】

[1]分为三贴:贴,量词。分为三贴,即将上述药物组合后,分为三份。

[2]如人行四五里进一服:指服药间隔时间,每隔 20 ~30 分钟服药一次。

[3]四体壅:即四肢臃肿之意。

【释义】

《金匮要略集注》:"案素问阴阳应象大论云:冬伤于寒,春必病温;春伤于风,夏生飧泄;夏伤于暑,秋必痎疟;秋伤于湿,冬生咳嗽。此皆四时不正之气,乘人五脏之虚而伤之,致邪伏于皮肤之里,脏腑之外,三焦之募原,久则血凝气滞郁而为热,变证百出矣。仲景立此方,欲人为未雨之绸缪,以思患而预防之,乘邪之初集而攻之。夫四时风寒暑湿之邪虽不同,而伤之不即发,则郁于少阳也。故用柴胡为君引诸药直达三焦之膜原,以解散其五脏之寒热;寒热久者必有积滞,故用大腹槟榔枳实以为臣;邪之所中其气必虚,故用白术以培中气。生姜以散胃寒;桔梗清上焦之郁热;陈皮消中焦之积湿。冬加柴胡以预解其温;春加枳实以早弥其泄;夏暑发于秋则为痎疟,故加甘草以清血解毒;秋湿作于冬则成咳嗽,故加陈皮以利气宽胸。何一非杜渐防微之意乎?滓再合煮者,仍不离和解少阳之成法也。吴又可氏瘟疫论中之达原饮,盖即从本方化出耶。"

【原文】

长服诃梨勒丸方(疑非仲景方)(2)

诃梨勒(煨)、陈皮、厚朴各三两。

上三味,末之,炼蜜丸如梧子大,酒饮服二十丸,加至三十丸。

【原文】

三物备急丸方(见《千金》,司空裴秀为散用亦可。先和成汁,乃倾口中,令从齿间得入,至良验)(3)

大黄一两,干姜一两,巴豆一两(去皮、心,熬,外研如脂)。

上药各须精新,先捣大黄、干姜为末,研巴豆内中,合治一千杵,用为散,蜜和丸亦佳,密器中贮之,莫令歇。主心腹诸卒暴百病。若中恶客忤[1],心腹胀满,卒痛如锥刺,气急口噤,停尸[2]卒死者,以暖水若酒,服大豆许三四丸,或不下,捧头起,灌令下咽,须臾当差,如未差,更与三丸,当腹中鸣,即吐下,便差。若口噤,亦须折齿灌之。

【词注】

[1]中恶客忤:中恶,指感受恶寒气,又谓中邪恶鬼祟致病者。客忤,是指突然感受邪恶毒气,病势凶急,他人欲死。

[2]停尸:丹波元简曰"案停尸无考,盖是即遁尸"。巢源云"遁尸者,言其停遁在人肌肉血脉之间,瘥后复发,停遁不消,故谓之遁尸也"。

【原文】

[治伤寒,令愈不复[1],紫石寒食散方](见《千金翼》)(4)

紫石英、白石英、赤石脂、钟乳(研炼)、栝楼根、防风、桔梗、文蛤、鬼臼各十分,太一余粮十分(烧),干姜、附子(炮,去皮)、桂枝(去皮)各四分。

上十三味,杵为散,酒服方寸匕。

【词注】

[1]令愈不复:指病愈后防止复发之意。

【原文】

[救卒死方](5)

薤捣汁,灌鼻中。

又方:

雄鸡冠割取血,管吹内鼻中。

猪脂如鸡子大,苦酒一升,煮沸,灌喉中。

鸡肝及血涂面上,以灰围四旁,立起。

大豆二七粒,以鸡子白并酒和,尽以吞之。

【原文】

[救卒死而壮热者方](6)

矾石半斤,以水一斗半,煮消,以渍脚,令没踝。

【原文】

[救卒死而目闭者方](7)

骑牛临面,捣薤汁灌耳中,吹皂荚末鼻中,立效。

【原文】

［救卒死而张口反折者方］（8）

灸手足两爪后十四壮了；饮以五毒诸膏散（有巴豆者）。

【原文】

［救卒死而四肢不收失便者方］（9）

马屎一升，水三斗，煮取二斗以洗之；又取牛洞（稀粪也）一升，温酒灌口中，灸心下一寸、脐上三寸、脐下四寸各一百壮，差。

【原文】

［救小儿卒死而吐利不知是何病方］（10）

狗屎一丸，绞取汁，以灌之。无湿者，水煮干者取汁。

【原文】

［尸蹶[1]脉动而无气，气闭不通，故静而死也，治方］（脉证见上卷）（11）

菖蒲屑，内鼻两孔中吹之，令人以桂屑着舌下。

又方：

剔取左角发方寸，烧末，酒和，灌令入喉，立起。

【词注】

[1]尸蹶：是指昏不知人而脉搏仍跳动，乃气息闭塞如尸之静而不动，故名之。

【原文】

［救卒死、客忤死，还魂汤主之方］（12）

（《千金方》云：主卒忤鬼击飞尸，诸奄忽气绝，无复觉，或已无脉，口噤拗不开，去齿下汤。汤下口不下者，分病人发左右，捉搇肩引之。药下，复增取一升，须臾立苏）。

麻黄三两（去节，一方四两），杏仁七十枚（去皮尖），甘草一两（炙）（《千金》用桂心二两）。

上三味，以水八升，煮取三升，去滓，分令咽之，通治诸感忤。

又方：

韭根一把，乌梅二七个，吴茱萸半升（炒）。

上三味，以水一斗，煮之，以病人栉内中，三沸，栉浮者生，沉者死，煮取三升，去滓，分饮之。

【原文】

［救自缢死方］（13）

救自缢死，旦至暮虽已冷，必可治；暮至旦，小难也，恐此当言阴气盛故也。然夏时夜短于昼，又热，犹应可治。又云：心下若微温者，一日以上，犹有可治之方。

徐徐抱解，不得截绳，上下安被卧之。一人以脚踏其两肩，手少挽其发，常弦弦勿纵之；一人以手按据胸上，数动之；一人摩捋臂胫，屈伸之，若已僵，但渐渐强屈之，并按其腹。如此一炊顷，气从口出，呼吸眼开，而犹引按莫置，亦勿若劳之。须臾，可少桂汤及粥清含与之，令濡喉，渐渐能咽，及稍止。若向令两人以管吹其两耳，㪍好。此法最善，无不活也。

【原文】

［凡中暍死,不可使得冷,得冷便死,疗之方］(14)

屈草带,绕暍人脐,使三两人溺其中,令温。亦可用热泥和屈草,亦可扣瓦碗底,按及车缸[1],以着暍人,取令溺,须得流去,此谓道路穷,卒无汤,当令溺其中,欲使多人溺,取令温。若有汤,便可与之,不可泥及车缸,恐此物冷,暍既在夏月,得热泥土、暖车缸,亦可用也。

【词注】

[1]车缸:是指车轴铁辖头。

【原文】

［救溺死方］(15)

取灶中灰两石余,以埋人,从头至足,水出七孔,即活。

上疗自缢、溺、暍之法,并出自张仲景为之,其意殊绝,殆非常情所及,本草所能关,实救人之大术矣。伤寒家数有暍病,非此遇热之暍(见《外台》《肘后》目)。

【原文】

［治马坠及一切筋骨损方］(见《肘后方》)(16)

大黄一两(切,浸,汤成下),绯帛如手大(烧灰),乱发如鸡子大(烧灰用),久用炊单布一尺(烧灰),败蒲一握三寸,桃仁四十九枚(去皮尖,熬),甘草如中指节(炙,锉)。

上七味,以童子小便量多少煎汤成,内酒一大盏,次下大黄,去滓,分温三服。先锉败蒲席半领,煎汤浴,衣被盖覆,斯须通利数行,痛楚立差。利及浴水赤,勿怪,即瘀血也。

【结语】

本篇论述了十多种病证治方。其中救猝死证治方12首;救尸厥证治方2首,以及救溺死证、中暍死证、自缢死证治方各1首。上述危急重证治方的特点,是给药的途径各有不同,如:有内服、口含、灌鼻、管吹内鼻中、管吹两耳、涂面、外熨、外浸等不同。其目的是根据不同的发病机理,而捷取药效,速奏转危为安之功。在本篇中,还论述了加减柴胡饮子方以治五脏虚热;诃梨勒丸方治气壅邪滞于中之证;紫石寒食散方为伤寒令愈不复之治剂;三物备急丸治心腹诸卒暴百病、中恶客忤、气急口噤、停尸猝死等症,若属阳热证者,则忌用三物备急丸。

禽兽鱼虫禁忌并治第二十四

【提示】

本篇是论述禽兽鱼虫等动物类食品的饮食卫生,预防食物中毒和各种食物中毒治方。本篇共有条文 100 条,载方 21 首。其中第 1 条是论禁忌不洁食物的原因和治疗方法。第 2 条是论五脏之病,有五味之禁忌,以及四时有宜食不宜食的规律。第 3 ~ 18 条、第 24 ~ 32 条、第 35 ~ 40 条、第 43 ~ 57 条、第 59 ~ 72 条、第 74 ~ 91 条、第 96 条、第 98 ~ 100 条,是论各种不洁禽兽鱼虫类食物的辨别方法、食物中毒引起的各种疾病以及某些食物相混饮用不利于健康的原理、妊娠饮食禁忌等。

其他 16 条则论各种食物中毒的治法和方药。

本篇条文甚多,内容较为丰富,对我们研究古人在饮食卫生方面的预防方法,以及食物中毒的解毒治方功效是很有帮助的。

【原文】

凡饮食滋味,以养于生,食之有妨,反能为害。自非服药炼液,焉能不饮食乎?切见时人,不闲调摄,疾疢竞起,若不因食而生,苟全其生,须知切忌者矣。所食之味,有与病相宜,有与身为害,若得宜则益体,害则成疾,以此致危,例皆难疗。凡煮药饮汁,以解毒者,虽云救急,不可热饮,诸毒病得热更甚,宜冷饮之。(1)

【原文】

肝病禁辛,心病禁咸,脾病禁酸,肺病禁苦,肾病禁甘。春不食肝,夏不食心,秋不食肺,冬不食肾,四季不食脾。辨曰:春不食肝者,为肝气王,脾气败,若食肝,则又补肝,脾气败尤甚,不可救。又肝王之时,不可以死气入肝,恐伤魂也。若非王时即虚,以肝补之佳,余脏准此。(2)

【原文】

凡肝脏,自不可轻噉,自死者弥甚。(3)

【原文】

凡心皆为神志所舍,勿食之,使人来生复其报对矣。(4)

【原文】

凡肉及肝,落地不着尘土者,不可食之。猪肉落水浮者,不可食。(5)

【原文】

诸肉及鱼,若狗不食、鸟不啄者,不可食。(6)

【原文】

诸肉不干,火炙不动,见水自动者,不可食之。(7)

【原文】

肉中有如朱点者,不可食之。六畜肉热血不断者,不可食之。(8)

【原文】

父母及身本命肉,食之令人神魂不安。(9)

食肥肉及热羹,不得饮冷水。(10)

诸五脏及鱼,投地尘土不污者,不可食之。(11)

秽饭、馁肉、臭鱼,食之皆伤人。(12)

自死肉,口闭者,不可食之。(13)

【选注】

《医宗金鉴》:"凡自死之物,其肉皆有毒,口闭则毒不得外泄,切不可食。"

【原文】

六畜自死,皆疫死,则有毒,不可食之。(14)

【原文】

兽自死,北首及伏地者,食之杀人。(15)

【原文】

食生肉,饱饮乳,变成白虫(一作:血盎)。(16)

【原文】

疫死牛肉,食之令病洞下,亦致坚积,宜利药下之。(17)

【原文】

脯脏米瓮中,有毒,及经夏食之,发肾病。(18)

【原文】

[治自死六畜肉中毒方](19)

黄檗屑,捣服方寸匕。

【原文】

[治食郁肉漏脯中毒方](郁肉,密器盖之,隔宿者是也。漏脯,茅屋漏下,沾著者是也)

烧犬屎,酒服方寸匕,每服人乳汁亦良。饮生韭汁三升,亦得。(20)

【原文】

[治黍米中藏干脯食之中毒方](21)

大豆浓煮汁,饮数升即解。亦治狸肉漏脯等毒。

【原文】

[治食生肉中毒方](22)

掘地深三尺,取其下土三升,以水五升,煮数沸,澄清汁,饮一升,即愈。

【原文】

[治六畜鸟兽肝中毒方](23)

水浸豆豉,绞取汁,服数升愈。

【原文】

马脚无夜眼者,不可食之。(24)

【原文】

食酸马肉,不饮酒,则杀人。(25)

【原文】

马肉不可热食,伤人心。(26)

【原文】

马鞍下肉,食之杀人。(27)

【原文】

白马黑头者,不可食之。(28)

【原文】

白马青蹄者,不可食之。(29)

【原文】

马肉、犿肉共食,饱醉卧,大忌。(30)

【原文】

驴、马肉合猪肉食之,成霍乱。(31)

【原文】

马肝及毛,不可妄食,中毒害人。(32)

【原文】

［治马肝毒中人未死方］(33)

雄鼠屎二七粒,末之,水和服,日再服(屎尖者是)。

又方:

人垢,取方寸匕,服之佳。

【原文】

［治食马肉中毒欲死方］(34)

香豉二两,杏仁三两。

上二味,煮一食顷,熟,杵之服,日再服。

又方:

煮芦根汁,饮之良。

【原文】

疫死牛,或目赤,或黄,食之大忌。(35)

【原文】

牛肉共猪肉食之,必作寸白虫。(36)

【原文】

青牛肠,不可合犬肉食之。(37)

【原文】

牛肺从三月至五月,其中有虫如马尾,割去勿食,食则损人。(38)

【原文】

牛、羊、猪肉,皆不得以楮木、桑木蒸炙,食之,令人腹内生虫。(39)

【原文】

啖蛇牛肉杀人。何以知之? 啖蛇者,毛发向后顺者,是也。(40)

【原文】

［治啖蛇牛肉食之欲死方］(41)

饮人乳汁一升,立愈。

又方：

以泔洗头,饮一升,愈。

牛肚细切,以水一斗,煮取一升,暖饮之,大汗出者愈。

【原文】

［治食牛肉中毒方］(42)

甘草煮汁饮之,即解。

【原文】

羊肉,其有宿热者,不可食之。(43)

【原文】

羊肉不可共生鱼、酪食之,害人。(44)

【原文】

羊蹄甲中有珠子白者,名羊悬筋,食之令人癫。(45)

【原文】

白羊黑头,食其脑,作肠痈。(46)

【原文】

羊肝共生椒食之,破人五脏。(47)

【原文】

猪肉共羊肝和食之,令人心闷。(48)

【原文】

猪肉以生胡荽同食,烂人脐。(49)

【原文】

猪脂不可合梅子食之。(50)

【原文】

猪肉和葵食之,少气。(51)

【原文】

鹿肉不可和蒲白作羹,食之发恶疮。(52)

【原文】

麋脂及梅李子,若妊娠食之,令子青盲,男子伤精。(53)

【原文】

獐肉不可合虾及生菜、梅、李果食之,皆病人。(54)

【原文】

痼疾人,不可食熊肉,令终身不愈。(55)

【原文】

白犬自死,不出舌者,食之害人。(56)

【原文】

食狗鼠余,令人发瘘疮。(57)

【原文】

［治食犬肉不消,心下坚,或腹胀,口干大渴,心急发热,妄语如狂,或洞下方］

（58）

　　杏仁一升（合皮,熟,研用）。

　　以沸汤三升,和取汁,分三服,利下肉片,大验。

　　【原文】

　　妇人妊娠,不可食兔肉、山羊肉及鳖、鸡、鸭,令子无声音。（59）

　　【原文】

　　兔肉不可合白鸡肉食之,令人面发黄。（60）

　　【原文】

　　兔肉着干姜食之,成霍乱。（61）

　　【原文】

　　凡鸟自死,口不闭,翅不合者,不可食之。（62）

　　【原文】

　　诸禽肉,肝青者,食之杀人。（63）

　　【原文】

　　鸡有六翮四距者,不可食之。（64）

　　【原文】

　　乌鸡白首者,不可食之。（65）

　　【原文】

　　鸡不可共葫蒜食之,滞气（一云:鸡子）。（66）

　　【原文】

　　山鸡不可合鸟兽肉食之。（67）

　　【原文】

　　雉肉久食之,令人瘦。（68）

　　【原文】

　　鸭卵不可合鳖肉食之。（69）

　　【原文】

　　妇人妊娠,食雀肉,令子淫乱无耻。（70）

　　【原文】

　　雀肉不可合李子食之。（71）

　　【原文】

　　燕肉勿食,入水为蛟龙所唉。（72）

　　【原文】

　　［鸟兽有中毒箭死者,其肉有毒,解之方］（73）

　　大豆煮汁,及盐汁,服之解。

　　【原文】

　　鱼头正白如连珠,至脊上,食之杀人。（74）

　　【原文】

　　鱼头中无腮（鳃）者,不可食之,杀人。（75）

【原文】

　鱼无肠胆者,不可食之,三年阴不起,女子绝生。(76)

【原文】

　鱼头似有角者,不可食之。鱼目合者,不可食之。(77)

【原文】

　六甲日,勿食鳞甲之物。(78)

【原文】

　鱼不可合鸡肉食之。(79)

【原文】

　鱼不得合鸬鹚肉食之。(80)

【原文】

　鲤鱼鲊,不可合小豆藿食之;其子不可合猪肝食之,害人。(81)

【原文】

　鲤鱼不可合犬肉食之。(82)

【原文】

　鲫鱼不可合猴雉肉食之(一云:不可合猪肝食)。(83)

【原文】

　鳀鱼合鹿肉生食,令人筋甲缩。(84)

【原文】

　青鱼鲊不可合生葫荽及生葵,并麦中食之。(85)

【原文】

　鮼、鳝不可合白犬血食之。(86)

【原文】

　龟肉不可合酒、果子食之。(87)

【原文】

　鳖目凹陷者,及厌下有王字形者,不可食之。其肉不得合鸡、鸭子食之。(88)

【原文】

　龟、鳖肉不可合苋菜食之。(89)

【原文】

　虾无须,及腹下通黑,煮之反白者,不可食之。(90)

【原文】

　食脍,饮乳酪,令人腹中生虫,为瘕。(91)

【原文】

　[鲙食之,在心胸间不化,吐复不出,速下除之,久成癥病,治之方](92)

　橘皮一两,大黄二两,朴硝二两。

　上三味,以水一大升,煮至小升,顿服即消。

【原文】

　[食鲙多不消,结为癥病,治之方](93)

马鞭草。

上一味,捣汁饮之。或以姜叶汁,饮之一升,亦消。又可服吐药吐之。

【原文】

［食鱼后中毒,面肿烦乱,治之方］(94)

橘皮。

浓煎汁,服之即解。

【原文】

［食鯸鮧鱼中毒方］(95)

芦根。

煮汁,服之即解。

【原文】

蟹目相向,足斑目赤者,不可食之。(96)

【原文】

［食蟹中毒治之方］(97)

紫苏。

煮汁,饮之三升。紫苏子捣汁饮之,亦良。

又方:

冬瓜汁,饮二升。食冬瓜亦可。

【原文】

凡蟹未遇霜,多毒,其熟者,乃可食之。(98)

【原文】

蜘蛛落食中,有毒,勿食之。(99)

【原文】

凡蜂、蝇、虫、蚁等,多集食上,食之致瘘。(100)

【结语】

本篇论述了饮食卫生方面的知识,说明马、牛、羊、鸡、犬、猪、鱼等禽兽类食品,虽是美味之品,而且补养人体。但是,这是动物,如果因其误食毒品,感受疫毒等原因死亡的,又有某些动物本身内含毒素,或其形状畸形,或腐败变质的,若误食之,均可导致人体中毒。本篇强调了饮食卫生对人体健康的重要性,阐述了饮食对于疾病的影响,以及妊娠,病者的饮食禁忌。同时亦指出食品有寒热等属性的不同,在烹调和饮食时要调配得当,否则,食之对人体也有影响。

本篇重点地论述了肉类食品有毒无毒的辨别方法,以及误食各种有毒的肉类食品后,引起中毒的治疗方药。并指出服解毒方之时,不可趁热而饮,这是因为中毒之邪,其邪多属热性,热饮必助其势,故宜冷后服用。

本篇治疗食物中毒诸方药,是中医抢救食物中毒的宝贵遗产,可供研究和临床应用。

果实菜谷禁忌并治第二十五

【提示】

本篇是论述果实菜谷等植物类食品的饮食卫生,以及预防和治疗果实菜谷等食品中毒的方法和方药。本篇共有条文88条,载方14首。其中第1~14条、第21~56条、第62~80条,是论上述食品的饮食卫生,阐述了这些不洁食品的辨别方法,指出某些食品混合饮用,不利于健康的原理,以及春夏秋冬四季饮食和病者、妊娠饮食的禁忌等。第83~87条,是论矾石、商陆、葶苈、水银、苦楝等药物,用之不当引起的中毒症状。第15条、第17~20条、第57~61条、第81、82、88条则论误食各种不洁植物类食品而引起中毒的治疗方法和方药。

本篇条文亦多,内容也较丰富,结合上篇内容,对探讨古人在饮食卫生方面的思想和预防治疗食物中毒的方法和药物,指导临床实践是有益处的。

【原文】

果子生食,生疮。(1)

【原文】

果子落地经宿,虫蚁食之者,人大忌食之。(2)

【原文】

生米停留多日,有损处,食之伤人。(3)

【原文】

桃子多食,令人热,仍不得入水浴,令人病淋沥寒热病。(4)

【原文】

杏酪不熟,伤人。(5)

【原文】

梅多食,坏人齿。(6)

【原文】

李不可多食,令人胪胀。(7)

【原文】

林檎(qín,秦)不可多食,令人百脉弱。(8)

【原文】

橘柚多食,令人口爽,不知五味。(9)

【原文】

梨不可多食,令人寒中,金疮、产妇亦不宜食。(10)

【原文】

樱桃、杏多食,伤筋骨。(11)

【原文】

安石榴不可多食,损人肺。(12)

【原文】

胡桃不可多食,令人动痰饮。(13)

【原文】

生枣多食,令人热渴气胀,寒热羸瘦者,弥不可食,伤人。(14)

【原文】

[食诸果中毒治之方](15)

猪骨(烧过)。

上一味,末之,水服方寸匕。亦治马肝、漏脯等毒。

【原文】

木耳赤色及仰生者,勿食。菌仰卷及赤色者,不可食。(16)

【原文】

[食诸菌中毒,闷乱欲死,治之方](17)

人粪汁,饮一升,土浆饮一二升,大豆浓煮汁,饮之,服诸吐利药,并解。

【原文】

食枫柱菌而哭不止,治之以前方。(18)

【原文】

误食野芋,烦毒欲死,治之以前方(其野芋根,山东人名魁芋。人种芋三年不收,亦成野芋,并杀人)。(19)

【原文】

[蜀椒闭口者有毒,误食之,戟人咽喉,气病欲绝,或吐下白沫,身体痹冷,急治之方](20)

肉桂煎汁饮之,多饮冷水一二升,或食蒜,或饮地浆,或浓煮豉汁,饮之,并解。

【原文】

正月勿食生葱,令人面生游风。(21)

【原文】

二月勿食蓼(liǎo,燎),伤人肾。(22)

【原文】

三月勿食小蒜,伤人志性。(23)

【原文】

四月、八月勿食胡荽,伤人神。(24)

【原文】

五月勿食韭,令人乏气力。(25)

【原文】

五月五日勿食一切生菜,发百病。(26)

【原文】

六月、七月勿食茱萸,伤神气。(27)

【原文】

八月、九月勿食姜,伤人神。(28)

【原文】

十月勿食椒,损人心,伤心脉。(29)

【原文】

十一月、十二月勿食薤,令人多涕唾。(30)

【原文】

四季勿食生葵,令人饮食不化,发百病。非但食中,药中皆不可用,深宜慎之。(31)

【原文】

时病差未健,食生菜,手足必肿。(32)

【原文】

夜食生菜,不利人。(33)

【原文】

十月勿食被霜生菜,令人面无光,目涩,心痛,腰疼,或发心疟,疟发时,手足十指爪皆青,困委。(34)

【原文】

葱、韭初生芽者,食之伤人心气。(35)

【原文】

饮白酒,食生韭,令人病增。(36)

【原文】

生葱不可共蜜食之,杀人。独颗蒜弥忌。(37)

【原文】

枣和生葱食之,令人病。(38)

【原文】

生葱和雄鸡、雉、白犬肉食之,令人七窍经年流血。(39)

【原文】

食糖、蜜后四日内,食生葱、韭,令人心痛。(40)

【原文】

夜食诸姜、蒜、葱等,伤人心。(41)

【原文】

芜菁根多食,令人气胀。(42)

【原文】

薤不可共牛肉作羹,食之成瘕病,韭亦然。(43)

【原文】

莼多食,动痔疾。(44)

【原文】

野苣不可同蜜食之,作内痔。(45)

【原文】

白苣不可共酪同食,作䘌虫。(46)

【原文】

黄瓜食之,发热病。(47)

【原文】

葵心不可食,伤人;叶尤冷,黄背赤茎者,勿食之。(48)

【原文】

胡荽久食之,令人多忘。(49)

【原文】

病人不可食胡荽及黄花菜。(50)

【原文】

芋不可多食,动病。(51)

【原文】

妊妇食姜,令子余指。(52)

【原文】

蓼多食,发心痛。(53)

【原文】

蓼和生鱼食之,令人夺气,阴核疼痛。(54)

【原文】

芥菜不可共兔肉食之,成恶邪病。(55)

【原文】

小蒜多食,伤人心力。(56)

【原文】

[食躁或躁方](57)

豉。

浓煮汁饮之。

【原文】

[钩吻与芹菜相似,误食之,杀人,解之方](《肘后》云:与茱萸、食芹相似)(58)

荠苨八两。

上一味,水六升,煮取二升,分温二服(钩吻生地傍无它草,其茎有毛,以此别之)。

【原文】

[菜中有水莨(làng,浪)菪(dàng,荡),叶圆而光,有毒,误食之,令人狂乱,状如中风,或吐血,治之方](59)

甘草。

煮汁,服之即解。

【原文】

[春秋二时,龙带精入芹菜中,人偶食之为病。发时手青腹满,痛不可忍,名蛟龙病,治之方](60)

硬糖二三升。

上一味,日两度服之,吐出如蜥蜴三五枚,差。

【原文】

［食苦瓠(hù,互)中毒治之方］(61)

黎穰煮汁,数服之,解。

【原文】

扁豆,寒热者不可食之。(62)

【原文】

久食小豆,令人枯燥。(63)

【原文】

食大豆屑,忌啖猪肉。(64)

【原文】

大麦久食,令人作癣。(65)

【原文】

白黍米不可同饴、蜜食,亦不可合葵食之。(66)

【原文】

荞麦面多食之,令人发落。(67)

【原文】

盐多食,伤人肺。(68)

【原文】

食冷物,冰人齿。食热食,勿饮冷水。(69)

【原文】

饮酒,食生苍耳,令人心痛。(70)

【原文】

夏月大醉汗流,不得冷水洗着身,及使扇,即成病。(71)

【原文】

饮酒大忌灸腹背,令人肠结。(72)

【原文】

醉后勿饱食,发寒热。(73)

【原文】

饮酒食猪肉,卧秫稻穰中,则发黄。(74)

【原文】

食饴,多饮酒,大忌。(75)

【原文】

凡水及酒,照见人影动者,不可饮之。(76)

【原文】

醋合酪食之,令人血瘕。(77)

【原文】

食白米粥,勿食生苍耳,成走疰。(78)

【原文】

食甜粥已,食盐即吐。[79]

【原文】

犀角筋搅饮食,沫出,及浇地坟起者,食之杀人。(80)

【原文】

[饮食中毒,烦满,治之方](81)

苦参三两,苦酒一升半。

上二味,煮三沸,三上三下,服之,吐食出即差。或以水煮亦得。(82)

又方:

犀角汤亦佳。

【原文】

[贪食,食多不消,心腹坚满痛,治之方](82)

盐一升,水三升。

上二味,煮令盐消,分三服,当吐出食,便差。

【原文】

矾石,生入腹,破人心肝,亦禁水。(83)

【原文】

商陆,以水服,杀人。(84)

【原文】

葶苈子傅头疮,药成入脑,杀人。(85)

【原文】

水银入人耳,及六畜等,皆死,以金银着耳边,水银则吐。(86)

【原文】

苦楝无子者,杀人。(87)

【原文】

凡诸毒,多是假毒以投,无知时,宜煮甘草荠苊汁饮之,通除诸毒药。(88)

【结语】

本篇重点地论述了果实菜谷等食品的饮食卫生,以及预防和治疗上述食物中毒的方法和方药。指出瓜果、蔬菜、米谷等食物,如有不成熟的、被虫蚀过的,或曰久而变质,或过饱食之,都能伤人正气而引起各种疾病。因此,健康者要注意饮食卫生,病者和孕妇更须注意,以防疾病因饮食影响而恶化,这样才能有利于健康长寿。本篇还指出春夏少食辛辣发散的食品,秋冬则少食生冷滑腻食品,若过饮之,均不利于身体健康。

本篇治疗食物中毒的方药,除涌吐毒邪外出,用豉、盐、苦参配苦酒外,主要是用甘草、荠苊、硬糖等甘寒之品以解毒邪。尤其是甘草配荠苊具有培扶正气、清解毒邪之功,故为通除诸毒之方药。

本篇与上篇是论述饮食卫生、预防和治疗各种食物中毒的专著。其中内容非常广泛,较完整地反映了古人在饮食卫生方面的思想和方法。特别是治疗食物中毒方法,如甘凉解毒之法,涌吐毒邪之法,冷服解毒药等治则和服药方法,是中医抢救食物中毒的精华部分,值得研究和探讨,以便更好地运用于临床实践之中,造福于广大人民群众。

主要参考文献

[1]宋·成无己.注解伤寒论[M].北京:人民出版社,1963.

[2]中医研究院.伤寒论语译[M].北京:人民卫生出版社,1959.

[3]陈念祖.伤寒论浅注[M].福州:福建科学技术出版社,1987.

[4]清·吴谦.医宗金鉴伤寒论注[M].北京:人民卫生出版社,1963.

[5]清·柯琴.伤寒来苏集[M].上海:上海科学技术出版社,1963.

[6]南京中医学院.伤寒论译释[M].上海:上海科学技术出版社,1959.

[7]成都中医学院.伤寒论讲义[M].上海:上海科学技术出版社,1964.

[8]李培生.伤寒论讲义[M].上海:上海科学技术出版社,1985.

[9]李培生.伤寒论教学参考[M].北京:人民卫生出版社,1987.

[10]熊曼琪.伤寒论[M].北京:人民卫生出版社,1987.

[11]聂惠民.聂氏伤寒学[M].北京:学苑出版社,2010.

[12]刘渡舟.伤寒论诠解[M].天津:天津科学技术出版社,2011.

[13]胡希恕.伤寒论讲座[M].北京:学苑出版社,2008.

[14]王庆国.伤寒论选读[M].北京:中国中医药出版社,2012.

[16]日·丹波元简.伤寒论辑义[M].北京:人民卫生出版社,1983.

[17]中医研究院研究生班.伤寒论注评[M].北京:中国中医药出版社,2011.

[18]汉·张仲景.金匮要略方论[M].北京:人民卫生出版社,1963.

[19]中医研究院.金匮要略语译[M].北京:人民卫生出版社,1959.

[20]李克光.金匮要略讲义[M].上海:上海科学技术出版社,1985.

[21]李克光,张家礼.金匮要略译释[M].上海:上海科学技术出版社,1993.

[22]谭日强.金匮要略浅注[M].北京:人民卫生出版社,1981.

[23]何任.何任金匮汇讲[M].北京:中国中医药出版社,2012.

[25]范永升.金匮要略[M].北京:中国中医药出版社,2016.

[26]尤怡.金匮要略心典[M].北京:中国中医药出版社,1997.

[27]刘渡舟,苏宝刚,庞鹤.金匮要略诠解[M].天津:天津科学技术出版社,1984.

[28]连建伟.连建伟金匮要略方论讲稿[M].北京:人民卫生出版社,2008.

[29]李今庸.李今庸金匮要略讲稿[M].北京:人民卫生出版社,2008.

[30]日·丹波元简.金匮要略辑义[M].北京:人民卫生出版社,1987.

[31]中医研究院研究生班.金匮要略注评[M].北京:中国中医药出版社,2011.

[32]南京中医学院医经教研组.内经辑要[M].上海:上海科学技术出版社,1959.

[33]中医研究院研究生班.黄帝内经·素问注评[M].北京:中国中医药出版社,2011.

后　记

我国著名的史学家司马迁著《史记·扁鹊传》里记载,战国名医扁鹊给虢(guó,国)国太子和齐国侯王诊病的故事。1961年孟夏,刘方洲先生给我讲述《伤寒杂病论·序》中说:"余每览越人入虢之诊,望齐侯之色,未尝不慨然叹其才秀也。"听完故事,敬佩之情,油然而生。于是对中医药学产生了浓厚的兴趣,就像一粒种子播入心田,从此生根、发芽、开花、结果。

第一,立志学医,为民除疴。学医者,首先应当立志。宋代教育家朱熹说"学者须立志""立志不定,如何读书"。于是,我曾写下《立志》诗:"少年立志学岐黄,为民除疴保安康。温病伤寒朝夕诵,勤求古训采新方。"

第二,文为基石,医为大厦;文以载医,医以载道。古代的医药书籍,文字深奥,言简意赅,没有一定的古汉语基础知识,难以深入学习和研究中医药学。因此,学中医者掌握好古汉语字、词、句读、语法等基础知识,对学习和研究中医经典著作大有裨益。

第三,熟读经典,勤于临证。何谓"经典"?经典是传统的具有权威性的著作;是在各个领域代表最高学术水平,其影响深远,能够起到典范作用又具有权威的著作,称为"经典"。如《黄帝内经》《伤寒杂病论》等。医学是一门实践性很强的科学,必须理论联系实践,熟读经典,勤于临证,实践出真知,交流见卓识。

第四,辨证论治,抓住主症。《伤寒杂病论》是一部融入理、法、方、药为一体的辨证论治理论体系。辨是辨别分析的意思。证是指症状,证候而言。其中必有主要症状和证候,抓住主症,紧扣病机,辨证析机,因机立法,遣方用药。

第五,新发疫病,经方化裁。《伤寒杂病论·序》中说:"虽未能尽愈诸病,庶可以见病知源。"近年来,新发疫病,用经方治疗或加减化裁。如2003年,发生的"非典型肺炎",中医用麻杏石甘汤、葶苈大枣泻肺汤、竹叶石膏汤等方加减治疗,取到退热快、疗效好、副作用少、死亡率低的效果,减少抗生素和激素药物的使用,获得了满意的疗效并受到世界卫生组织的认可。2019年冬末至2020年春初,新发疫病,用经方化裁,亦疗效显著。

《伤寒杂病论》是一部理论联系实际的临床医学经典著作,1 800多年以来,有效地指导历代医家的临床实践。因此,我们花费了很长的时间和很大的精力学习和研究,从青年时期开始学习,先熟读后背诵,再听老师讲解;中年时期临床运用经方,治疗时行疫病,效如桴鼓,诊治疑难杂病,屡起沉疴,并向名老中医和经方专家请教;老年时期,参考诸家,结合临床,抒以己见,撰写成书。我们遵循刘方洲先生的教导,"读懂、用准、活用"。2002年,时值刘方洲先生100周年诞辰之际,填词一首《相见欢·师徒》,"师徒越溪(地名:在威远县境内)重逢,喜盈盈,医业传承铭记在心中。学子敬、恩师辞,常教诲,临床研习经典乐无穷"以示纪念。

传承精华,正宗创新。发展中医,人类得福。

本书写成,感谢自贡市及荣县各级党、政领导的亲切关怀,各位老师的谆谆教诲以及同志们的耐心帮助。鉴于笔者才疏学浅,错漏之处在所难免,祈盼读者指正。

黄福忠

2021年10月